JN289088

パーソナリティ障害の診断と治療

Psychoanalytic Diagnosis

ナンシー・マックウィリアムズ
Nancy McWilliams
著

成田善弘
Narita Yoshihiro
監訳

神谷栄治
Kamiya Eiji
訳

北村婦美
Kitamura Fumi
訳

創元社

日本の読者のみなさまへ

　東洋と西洋がたがいに豊かに影響を及ぼしあっている今この時代に、本書が日本語に翻訳されたことに興奮をおぼえています。そもそも私はアメリカのカウンセリングや心理療法の研修生に使いやすいテキストを提供したいと思っていたのです。長年心理療法を教えてきましたが、個人差についての約100年にわたる精神分析の考え方の流れを要約した本がないこと、そして個人差が心理療法にどのような影響をもたらすのかについて注意を払った本がないことに不満をおぼえていました。本書が国際的に受け入れられるなどとは思ってもいませんでしたが、今にして思えば、このような本が評価されることは納得できることですし、とりわけ、精神保健従事者や心理療法やカウンセリングの研修生の間で精神分析が代表的な考え方となっていない地域でそうであることも納得できます。

　精神分析は西洋で発展しました。フロイトは精神分析が人間心理の普遍的理論であることを意図していましたが、しかし精神分析にはおおいに西洋文化的な考えの偏りが含まれています。たとえば、個人を重視し、個人が内面に抱く願望に波長を合わせ、個人の自律性の感覚が増していくことに関心を向け、感情を言葉で表現することが健全であると見なすといったことなどです。ですが、ここ2, 30年の間に、精神分析的考え方をする人のなかにも、これらの偏見を検討し疑問を投げかける人もでてきました。そしてそれらの影響力が集約されていった結果、精神分析理論そのものが以前よりも多文化的なものになりました。たとえばアジア的心性の特徴をとらえて説明している西洋の分析家がいます。アラン・ローランドはその先駆者ですが、彼は、インドと日本にいた経験について、東洋の「私たち自己 we self」と西洋の「私自己 I self」とを対比しながら述べています。また東洋の精神的伝統によくなじんでいる分析家たちはそれらの洞察を精神分析理論に取り入れています。多くの著者（たとえばハービー・アロンソン、キャロライン・ブレイジャー、マーク・エプスタイン、ジェレミー・サフランなど）が、精神分析と仏教とを統合しています。最近、アメリカの精神分析では関係性を重視する流れが起きていて、精神分析を活性化

させていますが、そこでは、精神分析のいとなみを、相互主観的で相互規定的で文脈依存的なものだと特徴づけています。このような想定は、以前からあった自我心理学や欲動葛藤論モデルよりも、アジア的感性に共鳴するものです。そしておそらくもっとも重要なことは、土居健郎のようなアジアの分析家が西洋的偏向に修正を施し、精神分析を豊かにしたことでしょう。

　私は、自分のいる文化の外に立つのは不可能です。本書でくわしく述べたパーソナリティの水準やタイプがどれくらい西洋的心性に特徴的であるか見積もることができません。もしこれらのパーソナリティがある原型であって日本でも認められるとしても、ある個人が神経症あるいはボーダーラインであることの意味が、日本でも同じようなものであるのかどうか私には見当がつきません。ヒステリー的あるいは強迫的であることのもたらす意味についてもそうです。西洋では適応的であるとされるあるパーソナリティ属性が、おそらく多くの東洋的環境では非適応的であるかもしれませんし、またその逆もあるでしょう。私には中国から来た教え子がいますが、彼女は野心的なために、祖国ではずっと変わり者と見られていたと嘆いていました。しかし、アメリカでは、自分が病的なほどに目上に対して遠慮がちであると思われていることに気づきました。それにしても、さまざまなパーソナリティがそれぞれの文化でどのように受けとめられるかという問題があるにせよ、多様な心理的傾性をもつ人間が、ますます複雑になり混乱を招きがちになっている世界に適応していくのに、感性の細やかな手助けをより必要とすることが多くなっています。さまざまな性質をもつ人々は、多様な環境に対して対照的に異なる意味づけをしています。そして、こうした適応をしているクライエントを手助けしようと努めているセラピストとカウンセラーにとって、その意味づけを理解することが役に立つにちがいありません。

　私は、サンクトペテルブルク、オークランド、ストックホルム、メキシコ・シティ、オーストラリアの奥地、アテネ郊外、カナダ北部、トルコの農村部などさまざまな地域で働いているセラピストと話してきて、文化が異なれば、そこに含まれる主要なパーソナリティのタイプの割合も異なるということを学びました。たとえば、あるロシアのセラピストたちは、ロシアではマゾヒスティック・パーソナリティはよく見受けられると言いましたが、一方、スウェーデンの人たちは人口の多くがシゾイドの特徴をもつと教えてくれました。しかし、

本書で示したパーソナリティのカテゴリーは普遍的に認められるように思います。そして「グローバリゼーション」が進むにつれて、西洋でごくありふれた心性が、おそらく東洋の社会でも以前より多く見られるようになるでしょう。東洋の社会が、西洋のテレビ、音楽、そして企業的利権に浸食されていくことは避けられそうもないからです。

　精神分析的伝統は、個人差について、有益な言葉を豊富に含んでいることに加え、態度や感情の無意識的コミュニケーションについて緻密であるというきわだった特徴をもっています。これは日本の臨床家にもおおいに役立つはずだと思います。セラピストはたいてい広い心をもっています。私たちは、人々を思いやりをもって見ますし、かかわりをもち支えることに喜びをおぼえます。また私たちは、厳格な良心をもつ傾向もあります。クライエントが良好な変化をとげていると説明すると、私たちは温かい気持ちになり、そのクライエントの成長を彼ら自身がセラピーの中でした骨の折れる仕事のたまものだと思います。一方、クライエントが陰性の感情を伝えてくると、そしてとりわけ改善がみられないと不平をもらす場合に、私たちは自責の念に駆られます。しかし、苦悩する人たちは、好ましい反応を認識する内面的な能力を見出す以前に、陰性感情を安全に表現できるよう手助けされる必要があることが多いのです。彼らが、敵意やいらだち、恐怖、羨望、恥、罪悪感、激しい怒り、恨みなどをぶつけてきても、彼らが何を伝えているのか、そしてどうしてそれを伝えるのかがわかれば、私たちセラピストは自分を責めすぎることなくそれらの感情に耐えることがずっと容易になります。そして多くの精神分析的理論は、こうしたことを理解することが非常に大切であると考えているのです。

　私の知っているセラピストはたいてい、私たちの仕事のもっとも難しい面は、自分自身が強い否定的感情を抱いていると気づくことがどれほど多いかにかかわっていると打ち明けます。日本では、文化的に相手に対して善意をもって接することが重視されるとするなら、患者に対して自分が強い否定的感情をもっていると気づいたとき、日本のセラピストの自己批判的な内なる声はとりわけ厳しいだろうと想像されます。感情はもともと相手に伝染しやすいものですし、重篤な不快気分に陥っている人にはたらきかけていると、有毒状態になっている彼らの心によって、臨床家が情緒的に汚染されることは避けようがありません。（実際、親密な関係にある二人の人物の間の、非言語的な、右脳から右脳

へのコミュニケーションは、おのおのの脳の構造を緩慢に変化させているということを神経科学者は発見しています)。フロイトはセラピストが患者に対して強い感情反応を抱くのは、セラピスト自身の未解決な心理的問題のせいであるとしましたけれども、現代の精神分析家はセラピストがこのように強力かつ不愉快な感情に陥るのはむしろ避けられないことであると理解するようになっています。こうした感情は恥じるいわれもなければ絶え間なく自己吟味しつづけなければならないわけでもないというだけでなく、むしろ患者の心理状態を深く理解するのに他にかえがたい価値があるのです。こうした感情について防衛的にならずに考えていくことができれば、セラピストと患者の両者が、苦痛に満ちた感情状態から新しい洞察とエネルギーを伴って抜け出す回答が思い浮かぶはずです。

　私は本書が、深い苦悩をもつ対応の難しいクライエントを担当している、日本のあらゆる理論的学派のセラピストに役立つことを望んでいます。精神分析的な考え方が臨床家にとってなじみやすいかどうかという問題はあるのですが、そのこととは別に、精神分析的伝統は臨床的問題を説明するための言語体系をもっています。おそらく他の治療論的用語では、まだこうした臨床的問題について、精神分析ほどうまく表現できないでしょう。私は本書の翻訳者の一人、神谷栄治氏とときどき連絡をとりました。そうした中で、本書の翻訳者たちは私の語り口に忠実であろうと努力を傾け、日本の読者にとって概念が異質的で複雑であるときであっても、読み手が直接的に理解できる言葉で語りかける方法を見出したように思われます。人間学派やパーソンセンタード、認知行動療法、そして家族システム論的なトレーニングを積んだ多くのアメリカの臨床家が、この本のおかげで、自分たち自身の治療法の効果が高まったと私に教えてくれました。また、驚いたことに、アメリカ国内外を問わず、本書がもともと読者対象として想定していた初心のセラピストと同じように、経験を積んだセラピストまでもが本書を温かく受けとめてくれたのです。もし日本でもそうであるなら、私にとってこのうえなくうれしいことです。

　　　2004年11月4日

　　　　　　　　　　　　　　　　　　　ナンシー・マックウィリアムズ

まえがき

　ラトガース大学大学院（応用専門心理学）でセラピスト志望の学生に長年精神分析概念を教えているうちに、性格診断について入門書を書きたいという気持ちがしだいにふくらんできました。アセスメントについて書かれたよい本は最近数多くありますが、それらは、臨床素材をアメリカ精神医学会のDSMの最新版にあげられているカテゴリーにあてはめて説明することを目指したものがほとんどです。このDSMの疾病分類は、ある特定の心理学理論に従って分類するのでなく、精神病理のタイプを記述的に分類しようとしています。

　DSMの第2版までの精神病理のカテゴリーには、まぎれもなく精神分析への偏向が反映されていました。今日では心理的問題を概念化するのに、ほかにもいくつかの有力な方法が発展してきていますから、DSMがある固有の構造をもつ疾病分類学から単に記述的であることを目指したものへと変化したことは、サイコセラピストにとって少なからぬ利益をもたらしました。しかし今、精神分析的モデルに基づいて個人の違いを理解しようとしている私の学生たちにしてみれば、精神分析的セラピストがクライエントを理解し治療するために使っている概念を説明するテキストがありません。そのためある特定の種類の人に適したアプローチについて一般的な精神分析的「知識」を私が学生に伝えた場合、学生たちはどこかにそうした知識が系統的に説明されているものがみつけられないものかしらと思うことでしょう。

　今のところ、よりどころとなる本がないのです。フェニヘル（Fenichel, O.）[132]の古典的な大著は、訓練中のセラピストには難しすぎます。特に最近では、学部学生が精神分析的思考に触れられるのはほんの1、2回の講義だけという状況ですし、その講義もフロイト（Freud, S.）の欲動理論は時代遅れであると強調し、そのあとエリクソン（Erikson, E.）にちょっと触れるだけですから。またフェニヘルの著作は時代の制約を被っていますので、自我心理学や対象関係論や自己心理学における近年の重要な発展には触れていません。精神分析の影響を受けた異常心理学の本もありますが、それらは旧来の診断概念を取り上げるだけで、性格そのものに重きをおいていませんし、査定され把握されたパーソ

ナリティの様式がいかに心理療法作業の色調や内容に影響を与えるかについてもあまり注意を払っていません。

　本書で私は、パーソナリティ構造についての精神分析概念を興味深く肯定的に説明し、よい診断の定式化が臨床的に有用であることを示したいと思います。この取り組みは、マッキノン（MacKinnon, R.A.）とミシェル（Michels, R.）に負うところがあります。この二人による『臨床実践における精神科面接』という本は、私の知るかぎり、私が本書で着手しているのと同じもくろみをあらわした唯一の本です。この本は多くの状態を解明している点で今も価値を失ってはいませんが、やはりもはや時代遅れとなっていて、たとえばボーダラインの心理やマゾヒスティック（自己敗北的）、自己愛、解離の心理といった最近の性格学的概念については検討がなされていません。

　最近の疾病分類学は精神分析から離れているため、現在の訓練生の多くは、前の世代の訓練生ならば少なくとも一通りは親しんだ重要な概念に触れないままになっています。たとえば DSM の第3版（DSM-III）以降のパーソナリティ障害の項目から「ヒステリー性」という用語が抜け落ちているため、初心者のセラピストはこの歴史的に重要で臨床的な価値があり、技術的にも有意義な概念を知る機会を奪われています。こういった概念がいくつか欠落しているため、最近の教育を受けて診断する者と伝統的な診断ラベルがまだ有意義だと思っている者との間のコミュニケーションが困難になって、初心者のセラピストにとって実践的にも教育的にも不都合が生じています。

　そこで私は、現代の心理療法訓練生を教育するうちに気づいた欠陥を、本書で修正しようと思ったのです。精神分析志向の読者にとって、本書は精神分析的な診断の考え方を手ほどきするものとなるはずです。この考え方は読者が臨床家として成長するにつれて、また人間の状態一般の複雑なあり方と個々人一人ひとりの特異性との両方に直面するにつれて、緻密になり修正され改訂されうるものです。さらに、精神分析に固有な考え方に異議があるか、あるいは自分が選択した対人関係領域では精神分析的概念がよりどころにならないので、こういうやり方に魅力を感じない人たちにとっても、本書は精神分析的な読解力を高め分析的な同僚が話していることを理解しやすくするはずです。

　本書が想定している読者は、ソーシャルワークと心理学の大学院生、精神科のローテーションかレジデンシーにいる医師、精神科ナース、牧師カウンセラ

一、結婚家族セラピスト（MFT）、精神分析研究所の訓練生です。またいくつかの診断概念やその治療への意味を論じるにあたって、練達の臨床家にとっても興味深いものとなるように私なりの独創性を示したつもりなので、それがわかってもらえたらうれしいかぎりです。

　私は精神分析的心理療法こそ自分の天職だとはじめて決意したとき、フロイトの弟子で当時まだニューヨーク市で開業していたテオドール・ライク（Theodor Reik）の門を叩きました。そして、セラピストを一生の仕事にしようと取り組みはじめた若者に、何か助言することはないかと尋ねました。彼は「まず、あなたが分析を受けねばなりません」と表現しがたい優美なウィーンなまりで答えました。これは私が今までに受けた最善の助言であり、今も真実です。診断に関する問題への感性を養うもっとも確実な方法は、自分自身の心の内的な全領域つまり神経症的領域だけでなく、ボーダーライン的そして精神病的領域をも探索し、そしてまたあらゆる人において性格の内に封じ込められているさまざまな心的過程の手がかりすべてを探ることなのです。
　この本は、読者自身の心が容認する程度にしか役に立たないでしょう。人は、自分の個人的な心の動きを通して受容できた程度に応じてのみ、他者の心の動きを共感と尊敬をもって認識することができるのです。教科書は、個人的に得られる深い洞察のかわりにはなりえません。また個人的に心理療法を受けることがもたらす治療の効能についての深く、そして人に伝わりやすい確信を提供することもできません。しかし、苦悩する他者に対して敏感な面接者の中に生じる複雑な感情的、直観的、感覚的、認知的な反応の意味を理解するための、またここから何らかの手がかりを得るための構造となるものを、本書でなされる分析的概念の組織化がもし提供できたなら、私の課題は達成されたことになります。

謝　辞

　本書は、私の過去30年以上にもわたる、個人のパーソナリティ構造について学び教えることにかかわった知的背景、セラピーの訓練、そして人生経験を総合したものです。私が恩恵に浴した方々は広い範囲にわたっていて、すべての方のお名前をあげることはできないので、ここでは一部の方々のみをあげます。

　私が教えを受けた先生のうちで、ドロシー・ピーヴェイと故マーガレット・ファーディは個人の心理についてたいていの心理学者よりも詳しく理解していて、私がまだ10代後半のときパーソナリティの査定に関してきわめて良質な訓練をほどこしてくれました。私の博士論文の指導教授で、後に私の所属する学科の長となったダニエル・オジルヴィは、人格学（訳注：心理学者マレー［Murray］の人格理論）の伝統と対象関係論へ私を導いてくれました。大事な友人のジョージ・アトウッドは、形式にとらわれず個々人一人ひとりの独自性を尊重する新鮮な問いかけ方で人々にアプローチする方法を教えてくれました。また彼は、彼自身の性質がまさにそのよい例である性格的な愛他性についての博士論文を書くよう、私を説得しもしました。故シルバン・トムキンスは、すばらしい学者であり思索家でした。イラディ・シアッシは正式の精神医学的診断について優れた訓練をしてくれました。

　精神分析的心理学研究所（NPAP）の教授団は、完全さと芸術性と英智をもって精神分析的訓練を授けてくれました。マイケル・ババキン、エマニュエル・ハマー、エスター・メナカー、ミルトン・ロビン、アラン・ローランド、ヘンリー・シンドス、故ドリス・バーンスタインは特に有能な教師でした。スタンレー・モルダウスキィは、著しく統制的でない統制分析家でした。師であり友人でもあるアーサー・ロビンスは、関係論的な考え方が主流になるずっと前に、認知的能力に頼るだけでなく、自分の美的、感情的、直観的そして感覚的な能力を用いて診断をする方法を教えてくれました。彼の考えのかなり多くを断りなしに引用したことをお詫びしなければなりません。私には、どの臨床的教訓が誰から来たものなのかはっきりさせることがもはや困難なのですが、私の知

識の大部分は結局のところ彼から受けたスーパービジョンに由来するものです。

　ニュージャージー精神分析・心理療法研究所の同僚たちは、絶え間なく私の頭脳に糧を与えてくれました。ジョゼフ・ブラウン、キャロル・グッドハート、セシル・クラウス、スタンレー・レペンドルフ、ジュディス・フェルトン・ログ、ピーター・ライクマン、ヘレネ・シュヴァルツバッハ、フロイド・ターナーには20年以上にもわたって示してくれた友情と刺激に、そしてジーン・シアルデイロには時間がなかったにもかかわらず本書の原稿全体を論評してくれたことに、特に感謝したいと思います。アルバート・シアには言葉に尽くせない恩義があります。ラトガース大学大学院（応用専門心理学）の教職員スタッフにも感謝しています。彼らは、根本的に相異なるさまざまな信念をもっているにもかかわらず、見事かつ創造的に共同作業の妙技を成し遂げてきました。サンドラ・ハリス、スタンレー・メサー、ルース・シュルマン、スー・ライトは長年にわたって私の教育的、専門的成長を支えてくれました。ジャミー・ウオーカップとルイス・サスはどちらも並はずれた手際と心づかいで本書の原稿の一部を論評してくれました。あまりに多すぎて名をあげられませんが、ニュージャージー精神分析・心理療法研究所とラトガース大学大学院の多くの訓練生、院生が、本書について惜しみなく有益な意見をくれました。

　本書の取り組みに直接的にも間接的にも貢献してくれた同僚には次の方々も含まれています。ヒラリー・ヘイズは20年以上もの間、私が自分の考えを発展させていくのを励ましてくれました。オットー・カーンバーグは私が本書に着手しはじめたとき、貴重な時間を割いてあふれる知性を分け与えてくれました。バーバラ・メンツェルの専門的知識と職業仲間意識を超えた友情は、どちらも貴重なものでした。フレッド・パインは、彼特有の寛大な精神でこの仕事を認めてくれました。アーサー・ライスマンとディアン・サフリッジは制御（コントロール）－克服（マスタリィ）理論を、理論形成のもっとも初期の段階で教えてくれました。ニコラス・スサリスは精神病質についてたいへん親切に専門的知識を分け与えてくれ、第7章を論評してくれました。トーマス・テューダーは第15章を見直してくれましたが、それより重要なことに、精神保健関係者の大部分が解離性障害の人々をまじめに受け止めるようになるずっと前から、解離性障害のクライエントについての文献を紹介してくれました。また私のところにスーパービジョンを求めてやって来たセラピストの方々からも多くの恩恵を受けています。彼らはク

ライエントに役立とうと奮闘する姿をあらわに示すことによって、私自身の努力をも向上させてくれました。そして私のこういった考えを受け入れてくれたニュージャージーのすべての精神保健関係者に感謝を申します。

　編集者のキティ・ムーアは、常に変わらぬ熱意と良識をもって本書の構想を取り上げ推し進めてくれました。ギルフォード社の校閲者たちにもたいへんお世話になりました。その一人ベルトラム・カロンは、絶望している恵まれない精神病者を助ける熱心な関わりでいつも私を感動させましたが、本書の原稿に見込みがあると思ってくれました。またディビッド・ウォリツキーは詳細にわたり勇気づける意見を出してくれ、私の滞りがちな筆を進めてくれました。

　私が心理療法について理解していることの大部分は知的なものというより深く経験に根ざしたものですが、この点について、私の分析家の故ルイス・バーコウィッツと彼の後任エディス・シェパード、セオドア・グリンバウムらは分析的伝統においてもっとも真実かつ治療的なものとは何かを体現していました。私は彼らから具体的に取り出せませんが、しかし決定的な影響を受けています。何人かの近しい人たちはセラピストではないけれども、まぎれもなく治療的でした。夫のケアリーは、30年前にフロイトを紹介してくれました。彼は、私のもつ職業的野心を言葉で支持しつづけてくれただけでなく、対等なパートナーそしてフルタイムの親であることでさらにそれを積極的に高めてくれました。娘のスーザンとヘレンは母親が奇妙な職業に就き長時間にわたってコンピュータに向かっていることをいとわず我慢してくれました。そして、心理学についてどんな理論よりも多くを親切に教えてくれもしました。ナンシー・シュワルツは、心理学分野以外の知的な読者の目で原稿の大部分を注意深く批評してくれました。リチャード・トーミィは、ありえないような友達づきあいを親切かつ寛大に受け入れ、コンピュータを使うことへの私の抵抗に打ち勝ち、老練な教師やコーチにしかできないような容赦ない小言を言いつづけ、私を仕事に向かわせました。シェリル・ワトキンスは、私心なく段階ごとに私を励まし、仕事の節目でシャンパンを振る舞ってくれ、彼女の自宅を原稿を書く苦行からの避難場所にしてくれました。

　最後に本書にもっとも貢献している方々のお名前は伏せなければなりません。彼らがどれほどのことを私に教えてくれたか、彼ら自身にわかってもらえたらと思います。精神分析的セラピストになるということは、一回きりの短い生涯

の間に一人分の生以上のものを生きたいという願望を満たすのに、私がみつけた最適なものです。アルコール依存患者やうつ病者や過食症者であることがどんなことなのかを学んだだけでなく、離婚担当弁護士、科学者、ラビ（訳注：ユダヤ教聖職者）、心臓病の研究者、ゲイの活動家、幼稚園の教師、機械整備士、警察官、集中治療室の看護師、生活保護を受けている母親、俳優、医学生、政治家、芸術家などその他の多くの種類の人々がどんなふうなのかを垣間見ることができました。

　詮索好きな人なら誰でもうらやむように探究熱を追求でき、その過程においてほかの人たちの役に立ち、同時に生計を立てられるなんて、私には奇蹟のように思えます。精神分析の専門的経験のある領域を記述しようと取り組んでいるとき、私に着想を与えてくれたのは何といっても患者たちです。本文中で公表されている治療の中のエピソードを読んで承諾してくれたクライエントには、他者を教育するために、私的で内面的な話を用いるのを許可してくださったことに特に感謝します。

パーソナリティ障害の診断と治療

目　次

日本の読者のみなさまへ　i
まえがき　v
謝　辞　viii
はじめに　3
　　用語についての注釈　3
　　叙述の仕方について　6

第Ⅰ部　基礎概念 …………………………………………………… 9

第1章　なぜ診断するのか　　　　　　　　　　　　　　　　　11

　　治療計画　12
　　予後についての示唆　14
　　精神保健サービスの利用者保護　15
　　共感的コミュニケーション　17
　　治療からの逃避を防止すること　20
　　付随的な利点　20
　　診断の効用の限界　23
　　さらに読むとよい文献　24

第2章　精神分析的性格診断　　　　　　　　　　　　　　　　　25

　　古典的フロイト派の欲動理論　27

　　　　自我心理学　32
　　　　対象関係論の伝統　36
　　　　自己心理学　42
　　　　パーソナリティ・アセスメントに役立つその他の精神分析理論　46
　　　　まとめ　47
　　　　さらに読むとよい文献　47

第3章　パーソナリティの組織化の発達水準　　　　　　　　　　　　　49

　　　　歴史的経緯――性格の病態水準の診断　51
　　　　クレペリンの診断――神経症対精神病　52
　　　　自我心理学の診断カテゴリー――症状神経症、神経症的性格、精神病　54
　　　　対象関係論的診断――ボーダーラインの精神病理　59
　　　　神経症－ボーダーライン――精神病スペクトラムの三次元　63
　　　　　　神経症水準のパーソナリティ構造の特徴　63
　　　　　　精神病水準のパーソナリティ構造の特徴　67
　　　　　　ボーダーライン・パーソナリティ構造の特徴　71
　　　　まとめ　77
　　　　さらに読むとよい文献　77

第4章　パーソナリティ構造の水準の違いがもたらす臨床的影響　　　　79

　　　　神経症水準の患者への精神分析的治療　81
　　　　　　比較的健常な患者への伝統的治療法　81
　　　　　　健常な患者へのその他のアプローチ　83
　　　　精神病水準の患者への精神分析的治療　84
　　　　　　支持的技法――心理的安全の提供　84
　　　　　　支持的技法――患者への教育　90
　　　　　　支持的技法――混乱を具体的ストレスと関連づける　92
　　　　ボーダライン患者への精神分析的治療　95
　　　　　　表出的技法――限度や決まり(バウンダリー)の保持　96

表出的技法──対照的な感情状態を言葉にする　98
            表出的技法──原始的な防衛の解釈　100
            表出的技法──患者からのスーパービジョン　102
            表出的技法──個体化を促進し退行をはばむ　104
            表出的技法──落ち着いている間の解釈　105
            表出的技法──逆転移のデータの尊重　106
        性格における発達の次元と類型の次元の格子　108
        まとめ　111
        さらに読むとよい文献　111

第5章　一次的（原始的）防衛過程　　　　　　　　　　　　　　　113

        原始的引きこもり　117
        否　認　119
        万能的コントロール　121
        原始的理想化（と価値下げ）　123
        投影、取り入れ、投影同一化　126
        自我のスプリッティング　132
        解　離　134
        まとめ　135
        さらに読むとよい文献　136

第6章　二次的（高次の）防衛過程　　　　　　　　　　　　　　　137

        抑　圧　138
        退　行　141
        隔　離　143
        知性化　144
        合理化　145
        道徳化　146
        分画化　148

打ち消し　149
　　　自己自身への向け換え　151
　　　置き換え　152
　　　反動形成　154
　　　逆　転　155
　　　同一化　158
　　　行動化　162
　　　性欲化（本能化）　164
　　　昇　華　166
　　　まとめ　169
　　　さらに読むとよい文献　169

第Ⅱ部　性格構造のタイプ …………………………………………… 171

　　　性格構造の原理的説明　171
　　　性格、性格病理、および状況要因　173
　　　パーソナリティ変化の限界　175

第7章　精神病質性（反社会性）パーソナリティ　　　　　　　　177

　　　精神病質における欲動、情動、気質　178
　　　精神病質における防衛と適応の過程　179
　　　精神病質における対象関係　182
　　　精神病質的な自己　184
　　　精神病質の患者との間に生じる転移と逆転移　186
　　　精神病質と診断することがもつ治療的意味　187
　　　鑑別診断　194
　　　　　精神病質性パーソナリティとパラノイド・パーソナリティ　194
　　　　　精神病質性パーソナリティと解離性パーソナリティ　194
　　　　　精神病質性パーソナリティと自己愛性パーソナリティ　195

まとめ　196
　　　さらに読むとよい文献　196

第8章　自己愛性パーソナリティ　　　　　　　　　　　　　　　　　　　197

　　　自己愛における欲動、情動、気質　201
　　　自己愛における防衛と適応の過程　203
　　　自己愛における対象関係　205
　　　自己愛的な自己　209
　　　自己愛的な患者との間に生じる転移と逆転移　210
　　　自己愛と診断することがもつ治療的意味　213
　　　鑑別診断　217
　　　　　自己愛性パーソナリティと自己愛性反応　218
　　　　　自己愛性パーソナリティと精神病質性パーソナリティ　218
　　　　　自己愛性パーソナリティと抑うつ性パーソナリティ　219
　　　　　自己愛性パーソナリティと強迫性パーソナリティ　219
　　　　　自己愛性パーソナリティとヒステリー性パーソナリティ　220
　　　まとめ　221
　　　さらに読むとよい文献　221

第9章　シゾイド・パーソナリティ　　　　　　　　　　　　　　　　　　　223

　　　シゾイド・パーソナリティにおける欲動、情動、気質　224
　　　シゾイド・パーソナリティにおける防衛と適応の過程　226
　　　シゾイド状態における対象関係　227
　　　シゾイドの自己　230
　　　シゾイドの患者との間に生じる転移と逆転移　232
　　　シゾイド・パーソナリティと診断することがもつ治療的意味　235
　　　鑑別診断　238
　　　　　病理の程度　239
　　　　　シゾイド・パーソナリティと強迫性パーソナリティ　240

まとめ　240
さらに読むとよい文献　241

第10章　パラノイド・パーソナリティ　242

パラノイド・パーソナリティにおける欲動、情動、気質　245
パラノイアにおける防衛と適応の過程　247
パラノイアにおける対象関係　250
パラノイドの自己　253
パラノイドの患者との間に生じる転移と逆転移　255
パラノイアと診断することがもつ治療的意味　257
鑑別診断　264
　　パラノイド・パーソナリティと精神病質性パーソナリティ　265
　　パラノイド・パーソナリティと強迫性パーソナリティ　265
　　パラノイド・パーソナリティと解離性パーソナリティ　266
まとめ　266
さらに読むとよい文献　267

第11章　抑うつ性パーソナリティと躁的パーソナリティ　268

抑うつ性パーソナリティ　269
抑うつにおける欲動、情動、気質　271
抑うつにおける防衛と適応の過程　273
抑うつにおける対象関係　276
抑うつ的な自己　280
抑うつ的な患者との間に生じる転移と逆転移　283
抑うつと診断することがもつ治療的意味　285
鑑別診断　292
　　抑うつ性パーソナリティと自己愛性パーソナリティ　292
　　抑うつ性パーソナリティとマゾヒスティック・パーソナリティ　293
躁的パーソナリティと軽躁的パーソナリティ　294

躁における欲動、情動、気質　295
躁における防衛と適応の過程　296
躁における対象関係　297
躁的な自己　297
躁的な患者との間に生じる転移と逆転移　298
躁および軽躁と診断することがもつ治療的意味　299
鑑別診断　301
軽躁的パーソナリティとヒステリー性パーソナリティ　302
　　軽躁的パーソナリティと自己愛性パーソナリティ　302
　　軽躁的パーソナリティと強迫性パーソナリティ　303
　　躁と統合失調症　303
まとめ　304
さらに読むとよい文献　305

第12章　マゾヒスティック（自虐的）・パーソナリティ　306

マゾヒズムにおける欲動、情動、気質　310
マゾヒズムにおける防衛と適応の過程　311
マゾヒズムにおける対象関係　315
マゾヒスティックな自己　319
マゾヒスティックな患者との間に生じる転移と逆転移　320
マゾヒズムと診断することがもつ治療的意味　323
鑑別診断　329
　　マゾヒスティック・パーソナリティと抑うつ性パーソナリティ　329
　　マゾヒスティックな心理と解離性心理　330
まとめ　331
さらに読むとよい文献　332

第13章　強迫性パーソナリティ　333

強迫性パーソナリティにおける欲動、情動、気質　335

強迫性パーソナリティにおける防衛と適応の過程　338
　　欲動、情動、願望に対する認知的防衛　338
　　欲動、情動、願望に対する行動的防衛　339
　　反動形成　341
強迫性パーソナリティにおける対象関係　342
強迫性自己　345
強迫性患者との間に生じる転移と逆転移　349
強迫性パーソナリティの治療　351
鑑別診断　356
　　強迫性パーソナリティと自己愛性パーソナリティ　356
　　強迫性パーソナリティとシゾイド・パーソナリティ　357
強迫性状態と器質的状態　357
まとめ　358
さらに読むとよい文献　359

第14章　ヒステリー性（演技性）パーソナリティ　360

ヒステリーにおける欲動、情動、気質　362
ヒステリーにおける防衛と適応の過程　364
ヒステリーにおける対象関係　369
ヒステリー性自己　371
ヒステリー患者との間に生じる転移と逆転移　375
ヒステリーと診断することがもつ治療的意味　379
鑑別診断　381
　　ヒステリー性パーソナリティと精神病質性パーソナリティ　382
　　ヒステリー性パーソナリティと自己愛性パーソナリティ　383
　　ヒステリー性パーソナリティと解離性パーソナリティ　384
　　ヒステリー状態と生理的状態　384
まとめ　385
さらに読むとよい文献　385

第15章 解離性パーソナリティ　387

　　解離状態における欲動・情動・気質　393
　　解離状態における防衛と適応の過程　395
　　解離状態における対象関係　398
　　解離した自己　400
　　解離性患者との間に生じる、転移と逆転移　403
　　解離性状態と診断することがもつ治療的意味　405
　　鑑別診断　410
　　　　解離状態と機能性精神病　411
　　　　解離状態と境界状態　412
　　　　解離状態とヒステリー状態　413
　　　　解離状態と精神病質状態　414
　　まとめ　415
　　さらに読むとよい文献　415

　　補遺～推奨される診断面接形式　417
　　文　献　419
　　索　引　445
　　訳者あとがき　455

パーソナリティ障害の診断と治療

Psychoanalytic Diagnosis:
Understanding Personality Structure in the Clinical Process
by Nancy McWilliams

Copyright ©1994 by The Guilford Press
Japanese translation rights arranged with Mark Paterson and Associates.
through Japan UNI Agency, Inc., Tokyo.

本書の日本語翻訳権は株式会社創元社がこれを保有する。
本書の一部あるいは全部について、
いかなる形においても出版社の許可なく、これを転載することを禁止する。

はじめに

　これから述べることのほとんどは精神分析の英智の結集である。しかし、賢明な読者には、それがその英智の私なりの統合であり独自の結論や解釈、推測をも反映していることがおわかりになるであろう。たとえば、性格というものを二つの軸に沿って構造化することは、精神分析の諸理論とそれらメタファーから明らかに推論できると私には思えるが、他のイメージや他のスペクトラムで人間のパーソナリティの多様なあり方をとらえる分析家にとっては不自然に思えるかもしれない。それに対しては、1世紀以上にわたって発達したさまざまな精神分析の諸概念を比較的知識に乏しい学生に教えてきた私の経験からして、この図式的な説明は価値があったと答えることができるのみである。

　本書の主要な目的は、実践力を高めることにあり、決して精神分析の文献に満ち満ちている概念的そして哲学的な問題を解決することではない。私は自分が「正しい」かどうかよりも、教えるうえで役に立つかどうかに関心がある。このあといくつかの章で私が本文で繰り返し強調していることは、精神力動的定式化と心理療法の技芸との関係である。基本的な治療態度、すなわち、好奇心、敬意、思いやり、献身、誠実、誤りや限界を認めることを伝えることは確かに重要であるが、技法を適用される人がどんな人なのか理解のないところに、ある特定の「技法」を教えても意味がないと思う。

用語についての注釈

　言葉を消毒して無害なものにしようとする絶え間ない努力が、精神分析の伝統的考え方が一般に誤解される一因になっている。ある特定の心理学的用語をつくった人々のもともとの意図がどんなものであれ、時がたつにつれ、ある状態へのレッテルが悪い意味を担うようになるのは避けられない。単に記述するために、つまり以前の価値観をもった単語を避けるために新しい言葉が発明されるわけだが、その言語もしだいに評価的傾向をもつようになり、特に一般の人々によって病理的に使われてしまう。人間なら誰でも気持ちが平穏ではいら

れないような問題は、たとえどんなに注意深く評価的でない言葉を使って話そうとしても、そこで使われる言葉は長年の間に軽蔑的な響きをもつようになる。

　一例をあげると今日使われている「反社会性パーソナリティ」という用語は、1835年には「道徳的狂気」とされていた。後にそれは「精神病質」となり、それから「社会病質」になった。このような変化は、いずれもある不穏な現象に対して、記述的で非難的でないラベルをつけようという意図から生じた。しかし、道徳の領域からこの概念を遠ざけておくために考案されたどの用語も、現象そのものの不穏な力のために結局汚染されてしまった。同じことが、「性倒錯」が「性逸脱」になり、さらに「同性愛」そして「ゲイ」にいたった一連の言い換えにもあてはまる。最近私は9歳の少女がある考えを、彼女に言わせると「あまりにゲイだ」といってけなしているのを耳にした。どんな理由にしろ人々を困らすような現象はいずれも、烙印とならないような専門言語を求めるが、それはむなしい試みのようである。そういうことは心理学用語でなくても、たとえば政治的な正しさについての最近の議論でも頻繁に見られる。言語を消毒しようとするこの不幸な企ては、ある心理学の伝統が古ければ古いほど、その用語の響きがますます否定的で、価値判断を含む、風変わりなものになってしまうという結果をもたらす。精神分析の用語が、精神保健専門職の中でもまた外でも、たちまち消費され歪曲され偏見をもって使用されることは、精神力動論の伝統を滅ぼす病毒であった。

　逆説的だが、精神分析についての世評にかかわるもう一つの重荷は、その魅力にあった。ある概念がいったん広く用いられるようになると、それらが判決的意味をもつようになるだけでなくて、単純化されてしまうのである。精神分析の知識に乏しい読者が、たとえば「マゾヒスティック」という形容詞に出会って、痛みや苦悩を愛する人という価値判断を示すレッテルの影響を受けないですむということはまずありえないように思われる。こうした影響は無理もないが、無知に基づくものである。マゾヒズムという精神分析概念の歴史は、ある人々がそうすまいと意識して大いに努めるにもかかわらず苦痛を伴う活動を繰り返ししてしまうのはなぜかということについての、人間味のある、洞察に満ちた、有用な、非還元的な観察に満ちている。同じことが、他の多くの用語にもいえる。これらの用語を、精神分析的でない臨床家や知的読者がいち早く取り込み、その意味についてうわさし、言葉たくみに有罪判決を下してきたの

である。

　概念というものは広く使われるようになるにつれて、水で薄められていく。広く使われている「トラウマ」という用語は、破局的な惨事という意味合いを失い、単なる「不快」や「きず」の意味で耳にすることが多くなった。「うつ」は短い重い気分と区別できなくなってきた。不安という言葉が、ビジネスランチで感じられるものから銃殺隊に相対して感じられるものまで、あらゆることに適用されるようになってしまったので、かつてよく使われた「不安神経症」そして「不安発作」という用語の意味合いをわれわれの耳に取り戻すため「パニック障害」という用語が発明されねばならなかった。

　私はこれらすべてのことを踏まえて、本書において題材をどう示すかについてかなり苦心した。個人的には、最近のマイノリティ集団がどのように自分たちを認識してほしいかについて彼らがもっている好みに従いたいと思っている。ある診断ラベルを使うことに過敏な人々（たとえば、「双極性」というほうが、「躁うつ」というよりましだとする人々）について、私はその感性を尊重する。しかし学問的には、こういうことは現存する名称を使わずに、ただ変更を繰り返すだけの無益な行為にすぎないように思われる。「マゾヒズム的」に替えて「自己敗北的」、あるいは「ヒステリー性」に替えて「演技性」とすることを、精神分析的仮定を含んだ用語を回避したい非分析的な臨床家が好むのは無理のないことかもしれない。しかしそうした変更は、精神分析的に考え、性格形成において無意識過程の操作を想定しているわれわれのような人間には意味がない。

　いくぶん曖昧な結論になるが、本書で使用する用語について、私はおもに伝統的な精神分析の用語体系を用い、そしてときおり専門用語の重々しさを減らすために、おおよそ同等な最近の語に置き換えるということをした。私は、ある性格属性を示すようになったいずれの語にもそれなりに正当な根拠があることに、読者の意識を喚起するため、だいたいはありふれた精神分析用語を用い、それらを読者に親しみやすいものにするつもりである。[*1]このことは、精神力動的な背景をもたない読者にとっては、時代錯誤的なあるいは暗黙の評価的な意味づけを本書にもたらすかもしれない。しかし私はそのような人にお願いしたい、批判を一時棚あげして、精神分析の伝統に疑いをはさまず、隠されてしまった概念の潜在的な有用性を考慮してほしいと。

叙述の仕方について

　たとえ一般的な精神分析アプローチを受け入れたとしても、個人の性格のパターンや意味について述べられているほとんどのことには、議論の余地が大いにある。分析的考え方の根幹にある多くの概念は、体系的に研究されもせず実証されてもこなかったというだけでなく、これらの概念を操作的に扱うのが本質的に難しいため、どうしたら実証されるのか想像することさえ困難である（文献137参照）。多くの研究者は精神分析を科学の伝統よりむしろ解釈学の伝統に位置づけることを好んでいるが、その理由の一部は、精神分析が、現代の科学哲学者（たとえば、グリュンバウム［Grünbaum, A.］[213]）が明確にしてきたような、科学的方法によっては探究しにくいものだからである。

　「性格」のような抽象的で複雑な概念についてわれわれが知っていると思っていることの多くは、同じメタ心理学の言語を使う人々によって比較され共有された臨床経験の蓄積に由来する。精神分析家というものは「確実な」証拠もないのに、あるいは矛盾するデータが存在しているときでさえ傲慢にも自分の定式化を言い張るものだという評判について、私は十分自覚している。それゆえ、自分の言うことは正しいという一人よがりのもったいぶった調子は避けようとしてきた。他方、本書の多くの部分に関しては広く臨床家の間に同意が存在していることも事実である。こういう点について一般論を述べるとき、いちいちただし書きや曖昧なところ、例外、注意点のリストをあげて読者を煩わすことまではしないことにした。

　それゆえ、私は、混乱を招くのを避けてむしろ単純化しすぎる方向で、そして、多くの思慮深い研究者や経験豊富な専門家が妥当と認めるよりもおそらく

＊1　また私は、多くの非医療領域で働く専門家が苦悩する人々を侮蔑的に対象化する意味があるとして避けている「患者」という用語を、しばしば一般に好まれる「クライエント」という用語と併用しているが、そのいずれの用語を用いるにせよ何ら秘められた意図を込めていないことをお断りしておく。また、「パーソナリティ」と「性格」の概念の間で有益な区別をする研究者もいるが（たとえば、クパマン［Kupperman］[309]、ブローディとシーガル［Brody & Siegel］[73]）、ここでは「パーソナリティ」の同義語として「性格」を用いている。そしてまた、特に技法よりも理論について論じるときにそうなのだが、「精神分析的」と「精神力動的」とを区別していない。

かなり大胆に、いくつかの概念を述べるという方向で誤りを犯している。少なくとも忸怩たる思いをもちながらそうしてきたと思う。本書が対象にしたのは、初心の臨床家なのである。際限のない複雑さを取り入れて、セラピストになる過程で避けがたい不安をさらにあおる気など私にはないのである。われわれが取り組む治療関係の一つひとつが微妙に違っていて予測不能なので、われわれのするもっとも洗練された定式化でさえ人間性の本質の神秘に比べるといかに色あせたものでしかないか、誰もがすぐに思い知るのである。したがって私は、読者が私が形づくったものを超えて成長していかれるだろうと信じている。

第 I 部

基 礎 概 念

　これからの6章は、性格診断のための理論的説明から成る。それは、主要な精神分析の諸派の流れとそのおのおののパーソナリティ構造モデルへの貢献を概観すること、そして異なる発達上の問題点を反映しているパーソナリティにおける構造モデルの相違を探求すること、またそのような問題点の治療上の意味を注釈すること、そして性格を規定する精神分析的な防衛の概念とその役割とを解説することである。これらが合わさって、ある個人の一貫性——それをパーソナリティと考えるのだが——についてのある考え方を形成する。

　第 I 部では、最終的に二つの座標軸によって診断を示す。このような図式は恣意的で単純化しすぎではあるけれども、主要な力動的定式化とその臨床的効用をセラピストに示すのに大いに役立つ。私の知るかぎり、性格のこのような図示は、精神分析の文献中ほかのどこにもあらわれていない。が、しかしいたるところに暗に示されているように思う[*1]。

　他の多くの分析家は、診断のあり方について他の表現図式を示している（文献298 p.9、文献49 pp.114-117、文献206 pp.234-237、文献274 p.29、文献241

p.23)。私の図式はある点ではそれらを取り込んでいるし、またある点ではそうしていない。私の目的は、発達的構造的気質的な概念のその他のまとめ方に論争を挑むことにあるのではなく、この混乱した領域に新たにやってきた人に、すっきりまとまったイメージを提供することにある。

＊1　この本の草稿を書き終わってから、同僚のジーン・ネブル（Gene Nebels）が、よく似た、しかし三次元の説明がストーン（Stone, M.）の著書『ボーダーライン症候群』[534]にあることを教えてくれた（ストーンは遺伝的素因の軸も含めている）。広い見識を有する分析家ストーンが似たようなモデルを生み出したということは、この種の診断についての構想が、パーソナリティ診断についての多くの現代の分析的著作に公表されてはいないものの、おそらく時にはすっかり無意識的な、イメージ的基盤になっているのだろうという私の信念を裏づける。

［第1章］
なぜ診断するのか

　一部のセラピストを含め多くの人にとって、診断とは嫌悪感を伴う言葉である。われわれはみな、心理診断の定式化が誤ってなされるのを見てきた。つまり、複雑な個人が不確かさを恐れる面接者によって薄っぺらく単純化されたり、苦悩する人がその苦痛を感じることに耐えられない臨床家によって言語論的に距離をおいて見られたり、やっかいな人が病的というラベルを貼られて懲らしめられたりしたのを見てきた。人種差別、性差別、同性愛者への偏見、社会階級的偏見、そしてその他多くの偏見が疾病分類によって手軽に強化されうるし、またこれまで実際にそうされてきた。最近、保険会社やマネージドケアの団体が、多くの診断カテゴリーに特有の転帰を、しばしばセラピストの判断を無視して記しているが、そこではアセスメントの過程がとりわけ間違いだらけになっている。このような心理診断では用語が安易に乱用されている。しかし、何かが乱用されるからといって、それを廃棄しようというのは合理的な主張ではない。あらゆる種類の悪が、愛情や忠誠心や信仰心といった価値ある理想の名のもとにまき散らされている。それらの理想には元来何の咎もないのにそれが倒錯したかたちになるからである。重要な問題は、「心理診断を注意深く正しく行なうと、クライエントが援助されるチャンスが増えるのか」ということである。

　注意深く、そしてしかるべく訓練を積んでなされた場合の診断の取り組みには、少なくとも五つの相互に関連した利点がある。(1)治療計画における効用、(2)予後に関する潜在的情報、(3)精神保健サービスの利用者の保護への貢献、(4)

セラピストの共感の伝達を可能にするという点での価値、(5)すぐにおじ気づく人々が治療から逃げる可能性を減らす役割。加えて診断過程には、間接的にセラピーを促進するという付随的利益もある。

　診断過程について私は、危機的状況にある場合は別にして、新規のクライエントとの最初の面接は分析的影響を受けた精神医学的訓練に伝統的なやり方での情報収集にあてられるべきだと思う。よくわからない事例では、心理検査や構造化面接を実施する場合がある。関係を発展するままにしておきさえすれば、ついにはすべての関連した内容が表面に出てくるような信頼の雰囲気ができるかどうかについて、私には確信がもてない。いったん患者がセラピストに親近感をもつと、個人的な成育歴や行動のある側面をもち出すのが難しくなるようだ。アルコホリクス・アノニマスの会（訳注：ＡＡと略され、アルコール依存・嗜癖の自助グループ）には、アルコールの多量摂取について話したことや尋ねられたことのないまま何年も分析を受けつづけたり何人もの専門家に相談したりしてきた人々が大勢いる。診断面接に権威主義と一方的な突き放したイメージを連想する人々には、深い面接は偽りのない敬意と平等主義の雰囲気の中でなされるものだということを強調したい。患者は通常専門家の綿密な仕事ぶりに感謝するものである。それまで何人かのセラピストに会ってきたある女性は、私との面接で「今まで誰も私にこれほど関心をもってはくれなかった！」と述べた。

治療計画

　治療計画を立てるには伝統的に診断が必要だとされている。心理療法的「治療」と医学的治療とは対応していると想定されており、医学においては診断

---

*2　私は通常、患者との最初の面接を現在の問題とその背景について詳しく聞くことにあてている。そしてその面接の終わりに、私への全般的反応と共同作業ができそうだという安心感とを見積もっている。そして、もしもっと広い文脈からこの問題をみることができたらより深く理解できると説明し、次の面接で成育歴をとることに同意を得る。第２回の面接では、これから少なくない質問をしていくつもりであること、秘密は保持するので、話を書き留めることの許可を得たいことを説明し、またもしクライエントがまだ話す気になれないことについて私が尋ねたら、率直に答えるのを拒絶してかまわないと伝える（今まで誰も拒絶した人はいないが、私が性急に打ち明けさせようとはしないということを理解すると、たいていの人は安心するようである）。

と治療とが(理想的には)連続しているからである。こうした対応が心理療法で得られることもあるが、そうでない場合もある。一般に認められている特定の治療アプローチが存在する症状を、適切に診断することの効用は容易にわかる。例をあげると、アルコールあるいは薬物の問題(治療への示唆：化学的な依存性をまず離脱プログラムによって直接扱わないと、個人心理療法は有効でない)、器質的問題(治療への示唆：もし可能ならその器質変化にはたらきかけ、患者本人と周囲の人にその影響の扱い方について教育する)、双極性疾患(治療への示唆：個人心理療法は薬物療法で補助されなければならない)、多重性パーソナリティ障害(治療への示唆：治療過程では交代人格すべてを認めることと、外傷的な成育歴を想起することが重視される)などがある。

しかし、あまり特異的でなくもっと複雑な性質をもつパーソナリティの問題に対しては、通常長期の個人心理療法あるいは分析以外に何の「治療計画」も示唆されない。そうだとすると、注意深い診断の定式化など不要ということになってしまう。つまり、もし性格を変えたければ集中的で期限を設けない個人心理療法を受けるべきだとするなら、あらゆる種類の性格病理に対してまったく同じ「処方箋」が出されることになる。あらかじめどんな治療がなされるのかわかっているのなら、なぜ診断をするのか。精神分析の外側にいる人だけでなく、内側にいる人々ですらもこう主張する。たとえば、自己心理学者は、診断のラベルが間違って使われる可能性とそのためにセラピストの共感が損なわれる可能性があることに、とりわけ敏感である。またある人々は、個人の中心的な問題を真に読み解く唯一の方法は、治療関係を確立し何が展開していくかを見ていくことにあると強く主張している。

私は、長期の個人心理療法や分析は患者個人が独自のパーソナリティをもっているのにもかかわらず硬直的に適用される不変の手続きである、という見解には賛成しない。もっとも古典的な分析家でさえ、ヒステリー患者との境界設定には注意するだろうし、強迫的な人とはより感情を追求するだろうし、シゾイドの人との沈黙にはより忍耐するであろう。セラピストが共感的であろうと努力するだけでは、そうした異なった対応がおのずとなされるというわけではないだろう。精神病的障害の人々やボーダーライン状態の人々を精神分析的に理解できるようになった最近の成果(たとえば、カロン[Karon, B.P.]とバンデンボス[VandenBos, G.R.][264]、カーンバーグ[Kernberg, O.F.][270])は、古典的分析方法ではないかもしれないがそれでも間違いなく精神力動的な治療アプローチを導き出している。こういうアプローチを用いるには、自分のクライエントがおのお

本質的に精神病的なのか、あるいは性格的にボーダーラインなのかをまず識別しなければならない。精神分析と精神分析的心理療法は、面接室のとびらを開けて入ってきた寄る辺のない人誰に対しても、画一化した方法を強制する硬直した活動ではないのである。適切な診断定式化は、重要な領域である関係性の様式や、介入の調子や、最初の焦点となる問題についてのセラピストの選択に示唆を与えてくれるであろう。

予後についての示唆

　臨床家が強迫性格の患者に、突然侵入的な強迫観念をもつようになった人と同じ程度の改善が達成できると期待するとすれば、無謀なことをしていることになる。パーソナリティの深さと広さの多様性を認識することは、患者だけでなく臨床家にも利益をもたらす。アメリカ精神医学会の「精神障害の診断と統計の手引き」(DSM) の中のカテゴリーには、ある特定の状態の重篤度や最終的予後についての示唆がときおり含まれている——多軸に沿って情報をまとめることはこの方向へ向けての動きであるが——しかし、それらのカテゴリーは広く同意されている分類を追認するだけで、治療過程から何を期待してよいかについて何の情報も与えない。

　本書の主題の一つは、表面的な症状だけに基づいて「診断」するのは役に立たないということである。うつ的あるいは自己愛的パーソナリティの人の恐怖症は、性格的にいって恐怖症的な人物の恐怖症とは大いに異なっている。数十年来、心理診断が不評を買っていたのは、心理診断が間違ってなされていたから、つまり患者の訴えにあるラベルを貼るにすぎなかったからである。さまざまな診断単位が患者の表面的な状態だけによって決められているとすれば、それらについて適切な統計的研究をすることは不可能である。コンピュータマニアが立証しているように、入力されるものがつまらなければ出力してくるものもつまらないのである。

　精神分析的伝統の強みの一つは、パーソナリティ構造を正しく評価できることにある（たとえば、ホーナー［Horner, A.］文献241参照)[*3]。煩雑になるかもしれないが例をあげて説明しよう。大学に行くために家を離れてから摂食障害が始まり、自分の行動が衝動的で自滅的であると認識している過食症の女性の治療

をする場合、小学生のころから過食と嘔吐、下剤乱用を繰り返し、自分の行動は女性はやせているべきだとする社会的圧力を考えればもっともなことだと認識しているボーダーラインの女性に対するのとは、異なる見込みを抱くだろう。また、あるセラピストは、この２、３週間のうちに出会う最初のクライエントに対して永久的に援助しつづけることを覚悟するかもしれないし、また二人目のクライエントには、２、３年後に患者が自分の過食症状が支払わせた代価をはっきり見るようになり、セラピストを信頼して本気で変わろうとしはじめることが心理療法の現実的な目標だと思うかもしれない。

精神保健サービスの利用者保護

　良心的な診断の仕事は臨床家あるいはクリニックとクライエントとなりうる人との間の倫理的なコミュニケーションをも促進する。この機能は結局、一種の精神保健の「公正広告」にあたる。注意深いアセスメントに基づいて患者に対して何が期待できるかを説明することができ、それによって過大な期待を抱かせたり口先の言葉で判断を誤らせることを避けることができる。「あなたの成育歴と現在の状況から考えると、しっかりした内的変化が起きるまでには心理療法はかなり長くかかるでしょう」と言われ困惑してしまう人はめったにいない。たいていのクライエントは自分の問題の深さをきちんと理解してもらうとむしろ勇気づけられ、心理療法の長い道のりを行く気になれるのである。マーガレット・リトル（Little, M.）[337]はコンサルテーションのために訪れたある分析家から「でも、あなたはかなり病的ですよ」と言われ、ほっとしたという。診断面接後のセラピストからの率直なフィードバックは、奇跡的な治療を求めるばかりで真正な変化に必要な治療に自発的に関与する意欲や能力に欠ける人たちにおだやかに退散してもらい、その人たち自身と臨床家とが魔法を追い求めて時間を浪費することがないようにするのである。

　セラピストは、独立開業していようがクリニックで働いていようが、顧客に

---

*3　このことは必ずしも正しいとはいえない。フロイトは当初は性格論的にヒステリー・パーソナリティといえる人と、ヒステリー反応を示しているだけの他の性格類型の人とを、あるいは機能的にボーダーライン水準の強迫性格の人と単に強迫神経症をもつ人とを、ほとんど区別していなかったようである。

対してどんな選択肢があるかを明確に説明する義務がある。たとえば「私は精神分析をしていますが、もしあなたがやってみたいのであれば、月曜から始めましょうか」などと言うのは必ずしも倫理的とはいえない。かわりにたとえばこういえるはずである。

> もし、あなたが結婚生活の困難な問題について課題解決に取り組みたいのであれば、夫婦療法をお勧めします。しかし、私にはあなたの結婚生活の問題にはあなたご自身の性格パターンがずいぶん関係しているように思われます。ですからもしあなたが長く厳しい精神分析治療を経験していく気がおありでしたら、結婚生活のシナリオにおけるあなたの役どころを長期的に変化させられると思います。まず、夫婦療法を始めたいと希望されるかもしれません。ですが根深くしぶとい質の性格的な問題が明らかになってきたら、また戻ってきて精神分析をお考えになってもよろしいでしょう。

採算的な理由で短期心理療法をすることを余儀なくされている機関の中で働くセラピストは、短期療法がその機関で提供できる唯一のものなので、短期療法こそが好ましい治療法だと信じて患者に勧めるようになりがちである。実際、純粋に治療的に短期療法が望ましいこともあるが、しかし人間には、やむをえずしたことも進んでしたように思う傾向があるので、自戒しなくてはいけない。よいアセスメントは面接者に、短期のアプローチがその人にとってどれくらい有益かについての情報をもたらすはずである。クライエントにもセラピストにもつらいことだが、次のように言うのが正直であろう。

> 理想を言うと、長期にわたってこの問題に取り組まれることがあなたにとって役に立つと思います。実際この問題は簡単に解決できることではありません。残念なことに、私どもの機関はあなたに必要な方策をもち合わせていません。こちらでできることをいくつか申しあげます。何かお役に立つものがあるかもしれません。しかしあなたの求めておられるような成果を得るのは、当機関の状況では無理なのです。

セラピスト自身とクライエントの両方あるいはいずれか一方が、明らかに機関に限界があるのにもかかわらず、セラピストは誰に対しても効果的な心理療

法をできると信じ込んだりすれば、いずれ自分を責めるようになる（「限られた治療でも意味ある進展があると信じてきたのに、それがまだ生じないのはいったいどうしたことだ」）。

またその逆の臨床的状況もよくみられる。精神分析の黄金時代と呼ばれるその時代には、多くの人たちが薬物療法センターや援助グループに行くかまたは心理療法と薬物療法の併用を受けるかすればもっとよい結果が得られたかもしれないのに、何年もの間、心理療法だけを受けつづけたのである。慎重な診断評価は、ほとんどあるいはまったく益がない治療関係の中で何年も費やす可能性を減らすのである。

共感的コミュニケーション

「共感」という語は最近では水で薄められ実質上無用のものとなっている。しかし今なお「〜に対して感じる」のではなく「〜と共に感じる」という性質をもつ言葉はほかにはない。「〜と共に感じる」か「〜に対して感じる」かこそ共感と同情（あるいは、思いやり、あわれみ、気づかい、関心そしてその他の、自分の立場を守るために苦悩する人からいくぶん距離をとることを意味する同様の用語）を区別する本来の根拠なのである。「共感」という語は、通常間違って用いられ、患者が情緒的に何を伝えていようが、温かく受容的同情的に対応するという意味になっている。しかし、私はこの共感という語を、この節そして本書中では一貫して、クライエントが感じていることを情緒的に感じとる能力という字義通りの意味で用いるということを強調しておきたい。

私は、自身セラピストでもある私の患者たちが、自分のクライエントに対し敵意的になったりおびえた態度をとったときに、自分には「共感が欠けている」といたく自己批判的になるのを聞くことがしばしばあった。これはその人たちが、自分たちはそのような強い否定的感情をもたないのが望ましいと思っていることを意味する。心理療法の仕事には、認めるのは快いことではないが、原始的な敵意や苦痛が伴うのである。われわれが人を助ける仕事に就くことを決心したときに、誰もあらかじめ注意してくれなかったけれど。こうした状況にあるセラピストは、共感度が低いというよりむしろ高いのである。というのは、もし実際にセラピストが患者と共に感じているのであれば、患者の抱いている

敵意や恐怖や苦悩、そしてその他のみじめな心の状態を感じるからである。心理療法の中での人の感情は強烈なまでに否定的になることがあり、それが相手に引き起こすのも温かい反応どころではないのである。

　しかし、もちろんそうした情緒的反応に従って振る舞うべきではないことは、まったく訓練を積んでいない人にも当然あてはまる。そうした反応には潜在的に大きな価値があることは、あまり自明ではないが、真実である。自己の中で観察されたこれらの情緒的反応は適切な診断に不可欠である。そしてそれに基づいてセラピストはクライエントの不幸を、相手の独自性を考慮せずに職業的になされる事務的な同情ではなく真に共感的に受け止め、それと取り組む方法を選択できるようになる。

　たとえば面接者がこの人は対人操作的だと感じるような人は、本質的にヒステリー性格かもしれないし、あるいは他の可能性としては社会病質かもしれない。そして臨床家の抱く診断仮説に応じて治療的コミュニケーションが変わるであろう。ヒステリー的なクライエントに対しては、患者の情緒的体験に染み込んでいる恐怖の度合いや無力な感覚を理解していることを示すことが有益であろう。また社会病質的なクライエントに対しては、詐欺師としての芸術的なスキルへの皮肉な賞賛を伝えたくなるだろう、もちろん自分はだまされはしなかったという意味においてであるが。もしセラピストが「操作的」というラベルを乗り越えていなかったら、そしてその現象を理解するもっと洗練された言葉をもっていなかったら、セラピストはクライエントに、理解されるという深い希望を提供することはできないであろう。もし一般化しすぎれば——つまり操作的クライエントをヒステリーとみなすかそうでなければ社会病質とみなすかすれば——セラピストのする治療的な接触は面接時間の一部にとどまるだろう。ヒステリー的パーソナリティに組織化されている人は、内なるおびえた子どもをなだめなければならないと必死になっているときに、冷笑的な力の作戦を実行していると誤解されたりすれば、打ちのめされてしまうだろう。また社会病質的な人は、他者を「出し抜く」という自分の中心的な欲求を見逃すセラピストには、単に軽蔑を抱くだけだろう。

　セラピストが共感を伝えることを可能にする診断の有用性について、もう一つ例をあげよう。ボーダーライン患者が自殺すると脅かしながら救急サービスに電話したり、来所したりすることはよくある状況である。救急精神保健の従事者は通常、はっきりした診断モデルによるよりも一般的な危機介入モデルのトレーニングを受けていて、たいていの場合この危機介入モデルはうまくいく。

しかし、ボーダライン患者の場合はうまくいかない。それは救急の職員が常連患者について聞かれるとすぐにひどい不満を表明することからも明らかである。[488]

自殺すると脅すたいていの人々に対するもっともよい対応は、一般的な危機介入の方策である。つまり、死の計画や方法、そしてその方法での死にいたる可能性について質問し、自殺する可能性をアセスメントすることである。[335]しかし、ボーダーライン・パーソナリティ構造をもつ人は、実際に死にたいときにではなく、マスターソン（Masterson, J.F.）が適切にも名づけた「見捨てられ抑うつ」[364]を感じたときに、自殺の話をもち出す傾向がある。彼らは、自分のパニックと、自分がいかに苦しいかを誰も気にかけてくれないという絶望とを中和する必要がある。典型的には、ボーダーライン患者は生まれ育った家族の中で、何か騒動を起こして脅さないと誰も気にかけてくれないことを学習している。自殺する意図をアセスメントするのみでは、ボーダーライン患者を苛立たせるだけである。というのは、患者のあまり意識化されてはいないが主観的体験の観点からいうと、患者は体験の文脈について話したくて必死になっているのに、面接者は患者の脅しの内容のほうに気をとられていることになるからである。

診断的感性に欠けた標準的な危機介入の手続き（たとえば、カラファト Kalafat）[260]に従う臨床家の努力は、反治療的であり危険でさえある。というのは、患者はわかってもらえないと感じて、わかってもらうためには自殺について話すよりもやって見せなければならないという気になってしまうからである。また、そうした患者は助力を求めているように見えて次には助力しようとするセラピストの熱心な努力を拒絶するので、セラピストを患者嫌いにさせてしまう。[144]ボーダーラインのクライエントを識別できるように訓練を積んだ救急の臨床家は、すぐに自殺についての質問をするよりも自殺するという脅しの背後にある患者の苦痛な感情に対応するのがうまくなる。そして逆説的だが、いつも自動的にまず自殺する可能性を評価するスタッフよりも、おそらく患者の自己破壊的な行為を防ぐことになるだろう。そして「協力的でない」あるいは「信頼できない」クライエントを嫌いになって、やる気を失ってしまうといった体験がより少なくなるだろう。

治療からの逃避を防止すること

　共感を伝えることに関連する問題の一つは、臆病な患者を治療の中にとどめることにある。専門家の助力をまず求めるが、そのあとセラピストへの愛着が重大な危険をあらわすことに脅えてしまう人はたくさんいる。たとえば軽躁的な人は幼少期に他者に依存した経験が悲惨な結果になったことがあるので、人間関係が依存への願望を刺激するとたちまちその関係から逃げてしまいがちである。また他者からの気づかいを求める自分の中の欲求を否定することで自尊心を保っている対抗依存的な人は、他者が自分にとって情緒的に重要になっているとそれとなく認識すると屈辱を感じるので、愛着が形成されるや治療から逃げ出すことを合理化しがちである。

　経験を積んだ診断担当者は、初回面接の終わりまでに、逃避しがちな性格の人とこれからやっていけるかどうか、だいたいわかるものである。セラピストが、患者にとって治療にとどまる勇気をもつことがどんなに難しいかを説明することは、彼らに確かに情緒的に理解されたという感じを与えるので、軽躁的な人や対抗依存的な人を安心させるだけでなく、患者が治療から逃走する誘惑に抵抗する可能性を高めるのである。

付随的な利点

　人は面接者が落ち着いていると感じると、そうでない場合よりもずっと安心するものである。もしクライエントが、自分のセラピストが探求的で比較的不安がなく、その患者をよく理解しさえすれば適切な治療が始められるという確信をもっていると感じれば、治療関係はよいスタートを切れるであろう。患者の力動と性格構造について十分な暫定的理解が得られる前に心理療法をしはじめなければならないセラピストは、ある程度方向感覚はあるが地図をもっていないドライバーのように、不必要な不安に駆られることになろう[*4]。その患者はセラピストの不安を感じ取って、担当者の能力に疑問を感じるだろう。このような自己反復的なサイクルはあらゆる類の医原性の問題につながる。

セラピストが診断に対して不安を抱く理由の一つに、診断の誤りを恐れる気持ちがある。幸いなことに、ここで述べた診断の利点の多くを得るには、必ずしも臨床家の最初の定式化が「正しい」必要はない。診断について仮説をもつことは、その後の臨床所見によって支持されようがされまいが、いずれにしても面接者に、焦点づけられた落ち着いた振る舞いの基盤を提供する。そのうえ、専門家は診断の過程に何ら不利益をもたらすことなく、ある定式化を試みに検討することができる。しばしば患者は、臨床家がもったいぶるのを避けて、異なる可能性をいくつか検討することで配慮を示すことに感謝するものである。

　診断の取り組みはまた、クライエントが面接者のことをよく知って、質問されて答えるという楽な構造がなくても自ら心を開くようになる前に、診断過程の中で両者がなすべきことを提供する。セラピストはこの「慣れはじめる」過程の重要性を過小評価しがちである。この過程のおかげでセラピストは患者が治療の後期では打ち明けるのが難しくなるような情報を得ることができる。しかし後に強い転移反応が発展すると、ある話題について自由に表現することが抑えられてしまうのである。たとえば大多数の成人のクライエントは、まだ親しみのない専門家に対して話すときなら、性行為についての質問に比較的率直に答えられる。しかしいったんセラピストが上品ぶった母親か道徳的な父親のように感じられはじめると、性について話すのはとても容易というわけにはいかなくなる。治療の後半で転移が強まったとき、クライエントは今恐ろしい非難をしてくるこの人物と、初期の面接では動揺や非難を招くことなくあらゆる種類の私的な事柄について話したことを思い出し、安心するかもしれない。最初の診断の段階とその後の段階では患者のセラピストについての体験は対照的になるが、それはその転移はある転移の一つである（すなわちセラピストのパーソナリティ全体を完全に正確に読み取ったものではない）という事実を明確に示すものである。この洞察は精神分析的心理療法の最終的成功にとって決定的に重要である。

　最後に、診断作業のプラスの副作用の一つは、現実的な目標を追求することでセラピストが自尊心を保つことができるということである。有効な心理療法

＊4　もちろん診断評価の間にもセラピーは行なわれている。つまりこの診断過程自体が「治療」が空虚な儀式にならないような作業同盟を結ぶのに役立つのである。しかし、もちろん両当事者がどう進むのかについて、そしてそれぞれどんな限度や決まりと責任があるのかなどについての公式な同意は診断的定式化に基づいてなされるべきである。

をするにはまず仕事をしつづけなければならない。精神保健分野でのキャリアを積むさいの障害に、詐欺的なことをしているのではないかという感覚、治療の失敗に対する心配、精神的に燃え尽きてしまうこと、がある。これらは、非現実的な期待によってますます促進される。臨床家が意気消沈し感情的に引きこもることは、その臨床家にだけでなく彼らに依存している患者に対しても広範な影響を及ぼす。

　たとえば、もし担当している抑うつ患者が神経症水準でなくボーダーラインだとわかった場合、患者が治療の２年目の間に自殺のそぶりを示しても驚くことはないだろう。ボーダーライン構造をもつ抑うつ患者は自分が変化するという現実的な望みをもつと、しばしばパニックに陥る。そして望みを抱いてまた重要な他者から外傷的なほどに落胆させられることによって起こる心の荒廃から自分を守ろうと自殺を試みる。こうした自殺へのとらわれにまつわる問題は解釈することができ、それはクライエントとセラピストの両者をほっとさせる（考えられる解釈の焦点には次のようなものがある。希望をもつと失望させられてしまう危険を感じていること、そしてもとの愛情対象に対して罪悪感があること、そしてもとの対象からセラピストへと情緒的備給が移し替えられていること、そして儀式的な死の試みによってそのような罪悪感を償わなければならないという一連の魔術的な空想があることである）。

　残念なことだが、私は同業者（臨床家）たちに長年にわたってコンサルテーションをしてきた間に、次のようなことに何度も気づいた。すなわち、明らかに自殺をしやすいボーダーライン患者が自分にとって治療が重要で効果的であることを挑発的ないかにもボーダーライン的仕方で表現しているまさにその時、基本的に有能で献身的で直観に優れたセラピストが自信を失いその患者を放り出すもっともな理由をみつけてしまうことである。患者は自殺するそぶりを示す前の面接ではじめて信頼や希望を表現することがよくある。そしてセラピストは、その気難しく反抗的なクライエントとの何カ月にもわたる骨の折れる仕事のあとで、それを耳にして相当やる気になる。その直後に自殺のそぶりがあるので、セラピストは希望を砕かれ、あのやる気は自分の錯覚でひとりよがりなものにすぎず、患者の状態の悪化はやはり心理療法の見込みが皆無であることの証拠に違いないと結論を下してしまうのである（この局面でセラピストが抱く考えの例をあげると、次のようなものがある。すなわち、精神分析的心理療法は時間の無駄と言っていたあの心理学入門の授業の先生は正しかったのかもしれない、この患者は、自分とは性別の違うほかのセラピストに送るべきか

もしれない、薬理に熱心に取り組んでいる精神科医に引き継ぐべきではないか、慢性疾患のグループに送るべきではないか）。セラピストというものは、自身がかなり抑うつ的なことも多いので、こういう目に見える治療的挫折に出会うとそれを自己非難の機会に変えてしまう。十分な診断の能力は、この自己非難につながる性癖を相当減らすことができ、理性が十分はたらくようにし、セラピストを臨床の第一線にとどまらせるのである。

診断の効用の限界

　もっぱら長期的あるいは期限を定めない精神分析的心理療法をする臨床家にとって、注意深いアセスメントがもっとも真価を発揮するのは二つの場合である。すなわち、(1)まず治療の最初期であり、その根拠についてはこれまで述べてきた通りである。(2)次に、危機的あるいは膠着状態のときで、そこで直面しているパーソナリティ構造の特質について再考すると、効果的変化をもたらす技法上の手がかりが得られるかもしれない。いったんセラピストが心理療法をしている人物へのよい「感覚」をもてて、そしてその治療が軌道に乗りはじめると、診断的に考える習性はなくなっていく。自分の患者の正しい診断名称を得ることばかりにとらわれているセラピストは、治療関係を知性化された雰囲気で重苦しいものにするだろう。

　最後に言っておかねばならないのは、現在行なわれている発達的ならびに類型的なパーソナリティのカテゴリーがどうしてもあまり適合しない人々が存在することである。ある診断ラベルが事態を解明するよりかえってわかりにくくするのなら、臨床家はその診断ラベルを捨て常識的な分別や良識に基づくほうがよい。大海で方角がわからなくなった船乗りは、役に立たない海図を投げ捨ていくつかの見慣れた星を頼りに進路を取るのだから。そして、たとえある人に精神分析の公式的な分類がよくあてはまる場合でも、発達レベルと防衛スタイル以外の次元では人々の間にとても大きな格差が存在するので、そこに合わせていかないと、共感と治療がうまくなされないかもしれない。たとえば、いかなるパーソナリティ・タイプであれ信仰の篤い人には、セラピストはまず患者のもつ深い信念を尊重していることを示す必要がある（文献346参照）、つまり診断に基づく介入は有効ではあるが、二次的なものにすぎない。同様に、少

なくとも治療関係が進展していく初期では、正しい診断カテゴリーを識別することよりも、その人の年齢、人種、民族性、社会階級的背景、身体障害、政治姿勢、性的志向などがもつ情緒的な意味を考慮に入れることが重要である。

　性格構造のアセスメントは、常に暫定的なものであって、決して確定的なものではない。つまり、新しい情報に照らして最初の診断をアセスメントし直していくのをいとわないことは、望ましい治療に欠くことのできない要素である。どんな個人とであってもその治療が進むにつれて、われわれの診断概念には必然的に簡略化が伴っていることが驚くほど明らかになる。人々はわれわれの診断カテゴリーよりもずっと複雑なものである。したがって、もっとも洗練されたパーソナリティ・アセスメントでさえも、セラピストが患者独自の資料に決定的なニュアンスを認識するのに障害になることがある。診断の過程を経ることには利点がある。しかし、その効用を超えて適用されるべきではない。

さらに読むとよい文献

　面接についての私のお気に入りの本は、その叙述スタイルによるところが大きいのだが、ハリー・スタック・サリバン（Sullivan, H.S.[541]）の『精神医学的面接』である。また有用な基礎と役に立つ技法的忠告に満ちた古典的著作に、ギル（Gill, M.M.）、ニューマン（Newman, R.）、レドリック（Redlich, F.C.）[190]による『精神科の実践における初回面接』がある。私は、すでにマッキノン（MacKinnon, R.A.）とミシェル（Michels, R.[349]）の著作のすばらしさについては述べたが、その著作の基本的前提は本書に特質的な前提と相通じるものである。ギャバード（Gabbard, G.O.）[180]は『精神力動的精神医学――その臨床実践』において、力動的および構造的診断と『精神疾患の診断・統計マニュアル』第 3 版（DSM-III-R）[17]との見事な統合を成し遂げている。カーンバーグの『重症パーソナリティ障害』[274]には、診断と特に構造化面接に関する短いけれど包括的な一節がある。多くの初心者のセラピストにはカーンバーグは読むのに骨が折れるようだが、この一節は明瞭に書かれており、上述の古典的テキストとパーソナリティ構造についての現代的な精神分析理論との間のギャップを埋めている。

[第2章]
精神分析的性格診断

　古典的な精神分析は、性格あるいはパーソナリティ研究に二つのまったく異なる方法でアプローチしていったが、そのどちらも個人の発達についての精神分析初期の理論モデルに由来している。フロイト（Freud, S.）のもともとの欲動論の時代には、パーソナリティを固着という基盤において理解しようという試みがなされていた（この人が心理的にとめおかれているのは幼少期のどの発達段階だろうか）。そしてその後自我心理学が発展するにつれて、性格は特有の防衛スタイルの操作をあらわすものと考えられるようになった（この人の不安を回避する典型的なやり方は何か）。この二番目の性格理解の方法は、最初のものと矛盾するわけではない。つまり、二番目の方法はあるパーソナリティ類型が意味しているものを把握するための異なるアイデアやメタファーを提供し、われわれ一人ひとりが固有の適応防衛パターンをどのように発達させているかについてのある仮定を、欲動論の概念につけ加えるのである。

　性格のあり方を図式化して示す私の方法の根幹にあるのは、これら二つの取り組みを正当に評価することである。また私は、イギリスの対象関係論（とそのアメリカのいとこである対人関係論的精神分析）と自己心理学の動向における近年の発展によって、性格の組織化の諸側面がどのように解明されているかを示すつもりである。さらにこれらに加えて、パーソナリティと診断についての私の理解は、たとえば、ヘンリー・マレー（Henry Murray）[402]の「人格学」や、シルバン・トムキンス（Silvan Tomkins）[557]の「スクリプト理論」、そしてワイス（Weiss, J.）とサンプソン（Sampson, H.）とシオン山心理療法研究グループ[571]により発展し

たアイデア(これは「制御コントロール―克服マスタリィ」理論という名称を冠せられることもある)といった臨床的にはさほど影響力をもたないいくつかの精神力動的定式化によって豊かになっている。

　見識ある読者はお気づきかもしれないが、私は本書の診断の取り組みに精神分析の中で本質的に相互排他的あるいは相容れないと考えられている複数の異なったモデルと理論を適用している。本書はセラピスト向けのものであるし、私の気質には批判や厳密な区別をするよりも総合していくことを好む傾向があるため、どの精神分析モデルが科学として、あるいは事象を解明する点で、あるいは抽象理論としてもっとも正当と認められるのか、という問題は扱わなかった。この立場に関しては、フレッド・パイン(Pine, F.)[418,419]から相当な知的恩恵を被っている。欲動論と自我論と対象論と自己論とを統合しようとするパインの努力は、はかりしれないほどの臨床的価値がある。しかし私は何も競合する諸理論を批判的に検討評価することの重要性を貶めるつもりはない。にもかかわらず私がこうしたのは、本書の目的がとりわけ臨床的なものだからであり、また、私の目に映るかぎりでは、多様なモデルやメタファーが互いに対立的であろうが概念的に問題をはらんでいようが、大多数の臨床家が求めているのはそれらを融合させることだからである。精神分析理論における新たな展開はすべて、問題を抱えた人々に臨床家が理解し助力したいという願望を伝える新たな方法を提供するのである。セラピーで効果を上げる優れた精神力動的セラピスト(そして私が思うに、優れたセラピストと聡明な理論家とは重なってはいるが、かならずしも一致しない)は、一つか二つの気に入った理論に観念的に固執するよりも、多くの精神分析的な情報源から必要なものを自由に引き出しているように見受けられる。彼らは、専門家としてのアイデンティティをもっぱら一つの考え方ややり方に固執することに置いている人を信用していない。教義への執着は一部の分析家にみられるが、教義の存在はわれわれの臨床理論を豊かにもしないし、われわれの職業への好意的な評価を増大させもしない(文献198参照)。現在の理解の及ぶ限界について謙虚であり、かつ多義性と複雑さとを尊重する人々によってそういう評価は保たれているのである。

　クライエントが異なれば、理論化やモデル化する方法も異なる。つまり、カーンバーグによって提唱され広められた概念に基づく考え方を刺激するクライエントもいるし、ホーナイ(Horney, K.)によって記述されたような人物を思わせる人もいるし、またあるいはあまりに古典的フロイト派のような無意識的ファンタジーの生活をもっているので、この患者は治療に来る前に初期欲動論を

一夜漬けで勉強してきたのではないかと、セラピストがいぶかしく思うようなクライエントもいるのである。ストロロウ（Stolorow, R.D.）とアトウッド（Atwood, G.E.）は、パーソナリティ理論の発展に寄与する情緒的過程に強い光をあてた。そして、その理論家の生涯における中心的な性格的主題が、その心理学・パーソナリティ形成論・精神病理学・心理療法論で強調される論点となるのだという説得力ある主張をしている。こう考えると、これほど多くの概念体系の選択肢があることは驚くにはあたらない。そして、いくつかの概念体系は互いに論理的に矛盾しているとしても、現象学的にはそうではなく、異なる人々に異なるやり方で適合しているのだと私は主張したい。

　私の偏見や好みについてはすでに述べたが、今一度精神分析的伝統の中で診断上有意義であるモデルについての短いそして必要上簡略化した要約を述べる。これらのモデルについて述べるのは、分析的な訓練を受けた者にとっては深く身についた習慣となっているカテゴリーを、精神分析理論にごくわずかしか触れていない学生が理解するための基盤を提供するためである。また、私はそれらのモデルを多かれ少なかれ無批判的にさまざまなパーソナリティ・パターンに応用する前に、これらのモデル固有の根本的な仮定を明確にするつもりでもある。

古典的フロイト派の欲動理論

　フロイト自身による人格発達理論は生物学から引き出されたモデルで、本能過程が中心にあることを強調し、人間は身体的関心を口唇から肛門、男根そして性器にまつわることに順に進展させていくものとみなすものであった。この理論によると、乳幼児期と児童期初期には人の生得的な素質は生存に関する基本的な課題にかかわるものとされる。その課題は、最初は母乳を飲ませるとかその他の母親の振る舞いを通じ深く感覚的に体験され、のちには誕生と死と両親の間の性的結びつきに関する子どもの空想生活において体験される。

　赤ん坊そして大人になっても生きつづける乳幼児的な自己の部分は、その欲動の強さにはいくぶん個人差があるにせよ、本能の満足をとめどなく追求するとみなされる。適切な養育とは、一方で感情的な安らぎと快とを生み出すのに十分な満足と、他方では発達的に適度な欲求不満との間の微妙なさじ加減と

考えられる。この適度な欲求不満において、子どもは快感原則（「どれかにしなくちゃいけなくても、みんなみんな欲しい、今すぐ欲しい」）を現実原則（「欲しくても無理なこともあるし、せいぜい待つことだ」）に置き換えていくやり方を少しずつ学ぶ。フロイトは患者の精神病理に両親がどのように具体的に寄与しているのかについてほとんど語っていない。しかし、語るときには、フロイトは親の養育の失敗を、子どもが何ら成長しなくてよいほどに欲動を過度に満たすか、あるいは欲求不満を伴う現実を引き受ける子どもの能力を超えるほどに過度に満足を奪うかのどちらかであるとみなした。親の養育とは、このように甘やかすことと我慢させることとのバランスをとることである——確かにこれは大方の親にとって直感的に共鳴できるモデルである。

　欲動理論は、（子どもの生得的な資質と親の応答性との相互作用に従って）もし子どもが幼少児期の精神性的段階で過度に欲求不満にさらされたり、あるいは過度に満たされたりすると、その子どもはその段階の課題に「固着」するとしている。そして性格とはこの固着の影響を長期にわたって示しているものとみなされる。つまり、もしある大人が抑うつ性パーソナリティであるとすると、この人は生後1年半くらい（発達上の口唇期）の間なおざりにされたか、あるいは甘やかされすぎたと理論づけられる。また、強迫的であるなら、だいたい1歳半から3歳（肛門期）の間に問題があったことが推測され、またある人がヒステリー的であるなら、その人は子どもが性器と性にまつわることについて関心をもつようになる3歳から6歳（男根期）の間に拒絶、あるいは過剰な誘惑、あるいはその両方にさらされたと推測される（この時期はフロイトの男性本位の言語体系において男根期と呼ばれたが、その後半はエディプス期として知られるようになった。というのは、この時期特有の性的競い合いとそれにまつわるファンタジーは、古代ギリシャのエディプスの物語のテーマと合致するからである）。初期の精神分析運動の中では、患者がその中心的な問題によって口唇性格だの肛門性格だの男根性格だのと呼ばれることはめずらしくなかったが、理論が精密になるにつれて、分析家は口唇依存的か口唇加虐的か（口唇性の吸いしゃぶる要素が優勢か、噛みつく要素が優勢か）また肛門保持的か肛門排出的か、つまり口唇期、肛門期、あるいは男根期についておのおの前期か後期かなどと特定するようになってきている。

　このかなり簡略化した説明がまったくの絵空事に思われないよう、この理論はジグムント・フロイトの熱に浮かされた空想から開花したものではないことを強調しておきたい。つまり、フロイトだけではなく、フロイトの研究仲間に

よって集められた、この理論に影響を与え支持するデータの蓄積がある。ウィルヘルム・ライヒ（Wilhelm Reich）[434]の『性格分析』において、この欲動論によるパーソナリティ診断へのアプローチは頂点に達した。ライヒの用いた用語は、現代の学生にとっては古色蒼然と響くであろうが、この本には性格類型についての興味深い洞察が豊富に記載されており、その観察が共感的な読者の琴線に触れることも多いのである。しかし、最終的には本能の固着という基盤だけから性格を理解しようとする努力はうまくいかなかった。フロイトの仲間であるカール・アブラハム（Karl Abraham）は、さまざまな心理的現象をある具体的な段階やさらに細分化した下位段階に対応させるという課題に、彼の並はずれた知性をささげたが、そうした関連性について満足のいく結論は結局得られなかった。誤解されているようだが、この欲動を基にした固着モデルは大多数の精神分析家によって誤ったものとして廃棄されているわけでは決してなく、性格を理解するその他のもっと説得力のある方法によって補足されているのである。

　この元来の欲動論モデルがある程度存続ないしその影響を残しているのは、精神力動的臨床家が成熟段階に基づいて考え、そしてある特定の時期の発達停止ないし葛藤の点から精神病理を理解していくその傾向においてである。今ではすべての心理現象を古典的な欲動カテゴリーに還元する分析家はほとんどいないけれども、たいていの人は基本的な発達段階論は受け入れている。ダニエル・スターン（Daniel Stern）[518]は、推論しうる発達段階全体の概念を再考し、彼の努力は敬意をもって迎えられているが、しかしこれらの新しい考え方によって多くの臨床家が、未解決な発達課題という観点（通常その起源は幼少期のある段階にあるとみなされる）から患者の問題を理解することをやめたというわけではないようである。

　1950年代から60年代にかけて、エリク・エリクソン（Erik Erikson）は精神性的発達の段階を対人的そして内的課題という二つの点から再構成し、それはかなり注目された。エリクソンの著作（たとえば、文献123）は通常自我心理学の伝統の典型とみなされているが、彼の段階論は、フロイトの提唱した発達の欲動モデルに含まれる多くの仮定を受け継いでいる。（エリクソン自身、自らの考えをフロイトのものにとってかわるというよりむしろ補足するものだと考えていたが）フロイトの理論にエリクソンがつけ加えたことでもっともアピールしたことの一つは、フロイトの生物学主義を緩和するために、幼少期の各段階の呼び方を改めたことである。

口唇期は全面的依存の状態と理解されるようになった。そこで基本的信頼が確立するか欠如するかは、この時期の口唇欲動の充足あるいは充足の欠如の具体的な結果である。肛門期は、自律性（あるいはうまくいかない場合、恥と疑惑）の獲得にかかわると概念化されている。この時期に特有の努力を要する課題は、フロイトが強調したように、排便の機能を自分で行なえるようになることかもしれないが、それだけでなく子どもが自己コントロールを学習し、家族やより広い社会の期待と折り合いをつけることにかかわる幅広い問題をも含んでいる。エディプス期は、基本的な有能感（主体性 対 罪悪感）と愛する対象に同一化する喜びの感覚との、発達にとってきわめて重要な時期とみなされている。エリクソンは発達段階と課題の概念を生涯にわたったものに拡げた。またエリクソンは初期の段階をさらに細かく分類した（口唇的体内化、口唇的排出、肛門的体内化、肛門的排出）。1950年代にハリー・スタック・サリバン（たとえば文献540）は、また違った発達段階論を唱えた。それは欲動の充足よりも、会話や遊びといったコミュニケーションの達成を強調するものであった。エリクソンと同様サリバンも、人格はフロイトが大人の性格の基礎となると強調した6歳か、それぐらいの年齢を超えて、人格は発達し変化するものだと考えた。

　マーガレット・マーラー（Margaret Mahler）はその著作（たとえば、文献351、352、354、355）の中で、分離個体化過程（その課題は3歳ごろまでにまず解決されるのであるが）のいくつかの段階とさらに下位段階について述べているが、彼女の著作は最終的なパーソナリティ構造にかかわる諸過程の概念化においてさらに一歩を進めたものであった。彼女の理論は一般に対象関係論の中におかれているけれども、固着を暗黙に仮定しているところはフロイトの発達モデルに負うている。エリクソンが口唇期を細分化したように、マーラーもフロイトの口唇期、肛門期という最初の二つの段階をさらに分け、乳幼児は他者に

＊1　ある理由から（おそらくそれはわれわれ人間の中にある動物的本性についてのフロイトの強調をエリクソンがぼかしたからだと思うけれども）、エリクソンの理論は、それに比肩しうるその後の大半の精神分析的著作とは異なって、大学の学問的カリキュラムに取り入れられた。分析家が、大学とはかかわりをもたずに独立したトレーニング機関の中に孤立している状態はある点では都合がよかったが、しかし全般的には精神分析と大学のアカデミックな心理学とが疎遠なのは大きな不幸でもあった。大学に基盤をおいた大多数の心理学者はたとえフロイト、ユング、アドラー、エリクソンを常々教えている人でも、この40年間の精神分析理論については知らないのである。大学には幅広い批判的な研究者がいて、その多くは精神分析理論とある程度関連した問題に関心をもっているが、分析家はそういう人たちと共に働くことから刺激を受けたり学んだりする機会を奪われてきたのである。

比較的気づいていない状態（自閉期、生後6週まで）から共生関係的状態（2歳かその前後まで続き、この時期はさらに「分化期」「練習期」「再接近期」「対象恒常性への途上期」へと分けられる）へ、そして相対的な、心理的分離と個体化の状態へと発達していくものとみなした。

　マーラーのこれらの貢献は、セラピストたちに大いに歓迎された。ポスト・フロイディアンが段階論を発展させたので、セラピストたちは患者がどこに「とめおかれて」いるのかを理解する新たな方法を手に入れた。また、自己批判的なクライエントに対して、クライエントの離乳が遅すぎたのか早すぎたのか、あるいはトイレット・トレーニングが厳しすぎたのか甘すぎたのか、あるいはエディプス期に誘惑されたか拒絶されたかという推論を越えた解釈や仮説を提供できるようになった。もっと正確にいえば、クライエントの苦境は家族過程を反映しており、その過程ゆえにクライエントは安全感、自律性、同一化の喜びを感じるのが難しかった（エリクソン）、あるいは子ども時代にきわめて重要な前青年期の「親友（チャム）」が運悪くいなかった（サリバン）、あるいはクライエントが2歳のときに母親が入院したので、適切な分離にとって必要な、その年齢では正常で望ましい再接近の過程がうまくいかなかった（マーラー）などという解釈仮説を提供できるようになった。セラピストにとってこういったモデルは知的に興味深いだけではない。このようなモデルは、人間が自分の中の理解しがたい性質に対して通常つくり出すような内的説明（つまり「私は悪人なんだ」「私はみにくい」「私はぐうたらで自制心がない」「私は生まれつき嫌われる人間だ」「自分は危険な人間」など）ではなく、人々が自分自身を理解し同情を見出すのを援助する方法を提供するのである。

　クライエントの問題を発達的観点から解釈するわれわれの性癖は還元主義的ではないか、そしてそれは臨床的実証的な証拠からは疑わしいものにすぎないのではないかと評する者（たとえば、カーンバーグ[274]）も現在少なくない。また、西欧文化圏以外では心理的発達は異なるパターンや段階をたどるとする指摘もある（たとえば、ローランド［Roland, A.］[451]）。しかし、やはりなお心理的現象をある特定の成熟段階での問題の残滓（ざんし）とみなすセラピストの傾向は存続している。こうした傾向が存続しているのはおそらく、こういう一般的な発達モデルは、精神保健にかかわる人たちにとって魅力的な一種の明快な簡潔さと、一般的な人間性との両方が含まれているからであろう。一つの原型となる一連の普遍的発達パターンがあり、恵まれない環境におかれたら誰でもいずれかの段階で阻害される可能性があるのだとする寛容的精神、つまり「運が悪ければ自分

がそんなふうになってもおかしくない」という特質である。この発達モデルは、パーソナリティの類型と精神病理を説明するには十分ではないかもしれないが、大多数の臨床家にとって臨床像を描くのに必要な要素のようである。第3章と第4章を読めばお気づきだと思うけれども、私が診断のデータを整理する基軸の一つにはこの発達論的傾向、すなわち、パーソナリティの組織化および精神病理の、共生的（精神病的）水準、分離個体化（ボーダーライン）水準、エディパルな（神経症）水準という枠組みがある。

自我心理学

　フロイトは『自我とイド』[166]を出版して構造論モデルを導入し、新たな理論の時代が始まった。精神分析的研究者はその関心を無意識の内容から、この内容を意識からしめ出す処理過程へと移したのである。アロー（Arlow, J.A.）とブレナー（Brenner, C.）[22]はこの構造論にはより大きな解明力があると強く主張し、自我の行なう処理過程を理解することを強調した。しかし、関心の焦点をイドから自我のする操作へ、そしてまた、深く無意識的な素材から、いったんセラピストが患者の自我の防衛機能について取り組めば容易に意識に近づいて取り扱えるような願望や恐怖そしてファンタジーへと移すことを、セラピストが喜んで受け入れたのにはまた別の臨床実践上の理由があった。これから構造モデルとこれに関連した仮定についての話を大急ぎですることになるが、すでに知識のある読者には、複雑な概念を手短に論じていることをお断りしておく。

　イドとは原初的な欲動、衝動、理性以前の欲求、入り混じった願望と恐怖、そしてファンタジーを含む心の部分に対して、フロイトが用いた用語である。このイドは即座に満足が得られることを求め、素朴な意味で完全に「わがまま」であり、快感原則に従って動いている。認知的には、イドは言語以前の段階であり、イメージや象徴で表現される。またイドは前論理的で、時間の概念も道徳も限度ももたず、そこでは相互に対立するものが共存しうるような不可能なことが存在する。フロイトはこの原始的な性質の認知（これは夢やジョークや幻覚の言語に残存している）を一次過程思考と名づけた。

　イドは完全に無意識的である。だが、イドの実在とその力は、たとえば、思考や振る舞いや情緒などといった、無意識から派生することから推測される。

フロイトの時代では、現代の「文明化された」人間は、「下等な」動物や西欧以外の「未開人・野蛮人」の感性を超えて進んでいる、理性に動機づけられた被造物であるという文化的な思い上がりが一般に共有されていた。（フロイトは、動機づけとして性を優位におくなどわれわれ人間の動物性を力説したが、このことがヴィクトリア期および後ヴィクトリア期に、彼の考え方が激しい反発を引き起こした理由の一つであった。）

　自我とは、生活上の諸々の必要性に適応するための一連の機能に対してフロイトが与えた名称で、この自我によって、イドの湧き上がる力を扱うための家族内で受け入れられる方法がみつけられるのである。自我は生涯にわたって発達していくが、新生児期から始まって児童期にもっとも急速に発達する（文献228参照）。自我は現実原則に従って作動し、二次過程思考（連続的論理的で現実志向的な認知）の発達する苗床である。こうして自我は、イドの要求と現実と倫理の要請する制約との間を仲介する。自我には意識的な面と無意識的な面の両面がある。意識的な面はわれわれが「自己」とか「私」という用語を使うさいに大多数の人が意味しているものと同じであるが、無意識的な面には抑圧や置き換え、合理化、昇華といった防衛過程が含まれている。この構造モデルによって分析的なセラピストはいくつかの性格病理を理解するための新しい言語を手に入れたのである。つまり、誰もが、子どものときの環境の中では適応的であるものの、のちの家族以外の成人の世界においては適応的ではなくなるような自我の防衛を発達させているのである。

　診断と心理療法の両方にとってこの構造モデルのもつ一つの重要な側面は、深い無意識（ある出来事への原始的な感情反応や否認のような強力な防衛による中和作用）から完全な意識までの幅広い操作をもつものとして、自我を描写したことである。精神分析治療の経過においては、「体験する自我」は治療関係の中で何が進行しているのかをより体感的に把握するが、一方「観察する自我」すなわち意識的かつ合理的でなおかつ情緒的体験について説明できるような自己の要素が、セラピストとの同盟を結んで、自己全体をまとめて理解する。この「自我における治療的分裂[516]」は、効果的な分析的心理療法の必要条件とみなされている。もし患者があまり合理的でない「生理感覚的な好悪のレベル」での感情反応について観察自我の立場から話すことができないなら、セラピストの最初の課題は患者がこの能力を発達させるのを援助することである。観察自我があるかないかということは、この上なく重要な診断的意味がある。というのはある症状ないし問題が観察自我にとって違和的な（相容れない）場合、

見たところ似たような問題でも患者がそれを注目すべきとみない場合に比べると、ずっと早く治療できると思われるからである。この重要な認識は、分析的に診断をする者の間で、ある問題ないしパーソナリティのスタイルが「自我違和的」であるか「自我親和的」であるかといったいい方の中に存続している。

現実を知覚し現実に適応するための自我の基本的役割が「自我の強さ」という有用な精神分析的用語の源であり、この自我の強さこそ、人が現実を、たとえそれがきわめて不快であっても否認といった未熟な防衛機制の力を借りずに理解する、その能力を意味するのである。精神分析の臨床理論が長年にわたって発展していく間に、より幼稚で未熟な防衛とより成熟した防衛との区別がはっきりしてきた。前者は、生活上のやっかいごとを回避したり極端にゆがめてとらえるという特徴をもち、後者は現実と折り合うことをより多く含んでいる。

自我心理学の動向から生じたもう一つの重要な臨床的仮定は、心理的健康には成熟した防衛をもつことだけではなく、多様な防衛操作を駆使することができることも含まれるという考え方である（文献485参照）。言い換えると、どんなストレスに対してもいつも投影や合理化を用いて習慣的に反応するような人は、状況に応じてさまざまな対処方法を活用できる人ほどには心理的に健康ではないと考えられる。パーソナリティの「硬さ」とか「性格のよろい」[434]といった概念は、精神的健康は情緒的な柔軟性と関連があるということを示している。

物事を見渡す、特に道徳的見地から見渡す自己の部分に対してフロイトは超自我という用語をつくり出した[*2]。おおざっぱにいって超自我とは「良心」と同じ意味であるが、この超自我はわれわれが最善を尽くせたときには祝福し、われわれ自身の基準に達せられなかったときには批判するような自己の部分である。超自我はおもにエディプス期に親のもつ価値観に同一化することを通じて形成されるとフロイトは考えたが、大多数の現代の分析家はもっとずっと幼いころのよい悪いについての原始的で幼稚な考えから始まっていると考えている。

超自我は、それがその一部である自我と同じく、一部は意識的であり、一部は無意識的である。そしてまた同じように、あまりに厳しく懲罰的な超自我を、患者が自我違和的に体験しているか自我親和的に体験しているかについてのアセスメントが予後の示唆を得るために重要である。自分の父親について悪い考

---

*2 フロイト自身は専門用語ではないありふれた用語で記述したことに注意せよ。つまり、イド、自我、超自我はそれぞれ「それ」「私」「上位の私」という言葉からの翻訳である。残念ながら現代の精神分析家でフロイトの文章のもつ気品と簡潔さを備えている者はほとんどいない。

えを抱いてきたので自分は悪人なのだと訴えるクライエントは、父親への悪い考えを抱いてきたので自分のことを悪人だと感じるところが自分の中に一部あると報告する人とは、まったく質の異なる人である。両者とも抑うつ的で自己非難的であるかもしれないが、前者の問題の程度は後者よりもはるかに重篤で、異なる水準に分類されるべきものである。

　また、超自我の概念の発展には大きな臨床的利点がある。セラピーとは単に患者の無意識を意識化しようとするにはとどまらない。臨床家は、クライエントの超自我の修正をも、治療の課題とみなすことができる。一般的な治療の目的は、20世紀前半の間（この時代、中流階級ないし上位中流階級の大人は、非合理なまでに厳しい超自我を形成するように育てられる傾向が強かった）とりわけ、明らかに厳格な道徳の規準（たとえば、性を忌避する態度あるいは人間なら誰でももっていてもおかしくないような思考や感情、空想に対する内的な非難）を患者が評価し直すよう援助することであった。思想的運動としての精神分析は、なかでもとりわけフロイトは、決して快楽主義的ではなかったが、非人間的なまでに厳しい超自我を変容させることをしばしば目的の一つとしていた。実践上、このことは患者により倫理的な振る舞いをするよう促すことになる。というのは、厳罰的な超自我をもつ人はしばしば、特に酔っている状態や行動化することが合理化されうる状況ではかえって、こうした超自我に従わないで振る舞うからである。無意識の生活を明るみに出すためにイドの作用を暴露するのは、もしその患者がそうした解明を自分が堕落している証拠を示すものと受け止めるなら、治療上ほとんど得るところがない。

　「防衛」という一般的な標題のもとにまとめられる処理過程の記述において自我心理学の成し遂げたことは、性格診断にとって中心的な意味がある。われわれは人々を、彼らが現在何に苦闘しているかを示す発達段階という観点から理解しようとするが、それと同じように、人々を彼らが不安を扱う独自の方法によって分類するようになったのである。自我の主要な機能は、強い本能的な欲求（イド）、心を揺るがす現実体験（自我）、罪悪感やそれにまつわるファンタジー（超自我）から生じる不安から自己を守ることであるが、こうした考え方はアンナ・フロイト（Anna Freud）[145]の『自我と防衛機制』においてこの上なく見事に詳述されている。

　ジグムント・フロイトのもともとの考えは、不安反応は防衛によって、とりわけ抑圧（忘れようとすること）によって引き起こされるというものであった。鬱積した感情は内的な緊張を生じ、それは放出への圧力となり、それが不安と

体験されるとみなされていた。フロイトは構造論へ転向したとき翻意し、抑圧によって不安が生じるのではなく、抑圧は不安に対する反応であり、合理的でない恐怖への耐えがたい感覚を回避しようとするいくつかの防衛のうちの一つにすぎないと結論を下した。そして、精神病理を防衛の試みがうまくいかなかった状態と理解するようになった。この状態では、不安をなだめるいつもの方法をはたらかせているのにもかかわらず、不安が感じられるか、あるいは不安を覆う行動が自己破壊的となる。

　第5章と第6章において、防衛について述べる。それはジグムントとアンナのフロイト親子だけでなく、その他の人によって見出されたものであり、そこにはメラニー・クライン（Melanie Klein）が最初に解明した、発達的にいって言語を獲得する以前のごく初期の処理過程も含まれている。ここでの要約は後述する多様な性格類型の説明の十分な下地となるはずである。

対象関係論の伝統

　自我心理学者たちが、構造モデルによって解明される心理的処理過程をもつ患者たちをさらに理論的に位置づけようとしていたとき、ヨーロッパ、とりわけ英国の理論家は異なる質の無意識の処理過程やそのあらわれを観察していた。その中にはクライン（たとえば、文献283、287）のように、障害があまりに重篤なので精神分析には適さないとフロイトならみなしたような患者や子どもをもみていた理論家もいた。[*3] これらの「英国学派」の代表者たちは、自分たちが観察している過程を描写するには他の言語が必要だと悟った。彼らの著作は長年の間議論を巻き起こした。それは彼らの個性や忠誠心や確信のせいもあったが、おそらく原始的（発達のごく早期）と思われる現象について説得力をもって書き記すのが難しいせいでもあった。対象関係の理論家たちは、言語が獲得される以前のそして合理性が備わる以前の心理過程を、合理性に従う言葉にしていく方法に懸命に取り組んだ。無意識の動きの力を重視したことで、彼らは明らかに分析的ではあるが、ある重要な問題においてフロイトに論争を挑んだ

---

*3　フロイトは、意味のある変化をもたらす分析療法の力については、彼の後継者の多くよりも慎重であった。特に、精神病的な疾患を被っている場合にはそうであった。

のである。
　たとえば、フェアバーン（Fairbairn, W. R. D.）（たとえば、文献127）はフロイトの極端な生物学志向を拒否し、人は欲動を充足することを求めているのではなくてむしろ人とのかかわりを求めていると主張した。言い換えると、赤ん坊が関心を向けているのは母乳をもらうこと自体にあるというよりも、むしろ母乳をもらう体験の一部である温もりや愛着の感覚をともなった世話をされる体験なのだと主張した。シャンドール・フェレンツィ（Sandor Ferenczi）から影響を受けている（たとえば「ハンガリー学派」に属するとされるバリント夫妻のような）精神分析家たちは、構造論の範囲ではすっきりおさまらない愛情や孤独や創造性や自己の統合性についての根源的な体験の研究を押し進めていった。こうした方向づけをもった人々が強調したのは、誤って取り扱われたのは幼少期のどの欲動なのか、あるいはうまく乗り越えられなかったのはどの発達段階なのか、あるいはもっとも中心的にはたらいているのは自我のどんな防衛なのか、などということではなかった。彼らが強調したのは、子どもの世界の中で重要な対象[*4]は何であったか、その対象をどのように体験したのか、この対象とその体験された側面はどのように内在化[*5]されたか、これらの対象の内在化されたイメージや表象は大人の無意識の生活の中にどのように生き残っているのかということであった。この対象関係論の伝統の中では、エディプスにまつわる課題は、分離と個体化のテーマに比べると小さなものとなった。興味深いことだが、オットー・ランク（Otto Rank）の著作（たとえば、文献427、428）は、のちの時代に出てきた対象関係論の多くの著作を予見していた。しかしながら、ランクはフロイトとの痛ましい破綻のあと分析の主流から離れたので、彼のもっとも重要な観察の多くは再発見されねばならなかった[384]。
　フロイト自身の著作は、対象関係論が展開し精緻になっていくのを受け入れていないわけではない。むしろ、子どものもつ乳幼児期の実際の、そして体験された対象の重要性をフロイトが尊重していることは、「家族ロマンス」の概念や、親のパーソナリティによって子どものエディプス期がいかに違うかの認識や、また治療における関係性の要因の強調にもあらわれている。フロイトのことを直接よく見知っていた最後の分析家の一人であるリチャード・ステルバ（Richard Sterba）[517]は、対象関係論はフロイトの元来の観察を豊かにしたとコメントしていたが、このことは精神分析のこの動向をフロイトも快く容認したであろうことを意味している。
　20世紀中ごろまでに、アメリカの「対人関係論的精神分析家」を自認する

セラピストの発展がみられ、英国学派とハンガリー学派の対象関係論的定式化とはっきりと匹敵するほどになった。ハリー・スタック・サリヴァン、エーリッヒ・フロム（Erich Fromm）、カレン・ホーナイ、クララ・トンプソン（Clara Thompson）、オットー・ウィル（Otto Will）、フリーダ・フロム - ライヒマン（Frieda Fromm-Reichmann）などの理論家たちは、ヨーロッパの対象関係論的理論家たちと同じように、比較的重篤な障害の患者に対して精神力動的にはたらきかけようとした。大西洋をはさんだ、アメリカの対人関係論的分析家とヨーロッパの対象関係論的分析家との違いは、おもに対象関係初期の内在化された性質をどれほど重視するかにあった。すなわち、アメリカのセラピストたちは、強固に存続し無意識的である発達初期の対象イメージや対象の性質のことをさほど強調しない傾向があった。

　フロイトが治療について対人関係論に転向したのは、彼が患者の転移は偏ったもので説明して取り除かれるべきだと考えるのをやめ、治療にとって不可欠な情緒的コンテクストを提供するものだとみなしはじめたときであった。すなわち「誰であれ実際には存在しない人物、ただ幻影である人物を破壊するのは

＊4　「対象関係」という用語はあまり適切だとはいえない。というのは、精神分析用語において「対象」とは通常「人」を意味しているからである。この用語は本能についてのフロイトの初期の説明に由来しており、それは本能には源泉（ある身体的な緊張）と目的（ある種の生理的充足感）そして対象（典型的には人であり、それはフロイトが自らの心理学にとって重要と考えていた欲動が性的そして攻撃的な欲動であったからである）があるというものであった。この対象という言い方はあまり好ましいものではなく、無機的な響きがあるにもかかわらずいまだ使われつづけているのはこういう由来のせいであり、またある人にとって重要な「対象」が人間でない愛着物（たとえば愛国者にとっての国旗や、靴フェティストにとっての靴）あるいは人間の一部分（母親の乳房、父親の笑顔、姉の声など）であるという実例が存在するためである。

＊5　分析家が実際の対象とこの対象について子どもの体験していることとを区別するのは、特に乳幼児の場合など子どもは家族の重要な人物やその人のもつ内面の動機を誤って認識していることがあり、そしてこの誤った認識が内在化されつづけていることがあるからである。たとえば、2歳のときに自分の父親が戦争に出征した少女の場合、おそらく彼女のことを父親が拒絶し見捨てたと体験するのは避けられないだろうし、その後も自分は父親からたいして大切にされなかったという考えを内心抱きつづけるかもしれない。また他の例では、ある少年の場合、自分に対して祖母が優しくしてくれたので、祖母のことを聖人のような人とみなすかもしれない。だが、この祖母が実際にはこの少年の母親をひそかに傷つけ、母親が少年に情緒的に愛着を示すのを邪魔して、自分の娘（少年の母親）との競い合いを行動化する破壊性をもった人かもしれないのである。少年の内的な対象には、おそらく愛情に満ちた祖母と冷たい拒絶的な母親とが存在することになろう。

不可能なのである」(文献154p.108)。セラピストとクライエントとの間の情緒的つながりこそが治療効果をもたらす最重要の要因であることは、関係論の志向性があると自認する今日の臨床家の間では広く認められている。そしてまた心理療法の結果についてのかなりの実証的研究がこれを支持している。[537]

関係論の概念は、クライエントが対人関係的つながりをどのように体験しているかという微妙な領域へのセラピストの共感性を広げることを可能にした。たとえばクライエントは、他者と心理的に融合した状態にあるかもしれず、そこでは自己と対象は情緒的に区別されない。また、対象を敵か味方かどちらかだと感じるような二分的空間にいるかもしれない。あるいは他者を自分とは完全に独立したものとみなすかもしれない。関係論の中では、子どもの成長を共生体験状態(乳幼児期早期)から自分対相手の二者の闘争(2歳前後)を経て、より複雑な同一視(3歳以上)をたどるとみる見方のほうが、口唇期、肛門期、エディプス期という段階よりも、重視されるようになった。エディプス期は単に精神性的なものとしてではなく、認知的発達の里程標と考えられるようになった。つまり、ある二人の人物(古典的枠組みでいえば、両親)が自分とは無関係に互いにかかわりをもっていることを理解できるようになることは、幼児的な自己中心性の克服であり、大きな進歩なのである。

ヨーロッパの対象関係論とアメリカの対人関係論の出現は、治療上の重要な進展の到来を告げるものとなった。というのは多くのクライエントの、なかでもとりわけ人をより弱体化せしめる性質の精神病理を被っている人々の心理状態は、イド、自我、超自我の視点から解釈するのは容易なことではなかったからである。こうした人たちは自己観察の機能を伴う統合した自我をもっているのではなくて、いくつかの異なった「自我状態」、心の状態をもっているようで、その中での彼らの感じ方、振る舞い方は、互いに大いに異なることが多いのである。これらの状態にとらえられると、彼らは自分の中で何が起きているかを客観的に考える能力を失うようで、その状況では、自分の感情体験はおのずと生じた当然の状態なのだと言い張る場合がある。

こうした難しい患者を援助しようとする臨床家たちは、機能しうる成熟したいくつかの防衛をもった、一貫した「自己」があたかも存在するかのように彼らとかかわるよりも、むしろそのとき彼らの内的な親や、他の重要な初期の対象のどれが活性化したかを理解するほうが、治療がうまくいくということを学ぶのである。このように対象関係論的観点の到来は、治療の視野や範囲が拡大するうえで重要な意味があった(文献531参照)。セラピストはクライエントの

中にある「取り入れられたもの」、すなわち子どものときに影響を与え、大人になっても心の中で生きつづけており、またクライエントがそれらから十分な心理的分離をいまだ達成していない、内的な他者の態度に注意を払うことができるようになった。

　こうした図式に従っていえば、性格とは、幼少期に接し体験した対象のように振る舞ったり、あるいはその対象のように他者が振る舞うよう無意識的に相手を誘導するといった予測可能な行動パターンとみなすことができる。このボーダーライン・パーソナリティの「永続的な不安定性」[270]はより理論的に理解されるようになり、それゆえ臨床的にも取り組めるようになった。患者とのコミュニケーションに対してセラピストが抱く内的イメージや情緒的反応を通して得られた対象関係論のメタファーやモデルによって、臨床家はセラピーの中で、特に観察自我がうまくはたらかないときに、そこで起きていることを理解する補助的手段を手に入れたのである。たとえば、混乱した患者が被害妄想的な非難を浴びせかけてきた場合、セラピストはこのことを、その患者が子どものとき、容赦なく不当に非難されていたと感じていたことを今再現しているのだと理解できよう。

　逆転移への新たな認識が精神分析家たちの中で進展したが、このことは、臨床的知識が蓄積されたことと、患者に対するセラピストの内的反応について記述した関係論的理論家の著作が読まれるようになったことを反映している。アメリカでは、ハロルド・サールズ（Harold Searles）が、精神病的な人々のもつ、セラピストを狂気に追い込む努力について書いた彼の1959年の論文[477]にあるように、正常な逆転移の嵐についての率直な描写によって有名になった。イギリスではウィニコット（Winnicott, D. W.）が、1949年の有名な論文『逆転移における憎しみ』[581]にあるように、きわめて勇気ある自己開示をした一人となった。フロイト自身は、患者に対する強い情緒的反応は、分析家が自己について十分知らないこと、また面接室の中にいる相手に対して情緒的に肯定的な医師としての態度が維持できなくなっていることの証拠であるとした。このようなきわめて合理的な立場とはやや対照的に、精神病的なクライエントや現在ならボーダーラインと考えられるような人々にはたらきかけていた分析家は、こうした途方にくれ、混乱し絶望し苦しむ人々を理解するもっとも適切な手段の一つは、セラピストの抱く彼らに対する強い逆転移反応であることを見出していた。

　このような流れの中で、クラインに影響を受けた南アメリカの分析家ハインリッヒ・ラッカー（Heinrich Racker）[425]は、融和型逆転移と補足型逆転移という臨

床的に高い価値をもつカテゴリーを提出した。融和型逆転移とは、患者が子どものときの早期に対象とかかわる中で感じていた感情を、セラピストが（共感的に）抱くことをさし、また補足型逆転移とは、この早期の対象がその子どもに向けて感じていた感情を（クライエントの立場からすれば非共感的に）セラピストが抱くことを意味する。

　私の患者の一人は、数回のセッションの間、治療時に何も進んでいないかのようであった。私が気づいたのは、彼が誰かについて話すときは必ずといっていいほど、ある種の「脚注」をつけることだった。たとえば「マージは毎週火曜日に私が昼食を共にしていた、3階にいる秘書です」と、以前マージについてしばしば話したことがあったのに、わざわざつけ加えた。私は彼の家族の誰かが彼の話をあまりきちんと聞いていなかったのではないかと思ってこの習慣について取り上げてみた。彼が、現在の生活の中での重要な人物を私が誰も思い出せないと思っているようだったからである。

　すると彼は怒って抗議した。両親は自分に強い関心をもっていた——とりわけ母親はそうだと彼は自発的につけ加えた。そして、母親をかばう長い話を始めた。その間実際は気づいていなかったが、私はかなりうんざりしはじめた。突然、私は彼の言っていることを数分間聞いていなかったことに気づいた。私は空想の中に入っていた。彼との面接を事例検討として仲間の優れた臨床家たちに発表しようかとか、この治療を報告したら私の技量についてどんな印象を与えるだろうかなどと。こうした自己愛的な夢想からわれに返りまた彼の話に耳を傾けはじめると、母親をかばう話の流れの中で、彼が小学校の劇に出るときはいつでも母親は同級生のどの母親よりもだんぜん凝った衣裳をつくってくれたとか、何度も彼と一緒に台詞すべてをリハーサルしたとか、本番のときには優越感をふりまきながら最前列に陣取っていたと言っていることが気にとまった。

　私は空想の中で、すっかり彼の子ども時代の母親のようになり、もっぱら私の評判を高めてくれるものとして彼に関心を抱いていたのである。ラッカーなら、この逆転移を補足型逆転移と呼ぶであろう。私の感情状態は、患者の子ども時代の重要な対象の一人と似通っていたのであるから。しかし、もしかわりに私が子どものときのクライエントのように、自分が傾聴されておらず、彼が私のことを自尊心を高める手段として位置づけていると感じたとしたら（二人の間での情緒的雰囲気ではどちらも同じようにありうることである）私の逆転移は融和型だと思われる。

児童期のごく早期に同化した態度と似たような態度に無意識的に誘導されるというこの過程は、かなり神秘的に聞こえるが、しかし、これらの現象を理解できるものとするような見方はいくつかある。考えてみると、誕生最初の1～2年は乳幼児と大人とのコミュニケーションのほとんどがノンバーバルなものである。赤ん坊にかかわる人々は、ほとんど直観的、情緒的反応に基づいて赤ん坊の必要としていることを理解する。ノンバーバル・コミュニケーションはきわめて強い力をもつことがある。新生児の世話をしたことがある人、あるいは音楽に感動して涙したことがある人、理屈では説明できない恋に落ちたことがある人なら誰でもこのことを証言するだろう。容易に言葉に示しうるような形式的、論理的な相互作用に先立つ発達早期の幼児的知識を、われわれは対人接触のあらゆる領域で用いていると分析理論は想定している。パラレル・プロセス[121]という現象が、同じような情緒的でノンバーバルな資料から得られており、これは、スーパービジョンについての臨床的文献の中に広範に記録されている。

逆転移を障害でなく価値あるものとするこの変更こそ、対象関係論のもっとも重要な貢献の一つであった（文献118参照）。しだいに、逆転移の情報はパーソナリティ構造の正確なアセスメントにとってきわめて重要なものだと認識されるようになってきている。これまでの診断についての教科書のほとんどでは、クライエントに対する面接者の情緒的反応を診断に利用することは強調されていなかった（先駆的なマッキノンとミシェル[349]は例外として）。すなわち「非合理的」な逆転移反応へ波長を合わすことで診断についての情報がもたらされると認識するには、臨床家たちはやはりまだいくぶん潔癖すぎるのである。しかし、それこそ私がここで注意を向けようとしてきたことであり、アセスメントの重要な一面なのである。

自己心理学

理論は実践に影響を与えるだけでなく、実践から影響を受けもする。普及している有力なモデルでは適切に対応するのが難しいような心理現象に直面するセラピストが多くなったとき、パラダイムが変換する機が熟したといえる。[308,504] 1960年代までに臨床家が報告していたのは、当時通用していた精神分析モデルの言語体系のいずれを用いても、患者の抱える問題が常によく描写できると

はかぎらないということだった。つまり、治療を求める多くの人の中心的な問題は、本能的衝迫とその抑制とをうまく扱うこと（欲動論）にも、不安に対する硬直した特定の防衛操作（自我心理学）にも、患者が誤って分化させた内在的な対象の活性化（対象関係論）にも、これらどれにも還元できなかったのである。このような過程を推測することは可能かもしれないが、適切な理論なら与えてくれるはずの効率的な説明も説得力も欠けていた。

　これらの患者は、対象関係論がうまく描写したように混乱して原初的な取り入れに満ちているというよりも、空虚感を訴えるのである。つまり、内的対象に煩わされるというよりも、これらが欠如しているのである。彼らには内的な方向づけの感覚や、頼りとなり導いてくれる価値観が欠如している。表面上、彼らは自分に確信があるように見えるが、内的には自分が受け入れられている、あるいは尊重されている、あるいは大事にされているという保証を絶え間なく求めている。別のことで問題を訴えるクライエントの場合であっても、自尊心と基本的な価値観について内的な混乱が認められる。

　こうした患者は、外界からの照らし返しを慢性的に求めつづけるので、分析的なセラピストからは基本的に自己愛的だとみなされる。たとえその患者がライヒが描写した「ファリック（男根的）」自己愛性格（傲慢で、虚栄心に満ち、魅力的）の典型例にあてはまらないにしてもである。そういった患者たちは、面接者の内面に、強烈さゆえでなく、退屈さや耐えがたさや曖昧な苛立ちや無益感のゆえに、注目すべき逆転移を引き起こす。こうした患者を治療する臨床家たちが報告するのは、自分が無意味な存在であるとか、自分の実在感がなくなるとか、患者たちから自分が過小または過大に評価されているという感覚である。セラピストは助力しようとしている現実の他者として認識されているとは感じられず、そのかわりにそのクライエントの情緒的な膨張（インフレ）や収縮（デフレ）を安定させる源とみなされているようなのである。

　このような患者たちのもつ障害の中心は、自分が何者であるのか、自分の価値は何なのか、自尊心を保つものは何なのかについての感覚にあるようであった。患者たちは自分は重要だという保証を得ていてさえ、自分が何者で自分にとって何が本当に重要なのかについては、わからないということがよくあった。こうした患者たちは、古典的な観点からいうとあからさまに「病的」とは見えないことが多かった（行動に対する統制力も自我の強さも安定した対人関係ももち合わせている）。しかしそれにもかかわらず、自分の生活や自分のあり方においてほとんど楽しみを感じていなかったのである。なかには、こうした患

者は治療できないと考えた分析家もあった。自己が発達するよう手助けすることは、すでに存在している自己を修復したり再方向づけする援助よりも、途方もなく大きな仕事だからである。しかし他方、これらの患者の苦痛をよりよく概念化でき、それゆえより注意深く治療できるようにする新しい考え方を見出そうとしているセラピストもいた。こうしたセラピストには精神力動モデルの範囲内にとどまってこれに取り組んだ者（たとえば、自我心理学のエリクソンやロロ・メイ［Rollo May］、対象関係論ではカーンバーグとマスターソン）もいたが、他の領域に踏み出した者もいた。カール・ロジャーズ（Carl Rogers）[448,449]は、完全に精神分析的伝統から踏み出して、クライエントの自己と自尊心が肯定的に発達していくのを保証するような理論と治療を発展させた。

精神分析の内部では、ハインツ・コフート（Heinz Kohut）が自己についての新しい理論、すなわち自己の発達とその歪曲のあり方、そして治療についての理論を打ち立てた。彼が強調した過程は、正常な理想化の欲求や、最初に理想化したのちに徐々にそして深い痛手を被ることなしに、理想化から醒められるような対象を身近にもてないまま成長した場合の、成人の精神病理の影響などであった。コフートの貢献（たとえば、文献298、299、300）に価値があるのは、自己愛の問題を抱えたクライエントを理解し援助する新しい方法を探し求めていた者にとってだけにとどまらない。それは、人々について自己の構造や自己表象や自己イメージという観点から考えたり、人が自尊心を維持するのに内的過程にどのように頼るようになっていくのかを考えるという方向への一般的な変化を促したのである。頼るべき超自我をもっていない人々の空虚感や苦しみの認識と、超自我が厳格すぎる患者に対してすでに分析家が感じていたような同情とが、共存するようになりはじめたのだった。

コフートの著作や、それが他の著者（たとえば、アリス・ミラー［Alice Miller］、ロバート・ストロロウ、ジョージ・アトウッド、アーノルド・ゴールドバーグ［Arnold Goldberg］、シェルドン・バック［Sheldon Bach］、ポール・オーンスタイン［Paul Ornstein］、アナ・オーンスタイン［Anna Ornstein］、アーネスト・ウルフ［Ernest Wolf］）に与えた影響や、それがつくり出したいくつかの心理学的問題を再考させる一般的特質は——自己心理学者の多くが前述のように伝統的なアセスメント——面接過程を懐疑的にみているという事実にもかかわらず——、診断に重要な影響を及ぼすことになった。臨床材料を概念化するこの新たな方法は、従来の分析理論に自己についての言語をつけ加え、人々の自己体験の次元の世界を理解し評価しようとする人たちを励ましたのである。セラピストたちは自

己愛の問題が全般に顕著ではない患者においても、自尊心や自己の凝集性（まとまり）や自己の連続性の感覚を支持するための心理的操作過程、つまりコフート以前のほとんどの著作では強調されていなかった諸過程がありうることを観察しはじめた。防衛は、イド、自我、超自我の危険にかかわる不安から人を守るためだけでなく、肯定的に評価され一貫性をもった自己感を維持するためにも存在すると考えられるようになった。したがって、面接者は、防衛に関する従来の疑問（「この人が恐れているのは何か。恐れているときこの人はどうするか」[197]）に加えて、「この人の自尊心はどれくらい傷つきやすいか。自尊心が脅かされると、この人は何をするのか」[566]と問うことによって、それまでよりも完全に、患者を理解できたのである。

　これまでの理論にこうした考え方が加わるとなぜ役に立つのかという理由を、ある臨床例から示したい。二人の臨床的にうつに陥っている人がいるとする。二人はよく似た自律神経徴候（睡眠障害、食欲不振、涙もろさ、精神運動性の遅延など）を伴ってはいたが、主観的体験においては根本的に異なっていた。一人は、自分は道徳性が欠如した邪悪な人間だという意味で、自分を悪と感じている。彼が自殺企図をするのは、自分の存在は世の中の問題を悪化させるだけだから、自分の悪い影響をこの世から消し去ることこそこの地球に役立つことだと思い込んでいるからである。もう一人は、道徳的悪ではなく、内的空虚感や欠損、醜さを感じている。彼も自殺を考えているかもしれないが、それはこの世を改善するためではなく、生きていることが無意味に思えるからである。前者の感じているのは心をさいなむ罪悪感であり、後者が感じているのは漠然とした恥である（文献53参照）。対象関係論からいうと、前者は、彼が悪いのだと言う他者が過剰に内在化されており、また後者は彼に何らかの方向づけをするような他者の内在化があまりに欠如しているということになる。

　前者のうつ、すなわちかつて精神分析の文献では「メランコリア」と呼ばれていたものと、後者すなわち自己愛が枯渇した心理状態との間の診断の区別は、まさに臨床実践上の理由できわめて重要である。前者の種類のうつのクライエントは、面接者のはっきり表現された共感的で支持的な態度にはあまり反応しないだろう。彼は自分が実際そうだと思うよりも価値ある人間だと誤解されていると感じ、いっそううつ的になるであろう。後者のうつの人は、セラピストの気づかいや支持を示す直接的表現によっておおいに救われる。彼のもつ空虚感が一時的に満たされ、恥による苦しみが和らぐからである。これら2種類のうつの区別についてはまたあとで述べるが、さしあたりまず重要なことは、自

己心理学の出現とその分析の考え方には重要な診断的な価値があるということである。

パーソナリティ・アセスメントに役立つその他の精神分析理論

　欲動、自我心理、対象関係、自己の重視だけでなく、幅広い精神分析的枠組みの中には、われわれの性格の概念構成に影響を与えたその他の理論も存在している。そのすべてをあげることはできないが、いくつかあげると、ユング(Jung, C.G.)、アドラー、ランクの考え、マレーの「人格学」、スポトニッツ(Spotnitz, H.)の「現代精神分析」、バーン(Berne)の「交流分析」、トムキンスの「スクリプト理論」、サンプソンとウェイスの「制御ー克服理論(コントロール　マスタリィ)」、スレイビン(Slavin, M.O.)とクレイグマン(Kreigman, D.)の進化生物学モデルなどである。多くのセラピストは、上述したように一般的な観点に加えて、これらの観点も活用しているだろう。残りの章ではこれらの考えの枠組みにもときおり触れるつもりである。また、おそらくこの本が印刷されるころまでにはきっとカオス理論がこの分野に応用され、パーソナリティの発達や構造、機能性や機能不全性を解明するまたもう一組の有用なイメージや概念を提供するだろう。

　この章を終えるにあたり、性格における力動的過程の重要性を強調しておきたい。精神分析的諸理論が強調しているのは、特性ではなく、力動性である。流動的なパターンを認識することによって、ほとんどのアセスメントの方法でみられる静的な性格属性のリストやDSMのような目録によるよりも、はるかに性格の分析的概念が豊かになり臨床的に妥当なものになる。人々はその人にとって重要な次元において組織化されており、そして典型的にはある顕著な次元の両極を表現する性格特徴を示すのである。フィリップ・スレイター(Philip Slater)[498]は、現代文学批評と伝記文学について脚注の中で簡潔にこの考え方をとらえている。

　　人間中心主義の世代は、ある実在する人物や架空の人物の性格の「矛盾」や「逆説」を示すことによって、自分たち自身と読者とに衝撃を与えた。それは、ただ単にある同一人物の中に、ある性格特性とその対極にある特性とを共存させたゆえであった。しかし実際のところ、ある特性とそ

の対極のものとはその特性がある程度強いものであるなら常に共存しているのであり、こうした性格の逆説を巧妙に探し出すこの世代の全体的な流儀は、この衝撃に対する読者の心理学的な無知をあてにしたものであった。(pp. 3n-4n)

　このように親密さに関する葛藤をもつ人々は、親密になっても距離をとってもどちらによっても心をかき乱される。貪欲に成功を渇望する人は、しばしば平然と自らの成功を破壊する。躁的な人は、心理的にはシゾイドの人よりも、うつの人のほうに似ている。駆り立てられるように乱交をする人は、性について問題をもたない人とよりも、禁欲によって性的葛藤を解決している人とのほうに共通性が多い。人間は複雑ではあるが、その複雑さには秩序がないわけではない。精神分析のさまざまな理論は、クライエントが、彼らの生に存在する、一見したところは説明のしにくい逆説と非合理を理解し、彼らの弱みを強みに変えるのを援助する方法をわれわれに提供する。

まとめ

　本章では、精神分析に属する現在のおも立った考えの枠組みを簡単に示した。現在のところ欲動論、自我心理学、対象関係論、自己心理学が人々を理解しようとアプローチしている。異なるレンズを通して人々をみることによって生じる臨床的影響に焦点をあて、理論による性格の概念化の違いがあることを強調した。そしてまた、性格の構造についての力動的考え方と、これに関連した治療アプローチに対する他の影響についても触れた。ここでの概略説明は、100年以上もの知的な混乱や論争そして理論的発展のもっとも肝心なところを、ほんの少しなぞったにすぎない。

さらに読むとよい文献

　フロイトを読んだことがない人がフロイトと初期の欲動理論について理解するもっともよい方法は、『夢判断』[148]を精読することである。そのさい、当時の論争相手に向けて書いたところや、壮大な形而上学的な図式を展開していると

ころはとばしてもかまわない。彼の『精神分析概説[173]』はその後の理論の骨組みを提供しているものの、私にはあまりに濃縮されすぎて無味乾燥に思える。『フロイトと人間の魂[44]』を読むとよい中和剤になるだろう。ブレナーの[69]『精神分析入門』は包括的ではあるが、現代の読者には権威主義的なにおいがする。むしろホール（Hall1, C.S.）[220]のほうを私は好む。

　もっと最近の本にも精神分析の臨床理論の歴史的展望がいくつかある。ブランクら（Blanck, G. & Blanck, R.）[49]の『自我心理学——理論と臨床』は特によい。ガントリップ（Guntrip, H.）[220]の『精神分析の理論、治療、自己』は、精神分析的な人道主義のモデルであり、対象関係論を位置づけている。シミントン（Symington, N.）[546]のよくできた研究書も同様である。ヒュー（Hughes, J.M.）[246]はクライン、ウィニコット、フェアバーンを適切に説明している。フロム－ライヒマン[177]とレベンソン（Levenson, E.A.）[323]は北アメリカの対人関係論者の優れた代弁者である。グリーンバーグ（Greenberg, J.R.）とミッチェル（Mitchell, S.A.）[203]は欲動－葛藤モデルと関係モデルとを対比している。

　自己心理学の資料として、コフートの『自己の分析』[298]は初心者にはほとんど読解不能に近いと思う。『自己の修復』[299]のほうがまだ読みやすいだろう。チェシック（Chessik, R.D.）[91]の自己心理学の動向についての概説と批判的解釈はかなり有益なものである。ストロロウとアトウッドの『存在のコンテキスト』[528]は相互主観的観点への読みやすい入門書である。

　制御－克服理論（コントロール　マスタリィ）の入門としては、ジョセフ・ワイスの書いた『心理療法はどのようにはたらくのか』[570]を見られたい。精神分析的人格理論の発展の簡潔で明解な最近の展望はおそらく『パーソナリティ理論・研究ハンドブック』の中のウエステン（Westen, D.）[574]の論説であろう。統合主義者には、フレッド・パインの最近の両著作[418,419]は傑作である。

[第3章]
パーソナリティの組織化の発達水準

　この章では、個人の性格を組織化する成熟の問題について焦点をあてる。それは、通常フロイトに従って固着といわれてきた人格構造の側面である。私はここで、考えられる三つの心理的な発達水準において、推定される固着の影響を探究するつもりである。ここで、このテキストでの診断上の前提について説明させてほしい。すなわちあらゆる人間の本質的な性格構造は、別次元ではあるが相互作用的な二つの次元、つまりパーソナリティの組織化の発達水準とその水準における防衛スタイルを認識することぬきにしては理解できない。一つの次元は、人の個体化の程度もしくは病理の程度（精神病的、ボーダーライン、神経症、「正常」）を概念化し、もう一つの次元は、人の性格の類型（パラノイド、抑うつ的、シゾイドなど）を識別する。

　私の親しい友人の一人は、心理療法の経験がまったくなく、なぜ好きこのんで何時間も人の問題に耳を傾ける職業に就く人がいるのかまったく想像できないでいるのだが、私が本書を書いているときに、私の関心をわかろうとしてこう言った。「簡単なことさ。僕にも人を分ける二つの方法があるよ。(1)変わったやつ、(2)そうじゃないやつだ」。私は、精神分析理論では誰でもある程度非合理的なのだと仮定しているけれど、そこには二つの基本的な属性がある、つまり(1)どの程度変わっているのか、(2)どういうところで変わっているのかだと答えた。第2章の古典的な欲動理論についての箇所でごく短く要約したように、精神分析的な考えに基づいて診断する人のほとんどは、今ではフロイトがしたほどには幼児の通過する段階を、欲動を中心にして考えているわけではな

い。けれども、精神分析は、次にあげるフロイトの三つの主要な確信を、けっして本格的に疑問視してはいないのである。すなわち(1)現時点の心理的な問題は、幼児のときのその前駆を反映している。(2)われわれの幼少期の相互作用は、後年の体験を同化していく方法のひな型を提供し、この後年の体験は児童期に顕著だったカテゴリーに従って無意識的に理解される。(3)人を理解するのにその人の発達水準を特定することは決定的なことである、の三つである。興味深いことに、分析理論は何度か改訂されているにもかかわらず、分析的発達理論では幼児期の三つの心的体制段階が引き続き示されている。それは(1)生後1歳半か2歳まで（フロイトのいう口唇期）、(2)1歳半か2歳からおよそ3歳ごろまで（フロイトの肛門期）、(3)3、4歳から6歳までの間（フロイトのエディプス期）である。これらの年齢のあてはまり具合は子どもの個人差によるが、早熟であれ晩熟であれその順序は変わらない。

　多くの理論家はこれらの段階のあり方について、重点を欲動と防衛におくのか、自我の発達におくのか、それとも自己イメージとそれを特徴づける他者におくのかで議論してきた。また、行動上の問題を強調する者もいたし、認知的な問題を強調する者も、子どもの情緒的成熟を強調する者もいた。また、ダニエル・スターン[519]のように、乳幼児発達の最近の研究に照らして、従来の段階理論に鋭い批判を向ける者もいた。にもかかわらず、概念的な定式化をするさいに、心理段階説が今後も臨床的に用いられるのはほとんど間違いないだろう。成熟概念を翻訳して治療に利用できるようにするのに、ガートルード・ブランクとルビン・ブランク[49,50,51]はとりわけ優れた手腕を発揮した。フィリス・タイソン（Phyllis Tyson）とロバート・タイソン（Robert L. Tyson）[561]による最近の精神分析的発達論の統合は、学問的な包括性を保ちながらこの分野を論じたものである。本書のような入門的なテキストの目的に合わせ、私はエリク・エリクソンとマーガレット・マーラーとを統合していくつもりである。両者は、子どもの自我の能力の成熟過程と、自己と対象との相互対応的体験について探究していた。

　欲動の概念に基づいた発達段階の最初の三つの段階へのフロイトの命名は、おおいに直感に訴えるところがあり、ある程度パーソナリティ類型に関連しているにしても、かなり「口唇期的」特質をもった人が、分析家によって肛門期的あるいはエディプス期的特徴をもつとされた人よりも、病理がより重篤であ

---

*1　精神分析的習慣では「幼児期」という語は、学童期以前の子どもの情緒的、認知的、行動的、感覚的成熟すべてを指すものとして確立していることを読者は留意されたい。

る、と私が納得できるように立証されたことはこれまで一度もないし、私と同じような考えの人も少なくない（マスリング［Masling］の研究　文献361参照）。（健常であれ病理的であれどんな水準の抑うつ的な人も口唇期性を示す傾向があり、強迫的な人はその強迫性が大きな問題になっていようがいまいが、関心が肛門期的であることはよく知られている）。精神病理の程度を欲動の体制化の類型に関連づけようとしたカール・アブラハムの試みは結局失敗した、と前章で述べたが、それ以来誰一人としてこれを立証した人はいないのである。

　だが、人の自我の発達および自己と他者との分化の水準と、その人のパーソナリティの組織化の健常さと病理性の程度との間の関連性を支持する臨床的な証拠と実証研究がかなり存在する（たとえば、文献493）。この関連性はかなり定義の問題であり、それゆえ同語反復的である。つまり、誰かを強迫性あるいはシゾイドだとみなすことは、必ずしもその人を病的だと決めることにはならないけれども、面接者によって自我発達と対象関係が原始的水準とアセスメントされた場合、その人は「病的だ」と言っているのとほぼ同じである。しかし、心理的な健康と障害とを、自我心理学や対象関係論、自己心理学のカテゴリーに従って概念化する方法は、さまざまの性格類型にとって大きな臨床的な意味があった。次に、性格の類型によるのではなく、人の抱える困難の程度や「深さ」に基づいて、診断的識別をしようとした精神分析の試みの歴史を簡単に見てみよう。

歴史的経緯──性格の病態水準の診断

　19世紀の記述的精神医学の到来する以前から、何らかのかたちの精神障害がかなりの割合で存在することが「文明社会」の人々の間では認められていた。上述した心理学的でない私の友人が「変わったやつ」と「そうじゃないやつ」とを区別したのと同じように、当時のたいていの人々もおそらく正気と狂気とを区別したであろう。すなわち、正気の人は多かれ少なかれ現実とみなされることを受け入れており、狂気の人はこうした合意から逸脱していると。

　今なら精神病というほどではないとみなされるような、さほどひどくないヒステリー状態や恐怖症、強迫、躁うつ傾向をもった人々は、完全な狂気には達していない程度の心理的障害を抱えていると理解され、幻覚、妄想、思考障害

のある人々は狂気とみなされた。今日であれば反社会的と呼ばれるような人々は「道徳的狂気」を呈していると判断されたものの、現実との接触は保たれていると考えられた。このかなりおおざっぱな分類法は法制度のカテゴリーの中に残っている。そこでは、告訴された人が犯罪を犯したときに現実検討能力があったのかどうかを重視しているのである。

クレペリンの診断——神経症対精神病

　エミール・クレペリン（Emil Kraepelin, 1856〜1926）は通常、現代の診断分類学の父といわれている。この分類で彼は、ある特徴を共有する一般的な症候群を特定するために、精神的、情緒的障害を被っている人々を注意深く観察しようとした。加えて彼は病因について、少なくともその障害の原因が、外因的で治療可能か、あるいは内因的で治療不可能かを、識別する程度に理論を発展させた。興味深いことに彼は、躁うつ病を前者に、統合失調症（その当時は「早発性痴呆」として知られ、脳の機能の衰退と思われていた）を後者に分類していた（訳注：この分類の点では、原著者は誤解しているようである）。「気のふれた人」は、いくつかのある認定された疾患の一つに苦しんでいる人と理解されるようになった。

　フロイトは精神的、情緒的障害を記述する多くのクレペリンの用語を受け入れたものの、記述と単純な推論のレベルを超えて、仮説をより多く含む理論的定式化へ踏み出した。その貢献の中でも、とりわけフロイトの発達理論はクレペリンの単純な内因／外因による病因説よりも、より望ましい複雑な漸成説による説明を仮定したのである。それでもフロイトは、当時通用していたカテゴリーによって精神病理を考察する傾向があった。たとえば、もしある男性が強迫観念に悩んでいたなら（たとえば、フロイトの患者「ウルフマン」）、フロイトは彼を強迫神経症であると記述しただろう。しかし、フロイトは晩年までに、いつもは強迫的でない人の一時的な強迫状態と、強迫性格の中の強迫性とを区別するようになった。しかし、本章の主題である区別をしたのは、その後の分析家（たとえば、アイスラー Eissler、ホーナー）であった。すなわち、(1)本質的に妄想的で、完全な精神病的な心的機能喪失をくいとめるため、反芻的思考をする強迫的な人、(2)強迫性が（ウルフマンのように）ボーダーライン・パーソナリ

ティ構造の一部である人、(3)神経症か正常なパーソナリティ構造の強迫的な人、という区別である。

20世紀の半ばに「ボーダーライン」というカテゴリーがあらわれるまで、精神分析の影響を受けていた治療者は、フロイトの神経症と精神病という二つの病態水準を区別する仕方だけに従っていた。前者は一般的な現実を認識しており、後者は現実との接触が欠けているという点で識別された。神経症の人は、ある程度自分の問題が自分の頭の中にあるということを自覚しており、精神病的な人は問題は常軌を逸している世界のほうにあると思っている、という区別である。フロイトが心の構造論モデルを発展させたとき、この区別は人の心理的基盤を説明する特質として取り入れられた。つまり、神経症者は、自我の防衛があまりに機械的で柔軟性に欠けていて、創造的に用いられるはずのイドのエネルギーを閉め出しているゆえに苦しんでいるとみなされ、精神病者は自我の防衛があまりに脆弱で、イドの原初的な心的素材によって救いがたく圧倒されているゆえ苦しんでいるとみなされた。

こうした神経症と精神病との区別は臨床的に重要な分類であり、今でも精神保健機関でもっとも単純化されたかたちで教えられている。こうした疾病分類（かつてはフロイトの心の構造モデルと共存していたわけだが）が、臨床に及ぼした影響の要点は、神経症者への心理療法は防衛を弱め、イドを利用できるように取り組み、イドのエネルギーがより建設的な活動に解放されるようにすることであり、また対照的に精神病者の心理療法のねらいは、防衛を強化し、原初的な想念を抑え、ストレスに満ちた環境に現実的にはたらきかけて、混乱を鎮め現実検討を促し、わき出るイドを無意識に押し戻すようにすることである。それは、たとえていえば、神経症者はストーブの上に置かれた蓋のきつく閉じられたポットのようなもので、治療者の仕事は蒸気がある程度出られるようにすることであり、その一方精神病的なポットは吹きこぼれており、治療者がしなければならないのは蓋をし直し火を弱めることであるといえる。

多くの訓練生は、指導者が次のように言うのを聞いたことがあるだろう。比較的健康な患者の防衛は攻撃せよ、統合失調症やその他の精神病の患者の防衛は支持せよと。抗精神病薬が到来すると、この公式は、薬物療法をする――しばしば精神病的レベルの不安に対する同情に満ちた反応である――だけでなく、薬物療法が覆いとなるであろうし、生涯必要となるだろうと推測する傾向が広く受け入れられるのにも役立った。誰も潜在的に精神病的な人の「心の覆いを取る」ことになる心理療法をしようとは思わないだろう。そんなことをすれば、

患者の脆弱な防衛を混乱させ、再び狂気に追いやることになるかもしれないのである。一般に、病理の程度を概念化するこの方法は役に立たないわけではない。それは異なる種類の問題に対して、異なるアプローチが発達していくのに道を開くのである。しかしこの方法は包括的で、臨床的な微妙さを備えた理想には遠いものであった。どんな理論も単純化していくが、この神経症と精神病の区分は、フロイトが優れた構造的支持を与え治療的影響を及ぼしたにもかかわらず、役に立つ推定診断にとってはまだほんの始まりとなったにすぎなかった。このモデルはおおざっぱすぎて、繊細な臨床家が、いかなる種類のかかわり方が、いかなる種類の人に対して治療的なのかについての具体的な考えをそこから引き出すことができなかったのである。

自我心理学の診断カテゴリー──症状神経症、神経症的性格、精神病

　精神分析の世界では、神経症と精神病との区別に加えて、単に精神病理を類型化するのではなく不適応の程度を識別することが、神経症のカテゴリーの中においてしだいになされはじめた。まず第一に臨床的に重要だったのは、「症状神経症」と「性格神経症」との区別だった。[434]専門的な臨床経験から、セラピストたちは、一時的に神経症になった人と神経症的パターンが性格にしみついている人とを区別するのが役に立つということを学習していった。(この区別は、今なお DSM に反映されている。DSM では、「障害」と名づけられた状態は分析家がこれまで神経症といってきた状態にあたり、「パーソナリティ障害」と名づけられた状態は神経症的性格という古い分析概念に似ている。)

　セラピストは、症状神経症を扱っているのか、性格の問題を扱っているのかを調べるために、神経症レベルの訴えをする人と面接するときには、次にあげるような種類の情報を探索するよう訓練される。

1．患者には、明確で特定できる問題の誘因があるのか、それともその問題は患者が思い出せるかぎりにおいて、ある程度もともとあったものなのか。
2．患者の不安、特に神経症症状に関して、急激な悪化があったか、それとも患者の全般的な感情状態の増悪にすぎないのか。
3．患者は自ら治療にやって来たのか、それとも誰か（家族、親戚、友人、司

法関係機関やその他の組織機関）から勧められて来たのか。
4．患者にとって、症状は自我違和的（症状が問題であり非合理的だとみなされている）か、それとも自我親和的（症状が現状の生活状況に対する反応として、患者の思いつける唯一の自明な方法と考えられている）か。
5．患者には、問題を伴う症状に対してセラピストと協力するのに必要となる、自分の問題を距離をおいてみる能力（分析用語では「観察自我」）があるのか、それとも患者は治療者のことを潜在的に敵対者か、あるいは魔法のように助け出してくれる人とみなしているのか。

　これらの可能性のうち前者であれば症状的な問題が推定され、後者であれば性格の問題が推定される（文献410参照）。この区別の重要性は、治療と予後に対する意味にある。もし、クライエントが苦しんでいるのが症状神経症であるのなら、次のように推定できる。患者の現状の生活の中で、何かがある無意識的な幼児期の葛藤を活性化しており、患者は今、それに対処するのに非適応的な機制を用いている。この方法は幼児期に大いに役立ったかもしれないが、大人となった今では問題を解決するよりもつくり出している。このような事例での課題は、葛藤を見定め、この葛藤に関連した感情を患者が取り扱えるよう手助けし、葛藤に対処する新しい解決法を発展させることである。その予後は楽観できるものだろうし、治療は必ずしも何年もかかるとはかぎらない（文献385参照）。治療の経過では相互的な雰囲気が期待できるだろうし、強い転移（そして逆転移）があらわれるかもしれないが、それは現実的な協力関係が強くなった程度であることが通常である。
　しかし、もし患者の問題が性格やパーソナリティの問題を示していると理解できるならば、治療的な課題はより込み入ったものになり、労力が必要で、時間もかかり、予後はより慎重に考えなければならない。これらはごく常識的なことにすぎない。個人のパーソナリティの変化を目指すことは、ある特定のストレスへの不適応な反応から脱するよう援助するよりも明らかに骨の折れる仕事だからである。しかし分析理論はこの常識を超えてさらに進み、パーソナリティに埋め込まれているほどではない症状と取り組むのと、患者の基本的な性格そのものにはたらきかける作業とは異なる点を見出していった。
　まず第一に、患者の求めること（悩みからの即座の解放）と、セラピストが患者の最終的な回復にとって、そして今後見込まれる問題に抵抗していくのにとって必要だと思うこと（パーソナリティの再編）とが、一致するのが当然だ

とすることはできない。患者の目当てと、セラピストの考える現実的に可能な目的に達する方法とが違うという状況では、分析家の教育的役割が治療関係の成り行きにとって決定的に重要となる。セラピストの仕事のまず第一は、セラピストが患者の問題をどのようにみているかを患者に伝えることである。この過程は、精神分析の言い回しでは「自我親和的であったことを自我違和化すること」といわれている。

　たとえば、30歳の会計士が生活の中の「バランスをもっととりたい」と言って私のところにやって来たことがあった。彼は家族の希望の星となるよう育てられ、父親の成し遂げられなかった望みを代わって成し遂げるという使命をもち、とりつかれたようにがむしゃらに働いていた。彼は、仕事で利益を出そうと過酷なまでに絶え間なく自分を仕事に追い込みさえしなければ、幼い子どもとの楽しい時間を過ごせたのかもしれないと、失った貴重な年月を憂いていた。彼が私に望んだのは、一緒に「計画表」を作ることだった。その計画表において、一日のある一定の時間を、運動や子どもと遊ぶことや趣味などに過ごせるよう折り合いをつけるのである。彼の提案した計画表には、ボランティアをしたり、テレビを見たり、料理や家事や妻とのセックスまでもが、計画され盛り込まれていた。

　2回目の面接で、彼はそうした変化を詳しく記入したスケジュールをもってきた。この計画を実行に移せるように私がし向けることができさえすれば、問題は解決すると思っていたようだった。私の最初の仕事は、それは問題の部分的解決にすぎないことを、彼に示すことだった。つまり彼は、訴えていたまさしくそのがむしゃらさでもって治療に取り組むことで、彼が必要だと思っていた心の安らぎを追求していたのである。私は彼に「はっきりしているのは、あなたは何か・する・のはかなり得意だけれど、ただ・いる・だけという経験はほとんどないのですね」と言った。彼は頭ではこのことを理解したけれども、あまり強迫的でなく生活したという情緒的なはっきりした記憶がなかった。彼は私のことを、希望と疑いの混ざった目で見ていた。彼は自分のことを誰かほかの人にただ話すだけで、短期的ではあるにせよ抑うつから解放されたが、彼が今後もこの種の不幸を避けるためには、人生の大前提のいくつかをよく認識して考え直さなければならないということに慣れる必要がある、と私はみていた。

　第二に、性格が基本的に神経症的である人々との心理療法では、「作業同盟」[205]がすぐにでき上がって当然とすることはできない。かわりに、作業同盟が発展していくような状況をまずつくらなければならないだろう。作業同盟あるいは

治療同盟という概念は、セラピストとクライエントとの間の作業の協力的次元を指し、治療の経過の中で強烈でしばしば嫌悪的な感情が表面化しても存続する協力関係の水準を示している。この概念のメタ心理学的概念としての位置づけについては疑問視されている（文献430参照）が、精神分析的な臨床家のほとんどにとって経験的に十分な意義があり、臨床家とさまざまなクライエントとの間で何が進行していっているかを評価するのにかなり役立つのである。

　症状神経症をもつ人々は、自己の問題となる部分にあらがっている、つまり自分もセラピストの立場に立っていると感じている。だから、協力的な見方が発展していくのに長い期間は必要ない。対照的に、パーソナリティ全体についてまったく新しい考え方を学んでいくことになる人の場合、彼らの問題は彼らの自己全体のかなりの部分を占めているので、彼らは容易に孤立感をもち、セラピストから攻撃されていると思ってしまう。不信感が起きるのは避けられず、セラピストがクライエントの信頼感を得るまでには両者共に根気よく耐えていかねばならない。患者によっては、この同盟をつくっていく経過に１年以上もかかることもある。作業同盟がすでにあると考えられる場合の作業の仕方と、同盟をこれからつくっていくことになる場合とでは、心理療法の進み具合がまったく違ってくるのは明らかである。

　第三に、症状というよりも性格的な問題をもつ人の場合、治療的取り組みの内容は、それほど好奇心をそそるものにも、驚きを伴うものにも、劇的なものにもならないと思われる。劇的な記憶とかあるいは無意識の葛藤を発見することについて、セラピストと患者のそれぞれがどのような想像をもっていようと、両者はかなり退屈な過程を甘んじて受け入れなければならない。すなわち、今まで患者が物事はそういうものだと信じていた情緒的なもつれをつくり出している筋道すべてを苦労してときほぐすということと、人間関係の中で起きる感情について考えて扱っていく、今までと違った方法をゆっくり案出するということである。

　パーソナリティ障害が発展するには、ある具体的なストレスに対して神経症的反応があらわれるのとは違って、長期にわたる同一化や学習や強化のパターンが存在している。パーソナリティ障害の病因が心的外傷である場合、同化されず喪の作業がなされていない一つの傷が存在している（このことは、かつてのハリウッド映画の精神分析療法の描写のせいで信じられるようになったわけだが）[*2]というよりも、反復性の外傷が存在している。結局のところ、性格神経症の心理療法では、患者もセラピストも、ときおり感じる退屈、もどかしさ、

苛立ち、やる気のなさをいずれ扱うことになるだろう。それは、こうした感情を批判される恐れをもたずに表明する患者と、困難で長くかかる課題に奮闘する患者への共感を深めるために、こうした感情を利用するセラピストによってなされるのである。

　症状神経症と神経症的パーソナリティとの間の区別は今なお意義を失っていない。デビッド・シャピロ（David Shapiro）[486]の『神経症的性格の心理療法』は性格病理概念とその系統的治療を実行するさいに見込まれることについての、よく整理された現代的な解説となっている。自我心理学の文脈で性格を観察し、成熟してはいるが硬直的な防衛をする人々をより柔軟にさせ、生活上の問題により創造的で効果的に反応できるよう自我心理学の概念を用いて促すという精神分析の長い伝統は、ライヒに始まりフェニヘル（Fenichel, O.）らを経てなお存続している。

　長い間、症状神経症と性格神経症と精神病との分類は、診断上、障害の重篤度から人々のパーソナリティの違いを理解するさいの重要な構成概念となっていた。神経症はもっとも障害が軽度であり、パーソナリティ障害はそれよりも重篤であり、精神病はもっとも深刻なのである。この枠組みには、狂気と正気という古い区別が残っていて、そして正気のカテゴリーには、神経症的反応と神経症的に構成されたパーソナリティとの二つの場合が含まれる。しかしながら、精神保健分野では時がたつにつれて、こうした全般的な分類図式は不完全で誤解を招くものであるとわかってきた。

　この分類法の欠点の一つは、すべての性格の問題が定義上すべての神経症よりも、より病理的であることになってしまうことにある。実際、DSMにあるようなこのような仮定を認める者もいるであろう。DSMにあるほとんどのパーソナリティ障害の診断基準では重い機能的障害が列挙されている。しかし、経験を積んだセラピストなら、ストレスに関連したある種の神経症水準の反応は、たとえばヒステリー性や強迫性パーソナリティ障害といったものよりも、その人の対処能力を著しく損なうことを認めるだろう。

　さらに複雑なことに、逆の方向の問題も存在している。すなわち性格障害の中には、「神経症」といわれるものよりも、かなり重篤で激しい（原初的）性質と思われるものがある。能力を少々低下させるぐらいの性格のゆがみと、や

＊2　精神分析は短期間ではあったがアメリカ映画産業に恩恵をもたらした。たとえばヒッチコックの古典的なサスペンス映画『白い恐怖』を見よ。

っかいな問題を引き起こすものとを同一線上で識別する3段階の分類システムなどといった方法は決して存在しないと気づいた人もいよう。問題は性格に起因する場合もあり、障害の重篤さによる場合もある。さしさわりのないパーソナリティ「特性」と軽いパーソナリティ障害との間の一線はきわめて曖昧である一方、ある性格障害は神経症よりも精神病に近い自我の実質的な欠陥を伴っていると長い間理解されてきた。たとえば、精神病質や今日であれば比較的重篤な自己愛の病理とみなされるようなものは、人間の個性のうちに入るものとみなされるようになってきたが、これらはほんのごく最近まで、治療的介入の対象外の特異的な異常であり、神経症－性格障害－精神病の直線上に位置づけるのは容易ではないとする傾向があったのである。

対象関係論的診断──ボーダーラインの精神病理

　19世紀後半にはすでに、一部の精神科医は正気と狂気の間の心理的「境界領域」にあてはまるような患者がいると気づいていた。459 そして20世紀中ごろまでには、神経症と精神病の間の中間領域にいるようなパーソナリティ構造について別の考え方があらわれはじめた。たとえば、今なら重い自己愛障害とされるような人々の一部に対して、ヘレーネ・ドイチェ（Helene Deutsch）110 は、「アズイフ人格（かのような人格）」という概念を提唱し、ホック（Hoch, P.H.）とポラチン（Polatin, P.）236 は、「偽神経症性統合失調症」のカテゴリーについて述べている。

　1950年代中ごろまでには、精神保健分野全般が神経症 対 精神病というモデルに限界を感じはじめ、こうした先駆者に追随するようになった。性格障害のようだが特別な混沌状態にあるクライエントについて、多くの分析家が苦情をもらしはじめていた。こうしたクライエントたちは、幻覚や妄想をめったにあるいはまったく示さないのではっきり精神病とはみなせないものの、神経症水準の患者にある安定性や予測しやすさがが欠けていて、神経症者より（すべてにおいてではないが）はるかに苦しい状態にあると思われるのである。精神分析治療において彼らは一時的に精神病的になる場合があるが、相談室の外ではその不安定さを不思議に保っている。つまり、彼らはクレイジーだとするには正気であり、正気だとするにはクレイジーなのである。

神経症的性格障害と精神病的障害との境界に位置するこれらの人々の本質についての、新しい診断ラベルを提唱しはじめた治療者たちもいた。1953年にナイト（Knight, R.）は「ボーダーライン状態」についての思慮に満ちた論文を発表し、ほぼ同時期にメイン（Main, T. F.）は同様の病理を単刀直入に「病気」と題して述べた[356]。フロッシュ（Frosch, J.）[178]は似たような臨床的現象に対して、「精神病的性格」という診断カテゴリーを示唆した。

　1968年、ロイ・グリンカー（Roy Grinker）らの研究グループ[209]は、パーソナリティにおいて重篤さが神経症との境界から精神病との境界までの範囲にわたる、ボーダーライン症候群が実在することを実証的に支持する重要な研究を示した。ガンダーソン（Gunderson, J.G.）とシンガー（Singer, M.T.）[216]は、このボーダーライン概念が実証的に精査されつづけられるような統制された調査プログラムを発展させた。結局、研究と臨床的知見によって、そしてカーンバーグ（たとえば、文献270、271）やマスターソン（たとえば、文献364）やストーン（たとえば、文献535）らの解説のおかげもあって、パーソナリティ構造のボーダーライン水準という概念は精神分析領域で広く受け入れられるようになった。

　この「ボーダーライン」という用語は幅広い症状を含むので、時々、精神病の発病のおそれがある人を指して誤って時々使われたり、注意深く診断する手間を省きたくなるようなあらゆる「難しい」患者に対するくずかご的カテゴリーとして用いられることがあるけれども、このラベルは、永続的な精神病的機能障害に陥りやすいわけではないが、神経症よりも重篤なパーソナリティ構造のタイプを意味するものとして広く理解されている。この用語は1980年にDSM第3版（DSM-III）[16]であるパーソナリティ障害のタイプとして記載され、正式に認められるようになった。*3

　精神分析の中で対象関係論的観点が発展したため、多くの臨床的観察が理論的に理解され、20世紀後半までには、今ならボーダーラインとされるクライエントを助けようと努力していた分析的な臨床家たちは、幼少期の重要な人物や内在化された表象に注意を向けていたアメリカ対人関係論グループやイギリス対象関係論の流れの中の人々の著作から、ヒントや裏づけを得られるようになった。特にこれらの理論家は、患者のもつ人間関係の性質、愛着と分離の体験を理解することを強調していた。すなわち、患者がとらわれているのは共生的問題なのか、あるいは分離個体化のテーマなのか、またあるいはすでに個体化を遂げていて競争や同一化が主題なのだろうかということである。エリクソン[123]がフロイトの唱えた幼児期の3段階を、欲動に関してだけでなく、子どもの

対人関係の課題に関して改訂したことは、今世紀中ごろのセラピストに影響を及ぼした。そして、患者が固着しているのは最初の依存の課題（信頼 対 不信）なのか、２番目の分離個体化の課題（自律性 対 恥と疑惑）なのか、それともさらに進んだ同一化（積極性 対 罪）なのかと考えられるようになった。これらの心理学的な発達段階の概念によって、精神病水準、ボーダーライン水準、神経症水準の患者間の違いが理解可能となった。すなわち、精神病状態の人々は自分の内界と外界とを区別できない融合した未分化な水準に固着しており、そしてボーダーライン状態の人々は、自分のアイデンティティを消失してしまうほど完全に巻き込まれることと、彼らにとっては手ひどく見捨てられることとに等しい完全な孤立との二分的な苦闘状態に固着していると解釈され、神経症的問題を抱えた人々は分離と個体化は達成しているものの、願望と恐怖との葛藤——たとえばその原型がエディプス劇である——にぶち当たっていると解釈されるのである。こうした考え方によって、不可解で混乱を招いていた多くの臨床的難問が理解できるようになり、またこのことによって、かろうじて糸一本で正気につながっている恐怖症の女性がいるというのに、同じ恐怖症でも、恐怖症的な不安定さを妙に保っていられる人も、またあるいは恐怖症的であるにもかかわらず全体としては精神的にきわめて健康な人もいるのはなぜか、ということが説明できるのである。

　現時点では、精神分析の伝統の内外で、ボーダーラインの精神病理に関する膨大な文献が存在しており、その病因について混乱を招くほどさまざまな専門

---

*3　ボーダーライン・パーソナリティ構造のカテゴリーが認められるということは、精神分析にとってきわめて重要な概念が承認されたことになるので分析的セラピストにとって重要な出来事であった。だがこの診断は、DSM-IIIとそれ以降の版のパーソナリティ障害のセクションであげられているものの、このラベルが病理のあるタイプというよりも、ある水準を示しているのだということは、DSMを読んでもわからない。ヒステリー的ボーダーライン・パーソナリティ、強迫的ボーダーライン、自己愛的ボーダーラインなどがありうる。言い換えれば、自己愛的なパーソナリティ構造は、神経症水準でも、ボーダーライン水準でも、あるいは精神病水準でもありうるのである。演技性、強迫性、自己愛性といったパーソナリティ類型のラベルに並べて、ボーダーラインがあげられているのは、あたかもそれらが並列しているかのようであり、たとえばリンゴとミカンが混ざっている、あるいはより正確には「リンゴ」のような具体的なラベルに「果実」というような分類名が混ざっているということになる（分析的理論家の中でも、この用語は、パーソナリティ構造の水準を示すのかそれともタイプを示すのかについて議論がある。カーンバーグは前者であり、ガンダーソンは後者である。私はカーンバーグのモデルのほうが臨床実践に役立つという点でここでは彼に従った）。

的な考え方が示されている。すなわち、体質的神経学的素因を強調する研究者（たとえば、ストーン[533]）もいるし、発達上の失敗（特にマーラーの描写した分離個体化期）に焦点をあてる者（たとえば、マスターソン[363,364]、G.アドラー［Adler, G.][7]）、また、乳幼児期の発達の早期において、異常な親子間の相互作用があったと推測する者（たとえば、カーンバーグ[270]）、機能不全の家族システムにおいて家族間の境界が貧弱であることを指摘する者（たとえば、マンデルバウム［Mandelbaum][359]、リンズレー［Rinsley][442]）、社会学的推論をする者（たとえば、マックウィリアムズ［McWilliams, N.][369]、ウェステン［Westen][575]）もいる。最近では、ボーダーライン的力動の発達において、心的外傷、特に近親姦が以前に考えられていたよりもずっと大きな影響を与えているという証拠がかなりあげられている（たとえば、ウルフとアルパート［Alpert][587]）。

　ボーダーライン・パーソナリティ構造の病因がいかなるものであれ、そしておそらくそれはきわめて複雑で個人差も著しいであろうが、ボーダーライン圏が示す臨床的な問題については、多様な観点をもつ臨床家たちの間でも驚くほどの一致をみている。面接者が、客観的なことはもちろんのこと主観的なことを含めてどんな情報が観察され追求されるべきかトレーニングを受けていれば、ボーダーライン水準の性格構造の診断は（たとえば、カーンバーグの「構造化面接」[274]を通じて）容易に確認されるであろう。

　最近の力動的な治療者には、ある人の性格構造が本質的に神経症なのか、ボーダーラインなのか、精神病なのかについて、治療の交流の中でできるだけ早く全体的なアセスメントをする傾向がある。そしていったんこの区別がつくと、つづいていかなる種類の神経症あるいはボーダーラインあるいは精神病パーソナリティが治療の対象なのかをとらえようとするだろう。かなりの単純化があるにもかかわらず、次のような定式が臨床的に役立つということはだいたい同意されている。すなわち、精神病に陥りやすい人は、心理学的には発達初期の共生期の問題に固着していると理解され、ボーダーライン・パーソナリティ構造の人は分離個体化のテーマにとらわれているととらえられ、神経症構造の人々はよりエディパルな観点で解釈できる。この定式がなにゆえ発展し、なにゆえ臨床的妥当性をもつのかについては、それぞれ次の節と次の章で触れる。

神経症-ボーダーライン——精神病スペクトラムの三次元

　私はこれからいくつかの節で、性格構造が神経症水準、ボーダーライン水準、精神病水準である場合の違いを多くの点から述べるつもりである（多くの点とは、おもな防衛、自我アイデンティティの水準、現実検討の妥当性、自らの病理に気づける能力、おもな葛藤の性質、起こりうる転移と逆転移である）。そして、これらの抽象概念が初回面接や継続的な治療の状況で、どのように目にとまるような行動やコミュニケーションとして見出せるかについて、より具体的に示していく。第4章では、これら性格構造の区別が、治療的行為や臨床家とクライエントの見込みへもたらす影響について探究するつもりである。

神経症水準のパーソナリティ構造の特徴

　「神経症的」という用語が、今ではめったにいないような貴重なありがたいクライエントとみなされるほど情緒的に健康な人々に対してあてられているのは、現代の精神分析の用語法の皮肉である。フロイトの時代、この語は非器質的、非統合失調症的、非精神病質的、非躁うつ的なほとんどの患者に用いられた。すなわち、精神病にいたらないほどの情緒的苦悩を抱えかなり多数の人々に対して適用されたのである。フロイトが神経症（症）をもっているとした人々の多くはボーダーライン・パーソナリティ構造であり、中には精神病的な機能不全の時期があった人もいた（ヒステリーは、はっきりと一線を越えて非現実的となり、幻覚体験を伴うと理解されていた）。ある特定の問題の深さについてわれわれが知れば知るほど、そしてそれらが人の性格基盤の内部に深くからんでいることを知れば知るほど、今やこの「神経症」という用語は、ある情緒的な苦しみにもかかわらず高い水準で機能できる能力を示すためにますますとっておかれるようになっている。

　精神分析的な見方からすると、現代的な意味で、本質的に神経症水準で組織化されているとされるパーソナリティの人々は、比較的成熟した、あるいはより高次の段階の防衛におもに頼っているのである。こうした人々でも原始的な防衛を用いるけれども、それらは機能全体では目立つものではなく、特別なストレス反応のときに見られるだけである。原始的防衛があるからといって、神

経症水準というパーソナリティ構造診断が除外されるわけではないが、成熟した防衛が欠けているなら除外されることになる。これまで精神分析の文献の中でとりわけ強調されてきたのは、より健常な人は、たとえば否認、スプリッティング、投影同一化などの原始的な機制によって葛藤をやみくもに解決しようというのではなく、むしろ基本的な防衛機制として抑圧を用いるということである。

マイヤーソン（Myerson, P.G.）[403]は、子どもが幼少期に共感的に養育されると、強烈な感情や激しい情緒状態を、幼稚なやり方にしがみつくことなく体験できるようになっていく様子を描写している。強烈で苦痛に満ちた心の状態が絶え間なく再体験され、否認され、スプリットオフされ、投影されるということは、子どもが成長するにつれてなくなり、傍らに押しやられ忘れ去られる。この心の状態は、長期の積極的な治療において、「転移神経症」が呼び起こされる安全な状況のもとで、分析家と被分析者が抑圧の層をさかのぼるとき、再び浮上するかもしれない。しかし、通常原始的な情緒とこれを扱う原初的な方法は、神経症の範囲の人の本質的な特徴ではない。そして神経症水準のクライエントは、たとえ精神分析的な深い治療の中で、情緒的動揺やそれに付随する歪曲を示したとしても、その最中でもある程度合理的で客観的な能力を保ちつづけている。

健常な性格構造の人々は統合されたアイデンティティの感覚をもっている。[124]彼らの行動には一貫性があり、内的体験においては時を通じて自己の連続性がある。彼らに自分のことを説明するように求めると、言葉に窮することもなく、一面的に答えることもない。彼らは通常、長期にわたって安定した全般的な気質、価値観、好み、習慣、信念、長所、短所を述べる。そして、たとえば両親や恋人といった自らにとって重要な他者について説明するように求めると、その性格描写は多面的で複雑だがまとまった特質をとらえていることが多い。

神経症水準の人々は通常、世の中で「現実」と呼ばれるものにしっかりと接触している。彼らは（化学的あるいは器質的な影響や心的外傷後のフラッシュ・バックの場合を除いて）体験を幻覚的あるいは妄想的にゆがめて解釈することがないというだけでなく、物事を取り入れていくのにそれをゆがめて理解をする必要がほとんどないという印象を面接者やセラピストに与える。患者とセラピストは主観的には多かれ少なかれ同じ世界に住んでいる。要するに、セラピストは、ゆがんだレンズを通して人生を共に見ていくように強いられるような情緒的圧迫感を感じないですむ。神経症患者に助けを求めさせている部分

は、患者自身にとっても奇異な部分である。言い換えると、神経症的にパーソナリティが組織化されている人々のほとんどの精神病理は自我違和的であるか、あるいは事実そうなっているように、立ち向かうことができるものである。

神経症的な範囲に含まれる人々は、ステルバが観察自己と経験自己との間の「治療的分裂(スプリッティング)」と呼んだ能力を治療初期に示す。神経症水準の人々はたとえ抱えている問題がいくぶん自我親和的であるときでも、自分の神経症的な感じ方に対する面接者の暗黙の承認を求めたりはしないだろう。たとえば、神経症的にパーソナリティが組織化されているパラノイド的な人は、自分の疑惑が他者の破壊的な意図を強調してしまう自分に内在する性分から生じている可能性を少なくとも認めようとするだろう。対照的に、ボーダーラインあるいは精神病水準のパラノイド患者は、たとえば他者が自分に報復しようとうかがっているということに同意するようにセラピストに求め、自分の問題の原因は外在的なものであるという確信をセラピストが追認するよう強く迫るだろう。セラピストがこれに同意しないなら、さらに患者はセラピストといても安全でないと危惧するであろう。[*4]

同様に、神経症の範囲に含まれる強迫的な人々は、反復的儀式はばかげているけれども、怠ると不安になるのだと訴えるだろう。ボーダーラインそして精神病的な強迫の人々は、強迫行為をすることで根本的に自分が守られていると心底信じており、強迫行為に対する周到な合理化をしばしば発展させる。強迫的行動は現実的には不必要であるというセラピストの前提を、神経症的な強迫の患者なら理解できるだろう。しかし、後者の場合、セラピストがこのような儀式を維持する意義を軽視すると、患者はセラピストには常識や道徳的な良識が欠けていると内心懸念するかもしれない。

これに該当する例として、家の中をきれいにする強迫行為をもった神経症的女性は、シーツをどれほどしばしば洗濯するかを困った顔をしながら告白するであろうが、ボーダーラインか精神病の強迫患者は、さほどまめにきちんと寝具を洗わない人はみな不潔なのだと思っているだろう。ときおり、ボーダーラインや精神病の人が強迫行為や恐怖症状や強迫観念に気づいていても、治療を受けるまでに何年もたっていることがある。それは患者のものの見方からすれば何の変哲もないことだからである。私の担当したあるボーダーラインのクラ

---

*4 パラノイドの次元上でのボーダーラインと精神病患者との間の重要な相違はのちほど検討されるが、手短にいえば、ボーダーラインのクライエントは出来事を解釈するのに、原始的な方法と現実に基づいた方法との間で葛藤をより多く示すのである。

イエントは、彼女が日々の健康法として考えていた「鼻腔をきれいにする」綿密で時間のかかる朝の儀式を、何気なく口にするまでに10年以上もかかった。また別のボーダーラインの女性には、かなりの苦痛をもたらす症状があまるほどあったが、過食についてはいっさい触れたことがなかった。治療開始から5年後、はじめて「ところで、このところ吐いてないんです」とふともらした。それまで彼女は自分のそうした行動に意味があるとは思っていなかったのだった。

　神経症の人と、神経症の人ほど健常でない人との間のまた別の重要な鑑別診断の一面は、彼らの抱えている困難の性質にある。前述したように、面接場面で得られる彼らの生活史と行動から、彼らは、エリクソンの最初の二つの段階つまり基本的な信頼感と基本的な自律性という課題に多少なりとも到達しており、次の第三の段階すなわち積極性とアイデンティティの感覚に向けて少なくともある程度進んでいるということがわかる。神経症者は本質的な安全感や主体性の感覚についての問題のために治療を求めるのではなく、自分の願望とそれをかなえるさいの障害との間に葛藤があり、これは自分自身がつくり出しているのではないかと考え、この葛藤に悩みつづけるからこそ治療を求めるのである。フロイトは、治療の適切な目標とは愛情と仕事への抑制を取り除くことだと主張したけれども、これは神経症者にこそあてはまる。すなわち、一人でいて遊ぶ能力を伸ばしていくことに神経症水準の人々は向かっているのである。

　一連の性格病理の中でより健康的なほうに位置する人々と会っていると、経験的に感じられるのは、良性だということである。こうした患者は健全な観察自我をもっており、これに対応してセラピストには健全な作業同盟が感じられる。まさに初回面接のときから、セラピストは、自分が神経症的クライエントと同じ側にいて、両者の共通の敵は患者の問題を引き起こす部分なのだと思うことが多い。社会学者エドガー・Z・フライデンバーグ（Edgar Z. Friedenberg）[174]は、この同盟を車を修理している二人の若者の体験になぞらえている。一人は専門家であり、もう一人は意欲をもった見習いである。さらに、治療者の内面に惹起される逆転移は、陽性、陰性いかなるものであれ、圧倒的なものとは感じられないであろう。神経症水準のクライエントの話を聴いているときに、殺してしまいたいとか、強迫的に救い出したいなどとは思わないのである。

精神病水準のパーソナリティ構造の特徴

　一連の性格病理の中で精神病的なほうに位置する人々は、当然のことに、内面的に絶望的ではなはだしく混乱している。非常に障害の深い患者との面接は、おだやかに話し合いに参加することから殺人的な攻撃を受けることまでの、多岐にわたる。とりわけ1950年代に抗精神病薬が到来するまでは、精神病状態にある人々に対して治療的でありえるような天性の直感的才能と情緒的なスタミナをもち合わせたセラピストはごく少数にすぎなかった。精神分析の伝統がなしえた大きな達成の一つは、どうしようもなくわけがわからない狂気として安易に片づけられていた人々の、見かけ上の混乱状態のうちに何らかの秩序を推論したことであり、そしてその結果として、精神病的な重篤な障害を理解し、助ける方法を提供したことであった。

　明白な精神病状態にある患者を診断するのは難しいことではない。彼らは幻覚、妄想、関係念慮、非合理的な思考を示す。しかしながら、性格学的に精神病水準にある多くの人々は、かなりのストレス下になければ、根本的な内面の混乱をはっきりとは表面化させぬまま生活を送っている。妄想に基づく死に周期的にとらわれているものの、今は自殺を考えていないうつを扱っているのか、あるいは「代償された」統合失調症を扱っているのかを認識できれば、死に追いやることと死を予防することとの区別が可能となる。私は本節で、このような脆弱な心理の人々の性格学的特徴に対して、読者がその感性を高めることをねらっている。こうした人々は、精神病的な急変や重篤な精神的感情悪化に慢性的に陥りやすいのである。[*5]

　まず第一に重要なのは、精神病的な人が使っている防衛を理解することである。これらの処理過程については第5章で詳しく触れるつもりであるが、ここでの議論のために単純に列挙しておこう。それは、引きこもり、否認、万能的コントロール、原始的な理想化と価値下げ、原始的な投影と取り入れ、スプリ

---

*5 長期にわたって極度に難しい事例をフォローしてきた経験に基づく私の揺るぎない結論は、献身的なセラピストはこうした人々に対する予防に多いに貢献できるということである。われわれは精神病的破綻を先手を打って回避し、自殺や他殺を予防し、入院しないですむようにする。残念なことに、これらの心理療法の重要な効果はまったく立証されないままである。それというのは、不幸を未然に防いだということをいまだ誰も証明していないからである。精神病的破綻を予防したと主張すると、そもそもその患者には精神病の発病傾向などもとからなかったのだと、精神分析的心理療法への批判者が論駁するのはごくありふれたことである。

ッティング、解離である。これらの防衛は前言語的で前論理的である。すなわち、これらの防衛そのものがひどい歪曲を作り出すことが多いのだが、この歪曲でさえもむしろさほどの害でないほどの、圧倒的な性質をもつ悲惨な恐怖から精神病的な人を守っているのである。

　第二に、パーソナリティが本質的に精神病水準に構造化されている人々は、アイデンティティについて深刻な問題を抱えている。彼らは自分が存在していることに十分確信がもてないほどなのであり、自分が生きていて満足かどうかどころではない。彼らは自分が何者であるかについて根本的に混乱しており、身体概念や年齢、性役割、性的好みといった基本的自己定義の問題と格闘している。精神病的にパーソナリティが組織化されている人々が、「自分が何者かどうやってわかるのか」、あるいは「自分が存在しているとどうやってわかるのか」と真剣に問うてくることもめずらしくない。彼らはまた、自己の連続性を保たせるものとしての他者との経験に頼ることもできない。彼らに、彼ら自身や彼らの人生で重要な人々について説明するように求めると、その描写は曖昧か、本筋からそれているか、即物的か、あるいははっきりとわかるほど歪曲されたものであることが多い。

　本質的に精神病的パーソナリティである患者が現実としっかり結びついていないということは、しばしばかなり微妙なやり方で感じ取られる。たいていの人々の中にも魔術的な信念（たとえば、私が傘を忘れたから神さまは雨を降らすことにしたのだという考え）の名残があるものだが、注意深く探ると精神病的な人々にとってこうした考え方はまったく自我違和的でないことが明らかになる。その文化の中で慣習となっている「現実性」についての仮定によって、彼らはきわめて混乱させられ、そこから遠ざけられていることが多い。彼らはどんな状況においても、その底流にある情緒を超自然的なまでに感じ取るかもしれないが、その意味を解釈する方法がわからないことが多く、自己に強く関連づけた意味づけをするかもしれない。

　例をあげると、私が長い間取り組んだパラノイド傾向の強い患者は、正気でなくなりかけることが多かったが、私の感情状態を感じ取る不可思議な感性をもっていた。彼女は私の感情状態をいったんは正確に読み取るものの、これに対して、彼女のもつ本質的な善と悪についての原始的な固定観念を結びつけた。「先生は怒っているみたいですね。私のことを悪い母親だと思っているからに違いないわ」。あるいは「先生、うんざりしてるんでしょう。先週私が５分早く面接を切りあげたので、気分を害してしまったんだわ」。「悪い人たちは、私

のライフスタイルが嫌いなので、私のことを殺そうとしている」という彼女の信念を、「自分の人生のある面について罪悪感がある」というものへ変えるには、長い年月が必要だった。

　精神病的破綻に陥る可能性のある人々は、自分の問題を、距離をとって冷静に見る能力が著しく欠けている。認知的に統合失調症と診断された人々が、抽象的思考について障害をもっていることはこれまでに立証されているが、この能力の欠如は、この障害に関連しているかもしれない (Kasanin, 1944)。精神病水準の人々の中には、たとえば「わかってるんですけど私は過剰反応するんです」とか、「私はいつも時と場所と人の感覚が正しいとはかぎらないんです」といったような、よい自己観察のように聞こえることを、精神健康上の病歴の中でたくさん学んできた人もいる。しかし、注意深く観察する人の耳には、そうした人々は不安を和らげようと努力して、自分について言われたことをただオウムのように言っているのが明らかになる。私の患者の一人は、いくつもの精神病院で受理面接を受け、そこで「手の中の一羽の鳥は、やぶの中の2羽に値する」ということわざの意味をそのたびごとに尋ねられたため、知り合いにその意味を聞いて答えを暗記してしまったのだった*6（彼女が反射的に答えたので私が興味をもってそれに触れると、彼女は誇らしげに説明してくれた）。

　精神病的な人々は自分の現実的な障害について認識をもつのが難しいが、この難しさについて初期の精神分析の定式化では、彼らのジレンマのエネルギー的な側面が強調されていた。つまり、彼らは存在にまつわる恐怖を撃退することに多くのエネルギーを使い果たしているので、現実検討をするために使えるエネルギーが残っていないというのである。自我心理学モデルが強調したのは、精神病的な人はイドと自我と超自我との間と、そして自我の観察する面と体験する面との間での、内的な分化が欠如しているということだった。対人関係論や対象関係論そして自己心理学の影響を受けている精神病の研究者が言及しているのは、内的体験と外的体験との間の境界（バウンダリー）の混乱であり、また精神病的な人々には基本的な信頼感における欠損があり、この欠損のために彼らは、面接者と同じ世界に参入するのはあまりに危険だと思うのであった。つけ加えると、精神病的な人々に「観察自我」が欠けていることについて完全な説明を期

---

*6　クライエントにことわざの解釈を尋ねて抽象思考をさせるのは、精神病的過程を発見するのに伝統的に役に立つ方法である。はっきりと幻覚あるいは妄想をもつわけではないが本質的に精神病的である人々は、抽象的思考が求められると、思考障害すなわち精神病の認知的な側面をあらわにするはずである。

するなら、体質的な素因や生化学、環境、そして心的外傷のすべての要因あるいはそのいくつかが含まれることになるだろう。彼らを手助けしたい人が理解しておくべきもっとも重要なことは、潜在的に精神病的であるか、あるいは現にそうなっている人々の表層のごく近いところに、このうえない恐怖や混乱が常に見出せるということである。

　潜在的に精神病の可能性のある人々がもつ葛藤の第一は、まさに文字通り存在にまつわることである。つまり、生と死、存在と消滅、安全と恐怖の葛藤である。彼らのみる夢は殺伐とした死や破壊のイメージで満ちている。「このまま生きるべきか、いっそ死すべきか」は、彼らにとって繰り返されるテーマである。レイン（Laing, R.D.）[311]は、彼らは「存在論的不安」に苦しんでいるのだと巧みに描写している。1950年代と60年代の、統合失調症的な人々の家族についての精神分析的な研究は一貫して、ある情緒的コミュニケーションパターンを報告している。このパターンの中で、精神病的な子どもは分離独立した個人ではなく、誰かほかの人の延長物であるという意味の微妙で巧妙なメッセージを受け取っている（文献494、495、391；Bateson, Jackson, Haley, & Weakland, 1969; 文献327）。メージャー・トランキライザーの発見によって、精神病的過程を心理学的に厳密に探求していくことに関心が向けられなくなってしまったが、いまだに精神病的な人々は分離した存在としての自分の権利を心の奥底で確信できておらず、また存在しているという感覚にさえまったくなじんでいない、という観察に変更をせまるような証拠をあげた者はいない。

　不思議なことだが、パーソナリティ構造的に精神病圏にある患者たちについてセラピストが抱く逆転移は、かなり肯定的なものであることが多い。こうしたよい感情の性質は神経症水準のクライエントに対する逆転移反応の特徴とは異なっている。つまり、通常セラピストは、神経症的な人々に対してよりも精神病的な人々に対して、主観的な万能感をもったり、親のように保護する気持ちになったり、心の奥底から共感したりする。精神保健分野の従事者がもっとも深刻な障害をもった患者に対してしばしば感じる気がかりな気持ちの表現として、「愛すべき統合失調症者」という言い方をすることが長いこと流行していた（これに対する暗黙の対照群は、次に論じられるボーダーライン群である）。精神病的な人々は基本的な人間関係を切望し、また誰かがこの窮状から救い出してくれるという期待を強く抱いているので、単に分類し投薬する以上のことをするセラピストに対して、敬意を示し感謝することが多い。

　精神病的傾向をもった人々は、とりわけセラピストの誠実さについて鋭い認

識力をもっている。ある回復した統合失調症(シゾフレニー)の女性が、たとえセラピストが重大な失敗をしたとしても、それが「あからさまな誤り」であると思えるなら許せるものだと、かつて私に語ったことがある。精神病的な患者はまたセラピストの教育的な努力を評価し、セラピストが彼らの思い込みを正したり別の文脈でとらえ直したりするとほっとするものである。患者のこのような性向が、原始的融合と理想化とを求める彼らの傾向とあいまって、セラピストに自分が力強く親切だと感じさせてくれるのである。

　彼らが、セラピストの世話に痛切なまでに依存するということは、反面、セラピストが心理的な責任の重荷を背負わなければならないということでもある。実際、精神病的な人に対する逆転移は、1歳半以下の乳幼児に対して抱く正常な母性的感情と著しく似ている。乳幼児は愛着の点ではかわいらしいが、その欲求たるや恐ろしいほどである。乳幼児はまだ反抗したり気にさわることをして苛立たせたりはしないが、人の力量の限界にまで重い負担を課す。あるスーパーバイザーがかつて私に言ったことだが、生きたまま食べられてしまう覚悟をもたずに統合失調症患者を治療の対象にするべきではないのである。

　精神病的な人々の心理のこの「消耗させる」特徴こそ、多くのセラピストが、統合失調症患者とその他の精神病的に組織化された人々を治療の対象としないことにしている一つの理由である。加えて、カロン（Karon, 1972）が説得力のある論議をしているが、精神病の人たちは、われわれなら見ないでおきたいようなきわめて混乱した現実性に接近するが、それはわれわれにとってあまりに手に余ることが多いのである（彼らには魅力的なところがあるにもかかわらず患者としては比較的人気がない理由としてほかには、精神病者への心理療法についてセラピストが十分なトレーニングを受けていないこと、治療するかわりに限定されたアプローチや「マネジメント」をするという合理づけをさせる経済的な圧力があること、神経症水準の人となら達成できそうなことに比べてごくささやかな治療目標を目指して努力するのは難しいという、人のもつ自然な傾向とがおそらくあるだろう）。しかし次の章で強調することだが、精神病的なクライエントの障害の性質について現実的な目をもっていれば、彼らを手助けすることは効果をもたらすし、報われる仕事となりうるのである。

ボーダーライン・パーソナリティ構造の特徴

　ボーダーライン・パーソナリティ構造の人々のもっとも顕著な特徴の一つは、

彼らが原始的防衛機制を用いることである。彼らはたとえば否認、投影同一化、スプリッティングのような原初的かつ全般的な心的操作に頼っているので、退行したときに精神病患者と識別するのが難しい。防衛に関してボーダーラインの人々と精神病の人々との重要な違いは、ボーダーライン患者は、治療者が彼らの体験している原始的様式の操作を解釈すると、少なくとも一時的に応答性を示すということである。同様の解釈を精神病的に組織化された人にしたら、いっそうの混乱を来すことになろう。

　説明のために、原始的な価値下げという防衛を取り上げてみよう。価値下げされるのはすべてのセラピストにとって身に覚えのある体験であるし、この無意識的な方法は次の章の説明なしでもわかりやすいからである。このような防衛への解釈は次のようなものになるだろう。「あなたは私のあらゆる欠点を大きく取り上げるのが好きですね。そうすると、あなたは私を専門家として必要としていることを受け入れなくてすむかもしれませんね。おそらくたえず私のことをけなしていないと、自分が劣っているように感じたり、恥ずかしく思うのかもしれません。それでそうした感情を避けようとしているのかもしれません」。ボーダーライン患者ならこういう解釈を嘲笑したり、しぶしぶ受け入れたり、黙って受け止めたりするかもしれない。しかし、いずれにしてもボーダーライン患者は不安を和らげた何らかの徴候を示すだろう。精神病的な人なら、なおいっそうの不安でもって反応する。存在にまつわる恐怖を抱えた人にとって治療の力を価値下げすることは、自分が抹消されるのを防ぐ唯一の心理的手段であるかもしれない。それをセラピストがあたかも任意に選べる手段のようにいえば、著しい恐怖心を生じさせることになるだろう。

　アイデンティティの統合においても、ボーダーライン患者は精神病的な人々と共通する点と相異する点の両方がある。彼らに自分の性格について説明するように求めると、精神病者と同じように当惑するかもしれない。同様に彼らの生活で重要な人たちについて説明するように求めると、ボーダーライン患者は知っている人について平面的でイメージしにくい描写で応える。「母親？　ふつうかな」というのが典型的な解答である。彼らはおおざっぱで最小限のこと、たとえば「アルコール依存症ですよ。それだけです」といったことしか言わないことが多い。精神病患者と違って、彼らの返答は奇妙なほど即物的だとか本筋からそれているとかとは聞こえない。しかし、彼らは、まわりの他者の多面的な特徴についてセラピストが抱く興味を簡単に片づけてしまうことが多い。

　ボーダーラインのクライエントは、アイデンティティの統合の領域における

自分の限界に対して敵意的な防衛を用いることが多い。私のある患者は、ある
メンタルクリニックで通常の受け付け、受診手続きとして質問紙が手渡される
と怒りを爆発させた。それは「私はどちらかといえば_____」などと空白
を埋めるように求める文章完成法の箇所であった。「こんなくそったれな問い
にどう答えたらいいのか、誰がどうやってわかるっていうの！」と激怒した（何
年もそして無数の面接を経て、彼女は思いめぐらして言った。「今ならあの質
問用紙に記入できると思うんだ。何であんなことで急に爆発したのかなぁ」）。

　ボーダーライン患者と精神病的な人々はアイデンティティの統合が欠けてい
るという点で共通性があるが、ボーダーライン患者の自分のアイデンティティ
へのかかわり方は、二つの点で精神病的な人々とは違っている。第一に、ボー
ダーラインの人々が苦しんでいる一貫性と連続性とがないという感覚は、統合
失調症患者の存在にまつわる恐怖ほどではない。ボーダーライン患者のアイデ
ンティティは混乱しているかもしれないが、自分が存在しているということは
わかっている。第二に精神病的傾向の人々は、ボーダーライン患者に比べると、
自己と他者のアイデンティティについて尋ねられても敵意的に反応することは
少ない。精神病傾向の人々は、一貫性があろうがなかろうがとにかく存在して
いるという感覚を失うことをとても危惧しているので、面接者がそうした問題
に焦点をあてても憤ることさえもできないのである。

　ボーダーラインの人々と精神病的な人々との間の区別をこれまで述べてきた
わけだが、両者とも神経症者とは違って原始的防衛におおいに頼っており、自
己感において基本的な欠陥がある。これら二つのグループが根本的に異なって
いる体験の一面は現実検討である。ボーダーラインのクライエントはその症状
がどんなにひどくてはなばなしく思われる場合でも、注意深く尋ねられると現
実をきちんと認識していることを示す。精神病的な人々と非精神病的な人々と
を識別するために、患者の「病識」の程度を調べることは、かつての精神科で
は標準的に実践されていた。この問題は前述の節でいくぶん異なった言葉で議
論された。そこでは神経症水準の人々が尺度の上で精神病側の人々と対照をな
していた。カーンバーグは次のように提唱している。「現実検討の妥当性」は
判別基準のかわりとなる。というのは、ボーダーライン患者は精神病理を強く
否認するかもしれないが、しかしやはり現実的、慣習的なことに関してある水
準の認識力を示し、このことによって精神病的な人たちとは区別できるからで
ある。

　ボーダーライン水準の組織化と精神病水準のそれとの間の鑑別診断をするた

めに、カーンバーグが勧めているのは、患者の自己表現のある普通ではない特徴を取り上げて、その人の慣習的現実に対する認識を調べることである。その特徴について言葉にし、その特徴を他の人が変わっていると思うことに患者が気づいているかどうか尋ねるのである（たとえば、「君の頬には『死！』という入れ墨があるね。それが私や他の人の目にはどんなふうに変わって見えるかわかる？」）。ボーダーラインの人は、その特徴が慣習から逸脱しており、部外者からはその意味がわからないかもしれないことを認識する。しかし、精神病的な人は、自分が理解されないと感じるとひどく動揺するので、おびえて混乱してしまうだろう。こうした反応の違いについて、カーンバーグらの研究グループは臨床経験と実証研究の両方に基づいて立証している[279]。そしてこうした違いは、精神病には共生的性質があり、ボーダーラインの病理をもつ人々の中心的な問題は分離個体化であるという精神分析的仮定に従って考えればもっともなことである。

　上述したように、ボーダーラインの人が自分の精神病理を観察する能力は、少なくとも外界の観察者に与える印象についての面では、きわめて限られたものである。ボーダーライン性格構造をもつ人々は、たとえばパニック発作や抑うつやあるいは内科医が「ストレス」に関連しているといってきた疾患などさまざまな具体的訴えで治療にやって来る。また、知り合いや家族に強く促されてセラピストのところに来ることもある。しかし、彼らは他者がそうしたほうが望ましいと思うような方向にパーソナリティを変化させるという課題をもってやって来ることはない。彼らは今まで自分以外のどんな性格にもなったことがないので、アイデンティティの統合、成熟した防衛、充足を遅延させる能力やアンビバレンスや多義性への耐性などがあるとどんなふうに感じられるのかについて、情緒を伴って考えることができない。彼らはただ苦痛を止め、批判から逃れたいだけなのである。

　退行していない状態でなら、彼らは現実検討力を十分もち、そのうえセラピストから共感を引き出すように自分を表現することができることが多い。そのため彼らは特に「病気」とは見えない。心理療法がしばらく続いてから、やっと患者の根底にボーダーライン構造があるとセラピストが気づくことも時々ある。通常最初の手がかりは、セラピストが援助のつもりでした介入が攻撃と受け止められることである。言い換えると、セラピストが観察自我と手を携えようとしつづけても、患者にはそれがないのである。患者が何となくわかるのは、自己のある面が批判されていることである。セラピストは、神経症水準の患者

とならすぐにできる作業同盟を築こうとしつづけ、何度も手ひどい目にあうのである。

結局、臨床家は診断に敏感であろうがあるまいが次のことを学ぶのである。治療においてまずはじめの課題は、この人物と共にいると発生しつづける嵐を乗り切ることであり、そしてこのように混乱し治療に抵抗しつづける人物をつくり出し、支えてきたこれまでの周囲の人物とは違う人物だと、患者が体験的に理解するように振る舞おうとすることである。治療で何らかの大きな構造的変化が起きて（これには、私の経験ではおおざっぱにいって２年はかかるが）、やっと患者は変化し、セラピストが性格について達成しようと努めていることを理解できるようになる。その間に、感情的な苦しみの症状の多くは軽減しているかもしれないが、しかし一般的にいってその作業は両者にとって混乱と挫折に満ちたものであろう。

マスターソン[365]が生き生きと描いたのは（そして異なる観点をもつ他の著者らも同じような観察を報告しているが）、いかにボーダーラインのクライエントがジレンマに陥っているかであった。彼らは他の人に近づいたかと思うとのみ込まれて完全にコントロールされてしまう恐怖感ゆえにパニックになり、また逆に相手から離れたと思うと手痛く見捨てられたと感じるのである。このような彼らの感情体験の中心にある葛藤は、治療関係を含む多くの人間関係のあちこちで生じ、その中で彼らは接近しても距離をとっても落ち着かないのである。解釈によるはたらきかけにすぐには反応しない、こうした中心的葛藤をもって生活することは、ボーダーライン患者自身にとっても彼らの友人、家族、そしてセラピストにとっても心身を消耗させるものである。彼らは救急精神科に自殺の話をしながらあらわれ、「助けを求め、助けを拒否する行動」を示すために、そこで働く人の間では有名になっている。

マスターソンは、ボーダーライン患者は分離個体化過程[354]の中の再接近期に固着していると見ている。再接近期の子どもはある程度自律性を達成しているものの、やはりなお親がそこにいて力をもっているという再保証を必要とする。このドラマが展開していくのは、子どもが「自分でできるよ」と母親の手助けを拒みながら、その一方で母親の膝に顔をうずめて泣くことを行きつ戻りつするおよそ２歳ごろである。マスターソンは次のように信じていた。成育歴の上で不運なことに、ボーダーライン患者の母親は、分離する気持ちをくじいたり、あるいはある程度の独立性を達成したあとで退行する必要があったときに彼らのそばにいることを拒否したりしたのだと。マスターソンの病因論が正しかろ

うが正しくなかろうが、ボーダーラインの人が分離個体化のジレンマの中でとらわれている罠についてマスターソンが観察していることは、不安定で要求がましく混乱を招きがちなボーダーライン患者を理解するのに役立つ。第4章で私は、この分離個体化の苦しい状態から派生して起こる治療上の影響について論じるつもりである。

　ボーダーラインのクライエントとの転移は強烈であり、アンビバレントではなく、また通常なされるような解釈に抵抗を示す。セラピストは完全によい人か、完全に悪い人とみなされるかもしれない。セラピストが善意に満ちているが臨床的には経験が乏しく、たとえば「あなたが私に感じていることはおそらく父親に感じていたことなのです」という神経症的な人に対してする解釈をしても、ボーダーラインのクライエントには助けにならず、役に立つような洞察も起こらない。実際、クライエントは、幼少期のころの対象と同じようにセラピストが振る舞っているのだと同意するだけのことも多い。そのうえ、ボーダーラインの人がある状態のときには、セラピストのことを力と徳の点で神のようだとみなす一方、別の状態では（それはその翌日であるかもしれない）弱々しい、さげすむべきものとみなすということもまれではない。

　読者が想像しているように、ボーダーラインのクライエントへの逆転移反応はしばしば強烈で心をかき乱すものである。たとえば逆転移が陰性でないときでも（たとえばセラピストが、ボーダーラインの人の中に内在する絶望的な子どもに深く共感し、患者を救済するというファンタジーを抱いた場合）、その逆転移は心を揺るがし消耗させるものである場合がある。病院という環境の中で働いている多くの分析家（文献6、272）が言及しているのは、精神保健分野の従事者がボーダーライン患者のことを、成長するためには愛情を必要とする恵まれぬ弱い個人と考え気づかいしすぎてしまうか、あるいは制限を必要とする要求がましく操作的な人々とみなして不必要なまでに懲罰的になるか、いずれかであるということである。入院治療部門のスタッフがボーダーライン患者の治療プランを立てるために議論していると、対立する二つの陣営に分かれてしまうことはしばしばある。外来治療をしている個人の臨床家は、心の中である立場と別の立場の間で揺れ動くかもしれないが、それはクライエントの異なるときの葛藤の両面のいずれかを反映しているのである。2歳の子どもは手助けされるのをいやがり、しかし手助けがないとうまくいかずに意気消沈してしまうが、そういう2歳児をもって苛立つ母親と同じような気持ちにセラピストがなってしまうことはめずらしいことではない。

まとめ

　本章では、性格構造の成熟水準の違いを識別するために発展してきた試みを概観した。クレペリンの正気と狂気との区別から始まり、精神分析初期の概念である症状神経症と性格神経症との区別を経て、現在なされている神経症水準、ボーダーライン水準、精神病水準のいずれの性格構造であるかを強調する分類法にいたるまで、セラピストは、手助けしようとする努力に対してクライエントが示すさまざまな反応の説明を探求しつづけてきたのである。私がここで論じてきたのは、ある人物の中心的な懸念（安全か自律性かアイデンティティか）、性格にかかわる不安体験（消滅不安か、分離不安か、あるいはもっと特定的な罰や傷害を被ることやコントロールを失うことの恐怖か）、主要な発達的葛藤（共生的か分離個体化かエディパルか）、対象関係の能力（一者的か二者的か三者的か）そして自己感（圧倒されているか、敵対的か、応答的か）をアセスメントすることが分析的な心理診断の包括的な次元となっているということである。

さらに読むとよい文献

　一般的な精神分析の発達理論については、最近のP. タイソン[560]による貢献が役に立つ。発達理論と診断の関連のためにはブランクら[50,51]による2冊の中にこのテーマについての節が含まれている。精神病理を発達的に理解するのに、ジョバッチニィ（Giovacchini, P.L.）の『発達障害』はやや難しいが刺激的な情報源である。
　神経症症状と性格神経症の違いを学問的に解釈するには、フェニヘル[132]の古典的な著作の中にある『性格障害』という章を勧めたい。精神病理についての分析概念に接近するのに威圧感が少なく読みやすいのはネミア（Nemiah, J.C.）[406]の入門書である。ジョセフス（Josephs, L.）[256]とアクター（Akhtar, S.）[11]のそれぞれが最近出版した本は、本章で紹介した性格学的問題をより進んだレベルで追求した統合的なものである。
　ここ10年にわたって、ニューヨーク・ユニバーシティ・プレスは、性格神経症[321]、精神病[75]、ボーダーライン状態[535]についてのすばらしい論文集を出した。精

神病の現象学的なとらえ方を伝えるのに、レインの『引き裂かれた自己』[311]はやはり類を見ないほどすばらしい。アイゲン（Eigen, M.）[119]の『精神病の核』は読みやすくはないがそれだけの価値がある。ボーダーライン状態についての文献はそれこそ多様で、ありあまるほどあって途方に暮れるほどである。しかし、マイスナー（Meissner, W.W.）[378]の概説とハートコリス（Hartcollis, P.）[227]の主要論文集はボーダーラインの研究領域を読み進んでいくのによい出発点になるだろう。

[第4章]
パーソナリティ構造の水準の違いがもたらす臨床的影響

　政治と同じく、心理療法は可能性を模索する技芸(アート)である。クライエントを発達的に概念化してとらえるセラピストの最大の利点は、クライエントに対して適当な治療をすることによって何が見込まれるかを推論できることである。医師なら元来病弱な人よりももともと健康な人のほうが早く病気から全快するだろうと思うであろうし、教師なら聡明な生徒のほうが物覚えの悪い生徒よりも多くのことを修得できるはずだと思うだろう。それと同じようにセラピストは、人々の性格の発達水準の違いによって、異なる見込みをもつはずである。現実的な目標は、患者がやる気を失ったり、セラピストが燃えつきたりすることを防止するのである。

　かつてアカデミックな心理学の世界でよく耳にしたのは、精神分析療法は白人中流家庭のさほど問題がやっかいでない裕福な子女以外には向かないということであった。この主張の核心は、古典的な精神分析は性格を変えようという野心的な目標をもった、言語表現能力の高い神経症水準の患者に向いているということである。精神分析運動の初期には分析があらゆる種類の人に試みられていたが、今では、古典的精神分析を特徴づける設定や理解法は、神経症水準以外の人々には合わないことが一般に知られている。かつては修正されたアプローチが報告されていなかったので、分析に対する一般的な感覚は、万に一つ役に立つこともあるからとりあえず試してみたら、であった。そのうえさらに、フロイトが推奨していた面接の頻度では（もとは週に6回で次に5回となり、さらにのちには3回か4回でも十分かもしれないと思うようになった）、資産

がある程度ある人々にしか手が届かなかった。[*1]

　精神分析的心理療法は、重篤な情緒的障害をもった人々よりも、ある程度恵まれた人々に対してすみやかに作用して進展をもたらすが、このことは健康体の人々が医学的治療を受けて示す反応や、聡明な人々が教育を引きつづき求める現象と何ら変わらない。さらに言えば、同じことが精神分析的でない治療にも成り立つのである。家族システム療法、論理療法、行動療法、人間学的カウンセリング、薬物療法など、そのすべてが、かなり混乱し困難な臨床群に対してなされるよりも、協力的で比較的障害の軽度な人々に対してのほうが効果をもたらしやすいのである。比較的障害の重い人々に高い質の精神分析的心理療法をしていくのは難しいことではあるが、重篤な障害を抱えた人を理解し援助するのに精神分析理論がほとんど役立たないというのは真実ではない。

　本書の読者の中にも、精神分析理論は深い苦悩やたくさんの問題を抱えた人々、マイノリティや嗜癖をもつ人や貧しい人などには向かないという主張にすでに出会っている人もいると思う。もし本章が精神分析に基づく心理療法の深みと独自性をうまく伝えられたら、このような誤った考えは正されるはずである。患者のパーソナリティの組織化の発達の違いに応じた種々の緻密な精神力動的アプローチすべてに触れることはできないが、私は探究的療法と支持的療法と表出的療法の主だった区別を十分に示して、よい診断的定式化の重要性を強調したいと思っている。

　これから述べるのは、有能なセラピストであれば行なっているはずの、異なる水準の性格の組織化に対する、特定の治療技法の調節のいくつかの説明とその理論的な根拠である。その究極の目標は、発達的に強いられるさまざまの課題をもつ人すべてに対して（たとえその課題がその人の創造性の開花であれ、その人が存在して生きつづけるに値するという最低限度の気づきを得ることであれ）手助けすることである。

[*1] この章の文脈での「古典的精神分析」（あるいは「古典的分析」）という語は、精神分析の活動の技法上の設定をさすものであって、精神分析理論を指すものではない。この語が指し示しているのは、週に３回かそれ以上の頻度で面接することやカウチを使うこと、患者に自由連想を指示すること、分析家の活動が解釈、中でもとりわけ転移にかかわることに比較的限定されていることである。治療関係を、おもにあるいはもっぱら欲動－防衛モデルに従って理解することを指しているのではない。

神経症水準の患者への精神分析的治療

　さまざまな理由から、ボーダーラインや精神病的パーソナリティ構造の患者に対してよりも比較的健常な患者に精神分析療法をするほうが、少なくとも作業の初期においては容易である。エリクソンの用語でいえば、基本的信頼感や高度な自律性、よりどころになるアイデンティティ感覚を仮定できるからである。治療の目標は当然、愛情や仕事や遊びの生活領域で充足するのを無意識に妨げている障害を取り除くことである。フロイトは精神分析的「治癒」とはすなわち自由であるとみなしていた。そしてプラトン哲学の伝統において、人を究極的に自由にするのは真実であると信じていた。自己についての認めがたい真実を探求することは、神経症水準の人々には可能である。なぜなら彼らの自尊心は不快な発見に十分耐えられる復元力をもっているからである。それゆえテオドール・ライク（Theodor Reik）[436]は、分析を辛抱強く遂行していくのに不可欠なのは道徳的な勇気であると、かつて言っていたのである。ほかに適当な用語がなく、また比較的健常な人々に対する精神分析的心理療法で治療として中心的にはたらくのは何なのかについて、多大な意見の相違があること（解釈か、再構成か、共感か、「ホールディング」か）を尊重して、私は単に長期あるいは期限を定めない治療のことを「伝統的な」精神分析的治療と呼ぶことにする。いずれにせよこうした治療は、欲動や自我や関係性あるいは自己の概念（あるいはこれらの組み合わせ）によって、それがどういう治療であるかが決まってくると考えられる。

比較的健常な患者への伝統的治療法

　神経症的患者は治療同盟をすみやかに形成し、そこで臨床家とクライエントの観察する部分とが連携して、以前には無意識であった防衛やファンタジー、信念、葛藤そして欲求を解明していく。もしその患者が最大限の成長や変化という目標をもって、自分のパーソナリティを完全に理解することを望んでいるのなら、積極的分析とみなされるべきである。現代では、分析に必要な週に3回ないし4回の面接という約束を最初から進んで行なう患者の大多数は精神分析の訓練生である（なぜなら通常訓練機関がそれを義務づけている！）。しか

し精神保健の職とは無関係の神経症水準の患者が、ある期間積極的でない治療を受けたあとで「より深く達し」たいと思い、週に1、2回程度の分析志向の治療から分析そのものを受けることに変更するのは、分析家にとってよくあることである。

　精神分析に何年もかかるという事実があるにしても、とりわけ比較的健常な人の場合では、症状や行動の改善が他の治療法と同様にすみやかに生じるという事実もまた存在している。個人の心理状態とは関係なく可能であるような行動の変化と、個人の内面と一致しているような行動の変化との違いに対する自然な感覚を人々はもっている。前者の状態から後者の状態に移行したいというのが、患者が長期にわたって分析治療の継続を選ぶことが多い理由の一つである。これに似たことをあげると、アルコール嗜癖の場合、飲酒の誘惑に打ち勝つために常に努力しつづけている禁酒の初期と、もはや飲酒の衝迫を感じることのない、より後期の回復との間の違いであろう。酒を飲まないという行動そのものは禁酒の初期も後期も同じであるが、その行動の基盤にあるものは変わっている。古いパターンや習慣そして信念を変えるのには、長年にわたるAAのミーテングや不断の修練が必要であろうが、アルコール依存から回復するためにアルコールに対してかろうじてコントロールしている状態から、アルコールに対して関心をもたなくなることへの変化はかけがえのない達成である。

　積極的（インテンシブ）な分析をするとなると必然的に多大な時間や費用、情緒的なエネルギーを注ぎ込むことになるが、それが無理かそれを望まない人々にとっても精神分析的心理療法は役に立つ。ごく一般の人々が心理療法だと思っているものは、古典的な分析がより具体的な焦点づけられた問題に取り組むという方向への修正として展開してきたものである。それによって治療者と患者は、週に3回未満程度の、通常は対面式の面接をするようになった。治療者は、情緒的退行や転移神経症の進展を促すことを控えるようになり、積極的な分析治療であれば、患者がそれと認めるようになるのを待つようなテーマや重要な点をより能動的に指摘する。グリーンソン（Greenson, R.R.）による精神分析の古典的なテキストでは、「分析可能性」の問題が注意深く触れられている。1967年までには、もはや古典的分析は、精神保健サービスを求める人々のごく一部の人にしか向かないというのは明白であったのである。

健常な患者へのその他のアプローチ

　神経症圏の患者のもう一つの特質は、短期的分析療法への適性である。このアプローチを発展させたのは、マラン（Malan, D.H.）[357]、マン（Mann, J.）[359]、ベラック（Bellak, L.）とスモール（Small, L.）[32]、ダバンルー（Davanloo, H.）[105,106]、シフニオス（Sifneos, P.）[489]などである。葛藤領域に積極的に焦点をあてることは、ボーダーラインや精神病的パーソナリティ構造の人々の場合には彼らを打ちのめすことにもなりかねないが、対照的に神経症水準の性格の人には刺激となり創造的に体験されうるのである。同じように、比較的高い機能性をもつクライエントは分析に基づくグループや家族形式の治療でもうまくいき、ボーダーラインと精神病的人々はそうでないことが多い（障害が重い人がより苦悩しているのは明らかであるために、これらの低機能性のクライエントは、グループや家族の情緒的エネルギーを独占してしまうことになるので、他の人たちは、彼らがいつも中心に居続けることへの怒りや恨みの気持ちとそのように感じることへの罪悪感との間でどうしようもなくかき乱されてしまう）。

　実際、先ほど述べたように精神力動的療法にかぎらず、実質的にはどんな治療アプローチも、神経症圏のほとんどのクライエントに役立つ。彼らは愛情深い人々と過ごした経験が十分あり、治療者の情深さを感じ、努力して協力をしようとする。彼らが評判のよい患者であるのも当然である。古典的分析が特権的地位をもっているように見える理由の一つは、内的な必要前提条件が調（ととの）った人々が被分析者になるのですぐに治療に反応し、それゆえ治療の真価がわかるからである。彼らはボーダーラインの人々とは違い、分析家のよい宣伝者である[*2]。ボーダーラインの人々はたとえ治療で進展があっても、他者にセラピストのことを無慈悲なまでにけなしてみせるか、あるいは人をうんざりさせるほど理想化し、それを聞く友人たちはみな患者はペテン師に丸め込まれていると思うのである。

[*2]　もっともなことにもっぱら古典的治療のみを行なう分析家にはある傲慢さがあることが知られているが、それは彼らがもっともやりやすい患者と作業をすることが多いという事実からすれば理解できる。彼らは、幅広い治療経験をもつ人なら誰でも合意する、実行するのがもっとも容易な治療様式を利用しているのである。言い換えれば、彼らは甘やかされてきたのである。精神分析の伝統の評価にとって幸いなことに、彼らのような人は少ない。たいていの分析家は幅広い患者を相手にしつづけているので、その結果、自己破壊的で嗜癖的でひどい状態のボーダーラインかあるいは精神病者を、次から次へと面接し過剰労働している雇われの身にある専門家への共感を失わないのである。

ほとんどの精神力動的な立場の書き手が思っているのは、積極的な精神分析（インテンシブ）は、神経症的にパーソナリティが組織化されている人々に最大限の利益を提供し、深くそして高頻度の治療を受ける余裕のある人は誰でも、なかでも分析で得られる精神的な恩恵を大いに享受できる将来をもった若者なら、とりわけそうするよう勧められるということである。私もこれと同じ意見である。私自身も、早くから受けた適切な古典的分析から、成人としての生活すべてに利益を得ている。しかし、神経症圏である人ならばあらゆる異なった種類の体験から恩恵を得ることができ、神経症圏以外の人ならかえって能力を奪われてしまいかねないような条件からでさえも、心理的成長を引き出すことができることもまた真実である。

　比較的健常な診断群への精神分析的治療について十分な情報がまだ得られていないと感じている読者は、次の2節でそのトピックスについてより多くを得るはずである。支持的そして表出的治療を論じるなかで、私はより伝統的なアプローチと比較しながらそれを示すつもりであり、そうしていくうちにこの対比は明らかになるだろう。

精神病水準の患者への精神分析的治療

　共生的水準で機能している人々について理解するうえでもっとも重要なことは、たとえ表立って精神病的でないにしても、彼らはおびえているということである。統合失調症状態に役立つ薬がメジャーの抗不安薬であることは偶然ではない。精神病的な機能崩壊に陥りやすい人は、世界への基本的安全感が欠如し、世界の壊滅が差し迫っていると常に思いやすい。神経症患者への伝統的分析療法と同じような、かなり曖昧なアプローチを採用するのは、精神病水準の恐怖の炎にガソリンを注ぐようなものである。結果として、そのような患者に対して選択されるべき治療は、通常支持的心理療法である。

支持的技法――心理的安全の提供

　すべての療法は支持的であるが、精神分析の伝統ではこの言葉にはより狭い意味があり、比較的重篤な障害をもつ人々への数十年来の精神力動的な仕事の経験を反映している。[286,28,453,177,483,129,542,479,250,327,264,336,119,447 *3] 私が触れるべき支持的な治療の第一の側面は、セラピ

ストが信頼に値することを示すことである。精神病水準の人々が従順であることが多いという事実は、彼らが人を信頼していることを意味するわけではない。実際、彼らの従順さはまったく反対のことを意味している。その従順さが示しているのは、彼らが分離し自分自身の意志をもったりすると、権威をもつ人に殺されるという恐怖なのである。セラピストは最初の目的を、つまり統合失調症水準の人々が苦しめられている、敵意的で全能的な権威者の原始的イメージと、人は違っていることを確認するという目的を忘れてはならない。

　ある人が安全な対象であることを立証するのは容易ではない。パラノイド状態の神経症水準の人になら、転移を解釈すれば通常十分である。すなわち、患者が相手のことを、過去のネガティブな人物かあるいは投影された自己のネガティブな部分といかに混同しているかについて述べるのである。この種の解釈は、比較的重篤な障害をもつ人々には役立たない。実際彼らはこの種の解釈を、悪魔のように狡猾な言い逃れととることが多い。セラピストは解釈するのではなく、彼らの抱いているもっとも恐ろしい予想とは異なる行為を繰り返さなければならない。セラピストが、患者を尊重していることを顔の表情で示すだけでも神経症水準の患者は落ち着くが、精神病の危険性のある人には、実質的に対等な人間の仲間として患者を受け入れていることを積極的に示さなければならない。この中には単純なコミュニケーションも含まれる。たとえば部屋が暑すぎたり寒すぎたりはしないかクライエントに尋ねて答えてもらったり、新しい絵について意見を求めたり、クライエントの専門領域について話す機会を与えたり、彼らの奇妙な症状の多くにも創造的で肯定的な面があると説明することである。この文脈で、カロンは次のようなうまい例をあげている。

　　　治療上、患者に「それはすばらしい説明ですね」と言うことは役に立つことが多い。専門家が患者の考えをまじめに受け止めると、患者は一般にびっくりすることが多い。

＊3　上に名をあげた中で特にローゼンフェルド（Rosenfeld, H.）やスィーガル（Segal, H.）がそうであるが、精神病的な人々への効果的な療法は神経症的な患者への分析と質的に変わらないと主張する分析家もいる。いずれの場合でも洞察が追求され、転移が分析され、抵抗は徹底操作されるのである。しかし、彼らの報告でさえも私の目には分析家のスタイルや態度は通常の神経症のクライエントへのスタイルとはかなり違っているように映り、このことは、精神病的な患者のもち出す難題に対処せねばならないセラピストが特別な注意を払うことをむしろ裏づけることになっている。

「それが本当だと先生も思うってことですか」と。

通常の場合のように、セラピストがこの患者なら耐えられそうだと思ったなら、次のように言うことは有益だろう。「いいえ、しかしそれは人間の心理についてあなたがまだご存じないことをいくらか私が知っているからで、もしあなたが興味があるなら説明するつもりです。しかしあなたが知っていることを考えれば、それはそれですばらしい説明です」。このような患者をはずかしめないアプローチによって、たいていの疑い深いパラノイド患者が、起こりつつあると思っていることや現実の意味だと思っていることが、実は生活史や症状の恐ろしいジレンマを解決する試みなのだと、認識できるようになることが多いのである。(p. 180)

　人が信頼に値するということを示すもう一つの面は、ためらわずに情緒的に正直に振る舞うことである。統合失調症患者と接触した体験のある人は誰でも、彼らには感情的なニュアンスに波長を合わせること、またセラピストが情緒的に信頼するに足るかどうかを知ろうとする欲求があることを証言できる。精神病水準の人々は、他の患者よりもはるかにセラピストに対して情緒的に自己開示することを求め、それがないと自分のファンタジーの中で気をもみつづけることになる。こうした点で、支持的療法の技法は、探究的療法の完全に対極にある。より健康な人々には、セラピストは情緒を打ち明けるのを避け、それゆえ患者はセラピストの感情状態について自分のファンタジーに注目し探索することができる。重篤な障害をもったクライエントには、セラピストは進んでよく知られるようにしなければならない。

　たとえば苛立ちを例にあげてみよう。当然のことだが、セラピストは治療期間のさまざまな局面で、あらゆる患者に対して苛立つ。特にクライエントが自己破壊的な行動をとる場合にそうである。自分のセラピストが苛立っているように見えると、どんなクライエントでも動揺するだろう。神経症水準の人が「私に怒っているんですか」と尋ねてきたら、「もし私が怒っているとして、それにどんな意味がありうるのかについて、あなたにはどんな考えや気持ちがありますか」という線に沿った応答が有益であろう。もし精神病の可能性のある患者が同じような質問をしてきたら、治療的に応答するとしたら次のようになる。「あなたはとても鋭いですね。確かに少し苛立っていると思います。それはあなたに対してとまったく同じように、自分自身に対してなのですが。私は思っていたほど早くあなたを手助けすることができないので、少々苛立っているの

です。で、あなたがそのように尋ねられたのはどんなわけからですか」

　注意すべきなのは、支持的アプローチでも患者が自分の知覚を探索するように促すが、しかしそれは、その妨害となるような懸念を、具体的な情報によって直接中和して解毒してからである。上記の例でも、セラピストは、患者が正確に知覚していることをはっきりと尊重して患者の現実に基づいた自尊心を高め、そして怒りを「目には目を」の報復の怒りではなく、普通の人間の限界と結びつけることによって、セラピストが危険な全能性をもっているという原始的なファンタジーを暗黙のうちに中和するのである。より基本的な人間の動機を認めるのが不快に思える人は、精神病圏の人々にはたらきかけるべきではない。彼らは偽善をかぎあて感じ取ることができ、その偽善は文字通り彼らを狂気に追いやる。

　この線に沿って言うと、精神病水準の患者に重要なのは、心理療法の作業のやり方について、明確で筋の通った説明をすることである。そうした説明があれば、その人は情緒的に理解できるはずである。比較的高い機能性をもつ人々はとかく治療についての知識があることが多く、またもし治療の設定が合理的でないと思えたら、通常それについて質問してくるであろう。たとえば、料金のことをあげてみよう。神経症患者を相手にする場合、金銭がセラピストと患者の双方にとってどんな意味があるかについて、そして多くのファンタジーを患者が抱いているにせよ、セラピストが何ゆえに料金を請求するのか立ち入って取り上げる必要はめったにない。料金は最初の契約の一部であり、健常な患者の理性的な部分は、治療とは提供されるサービスの対価として料金が請求される人間関係であることを理解する。

　対照的に、精神病的な脆弱性のある人々は、金銭のやりとりの意味について、あらゆる種類の、わかりにくい、かなり特殊な考えを抱くことがある。それはより合理的な認識と共存するようなファンタジーの形式ではなく、個人的な信念としてである。精神病的に組織化されている私の患者の一人は、数カ月たって私にこう言った。「もし先生が僕のことを本当に助けたいのなら無料で会うはずだろうし、僕たちの関係のためのどんな前提も不正だと思う」。彼の説明によると、彼は私に協力しているが、それはひょっとすると、もし彼が努力して私の愛情を得られたとしたら、私は愛情だけから彼を扱うだろうし、それによって彼のもつ愛されるに値しないという根強い確信は癒されるからであった。共生的になっている人々の中にこの種の考え方があるのは決してまれではなく、この考えは直接取り扱われる必要がある。神経症水準の人々にするのと同じよ

うにこの考えを「分析する」のは役に立たない。この信念は親和的であり、決して乳幼児期の思考形式の半ば埋もれている名残ではないからである。

したがって、この種の患者から料金について尋ねられたら、次のようなことを言うべきである。「私は、私がしていることに対して料金を請求します。これは私が生計を立てる方法であり、情緒的問題を抱えている人たちを助ける方法なのです。それから、この料金よりも少ない金額で請求した場合、私は患者さんに対して腹を立てることになりそうなのです。私が内心腹を立てている人に十分な手助けができるとは思えません」。これは世の中の仕組みや心理療法の本質である互恵性についての教育として役立つだけでなく（このこと自体でも、混乱の著しい人々が抱く、より融合的でからみあった人間関係の認識を正すことであるが）、しかしそれはまた情緒的にも正直であり、たとえもし患者がなおも料金が不必要である、もしくは高すぎると思っていたとしても結果的に安心させることになるだろう。

精神病水準の人々に対する私自身のスタイルはきわめて自己開示的である。私は自分の家族や生活史や個人的意見まで、一人の普通の人間としての私と一緒にいて気楽でいられるようなことなら何でも話すことで知られている。このようなアプローチには議論があるだろうが、それは一つにはセラピストがみな気楽に自己開示する性分の持ち主とはかぎらないのと、また一つにはある危険性があるからで、そのなかで軽視できないのは、セラピストの明らかになった人間性のある面が患者の精神病的反応を誘発するかもしれないことである。さらにその根拠は、共生的に組織化されている人々とより個体化した人々との間の対照的な違いにある。前者は全面的に覆いつくすような転移をし、そこで彼らは現実が目の前ではっきりとした色に塗られているときにだけ現実が歪曲されていることについて学ぶことができるが、一方後者は、セラピストがあえて不明瞭であるときにのみ表面化するような微妙で無意識的な転移をもつのである。

強大な力をもった冷徹で迫害的な「他者」の手に委ねられているという患者の恐怖はあまりに強いので、セラピストが胸襟を開いた態度でいることの利益は、そのリスクを上回るであろう。そしてもしセラピストの明らかになったある面が精神病的反応を誘発したとしても、それは取り組むことができるのであり、きっと開示的でなくてもどのみち同じことを招いたであろう。実際のところ、混乱した人々へはたらきかけている以上、ときおり厄介なことに出会うのは避けられないことで、それを「正しい」技法によって回避することは不可能

なのである。かつて私は、若いパラノイアの男性のことを、私が彼を殺すつもりだという完全な妄想に追い込んでしまったことがある。それは、私がうっかり彼の目の前で、蚊を叩きつぶしたからだった（あなたは生き物を殺した！）。

　精神病圏にいる人々を治療するさいに、セラピストが基本的に彼らのことを気にかけていて、それゆえあてにしてもよいのだということを示すまたもう一つの方法は、比較的健常な人との心理療法で推奨されるよりも、具体的な課題解決を援助するよう尽力することである。カロンとバンデンボス[264]はこれに関連して、不眠症への対抗策について患者に現実的な助言を与えることの意義を論じている。またもう一つの方法は、あることについて患者のためにある意見を進んで示すことである。たとえばこうである。「あなたがお姉さんのお葬式に行くことは大切なことだと思いますよ。つらいことでしょうけれど、もし行かなかったら、これから先ずっと悔やむことになりはしませんか。そしてまたある機会を逃してしまうことになりはしないでしょうか。式のあと、混乱した気持ちにあなたが対処するのを私はここで手伝うつもりですが」。指示を与えることは、比較的健常な人々には通常不適切である。それは心理的な自律性をもっている人を暗黙のうちに幼児化するからである。

　注意すべきなのは、自己開示と助言を与えることの両方は、支持的療法の「非可逆的」な側面であることである。もし患者の健常さを過小評価する誤りを犯して支持的療法で接してしまったら、もう隠れ身には戻れないのである。治療は探究的なスタイルから表出的スタイルへ、あるいは表出的スタイルから支持的療法に切り替えることは可能であるが（最初の診断が楽観的すぎた場合）、しかしいったん「現実」の人となると、転移を分析する機会はもはや回復できないのである。

　読者は、精神病水準の人々に対しては、機能性の高い患者よりも権威を担って（決して高圧的ではない）かかわることをこれまでにつかんでいるだろう。セラピストは対等の人間であるが、専門家として振る舞うことによっておびえたクライエントを落ち着かせることができる。当然、権威をもって見解を示す問題はセラピストが本当に確信できることでないといけない。治療が進むにつれて、その結果として、著しく混乱した人々でも治療関係の中で十分な安全感を育んで、違う意見を表明できるようになる。そしてセラピストは、真の心理的独立が発達していくのを促進してきたことに誇りをもつことができるのである。

支持的技法——患者への教育

　私が強調しておきたい支持的療法の第二の関連する側面は、セラピストの教育的役割である。精神病圏の人々は、認知的に著しく混乱した領域をもっている（特に情緒とファンタジーについて）。もし統合失調症の家族力動の研究者が正しかったならば（文献494、495、391、30、307）、これらのクライエントたちは、当惑させ麻痺させるような感情的言語を用いるシステムの中で育ったのである。家族は憎しみを浮かべて振る舞いながら愛について語ってきたのかもしれないし、患者の気持ちに気づかずに歪曲して、代弁しているのだと言い張ったりなどしてきたかもしれない。結果として、精神病傾向のある人々は、どんな気持ちがあるのか、それがどれほど自然な情緒的反応なのか、そしてその気持ちはどんなふうに振る舞いと違っているのか、そしてみんながどんなふうにそれらをファンタジーにつくり上げているのか、そして精神病的に組織化された人の抱く気がかりが、独特の歪曲されたドラマを構成することがどんなに広く認められるか、はっきりと教育される必要があることが多い。

　教育的役割の一つの要素は、正常な文脈の中に位置づけることである。クライエントのもつ気がかりすべてを積極的に引き出し、そしてそれらを情緒的感受性をもった人間の自然な側面として再構成するのは、共生的状態に固着している人を助けるのに決定的に重要である。たとえば私の患者の一人は、私が窓を開けたとき私の脚に見とれているのに気づいて狼狽してしまった。自分がレズビアンであることを意味しているのではと危惧したのである。より健常な人なら、私はそれにまつわる考えについて連想することを促し、彼女の性的な志向についての不安は受け入れられて、彼女の自認できていない面について興味を引くような発見にたどりつくであろうと推測する。だが、この躁うつの女性に対して私は、誉めてくださったと思いました、と温かく述べた（彼女はおびえているように見え、あたかも私が彼女から誘惑されたのかもと思ってぎょっとしていると思い込んでいるようだった）。私は続けて、少なくとも彼女の成育歴に基づくかぎりでは、彼女は本質的にレズビアンといえないし、誰でも男女の両性に対してある程度性的な気持ちをもつものだと言った。そして自分の中にあるこうした考えに気づいた彼女が、他者とは違うと思われる点は、こうした気づきを無意識に自動的にとどめておく要領を心得ている人もいることだと言った。私は彼女の心配は彼女がほかのたいていの人よりも内面生活や感情の機微に対して感受性が鋭いことの一例であるととらえ直した。そして私の彼

女に対して果たすべき役割は、彼女を手助けして、多くの人々が意識から閉め出している、人間に普遍的な心理のある面に、彼女がしょっちゅう接触しているという事実を受け入れられるようにすることであると繰り返し言った。

　この取り組みにおいては、これまでに蓄積された精神分析の知恵を利用し、人間の心理についてセラピストが学んできたことを、患者にも一般化して適用する。神経症的な人々が過剰防衛であるのとは対照的に、精神病には防衛が欠けていると理解する精神分析初期の考え方は、異なる技法の発展に役立っている（われわれは今日では精神病水準の人々も防衛をしていることを知っている。しかし、それは非常に原始的な防衛であり、もしこれを分析すれば、クライエントが脅かされないようにするための、彼らの数少ない方法の一つを奪うことになる）。精神病傾向の人々は一次的過程の素材によって、外傷的といえるほど過剰な刺激を受けた状態になりやすく、こうした素材を正常な文脈にとらえ直すことによって彼らの混乱を鎮められるのである。

　たとえば、私は若い男性を短期間治療したのだが、彼は父親の死に対して精神病的反応を示していた。彼は「ときおり自分が父親になっていると思う」と告白した。彼の自己は死んで、父親が彼の肉体を乗っ取っていた。彼は繰り返しある夢を見たが、その夢の中ではモンスターが彼を追いかけてきて、そのモンスターは父親に変化し、そして彼を殺そうとするのだった。彼は心底おびえ、生前気難しく懲罰的な親であったこの死んだ男が墓から出て来て彼の身体を侵略できると思っていた。私は彼にこう言って安心させた。それは、必ずしも意識化されるとはかぎらないものの、近しい人と死別した人々が抱くごく自然なファンタジーであり、喪の期間が過ぎるにつれてこうした気持ちはなくなっていくであろうと。そしてまた、彼の身体に父親が宿っているという考えは、親の死に対する数多い自然な反応を示している。第一に、それは彼の父親の死の否認を示していて、悲嘆の正常な段階である。第二に、それは彼のもつ生き残っているという罪悪感を示している。つまり死んだのは父親でなく自分であるというファンタジーによってもたらされている。第三に、それは不安を和らげる試みである。もし父親が彼の身体にいたなら、この父親は息子を自分より長生きしている罪で殺す計画をどこかよそで立てることはないからである。

　この種の積極的で教育的な姿勢は、精神病的な不安をもつ人の情緒的均衡を保つのに不可欠である。その人の発狂することについて抱いている恐怖を和らげるのである。そしてそれはまた、心理的に複雑な世界にクライエントを迎え入れ、暗黙のうちに「人類の一員に加わる」よう促すのである。たいていの精

神病的―共生的パーソナリティ構造の人々は、幼少期から病気の役割を押しつけられている。最初は家族が、のちにはその他の社会システムが彼らを変わり者と決めつけるのである。その結果彼らは、セラピストも同じように自分のことを正気ではないと思うだろうと予期して治療にやって来る。烙印を押すのではない、快く受け入れる介入は、こうした不安を軽減する修正となり、自己成就的な効果をもつ。教育的な会話では正確を期すことよりも、一般的に考えられる理解を伝えることが重要である。完璧に理解することなどできないのであり、「もっともありそうな推測」や「とりあえずの理解」にすぎない説明については、ある程度留保を伴うよう権威的な調子を変えて伝えることも重要である。

こうしたスタイルの介入は、原初的な懸念と退行する恐怖とが併存している児童のためにまず発展した[58]。「上方向への再構成」[341,205]「上方向への解釈」[241]、そして単に「上への解釈」とさまざまに呼ばれてきた。これらの言い方が意味しているのは、神経症水準の患者にとって役に立つ解釈の性質とは対照的であることである。神経症水準の患者への解釈の場合、どんな防衛が意識的な理解にもっとも接近しているか注意を払いながら「表層から深層へ」と作業するのである。上への解釈では、その深さを測り、その内容に名称を与え、そして何ゆえこの素材が患者の生活経験から誘発されたのかを説明する。奇妙なことに、おびえた患者との精神力動的作業で本質的なこの側面は、技法に関する本ではほとんど触れられていない。

支持的技法――混乱を具体的ストレスと関連づける

この方向で考えていくと、支持的療法の第三の原則に導かれる。すなわち、防衛の解釈よりも感情と生活ストレスの解釈である。たとえば、より混乱した人に対してはたらきかけているセラピストは、その患者が動揺しているときには、拡大化されたパラノイド的非難を長いこと辛抱して聞いていなければならないことが多い。精神病水準の恐怖や憎しみの感覚に基づく激しい非難に直面すると、投影的防衛を解釈しようとしたり、セラピストのもつ現実の見方と、クライエントの歪曲とを対比させようとついなりやすい。しかし、これらの方略のどちらであっても、患者は、セラピストが迫害者と秘密裏に結託しているのではないかと懸念することになりがちである。けれども、ただ支離滅裂な精神病的爆発を見ているだけではほとんど治療にならない。ではどうすべきだろうか。

第一に、患者が息をつくために間をおくまで待つ。十分長くないよりは、長すぎるほど待ったほうがよい（これは、その面接ではほとんどの間共感的にうなずいて静かに座っていることを意味しよう）。その待っている間、少なくとも患者は今やっと検閲されていない感情を表現できるほどにセラピストのことを信頼しているのだ、と自分に言い聞かせているのである。第二に、「今日はいつもより動揺されているようですが」といったことをコメントする。その動揺の内容がクレイジーであるというニュアンスをまったく込めずにである。最後に、この強い感情を引き起こしたことは何なのか、クライエントがみつけるよう手助けしようとする。しばしば、患者の苦しみの実際の源は、患者の長広舌の内容とはほんの付随的な関連しかないことが多い。通常それは別離を伴うある生活環境で、たとえば患者の子どもが幼稚園に入学する、あるいは兄弟が婚約を発表した、またあるいは治療者が休暇のプランを告げたといったものである。それゆえ、分離がいかに心の落ち着きを失わせるものか、積極的に強調するのである。

　この過程において、セラピストは患者のもつ歪曲を支持するような変わった役割を甘受しなければならないこともある。時にはロバート・リンドナー（Robert Lindner）[331]が愉快な論文「ジェットエンジンつきのカウチ」で劇的に示したように、患者のもつ参照の枠組みを積極的に受け入れることさえしなければならない（訳注：この論文で分析家リンドナーは、科学者である患者のもつ宇宙探索をしているという妄想をまずは「事実」として受け入れ、この探索の過程を面接の中で肯定的に検証している）。時にはこのように自分の考えを共有されることでしか、患者が十分理解されたと感じてその後の解釈を受け入れるようにならないこともあろう（文献129参照）。「現代精神分析」のスポットニッツ学派（たとえば、文献510）はこうした治療スタイルを高度なアートにまで高めている。元来これは「抵抗へのジョイニング」あるいは「範例的精神分析（パラダイム）」[99]の実践とされている。しかし、このアプローチはのちの家族システムセラピストの好む「逆説的介入」技法とかなり共通性がある。ジョイニングは一般に思われるほどには皮肉じみたものでない。たとえかなりパラノイド的につくり上げられた解釈であってもいくぶんかの真実は常に存在しているものである。

　起こりうる誤解を吟味するのに役立つジョイニングの例をあげると、次のようなアプローチがある。ある女性患者は、自分のセラピストのオフィスに怒鳴り込んできて、彼が彼女を殺すくらいにかかわっていると責め立てた。セラピストはそうしたたくらみが実際にあるのか尋ねたり、彼女が自らの殺人願

望を投影していると示唆したりせずに、こう言った。「すみません！ そうしたくらみに私がかかわっているとしたら、気づいていませんでした。いったい何が起こっているんですか」。また他のクライエントはつらそうに押し黙り、促されると、中東地域の大量殺戮に対して、自分は責任があると告白した。セラピストは「そうした罪の重荷をもちつづけるのはさぞつらいことでしょうね。いったいどういう点で責任があるんですか」と応じた。またある患者が、セラピストの同僚であり友人である病棟ナースが自分のことを毒殺しようとしていると打ち明けると、セラピストは「何と恐ろしいことでしょう。どうしてあなたのことを殺そうとするほど彼女があなたのことを怒っていると思うのですか」と言った。

　注意すべきことはこれらすべての例で、セラピストは出来事についての患者の解釈に同意を表明しておらず、またそれらの解釈をはねつけて患者のプライドを傷つけることもしていない。もっとも重要なことに、セラピストはさらに話し合うことを求めている。通常患者はいったん十分に感情をぶちまけると、何が起きているかについてしだいに被害妄想的歪曲から、より現実的な理解に向かうものである。時にはセラピストは、患者のもつ認識のかわりとなる説明についておだやかに尋ねて、この過程を手助けすることができる。しかしそれは、クライエントが話をぶちまける余地を十分に与えたあとでである。しばしば面接の終わりまでには、患者は現実性を再び取り戻し、明るい調子で去っていく。

　これまでに読者はおそらく、精神病水準の人々への精神分析的作業が神経症的な個人の治療とはいかに異なっているかを十分に理解されたであろう。誰もがこの種の仕事を楽にできる性分であるとはかぎらない。それは多くのセラピストのパーソナリティとは相容れないほどの、自ら恐怖を求める性質や万能感によって促進されるもので、そうした性質をもたない人は、他の精神保健の職域に移ったほうがよいかもしれない。トレーニングで学ぶべきもっとも重要なことの一つは、自分がどの種の人々となら楽に感じられ、うまく対応できるかを知ることであり、どの種の人々をほかに紹介するべきかを見きわめることである。

　精神病の人々や潜在的にそうである人々への支持的療法は、比較的健常なクライエントとの治療とは異なる目標と異なる喜びがある。コスト削減という名目で、精神病的な人々への支持的療法に対して否定的な意見がある（これは、ガン患者には安い痛み止めでも与えておけばよいという主張に匹敵する見解だ

と私は思う）が、精神病的な人々への心理療法は効果があり大いに受け入れられている（たとえば、「ある回復患者」1986参照）。重篤な障害をもった人への治療は人命救助ともなりうる。こうした治療の専門家はより健常な人々の治療の専門家よりきわめて少ない。この治療は知的にも情緒的にも興味深く、セラピストの創造性を養う。同時にこの治療は情緒的な消耗を招き、混乱させ意欲を失わせもする。そして必然的に、劇的な変化をもたらすセラピストの能力には限界があることを突きつけるのである。

ボーダーライン患者への精神分析的治療

　ボーダーラインという用語には著しい多様性が込められている。ボーダーライン性格構造の抑うつ的な人は、自己愛的なあるいはヒステリー的な人ときわめて異なるだけでなく、ボーダーラインのカテゴリーの中でも重篤さの幅は広く、神経症との境界から精神病との境界まで広がっている。[209]しかもその境界はそもそも恣意的な境界である。驚くべきことではないが、人の精神病理が神経症に近づくほどに、その人は「探究的」な治療により反応するであろう。その一方、精神病との境界に位置するクライエントは、支持的なスタイルのほうによく反応するであろう。しかし、人々を一次元であらわすことはできない。神経症水準の人にもいくぶんボーダーライン的傾向があり、その逆もまた真実である。しかし一般的にボーダーライン水準にパーソナリティが組織化されている人々に選択される治療は表出的心理療法である。

　ボーダーライン構造の人々の治療の目的は、統合されよりどころとなり複雑性をもちそして肯定的に評価される自己感を発達させることである。この過程が進むにつれて、欠点や矛盾はあるにせよ、彼らに他の人々を愛する能力が発展していく。ボーダーラインの人々はとりわけ治療の初期でセラピストに困難さをもたらすが、それでも不安定だった反応の仕方が徐々に自分の知覚や感情や価値観に安定的に頼れるように移行していくのは可能である。

　理論家たちは、ボーダーライン・パーソナリティ構造の原因について相異なる見解をもっているが、その治療についてもそれぞれが異なる点を強調している（たとえば、文献29、270、364、8、194、418、51、480、529、379）。そして精神分析的治療の著作や論文でも、精神病的ではないが比較的重い障害をもつ

人々との作業には、ある特別な技法的要件が必要だと述べられていることが多い(たとえば、文献120、531)。ボーダーラインのクライエントへの技法に関する文献には多くの論争が存在し、わずか数節の中でこれらの多様な意見すべてを取り上げるのは不可能である。しかし私はこれまでに広く受け入れられるようになった多くはない治療の原則について、これより触れていく。この原則に従えば、精神分析が以前うまく扱えなかった人々にも適用可能となるはずである。

表出的技法——限度や決まり（バウンダリー）の保持

　表出的技法には、支持的療法とも探究的療法とも多くの点で共通性がある。つまり、患者は心に浮かんだことを何でも話すように促され、セラピストは患者がその意味を理解するように手助けをする仕事を引き受ける。そして両者はいくつかの洞察的な学習と成長促進的な個人的人間関係を通じて変化や成長が生じるはずだと思っている。しかし、重要なのは共通性よりも違いである。この違いは定義上ボーダーラインの人は統合された観察自我をもっていないという事実に由来する。この観察自我があれば、セラピストと同じように物事をみることができる。しかしボーダーラインは容易にさまざまな自我状態に無秩序的に変転してしまう。異なる態度をまとめあげる能力がまだないのである。

　ボーダーライン患者は精神病的に組織化されている人々に比べると、人を信頼する能力をもっている。そのため面接室の中でセラピストは自分が安全な人物であると示しつづけていく必要はない。しかし、彼らは神経症的なクライエントならセラピストと会って何分かのうちに感じ取るような治療同盟を培うのに、数年を要するかもしれない。また精神病的な人は心理的に臨床家と融合する傾向があり、神経症的な人は明確に分離したアイデンティティを保っていられるが、ボーダーラインの人は、自分にとっても他者にとっても混乱を招くことに、共生的な愛着と敵意に満ちた孤立的な分離との間を行きつ戻りつする(いずれの状態も混乱を来す。前者はのみ込まれ恐怖を引き起こし、後者は遺棄された状態である)。

　この自我状態の不安定さを想定すると、ボーダーライン患者との治療できわめて重要な局面は、一貫性のある心理療法の条件を確立することである。このことをロバート・ラングス（Robert Langs）[313]は、治療的枠組みと呼んでいる。このことに含まれるのは時間や料金についての設定だけではない。ボーダーライン以外のクライエントとではめったに考えられないような、治療関係での限度

や決まりについての数多くのほかの判断も含まれる。よくある問題には次のようなものがある。「先生の家に電話してもいいですか」「もし自殺しそうになったらどうなるんですか」「何かの理由があれば秘密保持を破るつもりがありますか」「いつまでに連絡すれば料金を取られないで面接をキャンセルできますか」「待合室の床で寝てもいいですか」「教授に手紙を書いて、かなりのストレスで試験が受けられないと伝えてくれませんか」。

　これらのことは質問として言葉にされることもあれば、治療関係での限度試しとしていきなり実行されてしまうこともある（たとえば、待合室の床でクライエントが寝ているのを目の当たりにする）。限度や決まりが問題となる可能性は、ボーダーライン圏の人々の間ではかぎりなく存在している。セラピストが認識すべき重要なことは、どんな条件が設定されるべきか（これは患者のパーソナリティやセラピストの好みによって変わってくるだろう）ということよりも、むしろそれが設定され、一貫して守られ、そしてもし患者がこの決まりを尊重しなかったら何らかの具体的な罰則が適用されるということがいかに決定的に重大であるか、である。[*4]

　ボーダーライン水準のクライエントは臨床家の示す限度や決まりに対して怒りを示すことが多いが、二つの治療的メッセージが伝わるはずである。(1)セラピストは患者を大人としてみており、欲求不満に耐える能力があると信じている。(2)セラピストは都合よく利用されるのを拒絶し、それゆえ自己尊重のモデルとなる。通常ボーダーライン圏の人々の成育歴をみてみると、これとは逆のメッセージにかなり接してきた証拠がある。彼らは退行したときに甘やかされ（年相応に振る舞うと通常無視され）てきており、そして都合よく利用できることを期待されそれを受け入れてきたのである。

　ボーダーライン患者の治療に不慣れなセラピストがよく不思議に思うのは、心理療法の前提条件が最終的にすべて解決され、作業同盟ができて実際の治療が始まるのはいったいいつのことなのだろう、ということである。経験を積んだ臨床家の解答は、治療の条件についての作業すべてが、治療そのものだというものである。いったん神経症タイプの同盟が達成されれば、その患者は定義上発達的に大きく前進したことになる。ボーダラインの人々は聡明で才能に満

---

*4　これが冷酷だと思われるといけないので、セラピストがどれほど技量が優れていても、たいていのボーダーラインのクライエントは限界に対して挑発するように振る舞うものだと強調しておこう。責任ある行動を求めない親をもつ青年と同じように、分離個体化の問題をもった人に好き放題させることは混乱を招くのである。

ちて言語化能力のあることが多く、当然なことにセラピストもこうした相手とほかのことに取り組みたいので、ボーダーラインの人々との間で限度や決まりのために多くの時間を費やすのはいらつくことである。精神分析のトレーニングに入るときに、制限(リミット)についていちいち細かく取り上げることが、精神分析的治療を成立させるのだと思い描いていることはとうていないはずである。それゆえ、はじめてボーダーラインのクライエントと作業する人々は、自分の能力についての強い疑念を繰り返し抱いて悩むことになるかもしれない。

　ちなみに、ボーダーライン水準の患者との心理療法の条件のもう一つの側面にも触れておくべきであろう。神経症との境界に近い人々を別にして、通常、セラピストとクライエントは対面式であるほうがよい。ボーダーライン患者は、精神病的な脆弱性のある人々と同じように圧倒的な転移を起こす傾向があるわけではないが、セラピストが患者の視線からはずれていることによってより多くの多義性をつくり出さなくても、十分すぎるほどの転移を抱くのである。さらに面接頻度であるが、ボーダーラインのクライエントにおいては、面接の頻度を特に促進しければならないことはめったにないので、（たとえば一時的な自殺の危険性のあるときや、嗜癖行為をやめる間サポートを増やす必要があるときなどの）特別な状況下でのみ、古典的分析のような週に3回を超える来談が正当化されるであろう。

表出的技法──対照的な感情状態を言葉にする

　ボーダーラインのクライエントに注意すべき第二のことは、解釈の言い方である。まず対照例から。神経症患者の場合、セラピストのコメントは患者の注意を引くほど少ないほうがよい（「より少ないほど効果的」）。そしてセラピストは、簡潔で核心を突く、感情的にインパクトのある言い方で解釈するべきである。多くの場合、セラピストは患者の中にある葛藤の見えていない面を解釈する。この葛藤において、患者は感情のある一部しか気づいていないのである。たとえばある神経症圏の女性が、いくぶん競争的な状況になっている友人のことについて何ら否定的な感情に気づかないかのように、たくさんしゃべるかもしれない。セラピストはおそらく次のような線に沿ったことを何かしら言うであろう。「でも、あなたは彼女のことを殺したいとも思っている」。あるいはある男性は、いかに自分が自主独立的で解放された精神をもっているかについて何かと長々と話すかもしれない。セラピストは次のように言うであろう。「でも、

あなたはいつも私からどう思われているのか気にかけている」。
　これらの事例のクライエントなら、セラピストは彼らの主観的な経験の一部を明らかにしており、彼ら自身は今までそれを意識から閉め出してきたのだということを理解するだろう。そして彼らはその臨床家が言葉を節約しようとしてそうしているわけではないと認識でき、さらに臨床家が、彼らが自分のものとして認めていなかった態度こそが本当の気持ちであり、以前に意識していた考えは絵空事なのだと主張しているわけでもないとも認識できる。それゆえ、こうした解釈の結果、自分の意識が広がったと感じ、たとえ少々傷ついたとしても理解されたと感じる。しかしボーダーラインのクライエントにこのように話したら、彼らは批判されおとしめられたと感じるであろう。というのは、これとは違ったかたちで解釈を伝えないと、彼らはおもに「本当に感じていることについて、あなたは完全に間違っています」という意味で受け止めてしまうからである。このような誤った理解は、彼らがアンビバレンスや多義性を許容する複雑さをもったアイデンティティ状態にあるというよりも、ある自我から別の自我へと変わりやすいということから生じている。
　以上のようなわけで、新米のセラピストによく見受けられるのは、セラピストとしては気遣いをし理解を伝えたと思うのに、ボーダーラインの人があたかも攻撃されたかのように反応してしまったということである。こうした問題を避ける一つの方法は、ボーダーラインの人には観察自我がないということをよく留意しておくことである。この観察自我があれば、なされた解釈が自己の付加的な情報として処理されるのである。そしてこの結果、セラピストは解釈の中にこのような機能を含めて提供しなければならないことになる。もしボーダーラインのクライエントに次のようにセラピストが言ったならば、より共感的に受け止められる可能性が増えるはずである。「あなたにとってメアリーがどれくらい大切な人であるかはわかります。しかし、こうも言えませんか。あなたの中の一部では、もちろんこれは行動に移されない部分ですけれども、そこでは、彼女のことを追い出したい気持ちもある。それはある意味で彼女はあなたと競い合うようになっているから」。またあるいは「あなたは確かにきわめて自主独立な性質をもちであることを立証されています。しかし興味深いことにある反対の傾向が共存しているようです。たとえば、私があなたをどう思うかをとても気にかけているといったことです」。このような介入には簡潔な言葉のもつインパクトや華麗さはない。しかし、ボーダーラインの人々のもつ心理的な問題を考えると、おそらくより直接的な表現よりもはるかに介入の意

図が伝わるはずである。

表出的技法――原始的な防衛の解釈

　ボーダーラインに分類される患者の効果的な心理療法の第三の特徴は、治療関係の中で彼らが見せる原始的な防衛の解釈である。この作業は、神経症水準の人々への自我心理学的作業と原則的には変わらない。セラピストは、転移の中で彼らが示す防衛の処理過程を分析するのである。しかし、ボーダーライン患者の防衛はあまりにも画一的であり、また異なった自我状態になると、自分にとっても相手にとってもまったく違った印象を与えるので、防衛の分析には特別なアプローチが必要である。

　ボーダーラインのクライエントに、発生論的解釈と分析家から呼ばれることをセラピストがしても、通常は役に立たない。こうした解釈において、転移反応は患者の過去のある人物に対して付随しているはずの気持ちに結びつけられる。神経症圏では、たとえば「おそらく、あなたが私に対してそんなに怒っているのは、あなたが私のことを母親のように感じているからでしょう」といったような解釈からかなりの利益を得られる。神経症患者はこうした解釈に同意することが多く、セラピストと母親との違いにも気づき、こうした歪曲が作用してきたかもしれない他の例にも関心を向ける。一方、ボーダーライン患者のほうはというと、その反応はさまざまである。「だから何？」（それは「先生は私の母親にかなり似ている。だからそんなふうに反応したっていいでしょう」という意味である）というものから、「それがいったいどう役に立つというんですか」（「あなたは単に世間によくある心理ゲームをしているにすぎない。いったいいつになったら私を助ける仕事にとりかかるつもりなんですか」）とか、「そうなんです！」（「やっと先生は状況をのみ込んだんですね。問題は私の母親なんです。だから先生に母親を変えてほしいんです！」）というものまである。この種の反応に出会うと、新米のセラピストは当惑し力や技を失ってしまう。セラピスト自身の個人治療で発生論的解釈がもっとも有効であった場合、とりわけそうなるのである。

　ボーダーラインのクライエントについて解釈可能なことは、今ここでのセラピストへの情緒状態がどういったものであるかである。たとえば怒りの例でいうと、ボーダーラインの人において機能している防衛は、前に触れた母親転移の神経症者の例のような置き換えや単純な投影でないことが多い。そのかわり

にボーダーライン患者は投影同一化を使っている。彼らは「悪い自分」という感覚やこれに関連した激しい怒りの感情をセラピストに押しつけて、自分のものとしては引き受けまいとする。しかしこのようなイメージや感情の移し換えは「きれいに」運ぶわけではない。この種の投影をしたとしても、なおも悪と怒りの両方の感覚はいくぶんかは残る。このことこそが、ボーダーラインの人が支払う痛々しい代償である。彼らは心理的な分離が不適切であるため、セラピストもこれを分かち合うことは避けられない。

　この点にボーダーラインのクライエントと、精神病および神経症の人との本質的で根本的な、解釈の可能性における違いがある。次の章で詳しく述べることになるが、ここでも簡単に触れておく。患者が投影が現実に「適合」しているか否かを気にかけないほどに現実が遊離していれば、精神病者である。自分が投影していることに気づく観察自我があるならば神経症者である。投影された感情を振り払うのにいくぶん失敗している場合、ボーダーラインである。ボーダーラインは、精神病者と違って現実検討は損なわれていないので、投影された素材がどれほど現実的であるかについて無関心でいることはできない。そして、ボーダーラインは、神経症者と違ってパーソナリティの組織上、観察自我と経験自我との間が分化していないので、投影された素材を自我の無意識の領域に追いやることもできない。そして彼らはなおも、何であれ投影されたものを感じつづけるとともに、自分がおかしくならないようにその投影されたものを現実に合致させる必要性ももちつづける。結果として、セラピストはクライエントの怒り（あるいはその他の強い情緒）を引き受ける。そしてボーダーラインの人が自分が怒っているその理由は、セラピストのもつ敵意ゆえであると言い張って投影を現実に合致させようとするにつれ、セラピストは逆転移の怒りが生じてくるのを感じる。間もなく、さんざん痛めつけられたという感情に基づいて、セラピストは敵意を抱く[*5]。このような人間関係のもち方こそが

[*5] ボーダーラインのクライエントはセラピストが役割から逸脱するようにし向ける無意識の情動的力を発揮することで有名である。こうした力によってセラピストは不適切な充足をもたらしたり、敵意的な振る舞いを引き起こしたりしてしまう。その結果、彼らは操作的であるといわれることが多い。しかし私は操作的というラベルを微妙かつ強力なこのような現象に用いないほうがよいと思う。われわれは、精神病質の人々の特徴である意識的操作に対する言葉をもち合わせていない。精神病質の患者の場合、他人を出し抜くことで自尊心を得るのであり、まったく異なる現象である。ボーダーライン・パーソナリティ構造の人々は単に、有能だと無視されず無能だと関心を引けるということを学んでいるだけである。セラピストが操作されていると感じることは、クライエントが意図的に利用していることと同じではない。

精神保健従事者の間でボーダーラインのクライエントの評判が悪い理由である。彼らは常に不愉快な人々であるわけではないし、通常は啓発的な治療によく反応するにもかかわらず評判が悪いのである。

ボーダーラインの人に届く解釈は、次のような類のものである。「あなたには『自分が悪い』という確信があるようですね。あなたはそのことで腹を立てているのでしょう。あなたの言うところによると、私のほうが悪くて、私が怒っていたからあなたも怒ったにすぎないとなるわけですが、あなたはそういうことで自分の怒りを何とかしようとしているのでしょう。あなたは想像できますか、あなたと私の両方共によいところと悪いところがいくぶん混ざっているかもしれないし、このことがそんなおおごとになる必要がないのかもしれないと」。これが原始的防衛の今ここでの直面化の一例である。これはセラピストの取り組みの典型例であるが、うまくいったとしても何カ月もの間、このことを違ったかたちで何度も繰り返すことになるはずである。そして患者は、あらゆることが白か黒かそして全か無かの心理から、自己の多様なよい面と悪い面や感情を幅広くすべてアイデンティティの内に統合する心理へと変わるのである。この種の解釈は誰もが容易にできるわけではない。しかし、幸いなことに実践を積むにつれてうまくなる。

表出的技法——患者からのスーパービジョン

私が大いに価値があると思っているボーダーラインのクライエントとの作業の四つめの技法の要素は、セラピストが一般的に陥りやすい二者択一のジレンマを解決するために患者に助けを求めることである。この技法では、セラピストは実際に患者にスーパーバイザーになってもらうのだが、この技法は、ボーダーラインの人々が物事を解釈するのに用いる全か無かの方法に関連している。彼らはセラピストの内面に次のような感覚を引き起こすことが多い。それはある所定の状況に対して二つの相互排他的な選択肢が存在し、さまざまな理由でその両方が共に誤っているというものである。通常そこには試練が待ち受けている。もしセラピストがその一方をとると、患者の葛藤のうちのその対極にあったことによって失敗し、他方の選択肢を選んでも対照的であるにせよ同じく失敗に終わるのである。

たとえばかつて私は22歳の男性を治療した。彼の父親はアルコール依存で、彼の存在など気にかけていないようであった。そして母親は過剰なまでに彼

のことに首を突っ込んで心配をし口を差し挟んできた。毎日彼の服を選ぶほど、彼の生活を支配していたのである（私はその両親に会ったことがあったので、その男性に影響を与えている実際の人物について、ボーダーラインのクライエントを通じてのみ把握している一般的なセラピストよりも、より多くを知りうる立場にあった）。治療が進展するにつれて、この患者は面接の間しゃべらないでいる時間が増えていった。まず最初、彼はあたかも考えをまとめる時間が必要であるかのようだった。しかし、沈黙が15分そしてそのうえ20分にも及ぶと、私は、良性ではない何かが進行しており、それを取り扱わないのは怠慢だという気がしてきた。

　もしこの患者が神経症圏であったならば、私は彼に心に浮かんでいることを何でも話しつづけるように、という最初の取り決めを思い出させ、そうしていくのを邪魔しているのは何なのか彼と共に探究していこうとしただろう。言い換えると、単に抵抗分析をするのである。しかしこの若い男性の場合、私は何かもっと原始的なことが進行していると感じ取れた。それには呑み込まれることと見捨てられることとが拮抗して相殺されている恐怖が含まれていた。私は、比較的健常な人であるならもてるような、沈黙と取り組める私との作業同盟が彼には十分ではないことにも気づいていた。もし私が黙ったままでいたら、彼が無視されたと感じて傷つくのは確実であった。父親にされたのと同じである。しかしもし私が話したら、彼は、私が彼のことを支配していると感じるであろうと思われた。母親のようにである。私はこの局面で困惑していたが、この困惑はおそらく彼のもつ感覚を反映していたのであろう。もし話したらひどく非難され、黙っていてもひどく非難されると。

　どのような介入ならまだ害が少ないか見出そうとして、しばらくして思いついたのは、私がこの問題を解決する助けを彼に求めることであった。このやりとりから何が出てくるにせよ、少なくともこの方法は彼の自律性の一要素となるはずであった。私は彼に、彼が長い沈黙に入ったとき、私にどう反応してほしいか尋ねた。彼は答えた。質問してほしいし、話を引き出してほしいと。私は喜んでそうしたいと言った。しかし、彼が沈黙したときから彼が何について考えているのか私は追えなくなっていて、彼の心の中に何があるのか私はわからなくなっているということを知ってほしいと言った（彼がそれまでに報告し話していた夢やファンタジーには次のような証拠があった。彼のファンタジーの中にいる乳幼児期の全知全能の母親のように、他者は彼の心を読めるのだと彼は思っているという証拠である。私はそれとは反対の、そしてより現実的な

メッセージを伝えたかった)。

　彼は元気になり、それに応じて気持ちを変えた。彼が話す気になれるまで私は待つべきだと。彼はその後続けて3回面接にやって来たが、その間、私ににこやかにあいさつして腰を下ろし、45分間何も話さなかった。そして私が修了時間であることを告げると礼儀正しく立ち去った。興味深いことに、このようなスーパービジョンを受けるまで、私の内面はひどい状態であったが、それ以後、彼の沈黙に平静でいられるようになった。数年後、彼は次のように言うことができた。あの局面で、私が彼の指示を進んで受け入れたことは、誰かほかの人の前でも、自分が分離した人間であると感じられる能力をもつ始まりとなったと。このように、この技法はセラピストのもつ差し迫った不安を軽減するのである。そしてさらに重要なことがある。この技法は不確かさを受け入れるモデルにもなる。患者の尊厳と創造性を肯定し、セラピストと患者の両者に、治療は本質的に共同作業であることを批判的にならずに思い起こさせるのである。

表出的技法——個体化を促進し退行をはばむ

　ボーダライン水準の性格組織の人々は、他の人々と同様に共感を必要としている。しかし彼らの気分は変動し自我状態は不安定なので、臨床家は共感をどのように伝えるべきかが見きわめにくい。彼らは抑うつ的であるかおびえているときには、恋愛性逆転移を引き起こし、敵意を示すときには嫌悪性逆転移を引き起こす。それゆえ、気づかぬうちにセラピストは、彼らの退行に報い個体化を阻んでいたりする。多くのセラピストは訓練を受けて神経症水準の患者ができないでいる退行を促進するようにはたらきかけるようになっている。このようなセラピストは、この習慣のせいでボーダーラインのクライエントにむしろ健常でない反応を助長してしまう。だが彼らの心理を理解すれば、直観に反して振る舞う基準がわかるようになる。すなわち、困って無力のときには比較的反応をせず、主張してきているときには評価を示すのである。たとえそれが怒りに満ちた敵意であったとしても。

　前の章で触れたマスターソンらの著作では、人間関係において密着することと距離をおくこととの問題に注意を払い、これに基づいて治療的アプローチをとることが推奨されている。マスターソンの考えでは、ボーダーラインと診断された人々の母親は子どもが乳幼児期初期ではその子に対して強い愛着や応

答性を示していたものの、18カ月と3歳ぐらいの間に通常起こる個体化を妨げたのである。そのような養育態度の帰結は、そうした人々が退行するときはいつでも安全と感じられるような依存的人間関係をもつことである。彼らは一人でいると、マスターソンが適切にも名づけた「見捨てられ抑うつ」という苦痛に満ちた絶望に陥る。このようなわけで、密着した関係は快適であるのだが、これによって呑み込まれ、コントロールされ、幼児扱いされる感覚が生じる。分離はひどく痛切であるが、結局のところ力を与えるのである。

マスターソンの勧めたボーダーラインのクライエントについての技法では、母親がかつてしたことになっている接し方とは対照的にセラピストが振る舞う必要があると強調されている。つまり、退行したり自己破壊的な行動は積極的に直面化し（たとえば「何で飲み屋で男あさりをしたくなるんだろう」）、そして主体的になろうとか有能であろうとする努力すべてを共感的に支持するのである（たとえば「うれしいです。私はあなたを怒らせてしまったけれど、それでそのときあなたは私のことを叱れるということがわかりましたから」）。マスターソンのモデルはしがみつくような依存を阻むことに力点をおいている。こうした依存をしていてはボーダーラインの患者は自尊心の基盤を得られないし、ひどく人を怒らすような自己主張であっても、それは適応的で進歩につながる要素があることを苦心して見ていくことにもつながらない。しかし、セラピストの逆転移はおのずと反対方向に向かうので、こうした態度をとるのは必ずしもいつも容易であるわけではない。

表出的技法──落ち着いている間の解釈

パイン[418]は、分離と個体化の間でもがいているボーダーラインのクライエントへの技法に関するわれわれの文献に、重要な格言を提供してくれた。「鉄は冷めてから打て」。神経症水準の人々について長いこと受け入れられてきたのは、解釈するのにもっともよい時機は、患者が情動的に喚起された状態のときだということである。そうすればセラピストの観察した内容は知性化されずにすむし、そこで取り扱われている問題に情緒的な力があることは間違いないからである。しかしボーダーラインのクライエントには反対のルールがあてはまる。彼らは情動がたかぶっている状態の場合、あまりに混乱していて何も理解できないのである。セラピストは、彼らが激しい怒りやパニックやひどい退行のさいに何が起きていたのかについてコメントすることはできるが、それはそうし

た状態が過ぎて、彼らがそうした混乱を招く強い感情から回復したことが内面的に確認されたあとでにかぎられる。

こうしたわけで、セラピストはボーダーラインの患者に次のように言うかもしれない。「私はあることを考えていました。あなたは今何について話しているのか、こうした状態のときには殺人もしかねないほどひどく人のことを羨望して攻撃していく傾向について……。先週私に対して感情をぶちまけたときのことと何か似ていませんか。まるで私が何か提供すると、あなたはそれを破壊せねばならないようですね」。情動的な反応を示している場合に、セラピストがそうした力動に名前をつけてはっきりさせ理解しようとすると、ボーダーラインのクライエントはそれを聞き入れるのにやぶさかではないし、あるいはほっとしさえするかもしれない。しかし強い感情状態のさなかでは、ボーダーラインのクライエントは、通常解釈を非難と受け止めるだけでなく、セラピストがクライエントのそうした態度をあたかもくだらないことのごとく一蹴しようとしていると受け止める。セラピストを破壊しようとするような羨望の憤怒の激情に駆られている状態の人に話しかけても、その人のどうにもならない激情の炎に油を注ぐのがおちであり、そうした生の衝動をもっていたことについて恥をかかせるだけである。そのことについては、あとで話すほうが実り多いであろう。

表出的技法──逆転移のデータの尊重

心理療法にとってボーダーラインという診断が影響を及ぼす決定的側面は、セラピストが逆転移を理解することが中心的な役割をもつことに関連する。ボーダーラインのクライエントは、精神病水準あるいは神経症水準の人々よりも、強力で言葉で表現されない感情伝達によってコミュニケートするのである。これによって私が言いたいのは、たとえ彼らがセラピストに自由に話しているにしても、彼らのもっとも重要なコミュニケーションは発している言葉の内容ではなく、彼らの情動状態という「バックグラウンド・ミュージック」にあることが多いことである。ボーダーライン患者と会っているときにセラピストが感じる直観や情緒的そしてイメージ的な反応こそが、二人の間で何が進行しているのかその本質を提供していることが多い。患者のコミュニケーションの内容について認知的に考察することや、理論や技法的な概念に助けを求めることよりも、である。

セラピストが突然退屈しはじめたり、激しい怒りがわいてきたり、パニックになったり、救いたい気持ちを抑えがたくなったり、性的なイメージに気をとられていたりした場合、おそらく何かが進行している。それは無意識のうちに患者が引き起こしているものであり、患者の内的状態についての重要な何かを伝えている。たとえば、若い女性セラピストから治療を受けているパラノイドのある男性について考えてみよう。彼はあるところで誤った治療を受けたと、一人よがりに憤っている状態にあった。セラピストは、患者の批判に対して自分が弱く小さくなり、びくびくして、彼から攻撃されるファンタジーによって気持ちが乱れていることに気づいた。彼女が認識すべきことは、彼女が感じているのは患者からスプリットオフされ、患者が自分のものではないとした患者の一部分である可能性である。それは彼女の中にほとんど物理的ともいえる方法で投影されているのである。いくぶん考えたうえでこうした考えがもっともだと思えたら（両者にとって！）、そして彼女にとっても次のように言うことが治療的であろう。「あなたは今怒りの感覚を覚えて気持ちがたかぶっているようです。ですが、あなたの中には弱くて不安で攻撃されるのではないかとびくびくしている部分もまたあるのではないでしょうか」。

　この種の逆転移の情報の意味は扱いに注意を要するものであり、訓練を積んだうえで取り扱わなければならない。ボーダーラインの患者と共にいて感じる情動やよぎる考えすべてが、患者がもたらしたものであるというわけではない。最悪の場合、投影同一化や誘発された逆転移という概念の名を借りて、セラピストは患者を傷つけることがありうる。私は、セラピストが強い反応を示したのは患者の「せい」だということで、ボーダーラインの患者と口論になっている人々がいることを聞いたことさえある。このような誰もがする合理化を私は助長したくない。数十年の臨床的な証拠が示しているのは、転移と同じく逆転移は常に、内的に生じているものと外的に刺激されたものとの両方が混ざっていることである。そして、その一方により重点があることもあれば、他方に重点があることもある。治療者は自分自身のもつ精神力動について洞察力をもつべきであり、自分の反応に対して情動的な責任を負うべきである。たとえ、明らかに患者のほうがセラピストの感情をかきたてている場合でも。そしてセラピストが妥当だと確信している解釈であっても、クライエントがおかしいと思うならば反論できるようなかたちで提供されるべきである。

　そうはいっても、セラピストは逆転移をもっぱら自分の唯一の「手もちの道具」として認識すべきだというまったく対照的な態度は、臨床的進展にとって

有害となりうることもつけ加えておきたい。精神分析的なスーパーバイザーの中には、セラピスト自身の精神力動を理解することをかなり強調する人がいるが、その結果、自意識が高じて混乱に陥ることがある。セラピストは自分の反応から患者についてどんなことがわかるか考えすぎて、情動的なエネルギーがもはや残らなくなる。自分のへそをみつめるような一種の内的瞑想が治療的人間関係にとってかわり、情熱と才能ある人々が、自らの天分の優れた勘に頼るのに抵抗するようになる。彼らは何かを行動化することを恐れるからである。

たとえば、先ほどの例でいうなら、セラピストは自分の中の逆転移を自己検証だけで扱い、怒ったクライエントの男性の前に座っていて、なぜ自分が小さくおびえた気持ちになりやすいのか考え、その男性がセラピスト自身の批判的な父親を思い起こさせることに気づく。しかし、こうした洞察は治療的にはほとんど何にもならないだろう。それは防衛的な反応を抑えるであろうし、そのこと自体一つの達成で決して軽蔑すべきことではない。しかし、それから患者のために積極的に何をなしうるのかに関して指針が得られるわけではない。もしセラピストが患者の感情のために自分自身の感情を間違って理解した場合に起こりうる最悪のことは、セラピストが誤りを犯すことであるが、もし解釈を断定調でなく仮説のかたちで示していたなら、患者は喜んでセラピストの誤りを指摘してくれるはずである。

これで、治療に関連するパーソナリティ構造の発達水準の影響について、入門書の範囲でいえることを終わりたい。経験を積んだ臨床家ならわかることだろうが、私は問題のごく表面をひっかいたにすぎない。本書が本質的に治療に関する専門書であるなら、それぞれが少なくとも一章かあるいはそれ以上に値し、そのうえ、どれもがそれ自体で一冊の本の主題となりうるだろう。以上の問題はあたかもさほど複雑でないかのようだが、次にパーソナリティ構造の発達的カテゴリーと類型的カテゴリーの相互作用と、それらのもつ複雑な関係についてのトピックに移ることにしよう。

性格における発達の次元と類型の次元の格子

図4.1が示しているのは、分析的に診断する人の多くが、患者のパーソナリティ構造を位置づけるのに暗黙のうちに用いている方法である。発達の軸はこ

れまでに述べてきたように三つの主要な組織化のカテゴリーに分けられるが、実際には連続的なものである。程度の違いは、多くの根拠からしだいに種類の違いとしてわかるようになってくる。個々の人々は成熟的な面ではいくぶん変動する。かなりのストレスのもとでは、健常な人でも一時的に精神病的な反応を示すことがありうる。そしてかなり妄想的な統合失調症患者でも完全に意識清明のときもある。

　発達的なカテゴリーは、これまでの間に、読者にとっては構成概念としてわかっているはずである。類型的なカテゴリーの多くも、なじみがあるはずである。これらは本書の後半で系統的に論じられることになるが、第5章と第6章では、精神分析的な防衛の概念について詳しく触れる予定である。類型的な軸におけるさまざまなパーソナリティ構成のあり方は、ある防衛あるいはある一連の関連性のある防衛を、習慣的に用いていることを示しているからである。

　ここで、私はある見方をはっきりといっておきたい。この見方によって読者はこの格子図が理解しやすくなるだろう。水平の軸上のすべてのカテゴリー

▼発達の次元	▼類型の次元								
	精神病質	自己愛	シゾイド	パラノイド	抑うつ	マゾヒスティック	強迫	ヒステリー	解離	その他
神経症～健常水準 同一性の統合と対象恒常性 フロイトのエディプス期 エリクソンの自主性 対 罪悪感										
ボーダーライン水準 分離個体化 フロイトの肛門期 エリクソンの自律性 対 恥と疑惑										
精神病的水準 共生期 フロイトの口唇期 エリクソンの基本的信頼 対 不信										

図4.1　パーソナリティの発達と類型の次元

において、精神病的領域から神経症〜健常な領域にいたる性格病理の重篤度の幅があるという証拠が存在することである。しかしそれは、垂直軸上のいずれの地点でも、人々が同じように混乱しているというわけではない。一次的防衛を習慣的に用いていることを意味するあるカテゴリーは、この垂直線の精神病的な末端にいくほど、より多くの人を「積み込んでいる」であろう。たとえば、パラノイドの人々は定義上投影的防衛に頼っているわけだが、これらの人々は、発達軸の上部よりも下部のほうにより多くなる。より成熟した防衛に頼っていることを示すあるカテゴリーは、神経症的な極にいくほどより多くの人を積み込んでいる。たとえば、強迫的な人々のうち多数は強迫的次元において、精神病的なほうよりも神経症的なほうに位置している。

　人間の多様性にまつわる、誰もがもつ人生経験から、次のような証拠があげられる。高い水準で自我発達しアイデンティティの統合を遂げている人が、一方ではたいていの不安を扱うのに原始的な防衛を用いていることがありうる。今一度パラノイド性格の例をあげると、パーソナリティが明らかにパラノイドであるものの十分な自我の強さをもっているような知り合いの人を、たいていの人は思い浮かべることができるだろう。そうした人は、個体化した人間としての自分の存在感を明確にもっており、複雑でありながら強固に統合されたアイデンティティを備え、永続的な人間関係を維持できる。彼らは私立探偵や警官や潜入活動といった職業に定着していることが多い。そこでは、パラノイド傾向は利点となる。比較的健常なパラノイドの人々は通常心理療法を求めないという事実がある（これは彼らの疑り深さと本質的に関連したことである）が、このことは、彼らが心理療法と合わないことを意味するわけではない。人々が治療を求め、そしてその結果精神保健の統計の対象となる件数は、種々のタイプのパーソナリティ構造で等しいわけではない。パーソナリティの類型カテゴリーは、その人のもつ人を信頼できる性向や楽天的な性質、そして物質的なものでないことに金を払うのをいとわないことなどを反映している。

　これに対応して、通常の生活経験が示すところでは、たとえば知性化のような「成熟した」防衛におもに頼っている人々が、それにもかかわらず、現実検討がお粗末で、分離が不十分で、アイデンティティの統合がかぎられていて、満たされない対象関係しかもてていないといったこともありうる。こういうわけで、比較的健常な強迫的な人々は精神病的な傾向のある強迫的な人々よりも、多く見出せるかもしれないけれども、入院施設で働く予診や受理面接の担当者は誰でも、知性化を偏重して妄想の領域に踏み出している人々を見たことがあ

るはずである。
　臨床的にしばしば重要になってくるのは、クライエントにもっとも適合する類型的な記述語を特定することよりも、クライエントの統合的な発達水準についての認識をもつことである。特に比較的高い発達水準の領域では、パーソナリティ類型のうちのある純型を体現していることはまれにしかない。それは防衛を柔軟に用いることが心理的な健常あるいは自我の強さの一側面であるからである。しかし、混合している双方の類型のアセスメントが重要である。それは本書の、第7章から第15章の中で鑑別診断の例として示されることになる。

まとめ

　本章の主題は、ある任意のクライエントが性格構造において神経症的であるか精神病的であるかボーダーラインであるかの違いが治療技法に及ぼす影響である。神経症水準の人々は精神分析や、伝統的な精神分析志向の「探究的」治療に通常よく適している。また、彼らはその自我の強さゆえに、その他の多くの種類の介入に対してもよい反応を示す。
　共生的─精神病的水準の患者は通常支持的療法を必要としている。ここで重点がおかれるのは、特に安全感や教育、そして具体的なストレスのもたらす影響への配慮についてである。
　ボーダーライン水準の患者には、表出的療法が役立つことが多い。この種の作業では限度や決まりが重要であり、対照的な自我状態を言葉にして、原始的防衛を解釈すべきである。行き詰まりを解決するには、患者に助けを求めるのがよいであろう。ボーダーラインの患者には退行を阻止し個体化を援助する介入が役立つ。治療者は、患者が落ち着いているときに理解を築いていき、逆転移に含まれている情報を尊重する。
　最後に、性格構造は二つの軸で図式化される。これはパーソナリティの発達的次元と類型的次元の両方をとらえる原則を明示するものである。

さらに読むとよい文献

　神経症水準に組織化されている人々との古典的な精神分析の標準的なテキス

トはいまだにグリーンソン[205]の『精神分析の技法と実践』である。伝統的な分析療法に関するもっとも読みやすい入門書として、数ある本の中で私が勧められるのはコルビィ（Colby, K.）[98]とチェシック[90]によるものである。シェイファー（Schafer, R.）[470]の『分析的態度』は、これまでの伝統的な本が扱わないできた治療のあらゆる側面について明確に述べている。性格の組織化の全般的な水準にわたる治療に関するテキストのうちで、私が推薦するのはフロム－ライヒマン[177]、パオリノ（Paolino,T.J.Jr.）[415]、ヘッジ（Hedges, L.E.）[229]、パイン[418]である。対象関係論的視点からの、さまざまな発達水準にわたる治療に関するもっとも読みやすい本はおそらくホーナーの[242]『精神分析的対象関係論的療法』である。治療に関する特に有益な自己心理学の考え方は、ウルフ（Wolf, E.S.）[586]の『自己心理学入門』に示されている。

精神病水準の患者との治療作業について、私が知っている中でもっとも優れた著作——この領域は他の領域に比べるとよい典拠となるものが決定的に不足している——には、アリエティ（Arieti, S.）[19]、サールズ[479]、リッツ（Lidz, T.）[327]、ジョバッチニィ（Giovacchini, P.L.）[192]、そしてカロンとバンデンボス[264]がある。包括的な支持的療法の本は待望久しかったが、ついにロックランド（Rockland, L.H.）[447]のすばらしいテキストがあらわれた。

表出的療法についての文献には混乱が見られる。それはボーダーラインに組織化された人々へのアプローチが多様化しているためである。カーンバーグら[279]は最近有益な入門書を出したが、これは彼の定式を具体的な臨床的助言に翻訳したものである。マスターソンの技法論は、わかりやすく説明されているという長所がある。おそらく、ボーダーラインの成人への治療に関する彼の1976年の本[364]がもっとも簡潔に要約されている。ジェラルド・アドラー[7]の本には、ボーダーラインの人々を理解し治療するまた別の方法がわかりやすく書かれている。

[第5章]
一次的(原始的)防衛過程

　防衛の概念について、そして人間にとって有効なさまざまな防衛機制について精通していることが精神分析的性格診断を理解するのに決定的に重要である。分析的なセラピストがパーソナリティの類型を示すために用いる主要な診断カテゴリーは、ある特定の一連の防衛や、その布置が永続的にはたらいていることを暗黙のうちに示しているのである。したがって、診断で用いられる名称は、人が習慣的に用いる防衛パターンに関する、伝達のための一種の略称であるといえる。

　精神分析理論での「防衛」という用語は、多くの点で適当ではない。われわれが最終的に成熟した大人において防衛と呼ぶものは、外界を体験するためのより全体的で不可欠で、健全で適応的な方法として始まる。もともとこれらの処理過程に関するいくつかの観察や名称についてはフロイトに責任がある。フロイトが「防衛」という用語を選んだのは、彼の少なくとも二つの考え方が反映されている。第一に、フロイトは軍事的なメタファーを好んだ。フロイトは、精神分析に対して懐疑的な人々にも分析が受け入れられやすくしようとして、しばしば教授の目的でアナロジーを使った。それは心理的な操作を、戦略作戦や軍事目標の妥協形成や複雑な結果を伴う戦闘などにたとえるものであった。第二に、フロイトは今日防衛と呼ばれるものの中でもっとも劇的で印象的な例、すなわち顕著な抑圧や転換に出会ったとき、これらの過程が防衛機能として作用していると認識した。感情的なダメージを受けたおもにヒステリー的な人々に対してフロイトは最初興味を抱いたが、そのような人々は耐えがたい

苦痛を恐れ再体験することを回避しようとしていた。フロイトが観察したのは、彼女たちはそうすることで全般的な機能性に高い代償を支払っていることであった。最終的には、彼女たちは自分の恐れている圧倒されるような感情を十全に感じることが望ましい。それによって（欲動理論に従えば）エネルギーが解放され、生活と折り合ってうまくやっていける。このようなことからして、防衛が語られるその初期の文脈というのは、医師の仕事は防衛の力を削減することにあるというものであった。

　この文脈では、適応不全をもたらす防衛を弱めるかやめさせるということに治療的な価値があるのは自明であった。残念なことに、フロイトの観察が受け入れられた当時の興奮に満ちた風潮では、防衛はともかく本質的に適応不全的であるという考え方が非専門家の人たちに広まっていた。それは、この防衛という語が、不当にも否定的な意味を帯びてしまうほどであった。そのため、今や誰かを「防衛的」だということは、ほぼ例外なく批判として理解できるのである。分析家もまた日常会話のなかで、この防衛という語を同じような意味で使っている。しかしまた、分析家が学術的そして理論的に防衛機制を論じているときには、ある防衛がはたらいているときはいつも病理的なことが進行していると必ずしも仮定しているわけではない。実際、分析的な影響を受けているセラピストが、ある特定の問題、つまり著しく精神病的そしてまた精神病に近い「代償不全」を、防衛が不十分な証拠として理解することはときおりあることである。

　われわれが防衛として言及する現象には、多くの良性の機能が含まれている。防衛は、健全で創造的な適応として始まり、引き続き生涯を通じて適応的にはたらく。防衛が脅威に対して自己を防御するために作用しているとき、「防衛」として認められる。防衛という名称は、こうした状況においてはふさわしい。ある人が行動で防衛的であることを示しているなら、その人は通常、次にあげる目的のうちの一つあるいは両方を、無意識のうちに達成しようとしているのである。(1)ある強烈で脅威的な感情を回避あるいは管理すること。なお通常それは不安であるが、圧倒的な悲嘆やその他の機能崩壊を導く情動体験であることもある。(2)自尊心を維持すること。自我心理学者は自我機能が不安を処理する点を強調する。対象関係論者は愛着と分離を強調し、また同じように防衛は悲嘆に対して作用するという考え方を導入している。そして自己心理学者は、防衛の役割を、強さと一貫性をもち肯定的に評価された自己感を維持しようとする点において強調している。

第5章 一次的(原始的)防衛過程

　診断に関する文献の中で明確に示されているわけではないが、精神分析的な考えをする人たちは、われわれはみな、われわれ個人の対処スタイルにとって必要不可欠な、ある防衛を好んで使っていると仮定している。こうした、ある特定の防衛あるいはある一連の防衛を優先しそれに自動的に依拠することは、次にあげるような少なくとも四つの要因の複雑な相互作用の結果である。(1)その人の体質的な気質、(2)その人が幼少期に被ったストレス、(3)早期幼児期にモデル形成された——そして時には両親やその他の重要人物によって意図的に教え込まれた——防衛、(4)特定の防衛を使った結果どうであったかというこれまでの経験(学習理論の用語で言えば強化の効果)。精神分析用語では、その人がどのような対処様式を無意識的に好んで選ぶかは、「重複決定」される。これは、もっとも重要な分析的な原則である「多元機能」を示している。

　本章と次章で、私は主要な防衛について、現在のたいていの分析的臨床家がそれらをどう理解しているかに触れるつもりである。今のところ、子どもが発達していくにつれて、防衛が、あるものから別のものへと一定の予測できる順序で変遷するという明白な証拠はない。しかし、精神力動的な臨床家の間では、ある防衛はその他のものに比べ、より「原始的」な過程を示しているということはかなり同意されている。一般的に、一次的あるいは未成熟な、あるいは原始的な、あるいは「低次」とされる防衛は、自己と外界との間の境界にかかわるものである。そして、二次的な、あるいは成熟した、あるいはより進歩した、あるいは「高次」とされる防衛は内的な境界を扱っている。たとえば、自我あるいは超自我とイドとの間の境界であり、観察自我の部分と経験自我の部分との境界である。

　原始的な防衛は、その人の認知、感情、行動の次元を融合するその人の意識全体において、全体的に未分化な仕方で作動している。一方、比較的発達した防衛は、思考や感情、感覚、行動あるいはこれらのうちのある組み合わせに、特定の変換をもたらしている。原始的な防衛と高次の防衛との間の概念的な区別は、いくぶん恣意的である。理論的には成熟した防衛——たとえば、身体化や行動化や性欲化——でも、自動的で二次過程の思考によって修正されないことがありうる。だが、特にカーンバーグがボーダーライン患者において原初的な投影と取り入れに着目して以来(たとえば、文献271)、精神分析の著作において、次にあげる防衛を本質的に「原始的」なものとすることが慣習となった。引きこもり、否認、万能的コントロール、原始的理想化と価値下げ、投影性および取り入れ性同一化、そして自我のスプリッティングである。原始的な操作

のリストに解離を加えることを除けば（その理由は後ほど述べる）、私は曖昧さや概念的限界はあるにせよこの慣習に従うことにする。

　原始的とみなすには、ある防衛に、前言語期の発達段階と関連する二つの性質があることを証拠として示さなければならない。それは、現実原則の獲得の欠如であり（第2章参照）、自己の外界にいる人々に対する分離性と恒常性の認識の欠如である。たとえば、否認という防衛は、抑圧よりも原始的な過程を示しているとみなされる。何かを抑圧するには、何らかの方法でそれを認めたうえで無意識に追いやらなければならない。否認は、瞬間的で非論理的な処理過程である。「これは起きてしまったことなのだ、でも忘れることにしよう、あまりにつらいことだから」というのに比べると、「こんなことは起きていないのだ」というのは不快なことに対処する魔術的な方法である。また、「スプリッティング」として知られる防衛機制において、人は体験を完全肯定（オールグッド）と完全否定（オールバッド）の二つのカテゴリーに分離してしまい、そこには曖昧さや多義性が含まれる余地がなくなるが、これも原始的だと認識されている。このスプリッティングは子どもが対象恒常性を発達させる前の、ある時期に由来すると信じられているからである。子どもが満ち足りた状態のとき、母親への知覚は「いい母親」という全体感覚であると考えられ、一方その子が不満足でいらいらしているときは同じ人物に対しても「ひどい母親」と体験される。子どもがそのどちらの状況でも同じ人物がいるのであり、その人物の存在が時にはよく、時には悪く感じられるのだという現実を認識できるほど成熟するまでには、どちらの体験もいわば全体的で、別個の際だった性質をもつと推定されている。対照的に合理化のような防衛は成熟的だとみなされる。なぜなら、感じていることを正当化する合理的説明をするためには、かなり複雑な言語と思考のスキルを必要とし、現実によく同調しなければならないからである。

　現代精神分析理論を構成している、発展的で相矛盾するさまざまな観察にもう一つ別の水準の複雑さをもち込むとすると、理論的な面では、あるいくつかの防衛の処理過程には暗黙のうちに、原始的な形式とより成熟的形式の両方が含まれるとみなされることが指摘されるべきであろう。たとえば「理想化」とは、ある人が完璧な人であるという尊敬に満ちた確信をまったく疑うことなく抱くことを意味する場合もあるが、あるいはまた、たとえその人の限界を認識していても、その人は特別で並はずれた人だという気持ちを微妙で控えめに抱いていることを指す場合もある。「引きこもり」とは、ある精神病的な心理状

態のほうを優先して現実を完全に拒絶することをさすこともあり、また白日夢によってストレスを取り扱う軽度な傾向を示すこともある。分析家がある特定の防衛を比較的早期の原始的な形式から比較的後期の識別力の備わった形式にいたる連続体とみなす傾向があるのは事実だが、私はこの後も、「原始的」という形容詞を冠せられる一連の防衛から始めるという慣習に従うことにする。

　注意深い読者なら気づくと思うが、いわゆる原始的防衛とは要するに、幼児が世界を知覚するときに自然にしているような方法のことである。こうした体験の仕方は、分析的な考えをする人によると、われわれすべての人の中に、重大な病理を抱えているか否かを問わず生き残っていると考えられている。前言語的、前現実原則的、前対象恒常的過程は、われわれすべての心理学がその上に築かれている基礎である。これらの防衛が問題を引き起こすのは、人がより成熟した心理的スキルをもっていない場合か、これらの防衛にもっぱら固執して、他の防衛を排除するほどになっている場合だけである。われわれはみな否認し、スプリットし、万能的欲求をもっている。しかしたいていはまた不安を処理し、複雑で混乱を招く現実と調和していく洗練された方法をもっていて、原始的な反応を補っている。ボーダーラインや精神病的構造を定義するのは、原始的な防衛の存在ではなく、成熟した防衛の欠如なのである。

　原始的な防衛を説明するのは、比較的発達した防衛を説明するよりもかなり難しい。これらの防衛は前言語的で、前論理的で、包括的で、イメージに基づき魔術的なので、書き言葉で示すのにはまったく向かない。しかし、私はこれらの防衛をきちんとした言語で描写するために最善を尽くすつもりである。が、読者は、前言語的な過程を言葉で示すことがかなりの矛盾であることを気にとめておいてほしい。以下の要約は、原始的な防衛であると慣習的に理解されているものの概要である。

原始的引きこもり

　乳幼児は過剰な刺激や苦痛にさらされると、眠ってしまうことが多い。違った意識状態へ心理的に引きこもることは、自動的で自己防衛的な反応であり、幼少の子どもに見られる。同じ過程の成人版は、社会的あるいは対人状況から撤退し、他者とかかわりをもつストレスを内的ファンタジーの世界の刺激で

代用してしまう人々においてみられる。自分の意識状態を変性させるために何らかの薬物を使用する性癖もまた、一種の引きこもりと考えられる。引きこもりよりも「自閉的ファンタジー」という用語のほうを好んで使う専門家もおり、DSM 最新版の寄稿者たちもそうである。この自閉的ファンタジーというラベルは、個人的な接触から尻込みしてしまう一般的な傾向をより具体的に指している。

　ほかの赤ん坊に比べて、ストレスに対してこうした方法で反応する傾向が気質的に著しく強い赤ん坊もいる。乳幼児の観察者が、引きこもりやすい赤ん坊は特に敏感なのだと気づくことも時々あった。このような傾向が体質的に顕著な人は、豊かな内的ファンタジーをつくり出していて、外的世界のほうは問題に満ちているか情緒的に不毛であるとみなしているかもしれない。養育者やその他の初期対象が情緒的に侵入したり侵害したりするような体験は、引きこもりをさらに強化することがある。ある人が習慣的に引きこもり、不安に対するその他の反応の仕方を排除するほどである場合、分析家はその人のことをシゾイドだと描写する。

　この引きこもりという防衛の明らかな欠点は、その人が対人関係の問題解決に積極的に関与することから離れていくということである。シゾイドの伴侶をもつ人々は、どうやったら相手から何らかの情緒的な反応を引き出せるかについて途方に暮れていることが多い。もっとも典型的な不満は、「彼はただテレビのリモコンをいじくっているだけで、私に返事することさえ拒むんです」というものである。自分自身の心の中に引きこもるのが慢性化している人々は感情的次元のことにかかわることに抵抗することで、自分を愛してくれる人の忍耐力を試すことになる。こうした類の深刻な情緒的問題をもつ人たちを助けるのは難しい。精神保健従事者が彼らから関心や愛着を引き出そうとしても、彼らはあからさまに無関心だからである。

　防衛戦略としての引きこもりのおもな利点は、現実から心理的に逃避していながら、現実の歪曲をほとんど必要としないことである。引きこもりに頼る人々は、外界を間違った意味にとるのではなく、そこから撤退することで自らを慰める。その結果、彼らは格別に感受性が鋭いことがあり、彼らのことをいてもいなくてもいいようなものだと思っていた人は、しばしば大いに驚くことがある。そして彼らは自分自身の感情を表現する性向が欠けているにもかかわらず、他者の感情をきわめて鋭敏に感じ取ることがある。シゾイドの中で比較的健常なほうの人たちには、非凡な創造性を有する人々が見出される。芸術家、作家、

理論科学者、哲学者、宗教的神秘主義者、そしてその他の才能に満ちた観察者である。慣習から距離をとる能力が、彼らに独創的なコメントをする独特の能力を与えている。

否　認

　乳幼児が不快な体験を扱うもう一つの方法は、その体験があったと認めるのを拒絶することである。否認は、何らかの破局的事態に対して、われわれすべてが自動的に最初に示す反応として残っている。大切な人の死を知らされた人々は、その最初の反応として、「まさか」という言葉を必ずや発するはずである。この反応は、子どもの自己中心性に根差した原始的処理法の名残である。この処理においては、「もし私がそのことを知らなかったならば、それは起きていないのだ」という前論理的確信が体験を支配している。このような処理法の存在が、セルマ・フレイバーグ（Selma Fraiberg）をして、その幼児期についての有名な古典的な本に『魔術の年齢』（訳注：邦題は『小さな魔術師』）というタイトルをつけさせたのである。
　否認が基本的な防衛となっている人々はポリアンナ的な人である。こうした人は、あらゆることがいつもうまくいっていて、これからもよくなるはずだと主張する。私のある患者の両親は、子どもが３人亡くなったあとでさえも次々と子どもを作りつづけた。否認状態でない親なら誰でも、遺伝的要因が関連しているのではないかと気づくはずだろう。その両親は亡くなった子どもたちのことを悼むことを拒否し、ふたりの健康な子どもの苦悩も無視し、この状況は神の意志だと主張した。神はいちばんよいことをご存じなのだと。たいていの人々が何らかの否定的な側面に気づく状況で、歓喜や圧倒されるような陽気さに満ちた体験が生じる場合は、否認という操作を反映していると思われる。
　われわれはたいてい、ある程度否認を使う。それには人生の不快さを減らすという相応の目的がある。そして多くの人々は特定の領域では否認の防衛を優先的に使っている。たとえば泣くのが不適切で分別がないとされる状況のもとで、気持ちが傷ついている人は、その気持ちを十分に認識したうえで泣くという反応を意識的に抑制するのではなく、そうした気持ちを否認することが多いであろう。危機あるいは緊急時に、自分の生命が危険にさらされていることを

情緒的に否認する能力があると、それが生命を救うこともある。否認を用いて、もっとも現実的に有効で英雄的な行動をとれる人もいる。あらゆる戦争では、生命が危険にさらされる恐ろしい状況で、「冷静さを失わない」人々の伝説が生まれている。そうした人々は、自分自身のみならず仲間をも救うのである。

　好ましくないことに、否認が正反対の結果を引き起こすことがある。私の知り合いは、毎年行なわれる子宮ガンの検診を受けることを拒んでいた。あたかも子宮ガンや子宮頸ガンの可能性を無視することで、その可能性を魔術的に回避できるかのようであった。暴力を振るう配偶者の危険さを否認する人や、飲酒の問題などないと主張するアルコール依存の人、自分の娘が性的な被害を受けた証拠を無視する母親、明らかにその能力がないのに運転免許を放棄しない高齢者、これらはすべて否認の最悪の場合の身近な例である。この精神分析的概念は、さほど歪曲されないで日常語にもなっている。その理由の一部は、この否認という語が、引きこもりのようなわかりにくい用語ではないことからであり、一部は、否認がつく作り出す生き地獄からアルコール依存症者を助け出そうとする12段階プログラムや、その他の否認の防衛を使う人々にそれを直面化させようとする同様の試みにとって、独自の重要な概念となっているからであろう。

　否認の要素は、その他のより成熟的防衛のほとんどにおいて見出される。一例をあげると、ある人に拒絶されたけれど、その人は本当は自分のことが好きだったのにまだきちんとつきあう気持ちの準備ができていなかったのだ、とするような自分を慰める信念がある。このような結論には、拒絶されたという現実の否認だけでなく、合理化と呼ばれる手の込んだ言いわけが含まれている。また、反動形成の防衛においては、ある情動は反対の方向へ向けられるのだが（たとえば憎悪が友愛へ）、この防衛も合理化と同様に、ある情動を感じていることを単に拒絶するというよりも、防衛された感情を特異で複雑な仕方で否認することから成り立っている。

　否認の使用によって定義されるもっとも明白な精神病理に、躁がある。躁状態にある人々は驚くほどの否認をする。それは生理的限界や、睡眠の必要性、経済状況、個人的弱点、そして時には寿命さえもである。うつ的な人はそのうつのために生活に伴う苦痛な事実を絶対に見過ごせなくなっているが、躁の場合は、同じことを心理的にとるに足らないことにしてしまう。主要な防衛として否認を用いる人々は、性格学的には躁であると言え、精神分析的な方向づけをもっている臨床家には軽躁（ヒポマニック）と呼ばれる（ヒポという接頭辞

は「わずか」とか「少々」を意味し、完全な躁エピソードを示している人とは区別される)。「気分循環症」という言葉(情動が交互することを意味する)もまた、この種の人々に対して用いられている。このカテゴリーの人々は通常、双極性疾患と臨床的に診断できるほどではないものの、躁気分とうつ気分との間を循環する傾向がみられるからである。分析家はこの往復を、否認の使用とこれに引き続く必然的な虚脱状態の繰り返しと理解している。躁状態にある人は消耗してしまうのである。

たいていの原始的な防衛と同じように、成人が否認を修正せぬまま用いているなら、通常心配すべきである。それにもかかわらず、おだやかな軽躁である人々は魅力的でもある。コメディアンや芸能人の多くは機知に富み、活力があふれ、言葉遊びが好きで、他の人にも伝わるほどの上機嫌さをもっている。こうした特徴をもつ人々は、長期にわたって苦痛な感情をうまく閉め出して転換させている。それでも、こうした人々のうつ的な裏面は、親しい友人にはしばしば見えているもので、躁的魅力によって支払われる心理的代価が容易に想像できることもまた多いのである。

万能的コントロール

われわれの想定では、新生児は外界と自己を一体に感じている。ピアジェ(Piaget, J.)は、このことを(たとえば、文献417)「原始的自己中心性」の概念でとらえた(この認知段階は、フロイトの「一次的ナルシシズム」にだいたい相当し、この時期は一次過程思考が優勢である)。その当然の結果として、新生児はあらゆる出来事の原因をある意味で内的に理解する。すなわち、たとえば乳児の身体が冷え、養育者がそれに気づいて暖かくしたとしたら、その赤ん坊は暖かさを魔術的に引き出したという前言語的な体験をするのである。コントロールする所在が分離した他者や自己の外側にあると気づけるほど、まだ発達していないのである。

自分は、外界に影響を及ぼすことができ、はたらきかける力をもっているという感覚は、当然自尊心にとって決定的に重要な一面である。この感覚は万能というファンタジーで始まり、これは幼稚で非現実的であるものの発達的には正常である。もともと、「現実感覚の発達における諸段階」に注意を促したの

はシャーンドル・フェレンツィ[133]であった。彼の指摘によると、一次的な万能感や誇大感といった幼稚な心的状態においては、自分が世界を支配しているというファンタジーは正常であり、子どもが成長するにつれて、自然に一人ないし複数の主要な養育者が全能なのだと信じ込むような二次的あるいは派生的な万能感の段階に移り、そして最終的に子どもがさらに成長すると、無限の力をもつ人など存在しないという魅力的でない事実を受け入れるようになるというのである。多くの分析家が推測しているのは、自分の力は有限であるという成熟した大人の態度にいたる前提条件は、逆説的ではあるが、乳幼児期にそれとは反対の情緒体験をもつことである。つまり、まずはじめに自分自身が万能で、次に自分が依存している人々が万能であるという発達的には適切なファンタジーをふんだんに享受できるような幼少期の生活が確保されていることである。

この幼稚な万能感の健常な名残は、われわれの中に例外なく存在し、生活を送る中で自分が有能で影響力をもっているという感覚に寄与している。われわれが自分の意志を実際に実行に移すときに感じる本能的な「高揚感」というものがある。幸運が目前にきている「感覚があって」その結果ある種のギャンブルで勝った経験のある人なら誰でも、この万能的コントロールの感覚がいかに甘美であるか知っているだろう。クエール元アメリカ副大統領はある一つの信念を繰り返し語り、それは祖母のおかげであるとしていたが、その信念とは専念すれば何ごとでも可能となるというものだった。この信念は、伝統的なアメリカの理念の一つであるものの、たいていの人の経験や常識とは完全に反している。しかしそれにもかかわらず、大いに肯定的で自己成就的なフィクションとなりえている。

万能的なコントロールの感覚をもちたい欲求や、自分の束縛されない力の結果としてさまざまな経験を理解したい欲求が、抑えがたいほど力をもっている人もいる。ある人のパーソナリティが、自分の万能性を如何なく発揮する感覚を追求し楽しむことをめぐって組織化されていて、その他の実際的倫理的関心すべてが二の次の意味しかもたぬようであるなら、その人は精神病質と解釈されるべきである(「社会病質」と「反社会性」はのちに出た同義語である)。ベン・バーステン(Ben Bursten)[76]が『操作する者』という古典的研究において強調しているのは、社会病質と犯罪性は部分的に重なるものの同一のカテゴリーではないことである。これは通常の概念理解と精緻な精神分析的概念が一致しないもう一つの領域である。すなわち、一般人の間では、たいていの犯罪者は精神病質者であり、その逆もまた真であると考えるのが普通となっている。し

かし、めったに法を犯すことのない多くの人でも、万能的コントロールの防衛によって駆り立てられるようなパーソナリティを有している。バーステンの研究の焦点は、意識的に対人操作をすることが不安を回避し自尊心を維持する主要な方法である、ということにあったのである。

ほかの人々を「欺きだしぬくこと」に没頭し、それが喜びの源になっている人のパーソナリティは、万能的コントロールに支配されている。そのような人々に共通しているのは、二枚舌を必要とする企てであり、刺激や危険を好むことであり、また自分の影響力を感じられるようにするという中心的な目的を優先し、その他のことを軽視する傾向である。例をあげると、そうした人々はリスクを背負わなければならないビジネスでの指導的役割や、政治、軍隊、CIA、そしてその他の秘密捜査機関、セールスの専門家、カルトの指導者や伝道者、広告業界やエンターテインメント業界、むき出しの権力を行使する可能性が高いほとんどの職業階級などに見出される。

原始的理想化（と価値下げ）

フェレンツィは、自己が万能であるという原始的なファンタジーが、どのようにして徐々に自分の養育者が万能であるという原始的ファンタジーに置き換わっていくかについて定式化したが、この定式化は今なお精神分析的臨床理論にとって重要である。人は誰でも、幼い子どもが、自分のママやパパが生活のあらゆる危険から自分を守ってくれるということを信じる必要性がいかに強いものであるかを理解できるだろう。われわれは歳をとるにつれて忘れてしまうが、子どもにとって、実際の敵意や、病気や災害に対する傷つきやすさや、人の死やその他の恐怖に対してはじめて直面することはたいへん恐ろしいことなのである（文献71参照）。子どもがこれらの手に負えないほどの恐怖から自分を守る一つの方法は、誰か、ある全能的なよい権威者が面倒をみてくれると信じることである（実際、世界を動かしている人々は、誤りを犯しがちな普通の人よりも、ともかく生来的に賢く強靭であると信じようとするこの願望は、われわれのほとんどにまだ残っている。そして、こうした構図はしょせん願望にすぎないと思い知らされるような出来事に出会ったときに、どれくらい動揺するかによってその願望の強さを推し量ることができる）。

幼い子どもが自分の母親や父親なら超人的な振る舞いでも完璧にできると信じ込むのは、親であることの多大な恩恵であり、また災いである。それはかすり傷の手当をするときには議論の余地のない利点であり、子どもの愛情のこもった完全な信頼ほどいじらしいものはない。しかし他方、親にとってほとんど手に負えない憤慨をもたらしもする。このことで私が思い出すのは、私の娘が2歳半のころの出来事である。娘が泳ぎに行けるように、雨が降っているのを止めることなど私にはできないと説明したら、娘は最大級の癇癪を爆発させたのだった。

　われわれは例外なく理想化を行なう。情緒的に依存している人々に特別な価値や力を付与したいという欲求の名残をもちつづけている。正常な理想化は成熟した愛情の必須の要素である。幼児期に愛情を向けていた人々を理想化し高く評価していたのを時がたつにつれてやめていくわれわれの発達的傾向は、分離個体化の正常で重要な要素である。18歳の若者が、自分の家は、今自分が向かおうとしているところよりもずっとよいところだと思いながら、自発的に家から出立することなどないのである。しかしある人々の場合、理想化の欲求は乳幼児期から比較的修正されぬままであるようだ。こうした人々の行動が示しているのは、内的な恐怖を打ち消すための必死といえる努力が残っている証拠である。この打ち消しは、愛着を向けている人が全知全能で常に好意的であり、自分は、このすばらしい人物と心理的に融合していて安全であるという確信によってなされる。また彼らは恥を免れることを望んでいる。つまり、理想化とこれに付随する完璧さへの信頼の副産物として、自己の不完全さが耐えがたくなるので、そこから救われるには理想化されている対象との融合が必要となる。

　万能的な養育者へのあこがれは、人々の抱く宗教的な確信におのずとあらわれる。より問題となるが、それらは次のような主張においても明白である。自分の恋人は完璧である、自分の師は絶対に誤らない、自分の学派や出身校は最善である、自分の識見は絶対である、自分の政府は誤るはずがない、などという錯覚である。1978年ガイアナで900人以上もの人々が、そのリーダーであるジム・ジョーンズが間違ってしまったという事実に直面するよりも、自ら進んで青酸カリを飲んだのであった。一般に人は、実際依存的であるか依存していると感じていればいるほど、理想化しようとする気持ちが強くなる。数多くの私の女友達が妊娠中、すなわち個人的な弱さにこのうえなく直面するときに、こう言ったものである。自分の産科医は「最高よ」とか「この分野の第一人者

なのよ」と。
　ある人が、人間の状況のあらゆる面を、他の欠点のある選択肢と比べてどれくらい価値があるのか格付けをしようとしつつ生活を送っている場合、そして、理想化された対象と一体化しようとし、また自己を完全なものにしようと努め、完全さを追い求めることに強く動機づけられているような場合、われわれはその人を自己愛的だとみなす。自己愛的な人々のその他のよく知られている面は、この理想化の防衛を利用した結果として起こるものと理解できる。自分のもつ魅力や力、名声、重要性を絶え間なく他者（たとえば完璧な人）に保証してもらおうとする欲求は、この理想化の防衛に依存している状態から生じる。理想化をめぐって組織化されている人々の自尊心を保つための奮闘は、自己を愛するためには、自己を受け入れるのではなく、自己を完璧にしなければならないという考え方に影響されているからである。
　原始的な価値下げは、理想化の欲求の避けられない裏面にすぎない。人間の生活において完璧なものなど何も存在しないので、理想化の原初的なかたちは失望にいたらざるをえない。対象が理想化されていればいるほど、その対象は結局激しい価値下げを被ることになる。つまり、抱いている錯覚が大きければ大きいほど、その転落も激しいのである。患者が自分のセラピストは水の上でも歩けると思っていたのに、歩きながらガムを噛むことすらできない能なしだと考えをひるがえしたときにどんな障害が起こるか、自己愛的な人々に取り組んでいるセラピストなら、ほぞを嚙む思いで証言できるであろう。よく知られているように、自己愛的クライエントとの治療関係は、患者のセラピストへの幻想が打ち砕かれたとき突然崩壊しがちである。完全な理想化の対象になることは逆転移の中ではたいへん心地よいけれども、実はやっかいなことなのである。それは、雨を降りやますことができると実際に信じ込まれている場合のように、理想化された役割にいるといらいらすることもあるからであり、また玉座におかれて尊敬されることはそこから叩き落とされる前駆段階にすぎないことを、ほとんどのセラピストが苦労して学ぶことになるからである。私のある同僚（ウォーカップ［Walkup, J.］私信、1992年5月）は、全面的に理想化されることは拘束衣のようだとつけ加えている。それは、セラピストに自分の無知を否認させ、援助の控えめな目標を耐えがたく思わせ、自分の唯一の最善の行為は「模範」であることだと考えさせるからである。
　日常生活の中でも、この過程に似たことがみられる。あることを十分やれるはずだと見込んでいた人がそれを実現できなかった場合、その人に対してこう

した嫌悪や憤怒が向けられる。自分の妻を担当している腫瘍科医が妻の病気を治せる唯一のガンの専門家だと信じ込んでいる男性は、結局治療のかいなく妻が亡くなった場合、訴訟を起こす可能性がもっとも高いのである。ある親密な関係から次の親密な関係へ次々移りつつ生活を送っている人もいる。理想化と幻滅のサイクルを繰り返し、相手が一人の人間にすぎないとわかるたびに、新たな理想の人を求めて現在のパートナーを交代させる。原始的理想化を変容させることは長期の精神分析的心理療法の正当な目標である。しかし、この仕事はとりわけ自己愛的なクライエントを対象にするさいに特に大切になる。自己愛的な人々や自己愛的な人々を愛そうとする人々の人生には、こうした不幸が多いからである。

投影、取り入れ、投影同一化

　ここではもっとも原始的な防衛処理過程のうちの二つ、すなわち投影と取り入れをまとめて論じようと思う。なぜならこれら二つは同じ心理的コインの表裏をあらわしているからである。投影にせよ取り入れにせよ。そこでは、自己と外界との間の心的境界が欠けている。前にも触れたけれども、正常な幼少期において、子どもがどの体験が自己の内部から生じていて、どの体験が自己の外側に原因があるのかを認識できるように発達するまでは、「『私』と『世界』は同じである」という漠然とした感覚が存在すると想定される。腹痛に襲われている赤ん坊はおそらく「身体の中のどこかが痛い」というのではなく、ただ「痛い！」という主観的な体験をしているのだろう。赤ん坊はまだ、腹痛のような自分の内部にある痛みと、おむつがきつすぎて苦しいというような外部から生じている不快とを、区別することができないのである。後に防衛機能として投影と取り入れと呼ばれる処理過程は、この未分化な時期から始まる。これらの処理過程が一緒にはたらいているとき、一つの防衛とみなされ、投影同一化と呼ばれる。研究者の中には、投影同一化と投影的取り入れとを区別する人もいるが（たとえば、文献472）、どちらの操作も類似の処理過程がはたらいているのである。

　投影とは、内界にあることを外界から生じたと誤って理解する過程である。投影は、良性で成熟した形式においては、共感の基礎である。誰も他人の心の

内側に入り込むことなどできないので、誰か他の人の主観的な世界を理解するためには自分自身の経験を投影する能力を使わなければならない。直観や、非言語的共時性における飛躍や、他者や集団との神秘的な結合の至高体験には、他者への自己の投影が含まれていて、そこにはその両当時者に対する強力な情緒的報酬が伴っている。よく知られていることだが、互いに愛し合っている人々は、自分では論理的に説明できない方法で互いの気持ちを読み取ることができるのである。

　投影は、悪性の形式では危険な誤解のもととなり、甚大な人間関係上の傷つきを引き起こす。投影された考え方が、投影を向けられている対象者をひどく歪曲している場合や、投影されていることが自分から切り離されたきわめて否定的な内容でできている場合、あらゆる種類の困難が続発することが予想される。誤解された他者は憤慨し、またたとえば非難しているとか羨望を向けているとか迫害的だとみなされると、仕返しをするかもしれない。（これら三つの態度は、自己の内においては無視されやすく他者に帰属されがちな、もっとも広くみられる態度である）。ある人が外界を理解し生活に対処していく主要な方法として投影を用いているなら、その人は・パ・ラ・ノ・イ・ド性格であるといえる[*1]。

　・取・り・入・れは外界にあることを内部から生じていると誤解する処理過程である。取り入れは、良性の形式では重要な人への原始的同一化になる。幼い子どもは、生活の中で重要な人のあらゆる態度や感情や行動を取り入れる。この過程はあまりに巧妙で神秘的であるが、いったんそれを見たら見誤りようがない。ママあるいはパパのようになるんだと、子どもが主観的に自発的な決心をできるようになるそのはるか以前から、子どもはある原始的なやり方で親のことを「吸収」している。

　取り入れは、投影と同じように、問題となる形式ではかなり破壊的な過程である。病理的な取り入れのもっともよく知られている顕著な例には、「攻撃者

---

*1　精神分析の定義によると、パラノイアは本来的には疑い深さとは関係がなく（この疑い深さは現実的であって、投影でない観察や経験に基づいているかもしれない）、ある属性が正確であるか否かにも関係がないということにも注意せよ。ある投影が「適合している」という事実は、投影をそれだけ少なくするわけではない。そして、投影された属性が適合していな・いとき、投影は目に付きやすいけれど、誰か他の人の動機を誤解するのはいくつもの他の防衛的でない理由がある。「パラノイド」という語は一般に広く乱用されており、そこでは不適切にも「おびえた」とか「信用しない」という語と同等視されていて、用語の正確さを大いに損なうほどである。確かに人々が投影することは、通常そのときに恐怖心や不信感をもちながら反応している不快な材料であることは真実であるけれども。

への同一化」という過程がある。なおこの名称は、原始性という点からいうといくぶん不適切ではある。よく知られているように、自然な状況での観察（たとえば、文献43）や実験研究（たとえば、文献387）の両方から、人々は恐怖や虐待という状況におかれると、その虐待者の特徴を取り入れることによって自分の恐怖や苦痛を抑えようとする。「自分は無力な被害者ではない。力があり、苦痛を与えることができるのだ」といったことが無意識的にこの防衛に導いているのだろう。このメカニズムを理解することが、心理療法の経過にとって決定的に重要である。これはあらゆる診断の境界線をまたがって関係してくることだが、特にサディズム、爆発性、そしてしばしば誤解を招くが衝動性と呼ばれることの多い性質につながる性格学的素因において明白である（第6章の「行動化」参照）。

　取り入れが精神病理をつくり出すまた別の局面には、喪（mourning）とこれにまつわる抑うつが含まれる。われわれが人を愛したり強い愛着を向けている場合、その人を取り入れる。そしてその表象はわれわれの内界にあってわれわれのアイデンティティの一部となる（「私はトムの息子だ」「マリーの夫だ」「スーの父親だ」「ダンの友人だ」など）。もし、われわれが内在化したイメージのもとの人物を、死別や離別したり、絶交されたりなどして失ったとしたら、自分の生活にその人がいないので生活環境がよりつまらなく感じられるだけでなく、自分がいくぶん衰弱し自己の一部が死んでしまったと感じる。むなしさや空虚感が内界を支配するようになる。また、失った対象を諦めるのでなく、その存在を取り戻そうとする場合は、それらの対象が遠ざかっていったのは自分のどんな失敗や罪からなのかという問いに心を奪われるようになる。通常は無意識的なこの過程が訴えているのは、もし自分の犯した過ちが理解できたら、その人を取り戻せるという（幼児期の万能感のまた別の表現である）暗黙の願望である。喪が回避されると、こうした無意識の自己批判が起こる。

　フロイトはこの喪の過程を、「対象の影が自我にかかる」（p. 249）と述べ、喪失状況にゆっくりと折り合いをつけることとして見事に描写している。長期

---

*2　専門的にいうと、多くの分析家は「同一化」という用語を主観的には自発的に行なっているような内在化に対して充てている。「ママのように」なりたいと思う3歳児は、ママの特徴をただ単に身につけているだけの2歳児よりもずっと原始的でないやり方で同一化している。攻撃者への「同一化」は、自動的で無意識的で主体的な選択の感覚が欠けている。そのため、取り入れと理解されるほうがよりふさわしい。が、正確でない用語が何十年も使われてきた今となっては、もはやお手上げである。

にわたって取り入れられたイメージのもとである愛する人と、内的に分離できず、その結果ほかの人に気持ちを充当すること（悲嘆過程の作用）に失敗している場合、自分自身が卑小で価値がなく枯渇してすべてを失っていると感じられる。ある人が不安を緩和し自己の連続性を維持するのに、通常取り入れを利用し、以前の生活の中の対象との心理的絆を報いがないのに維持しているのなら、その人を性格学的には抑うつ的と考えるのが合理的である。

比較的重篤な障害の患者においては「投影同一化」と呼ばれる防衛過程がいたるところで見出されることを記述した最初の分析家は、メラニー・クライン[288]である。この投影と取り入れの機制の融合は、オグデン（Ogden, T.H.[412]）によって次のように簡潔に説明されている。

> 投影同一化においては、患者は治療者のことを、患者の過去の対象関係によって決定されるゆがんだ方法で見るだけではない。これに加えて、患者の無意識のファンタジーに合致するように、セラピストが自身を体験するように圧力がかけられる。(pp. 2-3)

言い換えると、患者は内的対象を投影するとともに、その投影を向けられている人が、その対象のように振る舞うようにし向ける。投影同一化は扱いにくい抽象概念で、分析の文献においておびただしい議論を引き起こしている（文献135参照）。投影同一化は、本質的には投影と区別できないと主張する者もいるが、この概念を導入することが臨床的にも理論的にも重要であるとする者もいる[270]。この語についての私自身の理解には、前の節で示した考えが含まれる。すなわち投影と取り入れのどちらも、ある連続的な形式をとり、非常に原始的なものから非常に発達を遂げたものにまでわたり（文献271参照）、原始的な側の端では（内界と外界が同様に混乱しているために）これらの処理過程は融合的である。この融合こそが、われわれが投影同一化と呼ぶものである。第4章で私は、精神病的状態とボーダーライン状態におけるその作用のしかたについて簡単に議論した。

この投影同一化の過程が、成熟した投影とはいかに異なっているか示すために、インテーク面接（予診）に来談した二人の若い男性の仮に想定した発言を対比して検討してみよう。

患者A　（いくぶんすまなそうに）先生が私に対して口やかましいと信じる根

　　　　　　拠はないとわかっているんですが、そう思わずにいられないんです。
患者B　（いつもの調子で）あんたたち心理屋なんてものはみな、ただ座って
　　　　　　人を判断しているだけだ。あんたが何を考えようが、知ったことじゃ
　　　　　　ない。

　次のように想定してみよう。実際には、セラピストはどちらのクライエント
にもきわめて友好的で、関心をもちつづけ、批判的でない態度で面接を始めて
いた。二人の男性を悩ませている内容は同じである。つまり二人ともセラピ
ストがとげとげしく値踏みするような態度をとるのではないかと心配している。
両者は内在化された批判的な対象を、セラピストに投影している。しかし、そ
れぞれのコミュニケーションは三つの点でかなり違いがある。
　第一に、患者Aは観察自我、つまり自分のもつファンタジーが必ずしも現実
に即しているとはかぎらないと理解できる自己の部分が、存在する証拠を示し
ている。つまりこの事例においては投影は自我違和的である。一方、患者Bは、
投影されている内容はセラピストの心の状態を正確にとらえているのだと感じ
ている。つまり彼の投影は自我親和的である。実際、彼はその帰属させた性質
が現実のものだと完全に信じ込んでいるので、セラピストがきっと非難しよう
ともくろんでいると確信して、その非難に対する反撃をすでに浴びせているの
である。原始的処理過程に典型的な、体験の認知的、情緒的、行動的な融合が
ここでは明らかに認められる。
　第二に、これらの患者では、投影の処理過程がその仕事をうまくやり遂げて
いる度合いにおいて違いがある。つまり、この投影という防衛が、それが必要
となった仕事、すなわちやっかいな感情をやっかい払いすることをどのくらい
うまく成し遂げているかに違いがある。患者Aは、批判的態度を表出し、それ
について話し、いくぶんほっとした。一方患者Bは批判的態度を投影して、し
かもその態度を保ちつづけた。彼は批判的態度をほかの人のせいにしたが、そ
れでも自分自身の難癖をつけるような気持ちは軽減されなかった。カーンバー
グは、こうした投影同一化の側面を、投影されているものへの「持続的共感」
と記述している。
　最後に、二人の患者のそれぞれのコミュニケーションにはきわめて異なった
情動的影響がある。セラピストが患者Aのことを好ましく思うのは容易であろ
う。そして、すみやかに作業同盟を結べるだろう。だが患者Bに対しては、患
者がすでに確信しているまさにそのとおりの人物のような気持ちになり始める。

冷淡で、上から判断しがちで、この男性を診ていくのに必要な多大なエネルギーを注ぐのを嫌がるようになるのである。言い換えると、患者Aに対するセラピストの逆転移は肯定的でおだやかなものだが、一方患者Bに対する逆転移は否定的で激しいものである。

投影同一化の「自己成就的予言」の性質について、私はかつて、現実を知覚するのにとても原始的な方法を用いるような、精神病一歩手前の障害を抱えている人の当然の帰結だと説明を受けた（コーエン［Cohen, B.］私信、1987年2月）。現実とのつながりを保つことに多大なエネルギーを使っている女性が、ほかの人がもっていると彼女が確信している感情を、誰かに引き起こすことができたなら、彼女は自分が気が狂いそうだとさほど感じなくてすむだろう。はっきりと精神病的な女性ならば自分の投影が「合致している」かどうかについて気にかけないであろう。またそれゆえ他者に、その投影が妥当であり、したがって彼女は正気であると認めさせるような圧力もかけないはずである。

投影同一化はとりわけ強力で挑発的な操作であり、読者にはすでにおわかりのように、セラピストの援助する能力にかなりの負担をかける。この章で取り上げている防衛すべてが原始的であるとみなせるが、次に論じるスプリッティングとともに、この投影同一化は臨床家にとっての頭痛の種として特によく知られている。患者がセラピストの中にある感覚を誘発しようと情け容赦なく奮闘し、これによってセラピストは「実際に」かくのごとく感じているはずだ、という患者の確信にセラピストがからみとられると、感情的な集中攻撃にもちこたえるには、明晰な頭脳と鋼のようなしっかりした鍛錬が必要である。さらに、われわれみなが人間であるという苦境を分かち合っており、それゆえわれわれの中には、投影されたあらゆるさまざまな感情、防衛、そして態度がすでに存在するので、投影同一化をする人のもつ信念には、常にいくぶんかの真実が存在する。臨床的局面の真っ最中に、どこまでが患者の防衛によるもので、どこからが治療者の心理なのかをはっきり理解しようとするのはかなり混乱を招くことがある。この防衛には、治療者のもつ自分自身の精神健康に対する自信を脅かす力があるということは、この投影同一化が次にあげるスプリッティングとともに、ボーダーライン・パーソナリティ構造と関連しているという事実の説明におそらくなるだろう。特に、投影的要素が強力なので、ボーダーライン水準のパラノイド・パーソナリティと関連している。

だが、専門家の一般的な意見とは対照的に投影同一化は、性格が本質的にボーダーラインである人々だけによってもっぱら使われているわけではない。こ

の処理過程には、精神病理とは無関係の日常生活の中で作動する、数多くの微妙で良性のやり方が存在している。たとえば、投影され同一化されたことが、愛や喜びに満ちた感情である場合、好意的感情の伝播が集団に起こりうる。また投影され同一化されたことが嫌なことであっても、この処理過程が執拗であったり激しいものでないかぎり、そしてより成熟した質のその他の対人過程によって調整を受けるかぎり、むやみに害があるわけではない。

自我のスプリッティング

　自我のスプリッティング[*3]は、通常単純に「スプリッティング」といわれ、乳幼児が自分の養育者にはよい面と悪い面があり、よい経験と悪い経験をともに認識できる以前の、前言語期から始まっていると思われ、対人関係において強い力をもつまた一つ別の処理過程である。2歳児において、外界のあらゆることをよい要素と悪い要素とに割り振って、自分の知覚を組織化する欲求を観察することができる。この傾向は「大きい」と「小さい」（大人と子ども）との間に違いがあるという感覚とともに、幼少期の人間が体験を組織化する最初の方法の一つである。アンビバレンスとはある恒常的な対象への両価的な感情の併存を意味するので、人は対象恒常性がもてるまでアンビバレンスをもつことはできない。かわりに、外界の対象に対して、よい自我状態あるいは悪い自我状態のどちらか一方でいるはずである。

　スプリッティングは大人の日常生活でも、複雑な体験を理解するのに、引きつづき有力で魅力的な方法である。善なる内部の者が闘わねばならない、はっきりと邪悪な敵が外部にいるという認識を発展させることが、不満の多い集団にとっていかに魅力的であるか、政治学者は立証している。善 対 悪、神 対

---

*3　なお、われわれの用語はここでは適切でないかもしれない。統合した自我が発達していなければ、自我におけるスプリットもありえない。防衛の一つとしてスプリッティングと呼んでよいのは、ある種の統合性を達成した自我がその後あるストレス状況下でスプリットしてしまったような人の場合で、対象恒常性以前の状態や統合された自我以前の状態に固着している人の場合のスプリッティングについては別の呼び方をすべきであろう。ストロロウとラックマン（1979）は、「防衛の発達的な前段階」についての重要な論文の中でこうした区別をしている。

悪魔、民主主義 対 共産主義、カウボーイ 対 インディアン、憎むべき官僚支配に立ち向かう一人ぼっちの内部告発者などの二元論的見方は、われわれの文化に蔓延している神話である。似たようなスプリットのイメージは民間伝承において、またあらゆる社会信念体系において見出ことができる。

　スプリッティングの機制は、不安を和らげ自尊心を維持する防衛機能として非常に効果的なものとなりうる。しかしもちろん、スプリッティングは常に歪曲を伴うので、その点は危険が存在する。第二次世界大戦後の時代になされた「権威主義的パーソナリティ」についての学問的研究では、（ここではスプリッティングという名称は用いていないものの）世界を理解し、世界の中に自分の居場所をつくるのに、スプリッティングを利用することが及ぼす多大な社会的影響が探究されている。権威主義についての原典となる研究の著者らが信じたのは、右翼的信念は特にこの種の硬直性と結びついている傾向があるということだが、のちの評論家によると、左翼やリベラルな形式をとる権威主義もまた存在していることが立証されている（文献74参照）。

　臨床的には、患者が一つの非両価的な態度を示し、その反対の態度（われわれのたいていが両価的に感じるものの裏面）とはまったく関連がないとみなす場合、スプリッティングは明白である。たとえば、あるボーダーライン女性は自分のセラピストを完全によい人と体験していたが、これは、面倒見が悪く敵対的でまぬけだと彼女が言う公務員の同僚とは対照的であった。あるいは、セラピストは突然、まったく緩和されていない激しい怒りの標的となるかもしれない。前の週にはセラピストは何をしようがよい存在とみなされたのに、今週は悪の権化、怠慢そのもの、あるいは無能者とみなされるのである。スプリットしているこのクライエントに、セラピストに対する形容の不一致や矛盾を直面化しても、あれほどよい人だと思っていた人がこんなにも悪い人になってしまったことに、特に関心を引かれることもなく、考える価値もないと思うだろう。

　よく知られていることだが、精神科病院や精神保健センターのような施設の中では、ボーダーライン患者は内的にスプリットするだけでなく、（投影同一化によって）その機関のスタッフの中にスプリットをつくり出す。こういう精神保健従事者はボーダーラインのクライエントへのケアにかかわっていくうちに、自分たちがある議論を繰り返していることに気づくものである。すなわち、患者にいたく同情し、彼らを救済し育てたいというスタッフがいる一方、他のスタッフは彼らに対して強い反感をもち、直面化し限界を設定したくなるということである。こうした理由で、防衛としてのスプリッティングは必ずしもよ

第5章　二次的（原始的）防衛過程

い評判を得てこなかった。体験を組織化するのに習慣的にスプリッティングを使う患者はケアをしてくれる人たちを、くたくたに疲れさせてしまう。

解　離

　私は、かなり両価的な気持ちを抱きつつ、原始的防衛の中に解離を含めた。というのも、解離はあらゆるパーソナリティで幅広く顕著なかたちで機能しているからであり、また解離状態は多くの場合、本質的に精神病的でもあるからである。だが、解離はこれまで述べた処理過程とはきわめて異なっている。解離以外の処理過程は正常な操作様式であり、これらが問題となるのは人があまりに長期にわたってこれらにしがみついていたり、その他の現実に対処していく方法をまったく使わないほど、もっぱらその方法に頼っている場合だけである。そして解離が異なっている点は、われわれ誰もが、特定の状況下では解離する能力をもっているかもしれない（なおこのことについては議論がある。多くの研究の示唆によれば、催眠にかかる能力が高い人だけがこの防衛を使えるという）が、たいていの人は幸運なことにこのような状況に追い込まれずにすんでいるということである。

　解離は外傷に対する「正常な」反応である。しかし、外傷は発達的に正常であるとは言いがたい。誰でも、自分の対処できる範囲を超えた破局的状況に直面すれば、そして特にそれが耐えがたい痛みや恐怖を伴っているなら、なおさら解離するかもしれないのである。戦争や生命を脅かす惨事、大手術などにおいて、体外離脱体験が起きることはすでにしばしば報告されているので、解離の現象が実在することを無視できるのはよほど懐疑的な人ぐらいしかいないであろう。たとえ何歳であっても耐えがたい災難を経験してきた人は解離する可能性がある。幼少期に恐ろしい虐待にたびたびさらされている人は、ストレスへの習慣的反応として解離することを学習するかもしれない。これが事実なら、成人となった虐待のサバイバーは、性格学的解離性障害つまり多重人格になると当然考えられる。

　ここ20年の間に、多重人格や解離についての研究や臨床報告が爆発的に発表され、しかもそれらすべてにおいて、かつて推測されていたよりもはるかに多く解離する人々が存在することが力説されている。おそらく、解離を生じさ

せるようなひどい児童虐待が増加しているか、あるいは特に『失われた私——多重人格シビルの記録⁴⁷⁵』が出版されて以来、解離が一般的に認識されやすくなって、自分は日常的に解離しているのではないかと考える人々が早めに、たくさん精神保健の専門家に来談するようになったからであろう*⁴。

耐えがたい状況で解離することの利点は明らかである。解離する人は痛み、恐怖、確実に迫りくる死の予感を閉め出す。死につながる危険な状況で、体外離脱を体験したことのある人ならもちろんのこと、またたとえそうした経験への共感を可能にするような劇的なことのない人でさえ、抹殺されそうだという感覚の内側にいるよりもその外側にいるほうがよいということは容易に理解できるだろう。時に応じての、あるいは軽度な解離はかなり勇気のいる行為を可能にする。しかし、当然のことに、この防衛の最大の欠点は、自分の生存が現実には危険にさらされていない状況でも、そして脅威に対してそのほかのよりふさわしい適応手段のほうが全般的な機能性を損なわない場合でも、自動的に解離が作動してしまうということである。

外傷を被った人々は日常的なストレスを生命を脅かすような状況と混同しやすく、自分自身のみならず他人の混乱に対してもすぐに健忘に陥ったり、あるいは完全に変容してしまうかもしれない。ある友人が大事なことを突然忘れたり不可解な変化を示した場合、精神保健の分野とかかわりのない人なら、その人自身外傷的な成育歴をもっているのでもないかぎり、決して解離とは思わないだろう。むしろ、この知人のことを気分屋だとか不安定だとかうそつきだと決めつけるだろう。このように解離の防衛をよく使う人は人間関係上の高い代償を支払うのである。

まとめ

本章では、分析家が慣習的に原始的あるいは一次的と認識している防衛について述べた。引きこもり、否認、万能的コントロール、原始的理想化と価値下

---

*4 多重人格や解離についての文献は急速に増加したが、これらの文献はまだ精神分析の主流には取り入れられていない。しかし私は本書でそれを試みた（第15章参照）。分析の領域においても解離状態がより多く認識されるようになってきていると思われるからである。

げ、原始的様式の投影と取り入れ、そしてスプリッティングである。私はまたここに解離も含めた。解離はもっとも極端な形式では、これを用いる人のアイデンティティ全体を変容させるからである。私はこれらの防衛の正常な起源について（心的外傷に誘発されたものである解離を除いて）検討し、これらの適応的そして非適応的な機能にも触れた。また、これらの原始的防衛それぞれに極端に依存することと結びついた種々のパーソナリティ類型を明確にした。

さらに読むとよい文献

　原始的様式の投影と取り入れは、数冊の重要な本の着想の源となっている。[412,467,472] 他の一次的防衛は、心的発達についてのさまざまな著者の推論の中で議論されている傾向がある。クラインの『愛、罪そして償い』[285]と『羨望と感謝』[289]は原始的過程をよく解明しており、彼女のその他の本と違って新米のセラピストにも理解可能である。バリント（Balint, M.）[29]は個人の中の原始的ダイナミクスを記述するのに天性の資質をもっている。ビオン（Bion, W.R.）[46]は集団の中で作動しているこれらの過程を見事に見きわめている。

[第6章]
二次的(高次の)防衛過程

　さまざまな防衛の完璧な要約というものはありえない。実質的には、あらゆる心理的過程が防衛的に用いられるといっていいくらいだからである。同じ理由で、実在する可能性のあるものの中から、防衛操作をどのように選択しても恣意的になるに違いない[*1]。私は二つの規準に従って「成熟的」あるいは「高次の」防衛を選んだ。すなわち (1) 精神分析的な臨床文献の中で、臨床実践を行なっている治療者によって言及される頻度と、(2) 特定の性格パターンとの関連性とである。読者に理解してほしいのは、ほかの人のあげるリストは異なっているはずであり、それは防衛の違った側面を重視しているのであって、個々の著者独自の精神分析理論と実践経験を反映しているということである。

[*1] アンナ・フロイト[148]が『自我と防衛機制』で扱ったのは、否認、抑圧、反動形成、置き換え、合理化、知性化、退行、逆転、自己への向け換え、攻撃者への同一化、そして昇華であった。より最近のローリン[319]のまとめでは、22の主要な防衛機制と26の副次的な防衛機制、そしてその他多数の「特殊な」防衛反応について記載されている。DSM-III-Rで列挙されているのは18である。私は、最近の精神分析モデルを組み入れて、アンナ・フロイトによる少なめのリストよりも広範に防衛操作を取り上げ説明することにした。しかし、本書は本質的に心理的処理過程についてのテキストではなく、診断に関するテキストなので、ローリンの網羅的考察で列挙されているうちの一部だけを取り上げる。

抑　圧

　いわゆる高次の防衛でもっとも基本的なものは抑圧である。抑圧はまたフロイトが最初に魅了されたことの一つであり、この抑圧には精神分析の臨床的、実証的研究の長い歴史がある。抑圧の本質は、動機づけられた忘却と見落としである。このメタファーが必然的に思い起こさせるのは初期の欲動モデルであり、これは衝動と感情が解放を強く求めており力動的な力によって制御されなければならないという考え方である。フロイトは「抑圧の本質は、単に何かを意識から追いやり遠ざけておくことにある」としている。もし内的な性質やあるいは外的な状況が動揺と混乱を招くものであれば、それは慎重に無意識に追いやられるだろう。この過程が適用されるのは、ある経験の全体にかもしれないし、経験に結びついた感情にかもしれないし、またあるいは経験に結びついたファンタジーと願望にかもしれない。

　注意と記憶の困難すべてが抑圧によるわけではない。動揺をもたらす力があるゆえにある考えや感情や知覚が意識に近づけないという明確な証拠がある場合にかぎって、この抑圧という防衛操作が想定される根拠があることになる。その他の注意や記憶の欠損は、中毒性あるいは器質的状態に起因するかもしれないし、あるいはただ、些細なことから重要なことへと気が変わっただけかもしれない。抑圧が大規模に作用する一例は、被害者がのちに思い起こせないようなレイプや拷問の体験であろう。今日では心的外傷後ストレス反応として知られ、かつては「戦争神経症」と呼ばれたものは、精神分析的には抑圧の概念によって説明されてきた。[*2] こうした事例では、特定のおぞましいような生命にかかわる出来事を随意的に思い出すことができず、侵入的なフラッシュバックに苦しむかもしれない。これは、フロイトが鮮やかにラベルづけした「抑圧されたものの回帰」という現象である。

　その後の精神分析理論では、心的外傷に対してよりも、内的に生じた観念に

---

*2　第15章で私は、この種の忘却は抑圧というより解離と理解されるべきだという現代の議論を示すつもりである。そしてさらに、本来の抑圧は解離の過程の一部に相当することを示すつもりである（解離のバスクBASKモデル）。この定式化はまだ精神分析の世界では一般的に注目されておらず受け入れられていないので、本章では、典型的な神経症水準の防衛として、そしてその他の比較的高度な防衛過程の一部として抑圧を示すことにした。

対して抑圧の用語が適用されることが多かった。抑圧は、発達的には正常であるものの、非現実的で恐怖を起こさせる強い願望に子どもが対処する手段であると考えられてきた。たとえば一方の親を抹殺して、もう一方の親を自分一人のものにするといった願望に対してである。子どもはゆっくりと、これらの願望を無意識に追いやることを学習する。現代の分析家は、人は混乱させるような衝動を抑圧によって取り扱うことができるようになる前に、自己の全体性と連続性の感覚を得ているに違いないと想定している。幼少期にこうしたアイデンティティの恒常性を得ることが許されないような体験をしてきた人は、やっかいな感情に対して否認や投影、スプリッティングといった、より原始的な防衛を用いて対応することが多いのである。

フロイトが「日常生活の精神病理」の一部として考えた、臨床的にはごく些細なことにすぎない抑圧の一例をあげると、話し手が紹介しようとしている人に対して無意識に陰性感情をもっていた証拠があるような状況で、その名前を一時的に失念してしまうといったことがある。これらの抑圧の三つのバリエーション（思い出せない心的外傷の深刻な例、子どもが幼稚な願望を捨てて家族の外に愛情を向ける対象を求めることを促す正常な発達過程、些細でしばしば愉快でもあるような例）のすべてにおいて、この抑圧過程が基本的に適応的な性質をもつことが認められる。もし仮に人が自分のもつ衝動や感情、記憶、イメージ、そして葛藤のすべてについて常に気づいていたとしたら、慢性的に圧倒されてしまうであろう。他の無意識の防衛と同じように、抑圧が問題になるのは次のような場合である。(1)抑圧がその仕事（すなわち現実に順応するという職務に取り組めるように、混乱を招く考えを意識から確実に閉め出すこと）をし損なう、(2)生活の中の肯定的な面を阻害する、(3)他のもっと効果の上がる対処法を排除するほどにまで抑圧がもっぱらはたらいている。抑圧や、抑圧としばしば併存している他の防衛処理に過剰に依存することは、一般にヒステリー性パーソナリティの特質であるとみなされている。

フロイトは最初、ヒステリー患者が受け入れがたいと考えてきた、成育史上の外傷的な出来事と強い衝動や感情とを、患者の意識にのぼらせようとしたが、この努力は興味深い情報をもたらした。第2章で触れたように、この患者たちとの作業から、フロイトは最初、抑圧が不安を引き起こすと結論づけたのである。フロイトの初期の機械論的モデルによると、ヒステリーにしばしば付随する不安は、抑圧され閉じ込められた欲動や感情によって引き起こされるのである。これらの感情は解放を求め、それゆえ慢性的な緊張状態を生じる。のちに

フロイトは蓄積された臨床観察から理論を改訂した。フロイトは、原因と結果を逆転させ、抑圧やその他の防衛機制を不安の原因ではなく結果と考えた。言い換えると、以前から存在している非合理的な恐怖が、忘却する必要性を生じさせたのである。

抑圧は、個人の生活に必然的に伴う無数の不安を自動的に抑え込む、自我の基本的な防衛であるとするこのあとの定式化は、精神分析の世界でしだいに受け入れられていった。しかしながら、抑圧が不安を引き起こすとする最初のフロイトの仮定は、過剰な抑圧は結局のところ多くの問題を解決もするが生じさせもする点で、それなりに直観的に訴えるところがないわけではない。マウラー（Mowrer, O.H.）が「神経症的逆説」と名づけたこの過程は、ある一つの不安を抑え込もうとすることが他の不安を生じさせるということであり、かつて神経症と呼ばれていたものの（神経症という用語は、かつては現在よりもはるかに包括的に用いられていた）中核的な特徴であった。この線に沿って、テオドール・ライクはかつて次のような対比をよく使っていた。情緒的に健康な人はティファニーのショーウィンドーの前に立って、宝石をうっとり見つめつつそれを盗むというファンタジーが一時的に浮かんでもそれを許容していられるが、しかし神経症的な人はショーウィンドーをのぞいて反対側に走っていってしまうのだと。精神分析的概念が教養ある人々の想像力をつかんだその当初に、こうした通俗的な例によって抑圧という防衛の病理的はたらきが示されたことは、抑圧と制止を取り払うという目的が広く過大評価されるのに役立ち、そしてまたこれらの過程こそが精神分析の本質であるという考えにも寄与したのだった。

抑圧の要素は、その他のたいていの高次の防衛操作の中に含まれている（人がもともと何かを認識していて、それからその知識を失ったのかどうかが不明確な場合には、抑圧ではなく否認がはたらいているともいえる）。たとえば憎悪を愛情に、理想化をさげすみに変えるといったような、ある態度を対照的な態度に変化させる反動形成は、もとの感情が抑圧されているのだとみなすことができる（または、もとの感情がいったんは意識されたかどうかによって、否認が使われているとみなすことができる）。隔離では、ある観念に結びついた感情が抑圧されている（あるいはまた上記と同じように、否認されている）。逆転では、もとのシナリオが抑圧され、向きが変えられている。そして、そのほかも同様である。こう考えると、抑圧はそのほかのすべての防衛過程のいわ

---

*3　口の悪い人は、これを「中絶性交」理論と呼んでいる。

ば一種の祖父であるというフロイト元来の考えに、共感することができる。現代の精神分析界では、第5章で記述した処理過程が、すでに1歳半までの子どもに、抑圧に先んじて存在していることが合意されているけれども。

退　行

　退行は比較的単純な防衛機制で、子どもが疲れたり空腹のときに、以前の成長段階の習慣に逆戻りしてしまうのを見たことのある親にはなじみのものである。社会的、情緒的発達は一直線に進むものではない。個人の成長につきもののこうした前進と後退は、年齢が上がるにつれてそれほど劇的でなくなっていくものの、決して消失するわけではない。たいていの人はかなり疲れていればぶつぶつ泣き言を言うものである。マーラーは、子どもの2歳後半の普遍的特徴として、分離個体化過程の下位段階の「再接近期」を描写した。この時期の幼児は、母親からの独立を宣言したばかりなのに、母親のもとに戻りスカートの中に隠れる。この再接近期は、人間がある新しい段階の能力に到達したすぐそのあと、もとのなじみの深いものにしがみつく傾向があることを示すほんの一例である。

　長期の心理療法や精神分析ではこうした傾向は容易に観察される。ある患者がやっとのこと、ある新しいやり方で行動することを試す勇気を奮い起こしはじめ、とりわけそれがセラピストに対してであると（たとえば、批判や怒りを表明したり、マスターベーションでのファンタジーを打ち明けたり、あるいは子どものときに許されていたよりもより自己主張的に料金や面接スケジュールについて配慮を求めたりすると）、患者はその後のセッションでは慣習的な考えや感情や行動にしばしば後戻りする。発達による変化には必然的に進展と後退の繰り返しがあることを認識できていないセラピストは、クライエントの動きに退行的な側面があるにしても、全般的な変化の方向は進展的だとはっきりわかるまではこうした現象に狼狽してしまうかもしれない（この種の逆転移は、幼い子どもがやっと一晩中一人で寝ていられるようになったのに、その後一週間もの間午前3時の寝室訪問が続いた場合の、親の正常ともいえる憤慨に似ているだろう）。

　正確にいうと、人が特別に慰められたいと気づいて、支えてほしいとか元気

づけてほしいと求めている場合や、原始的水準の欲動の発散のために意図的にある手段（たとえばスポーツ競技）を求めている場合は退行ではない。防衛機制であると認定するには、その過程が無意識的でなければならない。したがって、ある野心を実現したあと、すぐ不平がましく小さな女の子のような話しぶりに気づかずに陥っている女性や、妻との間で新しい性質の親密さを得られたその直後に妻に対して無思慮にののしる男性は、精神分析的な意味で退行しているのである。その振る舞いがそれぞれ意識的に選ばれて実行されているわけではないからである。

　この退行という防衛を、ほかの防衛よりも多用する人もいる。たとえば、成長や変化のストレスに対して、病気になることによって反応する人もいる。身体的病気があるとは診断できないような多くの人が、それにもかかわらず身体的にはつらさを感じており、ベッドに戻ってしまう。この過程は意識的ではなく（もしそうなら、仮病である）、退行している本人とその人とかかわりのある人との両方に苦痛をもたらすだろう。この種の退行は身体化として知られ、通常、変化に対する抵抗であり、治療的取り組みが難しい（文献367参照）。[*4]

　心気症の人々の中には、決して治療に反応せず、曖昧でよく変わる訴えを長々と繰り返して医師をおかしくさせるほどの患者もいるが、こうした人々は、生活の中にある混乱を招く側面に対処するおもな手段として、病人の役割への退行を使っているのである。彼らはセラピストにみてもらうよう勧められるまでに、通常すでに、甘やかされている子どもか、あるいはしつこく注目を集めたがる人と同じように繰り返し扱われてきたことから、強化されて実際貫通不能の防衛の壁をつくり上げている。彼らは、臨床家が彼らのことを仮病だと明らかにしようとしていると思い込んでいる。したがって、病人役割への退行を防衛として偏重しているクライエントをもったセラピストは、ほとんど超人的ともいえる戦術と忍耐を備えている必要がある——特に、何かあれば病床に伏せるという患者のもつパターンが、そうした立場から生じるまた別の報酬によって強化されているならば、いっそうそうである（「二次的疾病利得」：第14章参照）。

　身体的苦痛や疲労を訴えている人を見て、その人は情緒ストレスに対するおもな反応として退行の防衛を用いているのだと、早急かつ軽率に結論しては

---

*4　私はこの用語を精神分析の慣習に従って用いている。身体化（情緒的ストレスに関連した身体的な障害）は、転換（生理学的には説明できない麻痺や視力喪失のような特徴的な身体的障害）とは区別される。この文脈では、身体化はより一般的な身体的衰弱にあたる。

いけない。病気のストレスそのもののために苦しんでいる人が退行反応を示しているのかもしれない。人は無意識的な抑うつのために病気になることがあるし、また逆に実際に病気であるために抑うつにもなるのである。しかし、広く注目されてきたことだが、身体化や心気症は他の比較的あまり役に立たない子どもっぽい生活対処法への退行と同じように、人の性格の一種の礎石となりうる。ある人にとって、退行が生活上の難問に対処する中核的な方略となっているなら、その人は幼児性パーソナリティ[*5]であるとしてもよいであろう。

隔　離

　さまざまな不安や他の苦痛に満ちた心の状態に対応するのに人々が用いる方法の一つに、感情を知識から隔離するという方法がある。より機械論的にいうと、ある経験や観念の情緒的側面が認知的側面から引き離されるということである。情緒の隔離は大いに役立つ場合もある。外科医が患者の肉体を切開するさいに、患者の身体的苦痛や自分自身のもつ嫌悪感や心痛やサディズムをたえず感じていたら、手際よく手術をこなすことができないだろう。また、将軍が戦場の生々しい恐怖をもちつづけていたら、戦略プランを立てられないであろう。警察官は冷静でなければ暴力犯罪を捜査することはできないであろう。

　リフトン（Lifton, R.）[329]は、大惨事の結果の「心的麻痺」について描写したが、これは感情の隔離が社会的規模で行なわれた一例である。第二次世界大戦におけるナチによるユダヤ人大虐殺の生存者とかかわっているセラピストは、彼らが想像を絶する残虐行為を淡々と説明するのを聞いて圧倒されてしまう。政治学者ハーマン・カーン（Herman Kahn）[259]は、核による災害が引き起こす結果についての影響力の大きい本を著したが、その中で彼は、原子力災害の慄然たる結果について、突き放した視点からほとんど陽気とさえいえる筆致で描写して

[*5]　この幼児性パーソナリティのカテゴリーはDSM第2版以降は、正式には残っていない。しかし、分析的な診断を用いる多くの人はこのカテゴリーを放棄してはいない。カーンバーグ[274]の主張によると、DSM-Ⅲとこれに付随するマニュアルの中の演技性パーソナリティについての記述は、以前の幼児性パーソナリティ構造の概念のあるいくつかの性質を内包しているものだという。また、DSMの最近の版にある依存性パーソナリティ障害の診断には、退行をよりどころにしていることが示されている。

いる。極限状況に対する有効性に関していえば、隔離は解離よりも大いに役立つ。隔離の場合、ある体験の情緒的意味は切り離されているものの、意識された体験すべてが完全に取り除かれているわけではないからである。

心的外傷がない場合でも、ある気質をもった子どもがあるスタイルの養育を受けると、隔離が中核的な防衛となることがある。多くの人が気づいていることだろうが、ほとんどの人々が強い感情を抱くはずのことについて、何の情緒的反応もわかないと主張する人々がいる。このような人々は隔離の防衛を美徳とし、理性的な事柄だけを言いあらわすことを理想と考えていることが時々ある。われわれの文化には、知性から情緒を隔離する能力を高く評価する傾向があり、このことは、かつてのSFテレビドラマ『スタートレック』のファンの間で、ヴァルカン星人の父をもつミスター・スポックが、熱い支持を集めていることでも明らかである（訳注：ミスター・スポックはSFドラマシリーズの中の宇宙船エンタープライズの乗組員で、論理的知性的な人格で知られる）。隔離が生得的な性質ではなく、一つの防衛として認識されていることは、このシリーズの作者の判断によって図らずも明らかになった。ミスター・スポックに潜在的な情緒的側面、すなわち地球人の母へ寄せる思いが付与されたのである。

精神分析的に考える人たちには、隔離は「知的な防衛群」の中で、つまり知性化や合理化そして道徳化といった一連の基本的心理操作のうちで、もっとも原始的なものと考えられている。これらの防衛については次の節で一つずつ取り上げていくが、これらに共通しているのは、何らかの状況や考えや出来事についての、個人的で生理感覚的な意味合いが無意識に追いやられることである。ある人物がおもに用いている防衛が隔離である場合、そしてその人の生活パターンが考えることを偏重し、感じることを軽視しているようなら、その人の性格構造は強迫的と考えられる。

知性化

知性化は、感情を知性から隔離する一つの高級な防衛に与えられた名称である。典型的には、隔離を使う人は「何も感じません」と言うであろうが、知性化をする人は感情がないかのごとき印象を聞き手に与えつつ、感情について話すのである。たとえば「そうですね、当然そのことについては怒りを覚えますね」

と普段と変わりなく第三者的な口ぶりで発せられたコメントは、その人にとって怒りの感情は理論的には受け入れられているが、実際に表現するのは抑制されていることを示唆している。精神分析を受けている患者がその治療を知性化している場合、カウチでの体験を、心を動かされたことを開示するというより、自分の精神についてまるで気象通報のような調子で要約しがちである。1988年のアメリカ大統領選挙のとき、マイケル・デュカキスはもし妻がレイプされたらどうするかと問われて知性化して回答したところ、大衆は彼は明らかに防衛的だとさげすみの目を向けたのであった。

　隔離が外傷的な過剰な刺激を処理するのと同じように、知性化は日常的な情緒的負荷を処理する。人が情緒的な意味に満ちている状況でも合理的に考えられるということは、かなりの自我の強さがあることを示している。そして、そのような状況の感情的側面が最終的により情緒を伴って承認され処理されているかぎり、この防衛はうまくはたらいていることになる。多くの人々は、ストレスに衝動的で条件反射的な反応を示すのではなく、知性化できるようになったとき、自分は飛躍的な成長を遂げたと自覚する。しかし、防衛的に知性を重視し情緒に抗する姿勢から抜け出せないような場合、上述したデュカキスの例でも示されたが、その人は情緒的に誠実でないと直感的にみなされてしまう。生活に対処していくのに、知性化に頼ることが身についてしまっている人には必然的に、性や冗談や芸術表現やその他の楽しみをともなった大人の遊びが切り捨てられているだろう。

合理化

　合理化という防衛はあまりに身近なものだから、ここで今さら詳しく説明する必要はほとんどないであろう。この合理化という用語は、精神分析的な文献で使われているのと同じ意味で一般に広く使われているだけにとどまらず、もともとわれわれの多くが、少なくとも他者においてだが、楽しみを自然と見出している現象でもある。ベンジャミン・フランクリンによると、「理性をもった生物（人間）であるということは何と都合のよいことか。しなければならないと思ったこと何にでも理由をみつけつくり出すことができるのだから」（文献491 p.39の引用による）。合理化が役を果たすのは、ほしかったものが手に入

らなかったとき、もともとそんなにほしいものではなかったと振り返って結論を下す場合（イソップの寓話「キツネとぶどう」にちなんで、「すっぱいぶどうの合理化」と呼ばれることもある）や、何か悪いことが起きたとき、とどのつまりそう悪くはないのだと判断する場合（「甘いレモンの合理化」）がある。最初のほうの例をあげると、高額すぎて買えなかった家について、どのみち自分たちには広すぎたという結論に落ち着くことであり、二番目のほうは、学ぶことに価値をおいている人に広くみられる合理化、「まあとにかく、いい勉強になったよ」である。

　知性的で創造的な人ほど、合理化が上手であろう。この防衛がうまく機能すると、悔いを最小限にとどめて困難な状況に善処することが可能となる。しかしこの防衛方略としての合理化の欠点は、現在のことであれ過去のことであれ、実質的に何でも合理化されうることである。人は、ただそれがよいと思ったからというだけで、何かをすることにするということはめったにない。子どもをなぐる親は「子ども自身によかれ」と思ってそうしたと申し立てをし攻撃を合理化する。面接料金を無神経に値上げするセラピストは、たくさん支払ったほうが患者の自尊心を高めるのに役立つのだと決めつけて貪欲さを合理化する。ダイエットの常習者は、健康のためといって虚栄心を合理化する。

道徳化

　道徳化は合理化と密接な関係がある。ある人が合理化しているとき、その人は無意識的に、ある決定に対して知的に受け入れられる根拠を求めている。道徳化しているとき、人はそのような経過をたどったのは自分の義務であると思えるような道筋を追い求める。合理化は、もともと欲していたことを合理的な言語的説明に変換するが、道徳化は、それを正当化できる、あるいは道徳的に正しい義務の領域に移すのである。たとえば、合理化する人ならば、ある失望がもたらした「いい勉強になった体験」について話すところで、道徳化する人はそれこそが「人格形成だ」と主張するだろう。

　このように衝迫を自己正当化する方向で変容すると、他者はそれを快く思うか、あるいは何となく不愉快に感じるかする。ある社会的政治的状況下で、道徳的でありたいと願う一般の人々のもつ願望を利用している指導者は、集団的

道徳化を造作なくつくり出せる。かくして、大衆はほとんどまばたきする間もないうちに知らぬ間に誘導されてしまう。植民地主義者は、略奪した資源の本来の所有者である人々に高度な文明をもたらしたと確信しているが、これは道徳化のよい例である。ヒトラーは、人類が倫理的精神的に向上していくためには、ユダヤ人、同性愛者、ジプシーを抹殺することが必要だと、驚くほど多くの人々に信じ込ませ、自分の残忍なファンタジーをほしいままにした。またスペインの異端審問（訳注：1480年から1843年まで国家の管理下にあったスペインの宗教裁判で、特に16世紀には厳格で残酷だった）は、攻撃性や貪欲さや全能性の追求の道徳化として今や悪名高い社会運動の一例である。

　それほど大きな惨事ではないが、従業員の犯した失敗について、遠慮せずにはっきり言ってやることが上に立つ者の務めなのだと理由づけて、部下を厳しく叱責することを防衛している人はよくみられる。博士号の口頭試問で、敵対的な態度の試験官は次のようによく言うものである。「この研究が当然受けるべき批判を控えて、この学生をえこひいきするつもりなんですか」。私の友人のあるインテリアデザイナーは、「たいへんなんだけど、顧客を引きつけるようなたたずまいを演出する義務が私にはあるの」と言って、高額な改装をすることにした決断の背後にある虚栄心を道徳化していた。映画女優ベティ・ディビスは第二次世界大戦中も映画出演を続けたいと思っており、その気持ちには葛藤があったのだが、次のように説明してそのわだかまりを解決したと語っている。「でもアメリカを混乱させ麻痺させることこそが、敵が望んでいたことだと思いました。それで、私は映画の仕事を続けることにしたのです」（文献502の引用による）。

　道徳化は、スプリッティングが発達的に進んだ形態だとみなすとわかりやすくなるかもしれない。精神分析の文献の中でこのような観点で示されているのを見たことがないが、道徳化する性向は、何でも善悪の区別をつける原始的な傾向が、自然に発展したその後の段階だといえる。スプリッティングは両価性に耐えられるような統合的な自己がまだ存在していない子どもにはごく自然に生じるが、道徳化は自己が発達して受け入れられるようになった複雑な感情を、原理原則に従って解決するのである。道徳化からは、超自我がはたらいていることが推測される。通常それは、厳格で懲罰的であるけれども。

　道徳化は、道徳的マゾヒズムと分析家から呼ばれる性格的組織化に顕著な防衛である。また一部の強迫的な人々も、この防衛に執着している。心理療法の中で道徳化を使う人は、臨床家にとってやっかいなジレンマをつくり出すこと

第6章　二次的(高次の)防衛過程

がある。臨床家が彼らの自己否定的な態度や行動を直面化すると、患者らは、臨床家は自分たちと同じように問題をみる道徳性が欠けているとみなす。私の患者の中に強迫的な男性がいて、その人はボーダーライン圏の神経症寄りにいたのだが、彼は、自分の強迫的なマスターベーションについて、道徳的な判断を下してくれと私に懇願しつづけた。その判断が、自分の葛藤を解決してくれると思っていたのである。私は「もし私が、マスターベーションは女性とつきあったり関係を深めていくのを邪魔していると思うと言ったら、あなたはどんなふうに思いますか」と言った。彼は「批判されたと思うし、穴があったら入りたいぐらい、ひどく恥ずかしくなるでしょう」と答えた。そしてまた私が「あなたの抑圧的な生活背景を考えると、あなたのマスターベーションは、ある種の性的な満足を見出せるようになった一つの達成であるし、性的発達の成長傾向を示していると思います、と私が言ったら、あなたはどう思いますか」と言うと、彼は「あなたは堕落していると思うでしょう」と答えたのであった。

道徳化は、「成熟した機制」とみなせる一定の防衛であるかのようだが、しかし他方、頭にくるほどに治療の影響を受けつけない可能性もある、という警告をも示してもいる。神経症圏の人であっても、ある特定の防衛方法を、常習的かつ硬直的に使う性格特徴をもった人と心理療法をしていくのは、明らかに精神病圏の患者と心理療法をしていくのと同じくらい根気がいることもある。

分画化

　分画化もまた知的な防衛の一つである。これは合理化や道徳化よりも解離的過程に関係が深いであろう、分画化を支えるために合理化が要請されることが多いけれども。感情の隔離と同じように、分画化も比較的原始的な側に位置する。その機能は、二つの葛藤を生む状況が当惑や罪悪感や恥や不安を意識することなく併存することを可能にすることである。隔離には認識と感情との間の亀裂があるが、分画化の場合、相容れない一連の認識の間に亀裂がある。ある人が分画化しているとすると、その人は本質的に定義上葛藤するはずの二つあるいはそれ以上の観念や態度や行動を、矛盾を感じることなしに保持している。心理学的な考え方をしない人の目には、分画化は偽善と区別できない。

　われわれのたいていがときおり罪悪感を覚える分画化の日常的な例には、次

のようなものがある。率直なコミュニケーションが重要だとしていながら、他人に自分の意見を言わない態度をとっていたり、偏見を非難しながら民族蔑視的なジョークを楽しむといったような、黄金律または第一原則として公言している信念に関して、同時併行的な態度をとることである。分画化のより病理的なものは、人前では大いに博愛的でありながら、家に帰れば子どもを虐待している人々にみられる。最近では一般の人々も、罪を非難する聖職者が他方ではその罪を共有しているどころか熱心に罪を犯すようなことをしているという現象に気づいてる。ポルノグラフィ撲滅運動家で莫大な量のポルノグラフィを収集している人は一人にとどまらない。罪となる行為に明らかに罪悪感が伴っていたり、それを犯したときに解離状態にあった場合は、分画化の防衛が明らかであるとはいえない。分画化の用語は、くい違いのある行動や考えが両方とも意識とつながっている場合にだけ適用されるべきである。分画化を使っている人は、直面化されるとその葛藤を合理化しようとする。

打ち消し

　道徳化がスプリッティングの成長したものと考えられるのと同じように、打ち消しは、万能的コントロールの自然な継承者と考えられる。打ち消しの防衛には、その原始的な源をほのめかすような魔術的な性質がある。防衛的な打ち消しに没頭している人が、それが自分の観察自我に見えてくるので、その迷信的な行動の意味を悟るようになることも多いけれども。打ち消しはまさに一般に思われているとおりの用語である。ある感情——通常、罪悪感や恥ずかしさ——を、それを魔術的に消し去ってくれるはずの態度や行動でもって帳消しにしようとする努力である。日常的な例をあげると、前日に癇癪を爆発させたことを償うつもりで、おみやげを持って帰宅する配偶者などである。もしその動機を意識化しているのなら用語上は打ち消しと呼べないが、打ち消しをしている人が自分の恥ずかしさや罪悪感に気づいておらず、それゆえ昨日の償いをしたいという自分の願望を意識化できないでいる場合、打ち消しだということになる。

　多くの宗教的儀式には打ち消しの側面がある。たとえ思考の中でだけ犯した罪であっても、これを償おうとする努力は、普遍的にみられる人間の衝動であ

るかもしれない。子どもが死を認知的に理解できるようになる年齢では、打ち消しの要素をもった魔術的な儀式が数多くみられる。母親にひどいことが起きないよう、歩道の割れ目を踏まないでよけようとする子どもにみられるようなゲームは、母親の死を願う無意識の願望の打ち消しと精神分析的には理解できる。死の概念がより成熟した意味を担うようになる以前では、こうした願望はよりいっそう強い恐怖をつくり出すのである。こういう行動に自分の敵意感情は危険だというひそかな信念があらわれていることから、万能的ファンタジーの存在がわかる。すなわち、思考が行為と等しいのである。

　私の患者の一人は、かつて私に花をくれることが時々あった。彼女は非常に混乱した状態にあったし、私が受け取らなくて、そうした贈り物をくれる彼女の性癖を分析しようものなら、自分の気前のよい衝動が根本的に拒絶されたと受け取るだろうと思われたので、長いこと私はこの行動のもつ意味を彼女と探究する試みをしないままでいた。しかしついに彼女は、面接で私に対して怒りを抱いた次の回にいつも花束をもってくる傾向があったと自分自身で理解できた。「花束は本当はあなたのお墓への献花だったと思います」とにっこり笑って彼女は言った。

　自分の過去の罪や間違いや失敗に対して強い自責の念をもっている人々は、たとえそれが現実であり誇張されたものであれ、あるいは思考の中でのみ犯したものであれ、生涯にわたって打ち消しをすることがある。たとえば、アドリ・スティーブンソン（訳注：アメリカの著名な政治家）は、子どものころ誤っていとこを殺してしまい、人々への奉仕に残りの生涯を捧げることを決心した。私が愛他的性格の心理についての研究でかかわった中流階級の白人女性は、有色人種の人々のための平等主義運動に何十年もの間献身していた。彼女には9歳ごろ、深く愛していた有色人種の女性をうっかり侮辱してしまったという背景があった。熱心な死刑廃止論者についてのトムキンスの研究は、彼らのパーソナリティはやはり打ち消しの防衛をめぐって組織化されていることを示唆している。

　過去に犯した罪を償うという無意識的意味をもつ行為が、個人の自尊心を維持するおもな方法となっている場合、その人のパーソナリティは強迫的であるとみなされる。「強迫」そして「強迫的」という用語が通常あまりにしばしば好ましくない行動に結びつけられるので、私はここで強迫性の概念は、道徳的内容に関しては中立的であることを強調しておきたい。言い換えれば、強迫的な飲酒者といえるように、強迫的な人道主義者ともいえるのである。*6

自己自身への向け換え

　アンナ・フロイトは簡単で日常的な言葉を使う傾向があったが、「自己自身への向け換え」という用語も例外ではない。「自己自身への向け換え」の概念は、精神分析についてよく知らない人であっても推定できるような意味である。すなわち、ある否定的な感情や態度の向かう方向を、外的な対象から自己へと向け換えることである。もしある人が、自分の生活の安定のためには他人の善意に頼らずにはいられないのに、それを提供してくれている権威的人物に対して批判を抱いていて、しかもその権威的人物がそうした批判を許容しそうもないような場合、その批判的な考えは心の中に振り向けたほうが無難であろう。住む場所を選ぶ余地もなく、気難しい養育者の機嫌を損なう高い代償を支払わなければならないような子どもにとって、自己自身への向け換えの防衛は、自分の生活の安定は信頼のおけない大人しだいなのだという、かなり動揺を招く事実から気をそらしてくれる。自己批判的であることは不快ではあるけれども、事態を変えていく力が自分にはないという状況のもとで生き延びていくためには、実在する脅威を認識するより情緒的にはまだましなのである。

　私の患者の一人は、その成長期をたびたび自殺を図る母親と、気まぐれに家を出奔して時々いなくなる父親に養育される生活を送った。彼女の家族の安定はかなり危ういもので、お金のことでも問題を抱えていた。この女性の最初の記憶は、家賃の支払いが滞ったためにアパートから追い出されたということにまつわるものであった。母親が自殺してしまうのではないか、そして父親が自分勝手に蒸発してしまうのではないかという恐怖を慢性的にもちつづけているよりも（どちらもその可能性がかなり高かったけれど）、彼女はもし自分が

＊6　"obsessive"と"compulsive"は、パーソナリティ構造に適用される場合、かならずしも軽蔑的な用語とはかぎらない。たとえこれらの名称が、病理的状態のobsessionとcompulsionを理解しようとすることから由来しているにしてもである。自我違和的でしつこくて好ましくない考え（強迫観念obsession）、あるいはなかなか止められない好ましくない行動（強迫行為compulsion）に苦しんでいる人たちは助けてほしくてたまらないかもしれないが。対照的に、小説を書くことを楽しみつつ強迫的になっている人や、強迫的なまでにガーデニングに喜んで精を出している人を「病気」とみなすのはほとんど無理がある。適応的で健常度が高い場合もあるが、性格を記述していくさいに、"obsession"を思考スタイルに、"compulsion"を行動の適応様式に適用していくことにする。

っとよい人になりさえすれば、両親は自分のことを愛して保護してくれるはずだと信じ込む技を身につけていった。この信念は児童期には適応的であったが、大人になって何らかの不快な環境に対して、状況を改善するためにまずいろいろ努力を尽くすことをせずに自己非難でもって対応したときには、たえず苦悩をもたらした。彼女が、自分は自分自身を内面的に高めていくことだけが効力感を得る唯一の望みであるような、機能不全の家族の中の無力な子どもではもはやないことを情緒的に理解するには何年もの治療が必要であった。

　われわれには、否定的な感情や態度や認識を自己自身に向け換える傾向がある。この自己自身への向け換えという処理過程は、自分の混乱した状況を（実際以上に）コントロールできるという幻想を与えてくれるからである。自己自身への向け換えは、健康な人々の間でもよく使われる防衛である。こうした人々は、不快な特性に気づいていながらこれを否認したり投影したりする誘惑には抵抗して、問題は誰か他人のせいではなく自分のせいだとする間違いを犯すほうをむしろ好む。抑うつ性パーソナリティやある種の性格的マゾヒズムの人々の間では、この防衛の自動的、強迫的使用がよくみられる。

置き換え

　置き換えもまた、精神分析用語としての意味合いがあまり歪曲されずに一般に認められている防衛である。私の娘は11歳のとき、飼い犬が悪さをして叱られたすぐそのあとで、おもちゃの車に襲いかかっているのを見てこう言った。「見て、あれ。あの子、おもちゃにあたってる、人間とまったく同じだね」。この置き換えの用語が示しているのは、欲動や感情やこだわりや行動の向かう対象を、もとの本来のものから別のものへと移すことである。方向を変えるのは、もとの方向づけのままでは何らかの理由で不安がかきたてられるからである。

　昔の漫画に、上司にひどく叱りつけられた男が家に帰って妻に怒鳴り、そしてその妻は子どもを叱り、その子は犬を蹴るというのがあったが、これは置き換えの典型である。マレー・ボウエン（Murray Bowen）の流れをくんでいる家族療法家は「三角関係化」を重視するが、これは置き換えの現象である。いくつかのカップルで私が気づいたのは、カップルの一方が浮気をしている場合、もう一方は浮気をしている当人を憎むのではなく、浮気「相手」に憎しみを向

けることである。「家庭をめちゃくちゃにしたあの人」という言葉は、自分の配偶者は不誠実な誘惑者による無辜の被害者なのだという意味をもっているが、こうした三者の関係性はすでに裏切られて傷ついている人にとって、さらに苦しみが増すのを防いでいるようである。それは、もし裏切られた怒りを不実な配偶者に直接向けていたら、さらに関係が悪化していく恐れが増したかもしれないからである。

　快感もまた置き換えられる。性的フェティッシュは性的な興味の方向を人間の性器から、たとえば足や靴など、無意識的には性に関連しているある領域に向け換えることと説明できる。男性の成育歴において女性性器が危険だとするような出来事がもしあったとしたら、女性性器は女性に関連した何らかの対象に置換されるだろう。不安もまた置き換えられる。フロイトの有名な患者「ウルフマン」は後年ルース・マック・ブルンシュビック（Ruth Mack Brunswick）の治療を受けた。彼は自分の鼻(むこ)に病的なまでにとらわれていたが、これはペニスに関するぞっとするような切断のファンタジーの置き換えとして理解されるであろう。不安を、ある領域から著しい恐怖現象を象徴的に示す特定の対象へと置き換えている人がいたなら、その人には恐怖症があるといえる（たとえばクモ恐怖のクモには、母親の性交という無意識的な意味がある。また、ナイフ恐怖のナイフは、無意識的には、侵入してくるペニスと等しい）。生活の多くの面で、置き換えられた恐ろしい対象にとらわれているというパターンがみられる人がいたなら、その人の性格は恐怖症的だといえる。

　人種差別、性差別、同性愛差別、そしてまた社会的問題を、反撃する力のほとんどない、市民権を得ていない集団のせいにするなどの悲しむべき文化的風潮があるが、これには置き換えの要素がかなりある。たいていの社会的集団やサブカルチャーには何かを悪玉としてやり玉にあげる傾向がみられるが、これも同じである。サリバンは転移が臨床場面以外で発現することを「パラタクシックな歪曲」と呼んでいるが、これと同様に、臨床における転移にも、（自己の内的特徴の）投影と同じように（重要な初期対象への感情の）置き換えが含まれている。置き換えの良性の形式には、攻撃的エネルギーを創造的な活動に転用すること（家事が一気にはかどるのは、何かにむしゃくしゃしているときである）や、性的衝動を、不可能なあるいは禁じられた性的対象から適切な相手に向け直すことなどがある。

反動形成

　反動形成という防衛は興味深い現象である。確かに、人間という生物は、あることをより脅威的でなくするために、反対側の極へと転回させることができる。反動形成の伝統的定義は、否定的な感情を肯定的なものへ転換すること、あるいはその逆に肯定的な感情を否定的なものへと転換することである。たとえば、憎しみを愛情へ、憧れを蔑みへ、妬みを親しみへという変容があることは、日常のありふれた交流から推測できる。

　おそらくこの反動形成の過程がはたからみて認められるようになるのは、子どもが3、4歳ごろであろう。このときまでには、赤ちゃんが生まれてその座を奪われた年上の兄姉は、自分の怒りや嫉妬を、新生児への意識的愛情へ転換して処理できるぐらいの自我の強さをもっているものである。何らかの容認されない感情がこの防衛から「漏れ出てくる」こと、たとえば意識化されている情緒傾向の中に、はた目からみてごくわずかに何らかの過剰さや偽りが感じられるような場合、それは典型的な反動形成である。たとえば、弟が生まれてその座を追われた就学前の女の子の場合、「死ぬほど赤ん坊をかわいがる」独特な様子がみられるかもしれない。非常にきつく抱きしめたり、大声で歌い聞かせたり、乱暴にはずませるように揺すったりなどである。そしてまた、弟妹がいるたいていの人の記憶の中には、自分自身が子どものころ、赤ん坊の弟妹の頬をつねって泣かしたり、弟妹に対して気づかいを示しつつ実はそれには悪意があったり、好意からしたことだとして何か悪いことをしたという話があるだろう。

　反動形成とはある感情を反対の感情へと転じることであるというより、もっと正確に説明するなら、それは両価性を否認するために機能しているとするのがよいかもしれない。完全に混ざり気のない感情成分などないというのが精神分析の基本的仮定である。われわれは好意をもっている人を憎むことができ、感謝している人物に対して憤慨することができる。われわれの感情状態は何か一つの感情態勢へと還元されるものではない。精神分析でなされる解釈についてのよくある誤解は、分析家というものは、ある人の感じていたはずの「X」は、本当は「Y」であると暴露して喜んでいるというものである。しかし実際のところ、精神分析的により正しいのは、その人は「X」を感じているかもしれな

いが、その一方ではまた（おそらく無意識的に）「Ÿ」をも感じているというぐらいにすぎない。人は、反動形成において、自分が感じているのは複雑な感情反応のうちの、ある一方の極のみであると自らに信じ込ませている。

　弟や妹が生まれその座を追われた兄姉が、まだ、感情の微妙なニュアンスや（そしてもっと重要なことに）、感情と行動との違いを識別できる力が十分発達していない年齢であると、弟妹への否定的な感情を感じることを避けたり、肯定的な感情のみを感じる方法を見出したりする。こうした実例からも、この防衛がいかに有益であるかがわかるだろう。また、この心的操作がおおむね良性なものとなるような状況をあげると、子どもが殺したいほどの敵意とそして敬意との両方の要素を含むような競争心をもちつつ、有能な友人を排斥するのではなく、競い合うようにするといったことがある。大人にも反動形成は認められるが、通常成長した人の場合は、何らかの特定の状況への情緒反応をあらゆる面で認識したうえで、感情の部分ではなく、行動の部分にのみ制止をかけるのが望ましいであろう。

　反動形成を防衛として偏愛するのは、ある精神病理をもつ人々である。この精神病理では、敵対感情や攻撃的争いが一番の心配の種になっていたり、これらは手に負えなくなる危険があると感じられている。たとえば、パラノイドの人々は、はた目から見て彼らの中にあこがれや依存感情があると思われるときに、憎悪や疑心暗鬼のみを感じていることが多い。また、他の人々であれば憤慨を感じ合わせてしまうような権威的人物に対して、強迫的な人々は感謝と敬意のみを感じていると思い込んでいることが多い。

逆　転

　自己にとって心理的な脅威となる感情に対処するもう一つの方法をあげると、自分の立場を主体から客体へ、あるいは逆に客体から主体へと立場を入れ替え

---

*7　この点フロイトは、微笑ましいがあやしい主張をしている。すなわち、両価的でない感情状態などというものはないという精神分析の絶対的な前提に唯一の例外が存在し、それは母親のもつ幼い息子への愛情だというものである。これは明らかに、赤ん坊のフロイトに母親は少しも否定的な感情をもたなかったはずだと信じたいという彼の個人的願望から生じている。このことに関して、彼の考えを受け入れている分析家はほとんどいない。

てシナリオを演じることがある。たとえば、誰かに保護されたいと願うのは恥ずかしいとか危険なことだと感じている人の場合、他の人の世話をしたりそうされている相手の満足に無意識的に同一視することよって、自分の依存欲求を代償的に満たすことがある。この逆転の特別な形式として、治療者のもつ古くから知られている趣向があげられる。自分自身のもつ依存性については心地悪さを感じていることが多いのに、他人に頼られるとうれしくなるのである。

　子どもが人形や（現在よく出回っている男の子がもつような）「アクションもののフィギュア（縮尺人形）」で遊べる年ごろになれば、この逆転を使っているといえる。この逆転の利点は、あるやりとりの中で力を転換できれば、受け身でなく力をもつ主体的立場にいられることである。制御－克服理論（コントロール－マスタリィ）の論者は、これを「受動から能動への変換」といっている。逆転されたシナリオが良質のものであれば、この防衛は建設的にはたらいており、反対に逆転された状況が本質的に不快なものであれば破壊的にはたらいていることになる。学生サークルや学生寮に入会するさいの上級生からのいたずらや、その他の乱暴な通過儀礼の例をあげると、入会儀式のときの被害は、受け身から能動へ、そして被害者から加害者へと立場が交換されることによって、のちに楽しく感じられる状況へと変わるのである。

　時には臨床実践において、セラピストの才覚を問うように使われる逆転に出会うこともある。私は以前ある男性との心理療法に長期間携わっていた。その男性の母親はひどいうつでアルコール依存でもあった。彼がまだ少年であったころ、毎朝キッチンで目にしたのは、タバコを手にしてコーヒーカップの上にうなだれている消耗しきった痛々しい母親の姿であった。彼の呈している問題は、この痛々しく、自殺する可能性を抱えていた母親との満たされない関係に端を発する、抑うつへの陥りやすさであった。彼は面接にやって来ると私の顔を見てよくこう言った。「今日はきっとお疲れなんですね」あるいは「明らかに何かで落ち込んでますね」と。彼の読みが正しいことも時にはあったが、私の気分がよく彼の観察のほうが正しくないと思われたときのほうがずっと多かった。心理療法が進んでいくにつれて、私は「私自身は疲れているとか落ち込んでいるとか思っていなかったんですが」と言って、彼が私について抱いていた前提、つまり私が疲れているとか気落ちしているという憶測について取り組むようにしていった。彼は私のコメントに興味をもつこともなく、また置き換えたり投影したりしている内容を理解する足がかりとして利用することもなかった。かわりに、心理的に私と役割を反転させてこう言った。「先生は大丈夫

だと思っているかもしれませんが、明らかに大丈夫ではないんです」「私には人を観察する並はずれた目があって、その人を見れば落ち込んでいるとわかるんです」。

　この男性は、本質的には自分がセラピストとなり私を患者にすることで、彼にとってやりにくい状況を逆転させていた。彼は幼少期に母親が親として頼りないという経験をしてきた。この経験のために彼は、とりわけ女性の対象に依存するような立場におかれたときに、何らかの情緒的安心感を覚える下地がなかったのである。この事例の場合、この逆転を使ったおかげで、彼は自分が情緒的にひどく混乱していることに気づかないですんでいた。しかし、そのために、情緒的に互恵的な人間関係をもつことが困難になっているという不幸な副作用を引き起こしていた。彼の抑うつ症状を刺激していたのは、困っている子どもと共感性のかぎられた親のシナリオを再現して、自分が後者の立場になる傾向が、結局親密になっていく可能性のあった人を苛立たせてしまい、友人関係や恋愛がことごとくだめになってしまうことであった。

　愛他主義についての私の研究370の対象だった人の中に、魅力的で社会的成功を遂げていた40代の男性がいた。彼の生活の最大の満足は、行き場のない子どもたちの養子縁組を仲介する国際的機関でボランティア活動をすることであった（そうした子どもたちの中には、非難や蔑視されている民族の出であったり、身体的障害や奇形があったり、先天的な疾患をもっている人がいた）。彼の言葉によると「赤ん坊を養母に手渡してその子にとって新しい人生が始まったことを知ったときの興奮は、とても言葉にできるものではありませんよ」ということであった。彼の成育歴では、痛ましいことに2歳のとき母親が突然亡くなったということがあった。彼はその後しばらくは悲嘆していたが、籍は入れなかったもののある家政婦の養子になり、のちにこの家政婦は彼の父親と結婚して、あらゆる心理的意味において彼の母親となったのである。養子縁組を成功させたとき、例外なく彼は自分がかつて救われたのと同じように、ある人を救ったのだという高揚感を覚え（私が彼を研究するまで、彼は自分の生活背景と人道主義的関心との結びつきに気づいていなかったのだが）、そして今度は彼は救い手で力をもっており、他方は無力で従属的立場の子どもであり、状況が逆転されていることに安堵感を覚えた。

　読者は気づいているかもしれないが、これまでの高次の防衛過程を論じているときには、それらに過度に依存している、何らかの特定の一つのパーソナリティ類型をあげていない。心理的に健康な人々は、たとえば逆転といったよう

なより成熟した防衛を使うだけでなく、さまざまな防衛方法に頼りながら、不安やつらい情緒状態を扱っている。したがって、容易に一つのラベルを貼ることができないのである。

同一化

　同一化が防衛機制のリストに含まれているのは奇妙に感じられるかもしれない。われわれのほとんどは、他の人や、他の人のある側面に同一化する能力を良性で非防衛的傾向であると考えているからである。ある種の同一化では、たとえ防衛的要素があったとしてもごくわずかであることはすでに確定されている（たとえば社会学習論的方向づけをもった心理学者が「モデリング」と呼んでいる類のもの）。しかし、精神分析的な考え方をする者は引き続き、多くの同一化は不安や悲嘆や恥などの苦痛な感情を回避したい欲求や、あるいは脅かされている自己のまとまりや自尊心を回復する必要性に動機づけられているとみなしている。他の比較的成熟した防衛過程と同じように、同一化は心的発達の正常な特徴であり、問題となるのはある特定の状況においてのみである。

　最初に非防衛的な同一化と、防衛的な同一化とを区別することを示唆したのは、フロイト[166]だった。そこでは、「攻撃者への同一化」と、彼が「依 託 的（アナクリティック）」同一化（anaclitic はギリシャ語の「〜にもたれる」という意味の語に由来する）と呼んだこととが区別されていた。フロイトによると、非防衛的な同一化は尊敬している人物のようになりたいという単純な願望に動機づけられており、防衛的な同一化はやはり同じように自動的なものではあるが、力をもっている人から受ける脅威を解決したいという防衛的動機から生じているという。（前者は「お母さんは心が広いし元気が出るよう慰めてくれる。私もあんなお母さんみたいになりたい」であり、後者は「私が反抗しているときのお母さんのおしおきは恐ろしい。もし私がお母さんになることができたら、私の外じゃなくて私の中にあのお母さんの力があることになる」である。）フロイトによれば、実際なされているたいていの同一化にも、愛している対象を単に取り入れることと、防衛として恐れている対象のようになることの、両方の要素が含まれているようだという。

　精神分析家がこの同一化という単語を使うのは、少なくとも一部は無意識的

であるにせよ、意図的に他者のようになることを意味する成熟した水準を指すためである。この能力は、他者を丸ごと吸収してしまうような類の、もっとも幼児期早期の取り入れの形式から始まり、他者の特徴を選んで身に帯びるような、より微妙で識別性をもった主体的自発的な過程にまでいたり、自然な発達の流れとして発展する。同一化の潜在的能力は生涯を通じて発展して変わっていき、心理的成長や変化の情緒的基礎となると考えられる。実際、親密な人間関係はお互いを豊かにするような同一化の機会を提供する。それゆえ、分析家は情緒的親密性に伝統的に価値をおいてきたのである（ブランクらの結婚についての本で、このことの影響についてなされている議論参照）。原始的な投影が情緒的に健康な人の生涯においては、より高度な共感能力にどんどん変わっていくのと相応するように、原初的な同一化の形式はしだいに尊敬する他の人の特質を蓄積して自己を豊かにするような、より識別力のある、微妙な陰影をもつ方法へと変化してゆく。

　フロイトのもっともよく知られている防衛的同一化の典型はエディプス状況である。この有名なシナリオでは、幼い子どもが通常3歳ごろになると、母親を独り占めしたいという彼の願望は、母親の愛情と身体の所有権は父親にあるという厳しい事実にぶつかる。子どもが恐れるのは、父親のことをライバルと思って殺してやろうか、それともひどい傷を負わしてやろうか、などと思っていたその仕返しに、明らかに強大な力をもつ父親が子どもに同じように報復してやろうとしやしないかということである。そして子どもはこのようなファンタジーに結びついた不安を同一化によって解決する（「たぶんお父さんを追い払うことなどできない。やっぱり好きだし、ほんとは殺したくなんてない。それにお母さんを独り占めすることもできない。やっぱり大問題になってしまうだろう。でも、お父さんのようにならなれるだろうし、大きくなったらお母さんみたいな人を独り占めできるはず」)。フロイトはこのファンタジーが正常かつ普遍的だと考え、また攻撃者への同一化の原型だと思っていた。この場合、攻撃者は想像上のものだが。

　同一化は本質的には中立的な処理過程である。同一化が悪い影響を与えるかそれとも望ましい影響をもつのかは、同一化の対象が誰であるかしだいである。

＊8　私はここではあえて男性代名詞を使っている。それはフロイトのこの過程についての説明はまず男児に対する理解に基づいており、その後、女性にもある意味拡大適用されたのである。後の理論家、とりわけ女性理論家たちは、女児の場合はいくぶんこじつけであり納得できないと思っている（たとえば、文献243、552、85、389、490、95、127、39）。

心理療法の過程の主要な部分は、古くからの、そして今となっては問題を生じている同一化について考え直すことである。このような同一化は自動化しており、子どものころは葛藤解決に役立ったが、成人となった今では葛藤の原因となっている。たとえば、かつて私が心理療法を担当していたある聖職者は、アルコール依存症で虐待的な父親と無力で恐怖症ぎみの母親をもつという過酷な試練を、タフなハリーおじさんを見習うことで切り抜け生き延びてきた。このハリーおじさんは、人間関係のトラブルすべてを拳で解決するような男性であった。冷淡で都会的な地域の中のすさんだ家族の一員として、この解決法は青年期の彼にとってきわめて適応的であった。彼は行く手を邪魔する者を誰でも叩きのめしたので、その結果、誰も彼とかかわらなくなった。こうして彼は不安を軽減して、家では歓迎されないような感情を発散し、自尊心を回復し、他者の尊敬を勝ち得てきたのである。だが、のちに聖職についてから、教会の何人かのむかつく長老を、ぶちのめすぞと脅かしたとき、多くの会衆の敬意を失った。会衆の人々は、彼の行動はクリスチャンの感性にふさわしくないと思ったのである。彼はストレスに対処する新しい方法を身につける必要があると悟り、自ら治療に訪れたのであった。そこで彼は、自分の幼少期の同一化の特性や、そのために彼が現在支払っている代償を理解するようになった。

　同一化は人生のあらゆる複雑さを解消してくれる方法になりそうなので、人は情緒的ストレスにさらされると、よりいっそうこの防衛を用いる。特に自分がどんな人であるかについて、従来もっていた主観的見解が揺るがされている場合である。容易に予想されることであるが、死別や離別は同一化を促す。それは、いなくなった愛情対象への、そして残された人の情緒的世界の中でその人物にとってかわるような人々への同一化である。青年期の人は、迫りくる成人期に要求される複雑な課題に対応しようとして、手本となるようなヒーローを探し求めるものである。このことは、何百年にもわたって注目されていることである。実際、精神分析的なものの見方をする人の中には、現代の十代後半ごろの若者が今の西洋文化の提供するヒーローに満足していないことと、悲しむべきことにここ数十年来、青年の自殺が増加していることとを結びつけて考える人もいる（たとえば、文献230）。

　ほかの人に比べると、より安易にかつ柔軟に同一化する人もいるようで、こ

---

*9　たいていの現代の分析家は、攻撃者への同一化はもっとずっと早期にその源があると考えている。それは第5章で触れた生後1年の間の典型的な恐怖やファンタジーである（文献484参照）。

ういう人は自分の身に近づいてきたどんな心理的インクでも吸い取ってしまうかのようである。どんな程度であっても、基本的にアイデンティティが混乱している人は、ここで大きな危険に出会う。これはカルト集団の行動についての研究者なら誰でも明言できることである。回心という体験には、防衛的同一化の重要な要素が含まれている。ある領域においてのみアイデンティティが混乱しているだけのごく健常な人、たとえば自分のジェンダーが問題だという無意識的な気持ちをもっている、ヒステリー的にパーソナリティが組織化されている人のような場合であるが、そうした人でさえ、自分の生活上のやっかいな問題をうまくさばいてくれそうな身近な人に、通常の場合よりも同一化しやすいことがある。

　人間のもつ新しい愛情対象に同一化する能力は、おそらく情緒的苦悩から回復する人々が用いる重要な手段であり、また、どういった種類のものであれ心理療法が変化を達成するのに用いる主要な手段である。たびたび指摘されていることであるが、治療過程についての研究によると、ほかのどのような要因よりも、患者とセラピストとの間の情緒的性質が心理療法の結果と高い相関を示す[537]。心理療法の過程に関するいくつかの最近の研究でも治療関係が重視されていて、かつて心理的治療の最重要要因とみなされていた解釈ですら、ほとんどまったく言及されていないほどである（たとえば、文献340、323、203、380）。

　精神分析的治療では、セラピストに同一化する患者の傾性は、潜在的な回復可能性にとって重要なものであるとされるが、それはまたできるかぎり乱用されないよう保護される。臨床家は患者に対して、一般的な人間的徳性（たとえば同情心や好奇心、違うものへの耐性、そして最終的に自分の行動に責任をもつ感覚）を体現しはするが、自分の具体的な個人的属性を明らかにしたり助言したり特定の見解に賛同することなどは避け、患者のもつ容易に同一化しやすい傾向を安易に利用しないよう努めるのである。分析家は患者に対して、自らを救世主や癒し手や預言者として、誇大的に示す誘惑に陥らないよう自戒すべきだというのは、今なおこの分野での有益な格言である。患者の同一化したい願望を自己愛的に利用することについて、フロイトは繰り返し戒めを発していたが、今でも職業的なタブーである――このタブーは、その他のタブーと同じように、われわれの大部分が自ら認識しているよりも、おそらくかなり多い頻度で侵されているらしいが。

行動化

　ここで論じられるべきもう一つの防衛機制は、「行動化」という一般的なカテゴリーである。私はこの用語を引用符で囲ったが、それはこの語にはもともと軽蔑的な意味はなかったにもかかわらず、多くの場合、このラベルづけが本来ふさわしくないはずのあらゆる種類の行動にまでかなり適用されていることに注意を促すためである。本書のほとんどの読者は、おそらくこの語が非難がましく使われているのを耳にしたことがあるだろう。そしてまた、この概念のより専門的、学術的な用法についてはまだ知らないはずである。

　私の知るかぎりでは、「行動化」という言葉がもっとも早く使用されたのは、面接室外の患者の行動についての精神分析的記述においてである。それは患者の行動が、患者自身がもっているとは気づいていないか、あるいはあまりにも不安でとりわけ分析家の前では意識化できないような分析家への感情を、具体的に表現してしまっているような場合である。やがて、「行動化」はより広く使われるようになり、内的な禁じられた感情や願望に結びついた不安や、かなりの動揺を招く恐怖や、ファンタジーや、記憶に関連した不安を抑えようとする無意識の欲求に駆られた行動を示すようになった。恐怖に満ちたシナリオを実演することによって、無意識のうちに人は受動から能動へと変わり、演じられているドラマがいかに悲惨であっても、無力さや弱さの感覚を主体的で力をもった経験へと変換する（文献571参照）。

　私は数年前に治療で、ある教師に会っていたが、彼女には批判がましい母親との関係が、親密さにおびえつつもそれを強く求めずにはいられないというかたちで残っていた。彼女は、治療を始めて数週のうちに、ナンシーという名の同僚と性的関係をもちはじめた。このことで私には次のようなことが思い浮かんだ。彼女は私と親密になりたい願望をもちはじめていて、そして私が（彼女の母親と同じように）彼女のもつあこがれをばかにするだろうと無意識のうちに思って、私と同じ名前をもった人との間で、望みかつ恐れていたことのある面を行動化して、無意識的な禁じられている強い望みを扱おうとしている、と。この解釈はおそらく妥当であると思われるが、この種の実演化は分析でよく起こるもので、とりわけ患者が、自分の欲求や感情を、目上の人から拒絶されることを恐れるような児童期を送っていた場合に起こりがちである。

このように行動化という用語は、より正しくは、患者が治療の中で、まだ安心して言葉にできるほどではない転移的態度をあらわしていると思われる、何らかの行動のことをいう。それはまた、治療の内外の何らかの態度が、患者を取り巻く恐怖を抑えるという無意識的目的をもっている行動において、発散され解消されているような過程を名づけるために用いられている。行動化されることは主として自己破壊的であるかもしれないし、成長促進的であるかもしれないし、そのどちらもがいくぶん含まれているかもしれない。患者を行動化させるようなことは善悪ではなく、その人を強迫的、自動的にその行動に駆り立てるような、無意識的で恐ろしげな性質の衝動である。最近では何らかの好ましくない行動、たとえば手に負えない子どもや無礼な知り合いのする行動を、「行動化」と呼ぶような使い方が多いが、精神分析的には誤りである。この語句が否定的な意味をすでに獲得してしまっていることは、有益な行動化は、破壊的な性質の行動化のようには気にとめられないという事実のあらわれであろう。

分析家は、これまで通常無意識的に動機づけられている、ある一連の行動を記述するために多くの印象的なラベルをつくり出してきたが、これらはみな行動化の範疇に収まる。たとえばその例をあげると、露出症、窃視症、サディズム、マゾヒズム、倒錯、そしてその他の「対抗」とつくような、対抗恐怖症、対抗依存症、対抗敵意症などといった用語全般である*10（訳注：対抗恐怖症は強い恐怖を覚え、できれば避けたい対象にあえて自ら身をさらしていく態度であり、対抗依存症は依存をあえて拒絶していくような傾向であり、対抗敵意症はあえて嫌な敵意に身をさらしていく傾向である）。これらすべては、防衛的だとみなされるある特定の行動に適用される場合、その基底には恐怖あるいはその他の容認されない否定的な感情があることが多い。人は思い出せないことを行動化するというフロイトの観察は、今なお炯眼だといえる。特に、思い出せない理由が、何かとても苦痛に満ちたことが思い出されずに実演されているからだと考えられるのなら、

---

*10 その他の、人間のある傾性につけられた精神分析用語と同じように、この想定は、これらの過程が、どれも本質的に否定的なものであるとか、あるいは本質的に防衛的なものだと決めつけるものではない。たとえば、一般的な人々がもっているような正常な窃視症的、露出症的欲求は、社会的に許容されるやり方で見たり見られたりして日常的に発散されている。同じく、マゾヒスティックそしてサディスティックな強い望みは、人間の経験する正常なある一側面であり、それらはそれぞれ、自らを犠牲にするあるいは他者を統率するといったかたちの肯定的な表現で見られる。

いっそうそうである。

　自分の中のジレンマを扱うのに、行動化に頼る人がかなりの割合で存在するが、こうした人々は衝動的人格のカテゴリーに入るであろう。この名称は、人が何でもしたいと思ったことを即座にしてしまうかのような印象を与えるので、誤解を招くものである。たいていの思慮深い臨床家なら、心理療法の経験から、自動的にわき上がるような単純で自然発生的衝動と思われたことが、しばしば無意識的でとても複雑ないきさつでなされた行動であり、意味のない表現であったりいい加減に生じたりすることなどほとんどないということを理解しているものである。ヒステリー的にパーソナリティが組織化されている人々は、無意識の性的シナリオを行動化するのは周知のことである。また、あらゆる種類の嗜癖的な人々は、自分の好みの物質に関して行動化を繰り返していると解釈できる（もちろん、そうしたケースでは化学的な依存性が、すでに心理的嗜癖になっていることと複雑に結びついていることがありうる）。強迫行為をもつ人々は、定義上、内的な圧力に屈したとき、具体的な強迫行為に携わるという行動化をする。社会病質の人々は、複雑な対人操作を再演しているのかもしれない。このように、行動化の防衛はさまざまに相異なった臨床像において見出される。

性欲化（本能化）

　防衛過程の研究者の中には、性欲化（セクシャリゼーション）を行動化の一部に含める人もいるようである。この性欲化という操作は通常、行為というかたちでなされるからであろう。しかし、私はここでは別に示すことにした。それは一つには、行動化のない性欲化もありうるからであり（この場合は、より正確には性愛化［エロタイゼーション］とされる過程である）、また一つには、この性欲化の概念はごく広範にみられ、興味深い意味があるので、特に注意を払う価値があるからである。

　フロイトはもともと、基本的な性的エネルギー——彼がリビドーと呼んでいた力——が実質的にはすべての人間の活動の根底にあると考えていた（フロイトはのちの理論形成で、人間に破壊性が広くみられるのを痛感し、やみがたい攻撃的欲求も同じように根源的で、動因となるものだと結論した。しかしなが

ら、フロイトのたいていの臨床論的用語は、この変更がなされる前に由来している）。この生物学的で欲動に基盤をおいた理論は結果として、性的な行動を一次的な動機を示しているとみなす傾向につながった。確かに、性は人間にとって強力で基本的な力である。そして、多くの人間の性行動は、人間という種の生殖にとっての必要要件を、比較的直接的に表現しているといえる。だがフロイトの論文が出て以来数十年にわたる臨床経験や研究の知見によって（たとえば、文献521、522、523、524、394、395）、たいていの精神分析に好意的な研究者は、性的行動や性的ファンタジーは防衛的に、つまり不安を支配するためや、自尊心を取り戻すためや、恥を埋め合わせるためや内面的な死の感覚をまぎらすために利用される、という印象をもつようになってきている。

　人々は、恐怖や傷つきやその他の打ちのめされるような感覚を、性的興奮に変換させるという無意識的意図から、どんな経験でも性欲化させるのである。この過程はまた、分析的な文献では本能化として言及されたこともある。性的な喚起は、生きているという感情のよりどころになる手段である。親から遺棄されたり、虐待されたり、その他の恐ろしい災厄に出会うことによって子どもは死の恐怖を抱くが、こうした恐怖は外傷的な状況を、生を肯定するような状況に転化させることによって心理的に抑えられる。性において変わった性癖をもつ人についての研究によると、しばしば子どものもつ対処能力を凌駕する幼児期体験があり、その結果として、外傷の自発的性欲化への転化が生じていることが明らかにされている。たとえば、ストーラー（Stoller, R. J. たとえば、文献522）は、性的にマゾヒスティックな人々について研究した。これらの人々は性的満足を得るためには苦痛を感じる必要があると言っているが、こうした人々のうちのかなりの割合が、幼い子どものころに侵襲的で苦痛に満ちた医学的治療を受けたことがあるということである。

　もっと一般的にいえば、われわれの多くも、生活上の面倒なことに対処し、それをもう少し面白いものにするために、ある程度性欲化を用いている。人が何を性欲化するのかに関しては、男性と女性の間で一般に相違がある。たとえば女性は依存性を性欲化する傾向があり、男性は攻撃性を性欲化する。さらにまた、お金を性欲化する人もいれば、汚いものを性欲化する人もいれば、力を性欲化する人などもいる。われわれの多くは学習体験を性欲化する。才能ある教師にはエロティックな面があることは、少なくともソクラテスの時代から知られていた。卓越した力をもっている人になら誰でも性愛化して反応する人々がいるが、こうした人々のもつ傾向は、なぜ政治的要人やその他の著名人には、

性的な関係にすぐ応じるようなファンがあふれんばかりに集まってくるのか、そしてなぜ社会的影響力をもった人や有名人の間でこれほど多く性的退廃や性的搾取が起こりやすいのか、その説明となる。

比較的弱い立場にいる人たちは、自分の羨望や敵意や虐待される恐怖を性的なシナリオに転化しやすい。このシナリオの中で彼らは、相対的に公的な権力が弱いことをまさに自分のエロティックな力に頼って埋め合わせる。そしてこうした理由もあって、社会組織上、他者に依存している人々を保護する法律や慣習があることが社会的に重要なのである（雇用主と従業員、教師と生徒や学生、軍や警察の上官と部下など）。われわれはみな、生活の中で権限を乱用する可能性について自戒するだけでなく、われわれ自身の防衛によって誘惑を生み出してしまわないよう戒められる必要がある。

すべての防衛過程にあてはまることを繰り返してくどいかもしれないが、私はここでまた、性欲化は本質的には問題があるわけでも、破壊的でもないということを強調しておきたい。人はそれぞれみな違った性的ファンタジーや、性的反応パターンや、性的行為をもっているのであり、おそらくこれらは、その他のどの生活上の心理的側面よりも個体差が著しいだろう。ある人にはエロティックなことでも、他の人は何もそそられないということがありうる。もし私が、誰かから髪をいじられる体験をたまたま性欲化していて（たとえ、私が幼児期にそんなふうになった事の起こりが、母親から乱暴に髪を引っ張られたのを防衛的に性愛化したからであったにせよ）、そして私の性的パートナーが髪に指を通すことが好きだったら、私は心理療法を受けることなどないであろう。しかし、私が虐待的な男性から脅かされる体験を性欲化していて、私のことを殴りまくる男性と情事を繰り返していたら、助けを求めるのも当然である。その他のあらゆる防衛と同じように、肯定的な適応、あるいは目立たない変わった性癖、あるいは病理的な苦痛の種のいずれと（自己や他者から）みなされるのが妥当かは、その成人がこの性愛化を用いる環境的文脈や結果によってである。

昇　華

かつて、昇華の概念は、教養ある人々の間で広く知られ、多様な個人的性癖

をみるはやりのとらえ方であった。現在では、一般的な精神分析の考え方の中で、欲動論が中心的な役割を果たさなくなるにつれて、精神分析の文献であまり言及されなくなり、概念として一般にあまり尊重されなくなっている。元来の考えでは、昇華は「良性」の防衛であり、定義上、原始的衝迫とこれを禁じる力との間の葛藤の、創造的で、健康的で、社会的に受け入れられやすい、有益な解決法を示していた。

　フロイトは最初、生物学的な基盤のある衝動の、社会的な有益な形式の表現にこの名称を与えた（フロイトが考えた衝動は、吸う、噛む、汚す、闘争、性交、他者を見る、他者から見られる、危害を与える、苦痛に耐える、年少者を護る、などであった）。たとえばフロイトなら、歯科医はサディズムを昇華しているのかもしれないし、芸術家は露出症を、法律家は敵を殺す願望を昇華しているのかもしれないと言うかもしれない。フロイトによれば、本能的な力は児童期の環境によって影響されるという。環境によって、特定の欲動や葛藤が突出してしまうかもしれないし、創造的に有益な活動に導かれるかもしれない。

　昇華の防衛は心理的に困難な状態を解決するのに、二つの理由からもっとも健康的な手段である。第一に、人類にとって有益な行動を促進する。第二に、この防衛は、衝動を何か別のことに変換することも、対照的な力で相殺することもしない（たとえば、前者の例には反動形成、後者には否認や抑圧があげられよう）ので、無駄な情緒的エネルギーを浪費せずに、問題となりうる衝動を解放できる。このようなエネルギーの解放は本質的に有益であると思われる。それは、人間という有機体を適正な均衡状態に保つからである。[132]

　問題を生じるような衝動や葛藤を表出するために、創造的で役立つ方策を見つけていることに着目する場合、この昇華の概念は、今なお分析的文献の中で参照もととなっている。心理療法の目的は、幼児的な欲求を除去することだとする誤解がよく見受けられるが、健康さや成長についての精神分析的見解では、われわれに本質的にある幼児的部分は、成人期になってもずっと残っているという仮定がある。われわれは、自分たちの中から幼児的欲求を取り除くという選択はできない。できるのは、よかれあしかれ、この欲求を手なずけることぐらいである。

　精神分析的心理療法の目的は、自己のあらゆる面、たとえその自己がもっとも原始的で混乱しているにしても、そのあらゆる面を理解することであり、自分自身（そして、以前なら自分のものではないとしていた特性を投影したり置き換える必要性が減っていくにつれて、他者）への思いやりを成長させること

であり、古い葛藤を新しいやり方でより自由に解決できるようにすることである。この目的の中には、嫌で嫌でたまらない自己のある側面を取り除くことも、原初的な欲望を消失させることも含まれていない。昇華が自我発達の頂点とみなされていることは、精神分析のもつ、人間という生体に対する基本的考え方、精神分析固有の可能性と限界、そして精神分析的診断の基調を成している暗黙の価値観について、おおいに物語っている。

　以上で、個々の性格の組織性について理解するさいにかかわってくる防衛操作の概説を終わる。ここで今一度注意を促しておきたいのは、本書は単なるパーソナリティ障害についての本ではなくて、パーソナリティ構造についての本であることである。本書の焦点が、診断という臨床課題にあるにしても、助けを求めてやって来た人は、何らかの苦悩を抱えていると当然推定され、そしてその援助が求められている問題は必ずしも患者の基本的な性格の中にあるわけではないことに留意しておかなければならない。たとえば、その問題はどんな性格構造であっても、あらゆる人に沈黙を強いずにはおかない、何らかの過大なストレスへの反応かもしれないのである。

　しかし、どのように人が苦悩するかは、その人のパーソナリティの組織化のあり方を反映するだろう。そして、どうすればその苦しみを緩和するのに役立つかは、パーソナリティの違いに敏感であることが必ずかかわってくる。サボテンもツタも、日光と水分があれば成長する。しかし、この二つの植物の違いを認識していない人は、どちらも満足に開花させられないだろう。取り組む問題が性格病理的なものであってもなくても、効果的に心理療法を進めていくには、人々のもつ基本的な性格における多様性を理解していることが必要である。抑うつに苦しんでいる強迫的な人の助けとなる治療的スタンスは、基本的にヒステリー的にパーソナリティが組織化されている別のクライエントに助力するスタンスとは違ってくるはずである。

　われわれはみな例外なく、幼児期に強力な恐怖や強い欲求をもっていて、そのときに利用できるもっともよい防衛方略を用いて、これらを扱っている。そして、異なる要求課題が人生初期のシナリオを書き換えていくのに、その対処方法は維持される。感度の高い心理診断過程の目標は、誰かが「いかに」病的かを評価するのでも、どの人が社会的に正常とされる範囲から逸脱しているのかを決めるのでもない。それは、ある人のもつ苦しみを緩和し、強さを増すことができるように、その人の苦しみや強さの独自性を理解することである。

これより後半の章では、精神力動的に重要なパーソナリティの組織化について説明していく。すでに言及したように、どのカテゴリーもある一つの防衛あるいはある一連の防衛に、性格的に依存している。そしてどのカテゴリーにも、はっきりと精神病的な人々から、精神的健康の見本であるような人々までの、発達上の幅がある。私は、パーソナリティ類型それぞれごとに、そこに該当する人々との心理療法作業の客観的側面だけでなく、主観的側面にも説明をしていくつもりである。そしてできる範囲で、精神分析のもつ一般命題と抽象性を、臨床的交流の実例報告へと翻訳していくつもりである。

まとめ

本章では、もっとも一般的でなおかつ臨床にかかわりの深い、二次的あるいは「高次の」防衛を扱った。それは、抑圧、退行、隔離、知性化、合理化、道徳化、分画化、打ち消し、自己自身への向け換え、置き換え、反動形成、逆転、行動化、性欲化、昇華である。それぞれの防衛ごとに、適応的そして非適応的な例があげられ、関連する性格類型についての説明も加えられた。最後に、次の章のトピックに移行しやすいよう、防衛と性格との関連性について一般的コメントをした。

さらに読むとよい文献

第5章の終わりにもあげたが、防衛についての解説書は通常、その他のトピックに組み込まれていて、めったに一冊の本の主題として取り上げられることはない。しかし、アンナ・フロイトとローリン（Laughlin, H.P.）の著書は例外で、どちらも読みやすい。さらに果敢な人には、フェニヘルがその著書『神経症の精神分析論』の8章と9章でこのトピックを彼らしく綿密に扱っている。

第Ⅰ部　基礎概念

第II部

性格構造のタイプ

　第II部の各章では主要な性格のタイプを論ずる。提示の順番は任意のものだが、だいたい対象関係性の水準が低いものから高いものへと進む流れになっている。私は次のような線に沿って議論を組み立てた。(1)欲動、情動、気質の考察、(2)自我の適応的および防衛的はたらき、(3)性格のタイプの発達に寄与し、内在化され、そして「台本（script）」のように繰り返される対象関係のパターン、(4)自己の経験（自分自身に向けられる意識的および無意識的な見方、および自尊心の支え方）、(5)自己と他者およびその間に繰り返し生じる関係の内的表象から生じる転移および逆転移、(6)治療の意味、そして(7)鑑別診断についての考察、である。

性格構造の原理的説明

　はじめの四つのカテゴリーを、私はパインから直接借用した（とはいえ多少の加工は加えたが）。彼は個人心理の欲動、自我、対象関係、そして自己の側面を次のように要約している。

> 私は、この四つの心理学が扱う領域として、それぞれ大まかに(a)欲動、衝動、願望。(b)防衛、適応、現実吟味と、それらの発達の障害。(c)重要であると体験され、また記憶された他者との関係。ただし体験と記憶の歪曲の程度はさまざまである。(d)自他の境界、自尊感情、自己の真正感、能動感などの現象に関連した主観的自己体験などを考えている。(p. 13)

パイン同様私も、これらの四つの見方が精神分析の伝統に言外に含まれていると、そして心理現象の複雑さのさまざまな側面を整理するのに有用であると考えている。

私はパインの第一の領域に情動のカテゴリーをつけ加えた（文献553、554、556、271、247、505参照）。精神力動的な文献において欲動という概念の中に実際含意されているものの多くは、事実上は情動である。ブロイエル（Breuer, J.）とフロイトが徐反応をヒステリー性の悩みからの回復の必要条件とみなして以来、情緒に力点をおくことがずっと精神分析的記述の特徴となってきたにもかかわらず、そしてまた知的洞察に対立するものとしての情緒的洞察にセラピストたちが価値をおいてきたにもかかわらず、パーソナリティ構造を構成し定義づけるにあたり情動が果たす役割は、たいていの正規の精神分析的理論においていまだ控えめにしか述べられていない。

私は気質もここに含めた。フロイトは欲動の方向および強さといった領域における生来的な個体差を重要視したが、このことは顧みるにきわめて理にかなったことと思われる。治療が扱うのは自己のうち修正可能な面だけであるため、臨床家たちはもって生まれた傾向についてはあまり考えない。しかしその人の素質的な天分を知ることは合理的な目標を立てるのに役立つ。またこうした要素についてクライエントに意見を述べることは、彼らが自分の基本的な気質的傾向を受け入れることの助けになり、自分の性質がもつ、ある種の事実を現実的に甘受することの助けにもなる。

各パーソナリティ・タイプについての次の二つのテーマで意図しているのは、そう診断された人の人間関係スタイルがもつ特徴と、そういう人に対して有効な治療を行なうのに必要な条件とに光をあてることである。逆転移については、診断上と治療上両方の理由からその詳細を記した。人の情緒的反応は重要な診断的情報を含んでいて、しばしば対照的な治療を要する二つの性格タイプを鑑別するための唯一の手がかり（特により重症の患者においては）となる。加えて逆転移の情報は、どんなクライエントを治療する場合でも、治療の中で自分

がどんなことを感じることになるかについて、治療者に覚悟させるかもしれない。それによって治療者は、自分の気持ちを有効に扱える可能性を高めることができるのである。制御－克服理論の理論家たちであれば異なったタイプのパーソナリティをもつ患者たちがする特徴的な「テスト」とみなすであろうものを、いかにしてパスするかについての考えもここに含めておいた。[571]

最後に、鑑別診断の節がいくつか入っているが、これは既定の診断以外にありうる別の選択肢に対して臨床家に注意を促すためである。これは特に別の選択肢を選ぶことで重大な治療的帰結がもたらされる場合に注意を要する。たとえば、ヒステリー性の女性を基本的に自己愛的な女性と誤解したり、自己愛的な男性を性格学的に強迫性であると誤解したり、あるいは多重人格性障害の人を統合失調症（シゾフレニー）と誤解すると、たいへんな災難をもたらしうる。それでもこうした間違いはどれもしょっちゅう起こっている、というのも上述したそれぞれの対の患者たちが表にあらわしている外観と症状は、実際上まったく同じことがあるのだ。DSMの備えるあらゆる長所にもかかわらず、DSMのチェックリスト式診断法はこの種の誤りを生じやすくしている。

性格、性格病理、および状況要因

以下の記述には、おのおのの性格タイプのうちの重症なものと健康なものの両方が含まれる。誰でも性格をもっている。けれどもわれわれのほとんどにおいては、性格は「障害」されてはいない。どの傾向が優勢であろうが、われわれは誰でもいくつかのパーソナリティ・スタイルの特徴をもっている。一つのカテゴリーにきれいに収まらない多くの人たちについては、2タイプの構造（パラノイド－シゾイド、抑うつ性－マゾヒスティック等々）をあわせもっているものとして記述するのが適切である。パーソナリティ障害がない場合ですら、ある人の性格構造を評価することによって、そのクライエントがどんな類の介入なら同化できるか、そしてどんな関係性のスタイルが彼らに援助の努力をもっとも受け入れやすくするかについてのアイデアを、セラピストは得ることができる。教科書の記述に逐一あてはまるような人はいないが、それでもたいていの人たちはある領域におおよそ位置づけることができ、そこから臨床家は治療的であるにはどうすればよいか、ある程度の方向づけを得られる。

力動は病理ではない。その人の防衛があまりにもステレオタイプであるために心理的成長や適応の妨げとなっている場合にのみ、その人は病的な性格ある

いはパーソナリティ障害をもっていると考えるのが妥当である。強迫思考的な男性は考えることを中心に自分の人生を構成しており、学問、理論的分析、詳細な計画、慎重な意志決定のような、思考による創造的活動から自尊心を得ている。病的に強迫思考性の男性は非生産的に反芻し、一つとして目標を達成せず、野望を遂げることなく、堂々巡りする自分を嫌っている。抑うつ的な女性は他人の世話をすることに満足を感じるが、病的に抑うつ的な女性は自分自身を世話することもできない。

　性格と反応性を区別することも重要である。どんな人の場合であれ、ある種の状況下では、他の状況下では潜在していたはずのパーソナリティの側面が明らかになる。たとえば喪失は人の抑うつ的な面を引き出すし、安全を脅かされればパラノイアが引き起こされ、コントロールを求めての格闘は強迫思考的な反芻のもとになり、性的な搾取はヒステリーを誘発する。診断を下すにあたってセラピストは、状況要因と性格学的要因のそれぞれの影響を慎重に比較検討しなければならない。文脈を考慮することなく、ある患者が特定の性格タイプの記述に合うような反応をしたら、その人はその種のパーソナリティをもつものと考える、というのはよくある過ちである。

　私のスーパーバイジーの一人に治療を受けている中国人の大学院生は、基本的に自己愛的であるような数多くの事柄で頭をいっぱいにしている。彼女は自分がどうみられているかに非常に敏感で、自分の自尊心を保つために情緒的エネルギーのほとんどを費やし、何でも容易に手に入るらしいアメリカ人学生たちへの羨望にさいなまれており、始終自分が「受け入れられている」かどうかを心配している。しかしながら、彼女が自分のセラピストに接するさいに示す純粋な暖かさ、それに私のスーパーバイジーの逆転移の特色となっている好意は、彼女が本質的に自己愛性のパーソナリティをもつという結論には矛盾する。単に新しい共同体に適応するさいのストレスによって、潜んでいた心配事つまり受け入れられるかどうかという心配、アイデンティティに関する心配、それに自尊心にまつわる心配が増悪したのであるが、こういった心配事は誰しも違う文化の中におかれれば経験することであろう。この例は、パーソナリティを反応性と混同してしまうことについての警告を例示しているだけでなく、転移と逆転移の情報が評価にあたって決定的に重要であることを示してもいる。

パーソナリティ変化の限界

　パーソナリティは治療によってかなり修正することができるものの、それを一変させることはできない（この観察結果を言いあらわした欲動理論の決まり文句は「経済状態を変化させることはできるが、その流れを変化させることはできない」であった）ことを、分析的経験は示唆している。つまりセラピストは、抑うつ的なクライエントをより破壊的でなく頑固でない抑うつになるよう援助することはできるが、その人をヒステリー性性格やシゾイド性格に変えたりすることはできないということである。人の核心にある内的脚本、葛藤、期待、それに防衛は保たれるが、それでももし人が自分の基本的パーソナリティの構成要素を正当に評価できれば、その人の自律性と現実的な自尊心は大幅に増すかもしれない。以前には自動的であった行動を十分に理解しそれを選択できるようになることによってより自由度が増すし、自分がいかにして自分の備えているような特定の組み合わせの諸傾向をもつようになったのかを理解することによって自己受容がもたらされる。治療契約に性格を修正するという同意が含まれていてもいなくても、性格の本質を両者が正当に評価すれば、治療は促進されるだろう。

　第Ⅱ部では、精神病質性、自己愛性、シゾイド、パラノイド、抑うつ性、躁的、マゾヒスティック、強迫思考性、強迫行為性、ヒステリー性、および解離性パーソナリティが詳細に記述されている。より包括的な教科書であれば、受動攻撃性、サディスティック、爆発性、衝動性、幼児性、心気症性、心身症性、および恐怖症性構造などを含む、その他いくつかのよく記述された性格の原型についての章を含むだろう。こうした他のタイプを省くことにした私の決断にはいくつかの決定因があったが、その中でも第一の決定因は、私が書こうとしていたのがあらゆるタイプの性格についての専門書ではなく、セラピストたちに精神分析的性格診断の概観を提供するような本だったということである。その視野は十分に広いものにしたかったが、読者の鞄を重くしたり、経費的に負担をかけたり、あるいは意気込みを押しつぶしたりしたくなかったのである。

　第二に、いくつかの性格タイプに関しては、それについて確信をもって書けるほど十分な直接的個人的な臨床経験が私にはない。たとえば広場恐怖およびその他の恐怖症反応をもつクライエントたちの治療をいくつかスーパーバイズしたことはあるものの、私自身は恐怖症性パーソナリティをもつ人の集中的な治療を行なったことはない。たとえある特定の種類の人たちについての関連文

献を知っている場合でも、力強い経験的水準の理解なしに彼らを生きたものにすることは私にはできない。性格学的に恐怖症性である患者の場合、マッキノンとミシェル の本のこのテーマについての章が依然として非常に啓発的であることが読者には慰めとなるだろう。

　最後に、私の印象では私が省略したパーソナリティ・タイプのほとんどは、交響曲の主旋律のようにでなくメロディーの変奏のごとく機能していることがより一般的である。たとえば、パーソナリティを描写するのにサディスティックという表現がもっとも適切であるような人たちが知られていないわけではないが、サディズムはある人の性格の構成原理であるよりも精神病質あるいは解離における構成要素であることのほうが多い。衝動性はボーダーライン・パーソナリティ構造全般の特徴となる傾向があり、また時には精神病質性構造やあるいはヒステリー性構造の特徴にもなる。幼児性パーソナリティはおそらくヒステリーの一部としてもっともよくみられるだろう。心気症は通常性格学的な自己愛の症候である。受動攻撃性のパターンは、異なった理由から、ほとんどあらゆる種類のパーソナリティ構造の人を特徴づけているだろう。ありとあらゆる種類の独特な性格構造が存在すると知っておくこと、またそれらを敏感に概念化できる能力が臨床的に重要な意味をもつと知っておくことは読者にとって価値があるだろうが、いかなる教科書も重要な種類のパーソナリティ構造をすべて取り扱うことはできないのである。

[第7章]
精神病質性(反社会性)パーソナリティ

　まず、精神保健の実践において遭遇する、おそらくもっとも評判が悪く脅威的な患者たちのパーソナリティ構造の類型学的カテゴリーを論じることから始めよう。つまり基本的に精神病質的な患者たちのパーソナリティ構造である。私がメロイ(Meloy, J.R.)[381]にならってこのパーソナリティ・タイプに対し古い用語を用いるのは、精神分析理論においてこの用語が確立された位置を占めているからである。これまでの分析的著述家たちの中には、必ずしも性格学的に精神病質的ではない犯罪的サブカルチャーに属する人たちのためにこれらの用語を取っておいた人もいるが、私はそれらの人たちとは異なり、「社会病質性」と「反社会性」を同義語として用いることになるだろう。

　パーソナリティが精神病質的な線に沿って構成されている人たちはさまざまであり、無差別に人を殺し手足をバラバラに切断して被害者の血を飲んだ(自分自身の血に毒が盛られており、生き延びるためにはそれが必要だという妄想があった)リチャード・チェイス(Richard Chase)[48,437]のような、極端に精神病的で解体しており衝動的でサディスティックな人たちから、アメリカの法人経営の最高レベルで犯された不正行為に関する不安をあおるようなレポートの中で、スチュワート(Stewart, J.B.)[520]が描いた人物のいく人かのような、都会的で洗練された魅力ある人物たちにいたるまでいろいろである。

　精神病質連続体(コンティニアム)はボーダーラインから精神病にいたる方向に比重がかかっている。というのも定義から明らかなように、この診断は人間的愛着の根本的な不足と非常に原始的な防衛への依存を指しているからである。しかしながら、

より高機能圏に属する人たちでありながら他のどんな特徴にもまして社会病質があらわれているパーソナリティをもち、高機能の精神病質者と診断するのが正当であるような人も実際に存在すると、バーステン（Bursten, B.）[76]と共に私は主張したい。このような人たちは十分なアイデンティティ統合、現実検討、そして神経症圏のものと考えられるような、より成熟した防衛を用いる能力をもってはいるが、にもかかわらず彼らの中核的な考え方と行動は反社会性の感性を示すのである。例としては、成功し社会的に傑出した捏造犯があげられるだろう。バーステンによる精神病質の診断基準、すなわちその人の中心的関心事が他人に「つけ込むこと」あるいは故意に他人を操作することであるという診断基準は、精神病質心理の核心をとらえている。このように考えると、性格学的な社会病質の診断は行動にあらわれた犯罪行為とは何のかかわりもなく、内的な動機に大いに関係しているのである。

精神病質における欲動、情動、気質

　反社会性になる人たちは、そのほかの人たち以上に基本的攻撃性をもっているという証拠がいくつかある。乳児は生まれたときからそれぞれ異なった気質をもっているという事実（二人以上子どもをもった親なら、誰でも必ず知っていることだ）は、今や科学的に立証されている[549]。乳児が生来的な多様性を示してきた領域には、活動性のレベル、攻撃性、反応性、なだめやすさ、それに発達にはたらきかけて精神病質の方向に向かわせる可能性のある類似の素因が複数含まれている。養子研究と双生児研究からは、社会病質には何らかの遺伝的素因が作用していて、決定因とはならないもののその基盤をなし、もしほかに誘因が存在すればそれを発現させることが示唆されている[476,375]。神経化学的研究およびホルモンの研究[562]は、反社会性の人たちにみられる、より高水準の情動的攻撃性および略奪的攻撃性を生み出す生物学的基質の可能性を指し示している[589,381]。

　精神病質者と診断された人たちにおいては、自律神経系の反応性は常に低い検査結果を示す[347,225,339]。この事実は、こうした人たちの増大した刺激希求性や、彼らが「経験から学べない」[96]ように見えることを説明するものとみなされてきた。端的にいえば、反社会性になる人たちは、生まれながらに攻撃性への傾向と、快感を与える興奮に関しての平均以上に高い閾値をもつように思われる。われ

われのほとんどがよい音楽、愛情のこもったセックス、自然の美、さえた冗談、あるいはうまくなされた仕事から情緒的満足を得ることができるのに対し、精神病質者が生き生きして元気だと感じるためには、より刺激的でもっと激しく揺さぶられるような経験が必要なのかもしれない。反社会性の患者についてのこうした事実を十分に認識することによって、セラピストの中に寛容な態度が育まれるかもしれない。愛することが極端に難しい相手にかかわりつづけるために、セラピストは経験的知識に基づく多くの支持を必要とするのである。

　社会病質の人たちに関する感情についていえば、反社会性の人たちは感情を明確にあらわすことができないため、それを特定することは難しい。彼らは話すかわりに行動する。彼らは特定の情動をもっているという感覚なしに、ある基本的な高まりを感じるようである。彼らがそれでも何かを感じるとき、彼らが経験しているのは見境のない憤怒か躁的な陽気さであるらしい。このあとの対象関係についての節で、この「著しい情動遮断」[392]の理由がいくつか示唆されるだろう。同時に読者が心にとめておくべきは、精神病質者の有効な治療が他の性格タイプの人たちの治療と顕著に異なっている一つの点が、彼らの気持ちを照らし返すことによって患者とつながることを臨床家が期待できない点であることだ。

精神病質における防衛と適応の過程

　精神病質の人たちの中で作動している原始的防衛は、万能的コントロールである。彼らは投影同一化、多くのとらえにくい解離過程、それに行動化をも使用する。力を行使したいという欲求は、他のどんな目的にも優先する。それは恥を防衛し、そして特に残酷な精神病質者ではしばしば犯罪の底流をなしている性的倒錯から他人の目をそらす。社会病質者の悪名高い良心の欠如[96]は、欠陥[437]ある超自我[254]ばかりでなく、他人に対する一次的な相互的愛着の欠如をも明白に示している。反社会性の人にとっては、他人の価値というものは、ぶん殴ることができるかどうかに帰着するのである。

　精神病質の人たちは、聞いている人がそれによって自分の力に感服するかもしれないと思えば、自分がした詐欺、征服、それにペテンを公然と自慢する。この過程には無意識のものは何もない。文字通り恥を知らないのである。法執

行官たちは、犯罪者らが喜んで殺人を自白しようとする一方、より軽い犯罪を隠そうとする（性的強要、殺人被害者のハンドバッグから何ドルか盗み取ったなど）ことに何度も仰天させられるが、これは明らかにこうしたことが弱さの印とみなされるためである（スサリス［Susalis, N.］私信、1993年5月7日）。カーンバーグは精神病質者の「悪性の誇大性」について述べているが、この表現は治療を妨害することによってサディスティックに勝利しようとする社会病質の人の努力を経験したことのある人なら、誰にでも真実らしく響く表現である。精神病質的な操作と、ヒステリー性の患者や境界性の患者においてしばしば操作と名づけられるものとを区別することは重要である。前者は他人を利用する意図的で身についた試みであり、一方後者では他人は利用されたと感じるが、患者は特定の操作的意図をあまり自覚していない。

　経験ある臨床家たちは、精神病質者——かつ自己破壊と投獄を免れた人——が中年期に「燃え尽き」て、しばしば驚くほどまっとうな市民になる傾向があることに以前から注目してきた。彼らはまた心理療法に快く応じるようになり、同じ診断の若い人たちよりもそこからより多くを得ることがある。この変化はホルモンの減少が行動に向かわせる内的圧力を減ずる可能性から部分的には説明できるが、身体的な力が中年期になって失われる結果ということもありそうに思われる。万能的防衛が限界によって妨げられないかぎり、人がより成熟した適応を発展させる理由は何もないのである。すべてのパーソナリティ・タイプの後期青年期の若者や成人期初期の人たち、特に健康な若い男性は、概して万能的な気持ちをもっているものである。死は遠くはるか先であり、成人期の

---

*1　第4章で述べたように、私は「操作」という用語を、社会病質の類のために取っておくことを推奨する。なぜならそれは意識的で意図的であり、その由来は他の性格タイプの人たちの動機となっているものとは非常に異なるからである。ヒステリー性およびボーダーラインの患者は、他人を憤慨させ操作が及ぶように誘うという間接的な方法を通じて自分の欲求を満たそうとする。精神病質者に対する「操作的」という用語の適用は単に記述的なものだが、それに対して他の臨床的集団に関しては、それは善悪による判断となり、かつ患者に何が起こっているかを理解する、より有用な仕方を妨げてしまう傾向がある。

*2　精神病質が男性により多くみられる一つの理由は、女性のほうがより早い時期から現実的限界に直面するためかもしれない。女性は男性ほど身体的に強くはない。また青年期早期から、彼女らは月経の煩わしさと妊娠の脅威にうまく対処しなければならない。彼女らのほうが強姦と身体的虐待のより大きなリスクにさらされている。そして主たる養育者として彼女らは、理想的な養育の有効性についての自分のイメージと、礼儀正しい子どもを育てようとするときの情緒的大変さという現実との間の矛盾によって、打ち負かされてしまう。

特権は手の届くところにある。幼児的な誇大性が増強される。しかしわれわれのほとんどはいずれ現実に直面することになる。40歳ぐらいになるまでには、死はもはや抽象的なものではなくなり、身体的な力は衰えて、反応時間も遅くなり、健康はあたり前ではなくなって、過酷な生活の長年のつけが回ってくるようになる。こうした人生の真実が人間を成長させる。

　投影同一化についていえば、社会病質の人たちにおけるこの過程への依存は、発達の停止や複数の原始的防衛への一般的依存ばかりではなく、彼らがはっきり感情を言葉にできないことの結果を反映しているのであろう。彼らの感情をあらわす能力のなさ、かつあるいは気の進まなさが文字通り意味しているのはこういうことである。つまり彼らが感じていることを他人に理解してもらうことのできる唯一の方法は、他人の中にその感情を生じさせることなのである。これについては転移と逆転移の節でさらに論じることになるだろう。精神病質者の解離性の防衛についてはよく言及されるけれども、特定の場合にそれを評価することは難しい。解離現象は、何らかのしくじりに対する自分の責任を軽くしようとする些細な例から、暴力的犯罪の完全な健忘にいたるまでさまざまだ。個人的責任を解離することは、精神病質の診断の決定的な指標である。恋人と「ちょっとした喧嘩」をして「自分はカッとなったのだと思う」と説明する虐待者の男性や、「今回は判断を誤った」と主張するうわべだけ悔い改めたように見せているペテン師は、社会病質に典型的な、事態の過小評価を示している。面接者がこれを取り上げるさいには次のように具体的に尋ねなければならない。「カッとしたとき、あなたは正確には何をやったのですか」あるいは「正確にはどんな判断を誤ったのですか」と（後者に対する返答は、だましたことに対してでなく捕まったことに対する後悔を示していることが普通だ）。

　精神病質の人がある経験の間、特に犯罪を犯している最中に、情緒的に解離していたとか健忘状態にあったと主張するとき、その経験が実際に解離されていたのかどうか、あるいはその影響があったという主張が操作的な責任逃れであるのかどうかを判断するのは難しい。反社会性と診断された人たちの生活史における深刻な虐待の頻度を考慮すると、そして虐待と解離の因果関係を考慮すると、解離を精神病質性パーソナリティに頻繁に随伴するものでないとは考えにくい。そのうえ反社会性の人たちの説明に信頼がおけないので、このことは頭の痛い問題になる。これについてはこれから先の鑑別診断についての記述や第15章の記述でさらに述べることにしよう。

　行動化は実質的に精神病質を定義づけるものである。社会病質の人たちは、

興奮したときや動揺したとき行動に駆り立てられる刺激を内的にもつだけではなく、衝動のコントロールから得られる自尊心の高まりを経験しない。精神病質者は不安を欠いているとしばしば思われているが（たとえば、文献122）、これは彼らがすぐに行動化しやすいということから、さらには彼らが「弱い」気持ちを認めることを拒むことから説明されるという、グリーンワルドの意見が正しいのではないかと私は思う（文献112も参照）。言い換えれば、彼らは実際不安を感じてはいるのだが、そんな気分を害される気持ちから解放されようとしてあまりに素早く行動化してしまうせいで、観察者にはそれを目にする機会がないのである。そのうえ、尋ねられても彼らはそれを決して認めようとしない。不安を認め、それに対する自分の反応をコントロールする能力を伸ばすに従い、反社会性の人たちが治療の中で獲得する喜びを、グリーンワルドは強調している。

精神病質における対象関係

　反社会性の人たちの子ども時代の背景は不安定と混沌に満ちていることがしばしばである。苛酷な規律と甘やかしが混乱を招くように混じり合っていることが文献上特筆されてきた。特に、より破壊的で犯罪歴のある精神病質者の生活史においては、首尾一貫していて愛情深く適切に保護してくれるような家族の影響は、実際上まったく見出せない。弱く、抑うつ的なあるいはマゾヒスティックな母親と、癲癇もちで一貫性のないあるいはサディスティックな父親、そして原家族にみられるアルコール依存症およびその他の物質乱用が、精神病質と関連づけられてきた。引っ越し、喪失、それに家族崩壊といったパターンもまたよくみられる。このように不安定で脅かされるような状況のもとでは、自分の早期の万能的感情に対する正常な信頼、そしてのちには若い自己を守ってくれるような他人の力に対する正常な信頼は、自然な仕方で発達しようがない。発達上適切な時期における力の感覚の欠如が、こうした苦境におかれた子どもたちを駆り立て、残りの人生を自らの万能性の確証を追い求めることに費やさせるのかもしれない。

　精神病質の人たちは普通の感情を弱さや脆弱性と結びつけるので、それを認めることができない。また、彼らの個人的な生活史においては、情緒的経験に

対して言葉を発することを援助してくれた人が誰一人としてなかったということもよくある。精神病質の人は情動遮断のせいで、気持ちをあらわす目的で言葉を用いるという考え方をまったくもっていない。われわれの大部分は自分自身をあらわすために言葉を用いるが、一方精神病質の人たちは操作するためにそれを用いる。話すことが果たすもう一つの役割を理解するための内在化された基礎を彼らはもっていない。臨床的観察が示唆しているのは、彼らの原家族においては言葉の表出的および交流的機能にほとんど力点がおかれておらず、そのかわり言葉はおもに他人をコントロールするために用いられていたということである。

　情緒的欲求を明確に表現しそれに応答することに関する彼らの養育者の欠損は、次のようなもう一つの臨床的知識にも関係がある。すなわち精神病質性になる子どもたちは物質的には甘やかされ、情緒的には剥奪されてきたというものだ。私がみていた反社会性の患者の両親は、彼女が怒っていると思うとぜいたくな贈り物（ステレオや車など）を買ってやったものだった。彼女に水をむけ、その関心事に耳を傾けるということが、両親には思いつかなかった。こういう類の「気前のよさ」が特に破壊的なのである。私の患者の場合これが災いし、自分の人生には何かが欠けているというどうしても拭いきれない感覚を定式化する手段を一切もつことができなかった。

　精神病質に関する近年もっとも透徹した精神分析的思考（たとえば、文献274、381）は、内在化の失敗（それがどんな気質から、そして養育の偶発的出来事からくるものであれ）を強調している。反社会性の人は（普通程度にも）心理的に愛着したことや、よい対象を体内化したことや、あるいは養育者と同一化したことが、本当に決してない。彼らは愛を取り入れなかったし、決して愛さなかった。そのかわりに略奪的に体験された「見知らぬ人－自己対象」[212]との間で同一化が生じた可能性がある。メロイ[381]は「初期に起こる主要な親像との深い無意識の同一化、そして最終的に起こる社会および文化、そして人類一般との原型的かつ導きとなるような同一化の不足」について書いている（p. 44）。

　万能的ファンタジーと反社会的行動を中心に組織された性格のもう一つの源はその個人的生活史にある。そこでは親たちあるいは他の重要な人物が子どもの力の顕示に深く力を注いでおり、人生は支配力を行使する権限を生まれつき与えられている人の特権には限界を与えないであろう、というメッセージを繰り返し送っていた。このような親たちは、教師、カウンセラー、あるいは法執行官が彼らの子どもに対して限界を設定しようとすると、子どもの反抗に同一

化し自分自身の権威嫌いを行動化して、激しい怒りでもって反応する傾向にある。どんな性格タイプにも同じことがいえるが、子どもが親たちの防衛的解決をまねるという点で、精神病質は「受け継がれ」うるのだ。

　ある人の性格学的な精神病質のおもな源が、親の操作的かつ特権的行動の模倣と強化にある場合、その予後は、前述のような混沌としてひどく虐待的な状況にその状態の起源がある場合よりもおそらくましである。少なくとも子どもを甘やかし堕落させるような親たちの子どもは誰かと同一化することに成功したのであり、関係をもつ能力を完全に欠いているわけではない。おそらくこういった類の家族はより健康な精神病質者を育て、より過酷で荒れた背景はより深く障害された精神病質者を生み出すのであろう。しかしこの問いについてのよい研究はまだなされていない。

精神病質的な自己

　前述したように、精神病質傾向の素質的な面の一つは、その子をどんな状況下でも落ち着かせたりなだめたり、また愛情深くミラーリングしてやるのが難しい子どもにしてしまうような、攻撃性の程度である。生来過活動で要求的で混乱させるような強情な子どもは、おだやかでなだめやすい子どもよりもずっと活動的で精力的な養育を必要とする。そういう子どもはまた、西洋社会の就学前のたいていの子どもたちが得ているよりもはるかに直接的な父親的人物の関与を必要とするといってよい（文献234、81、372、113参照）。非常に攻撃的で一人の親の手には余るように見受けられるが、しかしもし十分な刺激と愛情深いしつけが与えられたなら愛着する能力はもっている、そんな子どもたちを私は個人的に見聞きしてきた。われわれには一人の養育者（通常は母親）で十分であると考えがちな文化的傾向があるが、そうでない見方をした場合に比べて、おそらくわれわれはより多くの精神病質者を育てているのだろう。

　しかし社会学的な推測を脇においても、生まれてすぐから問題児とみなされる状況下では、精神病質者となる可能性をもつ子どもが養育者の愛と誇りを感じるという普通のやり方によって自尊心を得ることは非常に難しくなるだろう。外側の対象が失敗するために、備給すべき唯一の対象は自己とそれにひそかに駆りたてられた力である。自己表象はこうして、個人的万能という望ましい状

態と絶望的な弱さという恐ろしい状態とに分極化されるかもしれない。攻撃的でサディスティックな行為は、興奮した不快な覚醒状態を減らし自尊心を回復させることにより、社会病質の人の抱く自己感を安定させている可能性がある。

デビッド・ベルコビッツ、すなわち「サムの息子」として悪名高い連続殺人犯が若い女性たちを殺しはじめたのは、実母が彼の理想化して想像していた姿よりも自堕落な女であることを知ってからだった。養子であった彼は、自分にはすばらしい「本当の」母親がいるというファンタジーに自らの自尊心を結びつけていたが、この錯覚が粉々に打ち砕かれたとき、その埋め合わせとして凶暴な行動に出たのだった。その人の誇大性に対する何らかの打撃とそれに引き続いて生じる犯罪行為との似たような関連が、多くのセンセーショナルな事件において注目されてきた。しかし、操作的な人たちの日常生活の観察から示唆されるのは、こうしたパターンは本質的には精神病質の殺人者たちに限ったことではないということである。自分は他に優越しているという非現実的な考えから自己イメージを形成し、それをもっとも気に入っているような人が、自分はただの人間にすぎないという証拠にぶちあたれば、誰しも力を行使することによって自尊心を回復しようともくろむであろう。

それに加え、子どもを取り巻く環境が混沌としていればいるほど、そして養育者が疲れ果てていたり不適切であればあるほど、子どもは有効な限界にぶちあたらず、衝動的行動の結果をまじめに受け止めずにすんでしまいがちになる。社会的学習理論の観点からみれば、子どもの誇大性は首尾一貫した規律を欠く養育の予想できる結果であろう。自分の養育者よりもはるかにエネルギーがあるという状態は、他人の欲求は無視してよく、そのときどうしてもしたいと思ったことは何でもやってよく、不都合な結果に対してはそこから逃避し、うわべを繕って隠し、そして他人をそそのかしたりいじめたりすることで対処すればよいという教訓を与えるであろう。

精神病質の患者の自己経験に関して触れるに値するもう一つ別の特徴は、原始的羨望、すなわち自分がもっとも欲しているものを破壊したいという願望である。反社会性の人たちが羨望を言葉に出して明確にあらわすことはめったにないものの、彼らの行動の多くがそれを示している。人が愛されずに育つときには、他人はそれを楽しんでいるけれども自分には欠けている何かがそこにあるということに気づかずにはおれないのであろう。人の人生の優しい領域に属するあらゆるものに対する活発な価値下げと軽視は、すべての重症の社会病質者に特徴的である。精神病圏に属する反社会性の人たちは、自分を魅了する

ものを殺すことで知られてきた。たとえばテッド・バンディーは、美しく若い（他の指摘によれば彼の母親に似ている）女性を破壊したいという自分の欲求を、彼女らをいわば「所有すること」として説明した。トルーマン・カポーティ[79]（1965）の『冷血』(In Cold Blood) の中で描かれている殺人者たちは、幸せな家族を「何の理由もなく」皆殺しにしたが、ただし皆殺し犯たちの感じる羨望があまりに痛切で耐えられないものになるほど、本当に幸せな家族であったという理由だけはあったようである。

精神病質の患者との間に生じる転移と逆転移

　精神病質者がセラピストに対して発展させる基本的な転移は、自らの内的な略奪性の投影、すなわち臨床家は患者を利己的な目的のために利用するつもりであるという憶測である。愛と共感を伴う情緒的経験をもったことがまるでないので、反社会性の患者はセラピストの関心の寛大な側面を理解する手段をもたず、臨床家の「魂胆」を見抜いてやろうと努める。もしも何らかの個人的な計画（たとえば裁判官あるいは保護観察官によい報告をするなど）を進めるのにそのセラピストを利用できると患者が信ずる理由があれば、彼らは尋常でなく魅力的になる場合があり、あまりに魅力的なので経験の浅い臨床家は丸め込まれてしまうかもしれないほどである。

　セラピストを利用することや、そのことを取り上げようとするセラピストの試みの裏をかくことしか患者の念頭にないことに対して通常生じる逆転移は、自分の援助者としての基本的なアイデンティティが根絶やしにされているという感覚に対する衝撃と抵抗である。初心の臨床家なら援助の意図を証明しようとする誘惑に負けるかもしれない。それが失敗すると、精神病質の人に対して敵意、軽蔑、それに道徳主義的な激しい怒りが湧くというのがよくある反応である。普通の情け深い人たちに生じるこうした「非共感的な」気持ちは、逆説的だが精神病質の病理に対する一種の共感として理解されるべきである。つまりクライエントはセラピストを配慮できず、セラピストもクライエントに配慮することをほとんど同じくらい困難に感じるのだ。患者にあからさまな憎しみを抱くこともめずらしくないが、それは心配に及ばない。なぜなら憎む能力は一種の愛着であるからだ。[57]もし内的な冷淡さの経験、それに憎しみの経験すら

も甘んじて受けることができれば、精神病質的構造の人間であるとはどのようなことかを垣間見ることになろう。それは不快ではあるが有用な経験である。

　そのほかによく生じる逆転移反応は融和型というよりもむしろ補足型（文献425、第2章参照）であり、主として奇妙で不吉な恐怖を伴っている。精神病質者の治療にあたっている人たちはしばしば彼らの無慈悲な眼差しについて触れ、自分はこのような患者の意のままにされるのではないかと心配する。不吉な予感もよくある。繰り返すが、臨床家はこうした不快な反応を否認しようとしたり埋め合わせようとしたりするよりも、むしろそれを許容することが重要である。なぜなら本物の精神病質者による脅かしを過小評価することは賢明でないからだ（現実的にいってそうであるし、それにそうすることによってクライエントを促して自分の破壊的な力を実演させてしまうかもしれないからである）。

　最後に、激しくそしてサディスティックなまでに価値下げされる経験は、臨床家の中に強烈な敵意あるいは絶望的な諦めを誘発することがある。価値下げのメッセージが羨望に対する防衛を形成していることを意識しておくことは、精神病質者の容赦ないさげすみを前にしての冷めた知的な慰めであるが、助けにはなる。

精神病質と診断することがもつ治療的意味

　反社会性の患者の悪評にかんがみてまずはじめに言っておかなければならないが、すぐれた心理療法が大いに助けになった精神病質の人たちを私はたくさん知っている。しかしながらセラピストはどの程度のことが成し遂げられるかについて誇大的になることはできないし、それに他の診断カテゴリーに属する患者の場合以上に、一人ひとりの社会病質の患者に対して治療可能であるか否かを判断するための注意深いアセスメントが行なわれることが、決定的に重要である。その中のいく人かはあまりにも重症で危険であるか、もしくはセラピストの目標を破壊してやろうと固く心に決めているために、心理療法は無駄で愚かな試みに終わってしまうだろう。治療可能性の具体的な評価はこの本の限界を超えるので、読者はメロイを参照してほしい。メロイは特定の精神病質の人に心理療法が施されるべきかどうかのアセスメントにカーンバーグの構造化面接技術を応用することについてすばらしい章を書いている。

メロイはまた、評価者の役割とセラピストの役割とを厳密に区別している。これは他の大部分の性格タイプの患者に対しては不必要な区別であるが（なぜなら彼らには精神病質者のように臨床家を打ち負かそうとする意図がないから）、しかしこの集団に対しては決定的に重要な区別である。治療的ニヒリズムの現象に関するメロイの次のような説明も、私自身の経験に合致している。

> 　精神病質的障害をもつ人、あるいは反社会性パーソナリティ障害の人を、すべてひっくるめて、その診断からして治療不可能とするのは、ステレオタイプな判断である。そのような判断は、個人差と精神病理の重症度がもつ連続的性質をともに無視している。私がこうした反応をもっともよく観察したのは、保護観察、仮釈放、あるいは裁判所から患者を紹介目的であてがわれる公衆精神保健の臨床家たちの間にであった。彼らはその治療紹介が強制的性質をもつために……心理療法的に達成できることは何一つないと思い込んでいるのだった。
> 　このような反応はしばしば、先輩の指導的立場の臨床家から訓練期間に「口伝」として伝えられ内在化された態度の産物であって、直接的、個人的経験の産物であることはめったにない。ある意味では、これは道徳的判断が専門的アセスメントを侵すところに生じる集団的報復の態度である。他人を価値下げしその人間性を失わせるという精神病質者の行動上の病理に、臨床家が融和型同一化を起こし、その臨床家は、その精神病質者が他人に対して行なっている（とその臨床家が理解している）ことを、その精神病質者に対して行なうのである。（文献381 p.325）

　こうした態度は、ほとんどの訓練プログラムにおいて——精神病質の人たちでいっぱいの刑務所や薬物依存症治療センターにおけるインターンシップや実習に大学院生を送り込んでいるプログラムにおいてさえ——こういった患者にふさわしい専門的技術を発展させることに、たとえ払われたとしても非常にわずかの注意しか払われていないという事実を反映してもいるだろう。未熟なセラピストは、他の集団に対して有効な技術を社会病質者に適用して失敗しても、自分の訓練の限界を責めずにむしろ患者を責める場合がある。[*3]

　社会病質の人を治療するといったん決意したら——もしくは自分が何か別の見方をしていた患者が基本的に社会病質であることに気づいたら——、治療の要点としてもっとも重要なのは揺るがないことである。すなわち、セラピスト

が、枠組が、そして治療を可能にする条件が揺るがないことである。共感と受け取ってくれるだろうという希望のもとに、患者が弱さとみなすようなものを見せることに比べれば、柔軟性がなさすぎるという間違いを犯すほうがよほどましである。反社会性の人たちは共感を理解しない。彼らが理解するのは人を利用することであり、そして治療契約の厳格な境界(バウンダリー)を踏み外すセラピストに、感謝ではなくサディスティックな勝利感を感じるのである。映画『羊たちの沈黙』(The Silence of the Lambs)においてアンソニー・ホプキンスは、彼の演じたキャラクターがジョディー・フォスター扮する捜査官に対して行なった操作を通して、人の弱点をみつけ出す精神病質者の才能をゾクリとするほど見事に示した。治療技法の中で弱さや脆弱さと解釈される可能性のあるものならなんでも、実際そのように解釈されるであろう。

　反社会性の人たちから愛を期待するのは非現実的であるが、強靱な意志をもち厳格であるという印象を与えることにより、彼らの尊敬を得ることは可能である。私は社会病質の患者を治療するときには、毎回面接のはじめに支払いをすますよう強く要求し、支払わないならそのクライエントを追い返してしまう——どんなにもっともらしい弁解がなされてもである。一人ひとりの患者の特殊な必要(ニード)を考慮するため可能なかぎり努力するようにと最初に教えられた大部分のセラピストと同じように、私も、精神病質者の特殊な要求に対しては、決して屈しないことが正しい反応であることを経験から学ばなければならなかった。治療の初期には私は、契約の堅固さを試すための患者の見せかけの動機を分析することはせず、ただ彼らにわれわれの取り決めが次のようなものであったことを思い起こさせる。すなわち、彼らは前金で支払うこと、そして私はその取り決めに対して自分の責任——彼らが自らに対する理解を深めることを援助する目的で私の専門的技術を適用すること——を果たすだろうということ、ただしそれは彼らが自らの責任を果たすという条件付きであることを思い起こさせる。

　揺るがないことに関連するのが妥協のない正直さだ。つまり率直にものを言い、約束を守り、脅しに負けず、そしてねばり強く現実に取り組むことである。セラピストが患者に対して激しい陰性感情——それは逆転移でもあり現実的な

＊3　カロンとバンデンボスは、統合失調症は精神力動的知識に基づいた治療によっては効果的に治療しえないという、同じくらい広く流布しており不適切に支持されている考えに対して、これと同様の批判を行なった。精神病水準の人格構造をもつ精神病質の患者は二重に不利な立場におかれる可能性がある。

危険の認識でもあるが——を抱いていることを個人として認めることも、正直さには含まれる。もしこのような反応が否認されれば、逆転移は行動化されるかもしれず、当然の恐怖が過小評価されるかもしれない。患者の心理と同一化するための基盤をもてるように、セラピストは自らの反社会的傾向と和解しなければならない。たとえば金銭をめぐる議論に関しては、料金を取る理由を説明するにあたり、セラピストは防衛的にならずに利己心や貪欲を認めなければならない。

　治療契約に関し上述のようなことを認めることを別にすれば、正直さは開示を意味しない。自己開示はもろさと解されるだけであろう。それは道徳を説くことも意味しない。患者の破壊的行動を分析するにあたり、当然ありそうに思われる悪いという気持ちの表現を促すのは無駄である。というのも患者には正常な超自我が欠けており、そして悪い（弱い）気分になるよりもよい（万能的な）気分になるために疑いもなく罪を犯したのであるから。道徳観念のない行ないから生じうる現実的帰結を検討するにとどめなければならない。良心との苦闘が当然あるものと考えてそれを探ってみても、なぜ銀行を襲ったのかと尋ねられてウィリー・サットンが返したようなこんな反応を呼び起こしがちである。「そこに金があるからさ」。

　一つひとつの誇大的なたくらみがもつ現実的な危険についてセラピストが揺らぐことなく力説するにしても、当面の事態が重大な結果をもたらすという理由だけでユーモアを欠く必要はない。私の同僚の一人に反社会性の患者を扱う才能で名高い女性がいるが、彼女は再拘留された車泥棒との次のような冗談の応酬を報告している。

　　　その男は、もう少しでうまくいくところだった盗みのために彼が立てた計画がどんなにすばらしいものであったか、たった一つのちょっとした不測の事態が生じさえしなかったらそれがどんなに完全な犯罪になったはずだったかを、私に説明しているところだった。話すうちに彼はどんどん興奮して生き生きしはじめ、私は少し感心しながら、彼がもうちょっとで盗品を持ったまま逃げおおせるところだったという話に相づちを打っていた。そのうち自分たちが共犯者のような気がしはじめた。しまいに彼は夢中になったあまり、こんなことを尋ねた。
　　　「あんたもやってみるかい？」
　　　「いいえ」と私は答えた。

「どうして？」と彼は、ちょっとしらけたように尋ねた。
「二つの理由があるわね」と私は言った。「第一に、どんなすばらしい計画であっても、いつも何かうまくいかないちょっとしたことがあるかもしれないわ。人生はそんなに思い通りにいかないものよ。それにそんなことをしたら刑務所に入れられるか、行きたくもない精神病院に入れられて、あなたみたいにね、自分が選んだわけでもない精神科医に話をすることになるでしょう。それから第二に、私はあなたがもっていないあるものをもっているからそんなことはしないの。つまり良心よ」
「ふうん」と彼は言った。「どうやったらそれが手に入るのかな」

　もちろん、良心（より専門的には、超自我）を育てる第一段階は、ある人の意見が意味をもつ程度にまでその人のことを気にかけることである。道徳を説くことなく、ただ首尾一貫した、懲罰的でない、食い物にされない対象であることによって、セラピストは患者をより責任ある行動へといざなっていく。グリーンワルド（Greenwald, H.）[207,208]はロサンゼルスの暗黒街の反社会性の人たちの治療にあたっていた人だが、自分がどのように精神病質者にわかる言葉を使って彼らと気持ちを通じ合わせたかを記述している。反社会性の人たちが敬う性質は力(パワー)だけであるから、セラピストがまず示さねばならないのは力であると彼は論じている。グリーンワルド[208]はこういう例をあげている。

　　ぽん引きの男が私に会いにやって来て自分の生活について話しはじめた。彼は言った、「自分をひけらかしたりするつもりはないんだけど、でも結局、すごくいい生き方だし、たいていの奴はこんなふうに生きてみたいと思うだろうね、つまりぽん引きとして生きるってことさ。悪いことじゃないよ——女の子たちを連れ出して俺のためにはたらいてもらうのさ——何でやっちゃいけないの。誰でもがさ？」私は言った、「この間抜け野郎」。何でだよ、と彼は尋ねた。私は答えた、「いいか、俺はコールガールの稼ぎで食ってるんだ。俺はコールガールたちについての本を書いた。それで尊敬もされたし、有名にもなったし、それが映画にもなった。俺はおまえなんかが稼ぐよりずっとたくさんの金をコールガールで稼いだんだよ。おまえはどうだ、このうすのろ野郎、いつ捕まって刑務所に送られ10年くらうかもわからないじゃないか、俺は尊敬、名声、そして賞賛を手に入れているというのに」。これは彼にも理解できた。

自分と似たような人間と思っている相手が、同じ目的を達成するのにずっと上等なやり方をしているということが彼にはわかったのである。(p. 371)

　グリーンワルドは彼独特の自由奔放な、しかし基本的に堕落することのないスタイルを精神病質の患者たちに対してとっている。「精神病質者の裏をかくこと」あるいは「ペテン師をペテンにかけること」は、セラピストが尊敬に値することを示す手段として有用であることを彼は発見したが、そういう発見をしたセラピストは彼だけではない。先に引用した私の同僚のように、彼は自分自身の中に精神病質的衝動を認めることができるので、クライエントの情緒的世界から完全に疎遠であるとは感じないのである。印象的なことに彼の報告によると、彼の集中的な治療を受けて２年目か３年目に、社会病質の患者たちは深刻なそしてしばしば精神病的な抑うつに入ってゆくのが典型的であるという。彼はこれを、患者たちが彼のことを操作の対象としてではなく純粋に気にかけはじめた証拠として、そして、このことを悟って自分の心理的依存にみじめな気分になる状態に降りてきた証拠として理解している。この抑うつは、徐々にしか晴れてゆかないが、クラインによって描写された生後半年から１年の乳児の気持ちと根本的に同等のものである。その時期は、赤ん坊のコントロール外にある分離した人間としての母親の存在が、子どもに痛みを伴う衝撃を与える時期なのだ。

　他の診断の人たちに適した治療とは対照的に、精神病質のクライエントのセラピストは、ほとんど無関心に近いような独立した強さの態度を身につけなければならない。セラピストは患者の変化に心を傾けてはいけない。なぜなら反社会性の人は、その欲求(ニード)を見て取るやいなや、臨床家の無力を示すために心理療法を妨害するだろうからである。それよりも、自分は自分の仕事を十分にやるのだという調子を示しながら自分の理解を深めることだけに専念し、治療を活用するもしないも患者しだいであることを伝えるようにするほうがよい。この行動規範は、どんな警察官でも学ぶ犯罪捜査についての教訓と類似したものである。その教訓とはつまり、自白を得ることが警察官にとって重要であるというようなそぶりを決して容疑者に見せてはならないという教訓である。

　反社会性の人たちに対する面接者として私が知っているもっとも腕のいい人物は、私の町の部長刑事であるが、彼は強姦犯、児童虐待犯、殺人犯、それに連続殺人犯から自白を——しばしば感動するほど涙ながらの自白である——

引き出すことにかけては桁外れの業績をもつ男である。彼の取り調べをテープで聞くと、相手を尊重する彼の態度と、そしてもっとも極悪非道な犯罪者ですら誰かに真実を告げたい欲求をもっているのだという彼の静かな信念に、強い印象を受ける。敬意をもって扱われることに対して容疑者が見せる反応性は感動的である——面接者の意図は起訴することであると彼らが知っている点を考え合わせると、なおのことそうである。彼に取り調べを受けた者で裏切られたと文句を言った者はこれまで誰もいない。彼らの自白に基づいて彼が法廷で彼らに不利な証言をするときですらそうなのだ。「彼は私を公正に扱ってくれた」と彼らは報告する。

こうした現象をみると、まことしやかに語られている精神病質者の無情さというものは（子ども時代の、のちには残忍なサブカルチャーによって繰り返された）虐待的な、あるいは（援助したいというセラピストの願いのように）理解できない環境への反応ではないのかという疑問がわく。こうした殺人犯や傷害犯たちが自分を投獄したいと考えている人物に対して自白することで目に見えて安心するという事実は、もっとも矯正の見込みのない重罪犯人でさえ原始的な責任感をもっており、かつ関係から何かを得ることができることを示唆している。*4 サディスティックな殺人者カール・パンズラム（Carl Panzram）は、かつて自分にごくあたり前の親切を示してくれた看守と生涯にわたる交友関係を続けた。厳格で強靭な意志と最低限の敬意との組み合わせが、反社会性の人たちに対処するさいに成功をもたらすように思われる。

治療の経過中ずっと、こうした雰囲気の中で精神病質の人の万能的コントロール、投影同一化、羨望による支配、それに自己破壊的な活動が根気よく分析されるにつれ、患者は実際に変化する。言葉を操作のために用いることから言葉を正直な自己表現のために用いることへの変化は、いかなるものであれ、反社会性の人が誠実さをもつ誰かに繰り返し接することを通じてしか生じないであろう、相当な偉業である。クライエントが衝動を抑え、そして自己コントロールすることの誇りについて何かを学ぶようなことがあれば、どんな場合も画

---

*4 この観察結果と、危険な犯罪者に「寛大さ」をという議論とを、ただちに同列とするわけにはいかない。精神病質の人たちはある方法によって援助することが可能な人間であるという理解を、心理療法は強迫的な殺人者を市民的行動の鑑へと変えうるというような希望的な考えと混同してはならない。反社会性の人たちの犯罪が精神力動的に理解できるか否かにかかわらず、また治療関係から彼らが個人的に益することができるか否かにかかわらず、公衆は彼らから確実に守られる必要がある。

期的な出来事とみなすべきである。精神病質者の中に人間の関係性へと向かう動きがみられれば、たとえささやかな動きであってもそれによって計り知れない量の人間の苦しみが回避されるであろうから、このような進歩は臨床家が汗を流して努力するに値するものである。

鑑別診断

　パーソナリティに精神病質的な要素をもつクライエントであれば誰であれ、通常その中に難なく反社会的特徴を見出せる。その人を性格学的に精神病質であると定義づけるに十分なほど、そうした特徴が中心的であるかどうかということのほうがずっと微妙な問題である。基本的に精神病質性の心理であると誤解されやすい心理には、パラノイド、解離性、それに自己愛性の状態が含まれる。加えて、ヒステロイド・パーソナリティをもつ人たちの中には反社会性と誤診される人たちもいるが、この話題については第14章で論じることにしよう。

精神病質性パーソナリティとパラノイド・パーソナリティ

　精神病質性が優勢な心理とよりパラノイド性の強い心理との間には、構造のうえで重複する点が非常に多い。多くの人たちが両種の態度の強い傾向をもっている。反社会性の人たちとパラノイドの人たちはいずれも力の問題に非常な関心をもっているが、それは異なった観点からである。精神病質者とは異なり、基本的にパラノイド性格構造である人たちは深い罪悪感を抱いていて、彼らが苦しみから回復するためにはその分析が必須である。したがって、パラノイド的特徴と社会病質的特徴の両方をもつどんな人に対しても、どちらの傾向がより勝っているかをアセスメントすることが決定的に重要である。

精神病質性パーソナリティと解離性パーソナリティ

　精神病質状態と解離状態との間にもまた、かなり重複する点がある。患者が基本的に精神病質の人であり解離性の防衛を用いているのか、もしくは多重人格であって反社会性あるいは迫害的な交代人格を有しているのか、こうしたこ

とを面接者がアセスメントすることは決定的に重要である。前者の種類の患者の回復の見込みについては慎重にならざるをえないが、一方基本的に解離性の人たちは正確に診断されればずっと早く、そして良好に治療に反応する。不幸なことに、このアセスメントを行なうことは専門家にとってすら並はずれて難しいことがある。解離性が主である人たちも精神病質性が主である人たちも、共に他人に対する深い不信感を抱いており、そうして異なった理由に基づいてであるが（虐待への恐怖か万能的勝利か）いずれもうわべを繕って隠し、セラピストに表面的には従い、そしてその権威を失墜させてしまう。

　この鑑別診断から何か重要な結果が生じる場合には、その試みはお勧めできない——たとえば、もしも殺人を犯したある男が、自分は多重人格性障害であると専門家に納得させることができたら、精神異常を理由に有罪ではないと訴える可能性がある場合など。この鑑別診断はそういう厄介な問題を抜きにしても十分に難しいのである。しかし残念なことにそれはあまりにも重要な法的区別なので、この鑑別診断の信頼性を高めるための何らかの手段が評価者らによって開発されなければならないだろう。この分野では催眠術にいくらか期待できる。この鑑別については第15章でさらに論じることになるだろう。

精神病質性パーソナリティと自己愛性パーソナリティ

　最後に、精神病質状態と自己愛状態との間には非常に近い関連がある。どちらの性格タイプも、主観的に空虚な内的世界と、自尊心を提供してくれるような外的出来事への依存を示している。理論家たちの中には、精神病質と自己愛とを結局は自己愛的な特徴をもつものとして一つの次元におく者もいる。[270,381] つまり精神病質者は自己愛連続体の病的端に位置するものとして考えられているのである。しかし私は、反社会性の人たちと自己愛性の人たちは、それぞれ別に連続体を考えるにふさわしいほど異なっていると主張したい。社会病質の人たちのほとんどは理想化を繰り返さないし、また大部分の自己愛性の人たちは万能的コントロールに頼らない。しかし両方の性格タイプの性質を備えている人は多く、そしてそれぞれが自己膨張によって特徴づけられていることがある。

　両者に共通の点があり、またどちらの性質も備えている人が多数いるにもかかわらず、この二つの群に対する治療上の配慮はたいへん異なっているので（たとえば同情的なミラーリングは自己愛性の人たちのほとんどを慰めるが、反社会性の人たちには反感を買う）、両者を慎重に鑑別するほうがより有用である

と私は思う。

まとめ

　この章では精神病質性パーソナリティが、他人に及ぼす自分の影響力を感じたい、他人を操作したい、他人に「つけ込み」たいという体系的な欲求を表現しているものとして描かれた。反社会的行動へと向かう素質的傾向が簡潔に要約され、同時に社会病質の人に特徴的な怒りと躁（これが情動遮断をつかのま破ることがある）に対しての注意が促された。精神病質が万能的コントロール、投影同一化、解離、および行動化といった防衛の観点から論じられた。また、不安定さ、他人の弱みにつけ込むこと、情緒的な誤解、搾取、そして時には残酷さによって特徴づけられる対象関係の観点からも、弱さと羨望の感覚を回避するための誇大的な努力が優位を占めている自己の構造の観点からも論じられた。非共感的な転移と逆転移の反応が論じられ、同時に治療の要件は治療者が揺らがないこと、首尾一貫していること、そして助けになると思われたいという欲求から独立していることである旨が論じられた。精神病質性性格がパラノイド・タイプ、解離性タイプ、および自己愛性タイプから区別された。

さらに読むとよい文献

　不幸なことに、精神療法を全般的過程として扱った教科書は、精神病質のクライエントに対して注意を払っていることがめったになく、かつ、このグループについての良質な分析的文献は不足している。したがって、反社会性の人たちに対する、訓練された精神力動的治療についてのさらなる情報を求める読者には、かぎられた情報源しかない。この点で、バーステンの研究である『操作する者』(The Manipulator) およびメロイの本である『精神病質の心』(The Psychopathic Mind) は、このテーマへの探求としては私の知る中でもっとも包括的で読みやすいものである。アクターも『破壊された構造』(Broken Structures) の中にこのテーマに関してよい章を書いている。

[第8章]
自己愛性パーソナリティ

　外から肯定されることによる自尊心の維持をめぐってパーソナリティが構成されている人たちを、精神分析家たちは自己愛的と呼ぶ。自分が何者であるか、自分をどの程度価値あるものと感じるかといった感覚に関して、われわれはみな傷つきやすいところをもっている。だからわれわれは、自分のことをよいと感じられるように人生をやっていこうとする。われわれの誇りは重要な他者から是認されると高められるし、是認されないと傷つけられる。われわれの中には、「自己愛的な供給」や自尊心の支えについての関心が他の問題を覆い隠してしまい、あまりにも自分のことだけに頭がいっぱいになっているのではないかと思われるような人もいる。「自己愛性パーソナリティ」や「病的自己愛」といった用語は、このようなバランスを欠くほどの自己への関心をさすのであって、普通にみられるような是認に対する敏感さや批判に対する感じやすさをいうのではない。

　自己愛は、病的なものだけでなく正常なものを含めて、フロイトが繰り返し関心を払ったテーマである。彼はこの用語をギリシャ神話のナルキッソスから借用した。ナルキッソスは水たまりに映った自分の姿に恋して、自分の像によっては決して満たされえない憧れを抱いたためについには死にいたった若者である。しかしながらフロイトは、自己愛的な関心が中心を占めているような人の治療についてはほとんど論じなかった。アルフレッド・アドラー（Alfred Adler）（たとえば、文献4）やオットー・ランク（たとえば、文献427）は、いずれも現在なら自己愛としてくくられるようなテーマについて論じているが、それ

ぞれフロイトから離反してしまったために、彼らの仕事は多くのセラピストにとってなじみのないものとなってしまった。欲動や無意識的葛藤という観点からのみでは説明しにくいような自尊心の問題を抱える人たち、したがって葛藤モデルに基づいた方法によっては治療困難な人たちがいることは、精神分析の初期の時代から気づかれていた。彼らの経験には欠損モデルのほうがしっくりくるようなのである。つまり彼らの内的生活からは何かが欠けているのだ。

　自己愛的構造をもつ人は、他人の目に自分がどう映っているかで頭がいっぱいなために、自分が欺瞞的で愛されない存在だと内心ひそかに感じていることがある。彼らが自己をもっと受容でき関係を深めてゆけるよう援助するには、フロイトがわずかに触れただけであった領域に向けて、力動的心理学がさらに発展していくことが期待されていた。基本的安全感やアイデンティティといった概念や、より機能主義的な概念である自我に対峙する自己の概念[540,123,124]、また自己評価調節[433]、愛着と分離[509,59,60]、発達停止と欠損[298,530]、恥[348,325,398]といった概念に関心が向けられるようになって、われわれの自己愛の理解は進んだ。

　ポスト・フロイディアンの時代には新しい理論分野が開拓されたが、それと同時に古い分野も、自己愛的問題の治療に進展をもたらすような仕方で再検討された。フロイトの「一次的自己愛」概念では、乳児は他者に備給する以前には自己に備給していると想定されていたが、対象関係学派の理論家たちがこの概念に挑戦したため[244,127,28]、それ以降臨床に多くの動乱が生じた。一次的な関係性を強調する思想家たちは自己愛的病理を、正常な幼児の誇大性への固着として理解するよりむしろ、関係に対して幼少期に生じた失望への埋め合わせとして理解したのである。同じころ、コンテインメント[47]、抱える環境[580,582,393]、ミラーリング[585,297]というような発想によって治療理論が再定義されてもいた。こうした考え方は精神病理や治療に関する従来のモデルに比べ、自己感の持続性とそれに付随する自尊心とに根本的な問題を抱える人たちに対して、より適切なものであった。

　またフロイトが論文を書いていたころには、今日はびこっているような自己愛的な問題はそれほどみられなかったようである。精神分析の影響を受けた社会理論家たち（たとえば、文献176、498、230、315、316）は、現代生活の変遷が自己愛的関心をいっそう強化していると論じている[*1]。世の中は目まぐるしく変わり、われわれは以前よりも頻回に移動している。メディアは不安をあおり、われわれの虚栄心や欲望におもねっている。かつては宗教的伝統によって与えられていた内的規範は世俗化によって希薄にされている。また、目まぐるしい変化の時代にあっては、大衆社会ではぱっと見の印象のほうがその人の一貫性

や誠実さなどより説得力がある。その人の来歴や評判に基づいて評価が下せるほどお互い十分知り合っているような、より小規模で安定した共同体では、このような一貫性や誠実さといった特性が尊ばれたものなのだが。

　フロイトの患者の多くは、自分のよさや悪さについて云々する過剰なまでの内的批評に悩まされていたが、フロイトはこの状態を「過酷な超自我」の反映として描写するようになった。これとは対照的に現代のクライエントは、主観的には批判の内在化でいっぱいであると感じるよりもむしろしばしば空虚感を感じている。また彼らは、自らの規範に背いていることに悩むよりも自分が「なじめない」ことに悩んでおり、自分のアイデンティティや一貫性といったより個人的な性質よりもむしろ、美しさや名声や富や政治的に正しいと見えるかどうかといった直接目に見える長所についてあれこれ思いめぐらす傾向にある。イメージが実体にとってかわり、ユング（Jung, C.G.）[257]がペルソナ（世間に向けて示されている自己）と呼んだもののほうが、実際の人物よりもより生き生きした頼りになるものになっている。

　『神コンプレックス』の中でアーネスト・ジョーンズ（Ernest Jones）[255]は、精

＊1　アメリカ合衆国においては、人々がもっぱら自己に関心を向けるという風潮は、いく人かの現代社会批評家が示唆するほど最近の所産ではないようである。1800年代の初頭トクビル（Alexis de Tocqueville）（訳注：フランスの思想家、政治家［1805～59］。おもな著作に『アメリカの民主主義』がある）は、社会が機会の平等を喧伝したことによって、市民は自分の要求が特別な価値をもつものであることをいかに示すかということに心を向けるようになったと述べた。はっきりとした身分を与えてくれる階級制度をもたないと、彼らは自分の「位置」がちゃんとしたものであることを示してくれるような目に見える証拠を集めようと努める——彼らが個人的な失敗を反省することがなければ、この「位置」が低くなることはありえないのである。フォースター（Forster, E.M.）[141]によるレオナルド・バストの描写と比較してみよ（訳注：イギリスの小説家、批評家［1879～1970］。『眺めのいい部屋』『インドへの道』などの作品がある。この引用は『ハワーズ・エンド』からのもの。レオナルド・バストはその作中人物でワーキング・クラスの男性）。

　彼は自分が貧しいとわかっておりそれを認めていたが、金もちに比べていくらかでも劣っていると認めるくらいなら死んだほうがましだった。……もし彼が数世紀前の、鮮やかに色づけられた過去の文明の中に生きていたなら、彼ははっきりとした身分をもっていただろうし、収入は身に相応のものであっただろう。しかし彼の時代には、すでに民主主義の天使があらわれており、皮の翼で各階級に影を落としながらこう宣言していたのだ。「すべての人間は平等です——すべての人間とはつまり、傘を持った人はすべてということですが」。そういうわけで彼は、そこではあらゆることが何の価値ももたず民主主義の主張も聞こえないようなそんなどん底へと滑り落ちないように、自分の上品さを強く主張しなくてはならなかった。（文献141pp.45-46）

神分析的な著述家としてははじめて、よりあからさまな誇大性を呈するタイプの自己愛的人物を描写した。彼が描写したのはこんな男性であった。すなわち、自己顕示癖、超然とした態度、情緒的な近づきにくさ、万能空想、自分の創造性に対する過大評価、上から決めつける傾向などによって特徴づけられるような男性である。彼はこうした人たちを精神病から正常にわたる精神的健康の連続体上に位置づけられるものとして描写して、次のように述べている。「こういう人は狂気に陥ると、自分は実は神なのだという妄想をあからさまに表現しがちである。そしてこういう類の実例には、どこの精神病院でもお目にかかれるものである」(p. 245)。ウィルヘルム・ライヒは『性格分析』の一節をさいて「男根的自己愛的性格」について考察したが、この性格は「自信家で……傲慢で……精力的で、その物腰はしばしば堂々としており……（この人物は）迫り来るどんな攻撃に対しても先手を打って自分から攻撃をしかける」(pp. 217-218) と描写されている。このおなじみのタイプの本質的特徴は、DSMの最近の版における自己愛性パーソナリティの記述にあらわれている。

パーソナリティの精神分析的な観察が進むにつれて、あからさまに誇大的なパーソナリティは、今日われわれが自己愛的問題とか「自己の障害」として理解しているものの一つの形でしかないということがはっきりしてきた。現代の分析的概念化においては、核心に存在しているアイデンティティや自尊心の障害の外面的あらわれとして多くの異なったものが認識されている。バーステンは自己愛性パーソナリティの類型学を提唱したが、これには自己愛性の亜変種として渇望的、妄想的、操作的、そして男根的なものが含められている。さらに、多くの著者によって観察されてきたことだが、どんなに虚栄心の強い誇大的な自己愛者にも人目を気にする恥ずかしがり屋の子どもが隠れているし、またどんなに抑うつ的で自己批判的な自己愛者にも自分がどんな人間でなくてはならないか、またどんな人間でありうるかについての誇大的な理想像が隠れている。どんな外観を呈するにせよ自己愛的な人たちは共通して、不足、恥、弱さ、劣等感の感覚または恐れ（感覚・恐れ両方のこともある）を内的に抱いている。これを補償するための行動は各人さまざまに異なっていようとも、彼らが似たようなことに心を奪われていることがその行動にあらわれている。だから、ジュディ・ガーランドと、ソクラテスの困った弟子アルキビアデスのようにまったく異なった人物であっても、自己愛的構造をもつとみなすのが理にかなう場合があるのである。

自己愛における欲動、情動、気質

　成人の自己愛性パーソナリティ構造にどんな体質や気質が寄与しているかというテーマについては、これまでほとんど対照研究がなされたことがない。反社会的な人々が社会に対して損害の大きい目立った問題を引き起こすゆえに精神病質の科学的研究に対する資金提供が促進されるのとは違い、自己愛的な人々はしばしばその病理において各人がさまざまに微妙に異なり、それほど目につく害をなすということがない。成功した自己愛的人物なら（金銭的、社会的、政治的、軍事的、その他成功がどのような形をとるにせよ）賞賛され模範とされる場合もある。認められることを求める自己愛的な渇望のために払われる内的な犠牲がはた目に気づかれることはめったにないし、自己愛的に駆りたてられたもくろみを追求する途上で他人を傷つけたとしても、それは競争につきものの些細な副作用として合理化されてしまうだろう（「卵を割らなければオムレツはできない」）。それに、より微妙な類の自己愛が治療可能な性格的問題として認識されるようになったのは、ここ2、30年のことにすぎないのだ。

　したがって、自己愛性パーソナリティ構造を呈しやすい素因についてわれわれのもっている考えは、そのほとんどが臨床的観察から得られたものだ。この問題についてもっとも頻回に文献に登場するテーマは、自己愛的性格を発展させるおそれがある人々は、言語化されない情緒的メッセージに対して生まれつき他人より敏感であるということのようである。特に自己愛は、他人の口には出されない情動、態度、期待に対して必要以上に合わせているように見える幼児と関連づけられてきた。アリス・ミラー（Alice Miller）[388]の考えでは、たとえば天性の直感力をもち養育者自身の自尊心を維持するために無意識的に利用されてしまう子どもが多くの家庭に一人いて、こうした子どもは、自分がいったい誰の人生を生きることになっているのか混乱した状態で成長する。彼女によれば、このような才能をもった子どもはそういう才能のない子どもたちに比べ自己愛的延長[*2]として扱われやすく、そのせいで自己愛的な成人になりやすいという。

　また別の見解として、より特別意識をもち誇大的な自己愛的クライエントについて論じる中でカーンバーグ[269]は、彼らは生得的に強い攻撃欲動をもっているか、あるいは攻撃的衝動に対する不安への耐性を生まれつき欠いている可能性

があると示唆している。そのような性質から、なぜ自己愛的な人が自分自身の欲動や欲求をなかなか認めたがらないことがあるのか、ある程度説明がつけられる。つまり、彼らは自分自身の力を恐れているのかもしれないのである。自己愛性性格構造に寄与している可能性のある気質的傾向に関しては、こういった推測以上のことはほとんどわかっていない。

　自己愛性パーソナリティ構造と結びついたおもな情緒として、臨床的文献上では恥と羨望が繰り返し強調されている。自己愛的な人の主観的体験は、恥の気持ちと恥をかかされる恐怖でいっぱいなのである。初期の分析家たちはこうした情緒的傾向がもつ力を過小評価していて、しばしばこれを罪悪感ととりちがえ、罪悪感に向けた解釈を与えたが、この解釈は自己愛的な患者には非共感的なものとして受け取られた。罪悪感は、自分は罪深いとか悪行を行なってしまったとかという確信であり、心の中の批判的な親あるいは超自我といった観点から容易に概念化できる。これに対して恥は、自分が悪く思われているとか間違っていると思われているという感覚であって、この場合観客は自己の外側にいる。また罪悪感には自分にはいつでも悪をなす可能性があるという感覚が伴うが、一方恥には無力感、醜さ、無能といった含みがある。

　自己愛的な人が羨望を抱きやすいことも、これと関連した現象である。自分にはどこか欠けたところがあり、欠点が露呈する危険に常にさらされている、と仮に私が内心確信していたとしたら、満足しているように見える人や、自分が欠いているものを埋め合わせてくれそうに思える資質を備えた人をうらやましく思うだろう。また羨望は、自己愛的構造をもった人にたいへんよくみられる、自分自身や他人を上から判断しがちな性質の源にもなっている場合がある。たとえば、仮に私が自分には何かが欠けていて相手にはそれがすべて備わっていると感じたとしたら、痛烈な批判や軽蔑、非難を浴びせて、相手に備わっているものを全部破壊してしまおうとするであろう。

＊2　自分を利用する他人の「自己愛的延長」となることでその他人の自尊心を支えることを要求されるような人たちについて、分析家たちは言及している。その延長が別個の人間として尊重されていない場合にはこの用語は搾取的な含みを伝えるが、それはまたより良性のかたちでの誇りと反映された名誉を示すこともある。男性が自分の恋人を自分には欠けている乳房としてイメージしたり、女性が男性を自分のペニスとしてイメージするなど、ファンタジーや夢の中には自己愛的延長の身体的なイメージがよくみられる。ジェンダーの境界を超えて自己を拡張したいという自己愛的な切望は、異性愛的なロマンティック・ラブにあまねくみられる性質である。

自己愛における防衛と適応の過程

　自己愛的な構造をもった人はあらゆる防衛を使用する可能性があるが、彼らがもっとも根本的に依存している防衛は理想化と価値下げである。これらの防衛は相補的で、自己が理想化されているときには他者が価値下げされるし、反対に他者が理想化されているときには自己が価値下げされる。コフートは「誇大自己」という用語をはじめて用い[398]、自己愛的な人がもつ内的世界の一方の極を特徴づける自己拡張の感覚と優越感をとらえた。この誇大性は内的に感じられていることもあるが、投影されていることもある。自己愛的な人は自分が直面するどんな事柄に取り組むさいにもたえず順位をつけたがる。「一番の」名医は誰？　「最高の」幼稚園は？　「もっとも厳格な」訓練を施してくれるのはどこ？　といった具合である。他と比較したときの評判はどうかという関心が勝って、現実的な利点や不都合などは完全に無視されてしまうことがある。

　例をあげよう。私の知っているある女性は、息子を「一番の」大学にやろうと決心した。彼女は息子を連れ出していくつかの名門校を見学させ、使える手さえあればどんな手を使ってでも陰で糸を引き、そればかりか息子の面接を担当した入学試験担当官らに礼状を書きさえした。4月中旬までにこの息子はアマースト大学、コロンビア大学、プリンストン大学、シカゴ大学、ウィリアムズ大学に合格し、そしてイェール大学にも補欠ながら合格した。けれども母親の反応はというと、息子がハーバード大学には不合格とされたことにたいへんなショックを受けたのだった。この若者はプリンストンを選んだ。しかしこの母親は息子が1年生の間中、息子を転校生として受け入れてはくれまいかとハーバードにしつこくくいさがりつづけた。息子のほうはプリンストンですばらしい成績を修めていたのだが、この母親の容赦ない懇願にハーバードがついに降参したときに、彼の行く先は決まってしまった。

　世間一般に評価されるかされないかという問題に対しては、他の事柄が副次的なものとされてしまっている点がここでは問題である。息子が選択した分野の教授たちの評価では、ハーバードはその分野ではプリンストンに劣るとされていることをこの母親は知っていた。ハーバードの学部生はプリンストンの学部生ほど世話してはもらえないということもわかっていた。それにハーバードの1年生として過ごした期間を欠いているために息子がその大学で社会的不利

益を被るであろうことにも気づいていた。にもかかわらず、彼女はあくまで固執したのである。自己愛的性格ではなかったけれども、この女性は息子を自分の自己愛的延長として利用した。というのも彼女は、もしラドクリフ大学に行っていたら自分の人生は劇的に違うものになっていたに違いない、という確信からなる防衛的信念体系をもっていたからである。ラドクリフは彼女が入学を志願した当時、女性の大学として「一番の」大学だった。

　親の評価と価値下げが性格的なものであった例をあげよう。私の患者の一人に、芸術や文学に対する感受性を備えた大学生がいた。彼は誇大的な父親にこう言い渡された。医者になるなら喜んで援助してやる、またもし自然科学の才能に欠けることが判明したら弁護士でもよかろう、しかしそれ以外はだめだ。医学や法学なら金と名声が手に入るが、しかしそれ以外の職業だと家族の評判が悪くなるというのである。この若者は生まれてこのかたずっと自己愛的延長として扱われてきていたので、この父親の態度を格別変わったこととも思わなかった。

　自己愛的に動機づけられた人が陥っているこれと関連した防衛的態度には、完全主義が関係している。彼らは非現実的な理想にこだわり、自分はそれを達成したのだと自らに信じ込ませるか（この場合は誇大的になる）、あるいは達成できないとそれを人間らしいこととして許容できず、むしろ自分を元来欠陥があるものと感じるという反応を示す（この場合は抑うつ的となる）。治療において彼らは、治療を受ける目的は自己を理解することというより、むしろ自己を完全なものにすることであり、自己の欲求を扱うためのより効果的な方法をみつけることであるという自我親和的な期待を抱く場合がある。この完全への欲求は、（価値下げされた自己が投影されているか否かにかかわりなく）自己や他者への絶え間ない批判として、また人間存在の曖昧さの中に喜びを見出すことができないこととしてあらわれる。

　時として自己愛的な人は、恋人や指導者や英雄など誰かほかの人を完全だとみなしておいて、しかるのちその人物と同一化して偉くなったように感じることで、自らの自尊心の問題を処理する（「私は誰それに属しているが、その人は何の誤りも犯さない」）。誰かを理想化しておいて不完全さが露呈するとその座から追い払ってしまう、というパターンを生涯を通じて繰り返す人もいる。自己愛的なジレンマに対して完全主義的な解決法をとることは、本来的に自虐的である。というのも彼らは、自己感の欠陥があまりにも卑しむべきものであるから完全をもって補うしかないと感じており、これを埋め合わせるにお

おげさな理想をつくり出すが、しかし完全な人間など存在しないからこの戦術は必ずや失敗し、価値の下がった自己が再びあらわれ出てくるからである。

自己愛における対象関係

　前節での、自己愛的な人の自我過程や彼らが陥っている本質的な苦境の描写から、読者はおそらくすでに次のような結論に達されたことだろう。つまり自己愛的な人と他者との関係には、自己愛的な人の側がもつ自尊心の問題があまりにも重くのしかかってくるものであると。自己愛性パーソナリティ障害の人が、今よりもよい友人や家族成員や恋人になろうという明確な課題をもって治療に訪れることはまれである。しかしこういう人が、特に少なくとも中年以降の年齢に達した場合には、他人との交流にどこか間違ったところがあると気づいていることもめずらしくない。こうした患者を援助するさいに一つ問題となるのは、人を上から判断したり利用したりせずに受け入れるとはどういうことか、理想化することなく人を愛するとはどういうことか、また恥を感じることなく本当の気持ちをあらわすとはどういうことかといったことが、彼らにどうやったら伝えられるかという点である。自己愛的な人は、そもそもこういったことがありうると思ってもいないことがある。けれども治療者が彼らを受け入れれば、それが親しさというものを情緒的に理解するためのモデルとなるであろう。

　われわれの人生において肯定や賞賛や承認を与えることを通じてアイデンティティの感覚や自己尊重の感覚を育んでくれた人々をさす用語として、自己心理学者は「自己対象」という用語を新たにつくり出した。この用語には、こうした役割を果たす人物が自己の外側の対象として機能すると同時に、自己定義の一部としても機能するという事実が反映されている。こうした人物は自尊心の調整を手助けすることを通じて、われわれのほとんどが内的に行なってもいることを補強してくれたり代行してくれたりする。われわれはみな自己対象をもっており、またそれを必要としてもいる。もし自己対象を失うと、われわれは弱々しくなったように感じる。あたかも自分自身の欠くことのできない一部分が死んでしまったかのように。けれども現実的また道徳的には、他人は単なる自己対象以上のものでなければならないし、自分に何をしてくれるかという

観点からだけではなく、相手が誰であり何を望んでいるかという観点から他人をみることが求められる。

　自己愛的な人は自己対象をあまりにも強く求めるために、関係のもつ他の側面が色あせてしまい、想像すらできない場合もある。ちょうど医者か弁護士になるのでなければ援助しようとはしなかった父親をもつ私の患者の場合のように。したがって自己愛的なあり方のもっとも痛ましい代償は、愛する能力の発達が停止してしまうことである。自己愛的な人にとって、他人は心の平衡を保つために重要な存在である。それにもかかわらず彼らの自己価値を保証してほしいという欲求は心のエネルギーを使い尽くしてしまうので、他人が自己対象として機能しているか自己愛的延長として機能しているときを除いては、他人のために使うエネルギーは残されていない。そのため自己愛的な人は、友人や家族に対して混乱を招くようなメッセージを送る。すなわち他人を深く必要としているが、愛は浅いというメッセージである。

　人がこのようになるのは、その人たち自身が自己愛的な従属物として利用されてきたためであると、ほとんどの分析家は信じている。同趣旨のものとしてアリス・ミラーの理論にはすでに触れた。自己愛的な患者たちは、その親や他の養育者にとって決定的に重要な存在だったのだろう。ただし彼らが実際に何者であるかという点から重要とされたのではなく、彼らがどんな機能を満たしてくれているかという点から重要とされていたのであろう。あなたをとても高く評価しているけれど、それはあなたがある特定の役割を果たしているからにすぎませんよ、といった混乱を招くようなメッセージを送られたら、子どもはもしも自分の本当の気持ち、特に敵意や利己的な気持ちに気づかれてしまったら、拒絶されたり辱められたりするに違いないと考えるだろう。こうしてウィニコットが「偽りの自己」と呼んだものの発達が促進されるが、これはすなわち、こういうものなら受け入れてもらえるとその人が学習したものなのである。*3

　大部分の親は自分の子どもを自己愛的欲求と真の共感の入り交じった目でみている。どんな子どももある程度は自己愛的延長として扱われるが、それが適度なものであれば子どものほうでもこうした扱いを楽しむものだ。娘や息子が高い評価を受けたとき、あたかも親自身までが誉められたかのように両親を誇

＊3　精神病質と自己愛の病因の決定的な違いはおそらくこのようなことであろう。反社会的な人が本質的な無視（ネグレクト）を背景にしてあらわれるのに対し、自己愛的な構造をもつ人が生じてくるのは特有の種類の注意、時には溺愛からである。すなわちそこでは、子どもが親の自己愛的なプランに協力するという暗黙の条件のもとで支持が与えられるのである。

らしい気持ちにさせることは、子ども時代のすばらしい喜びの一つである。常にいえることであるが、問題は程度とバランスだ。すなわちその子は果たして親の目的に役立つか否かにかかわりなく、同じ注意を向けてもらえるであろうか。

　私の友人の一人に85歳の女性がいるが、彼女の発言には子孫たちに対する非常に非自己愛的な態度がはっきりとあらわれている。彼女は世界大恐慌のさなかに12人の子どもたちを育て上げたが、幸い子どもたちは貧窮ぎりぎりの貧しさやいくつかの痛ましい喪失にもかかわらず、全員元気に成長したのであった。

　　　妊娠してしまったときには毎回泣いたものよ。いったいどこからお金が手に入るというのかしら、どうやったらこの子を養いながらほかのことも全部うまくやっていけるのかしらと考えてね。けれどいつも妊娠4カ月目ごろには命を感じはじめてわくわくしてきて、こう考えたわ。『おまえが生まれて来るのが待ちきれないわ、何者なのか早く見届けたいんだもの！』ってね。

　私がこれを引用したのは、彼女の気持ちを、これから親になろうとしていて子どもが何者になるか「知っている」ような人たちの考え方と対比したかったからだ。そういう人たちは子どもが親が果たせなかった野望をすべて実現し、家族に名誉をもたらしてくれる人になるものと思い込んでいる。

　自己愛的になる人の育てられ方のこれと関連したもう一つの側面として、常に評価にさらされるような家庭の雰囲気がある。もしもある人が、自分自身の自尊心がそこにかかっているようなプランを子どもに関して描いていたりすれば、その子は親を失望させるたびに陰に陽に批判されることになるだろう。子どもを育てるのに批判なしですませられたような人はいないが、おまえはよくない存在だということをあからさまではないにせよいつも漠然と伝えることと、差し支えのある行動を特異的に取り上げてフィードバックを返すこととはまったく違う。自己愛的な子どもたちの家庭のうちには、少数派ではあるが、子どもをひっきりなしに誉め賞賛するかたちで評価する雰囲気がみられる家庭もある。これもまた現実的な自尊心の発達に対して同じくらいに害をなす。たとえそこで下される審判が肯定的なものであったとしても、子どもは自分が裁かれていることに必ず気がついている。また常に賞賛しつづける親の態度には偽り

の調子があることを子どもはどこかでわかっていて、こうした背景から意識のうえでは自分は特別だという感覚をもつにもかかわらず、自分は相当なペテン師で、自分が本当は何者であるかということにはほとんど無関係と思われるような、こういったお世辞には値しないのではないかという心配に常に悩まされるのである。

こういうわけで、いかにしてある種の性格構造が「受け継がれる」かがここでも見て取れる。自己愛に障害をもった子どもが育つのには、必ずしもその親自身が自己愛性パーソナリティである必要はない。ハーバードに行かなければならなかった息子をもつあの女性の事例にみられたように、親は自己愛的欲求を特定の子どもに向けることがある。そのせいで子どもは、本当の気持ちと、他人を喜ばせたり他人によい印象を与えたりするための努力とを、区別できなくなってしまう。ある親にとっては重要でないことも、ほかの親にとっては中心的問題である。われわれ誰しも自分の子どもには自分に欠けていたものを求めるものだ。これは害のない欲望ではあるが、ただしそれは子ども自身の人生を親のために生きよという圧力をいかなる形でも与えないかぎりにおいてである。

自己愛的精神力動のちょっと変わった興味深い例に、マーサ・ウォルフェンスタイン(Martha Wolfenstein)の『楽しみ道徳性の出現』[588](The Emergence of Fun Morality)についての論文があった。自身が苦境の中で成長した1950年代の自由主義的知識人の親たちが自分の子どもたちに、おまえたちは楽しんでいなければいけない、そうでなければ悪い気がするべきだというメッセージをいかに送っていたかについて、この論文は描き出している。自分の選択肢が戦争や迫害などの惨事によって極端に狭められた人たちは特に、親が決して生きることのできなかったような人生を生きなければならないというシグナルを子どもに対して送る傾向にある。典型的なのは外傷を受けた親の子どもで、彼らはある種のアイデンティティの混乱と漠然とした恥の感覚や空虚感を抱えながら成長する。この例としていちばん劇的なのはホロコーストを生き残った人たちの子孫だろう。[139,36,138]「私とは違って、おまえは何でも思いどおりにしてよい」というようなコミュニケーションはとりわけ破壊的だ。なぜなら何でも思い通りにできる人間など存在せず、どんな世代もその世代なりの制約に直面するものなのだから。そのように非現実的な目標に自尊心が左右される状態を親から受け継ぐのは有害なことである。

自己愛的な自己

　自己愛的と診断できる人たちのもつ自己体験については、これまですでにいろいろと触れてきた。こうした自己体験には、漠然とした欺瞞、恥、羨望、空虚や不完全さ、醜さ、劣等性の感覚、またはそれらを埋め合わせる独善性、傲慢、軽蔑、防衛的な自足感、虚栄心、優越性の感覚が含まれている。カーンバーグ[270]の説明によると、このような両極性は誇大的（すべてよい）自己と枯渇した（すべて悪い）自己という正反対の自我状態であり、自己愛的な人は自らの内的体験を組織化するのにこういう手段しかもち合わせていないのだという。彼らの内的なカテゴリーには「ほどよい」という感覚は存在しないのである。

　自己愛的な構造をもった人は、どこかで自分の心理的な脆さに気づいている。彼らが恐れているのは、ばらばらになることや、急激に自尊心や自己凝集性を失うこと（たとえば批判を浴びせられたときなどに）、また自分はひとかどの人物などではなく、むしろつまらない人間なのだと不意に感じてしまうことである。[197]まとまりを成しそれなりの緊張に耐えるには、自分のアイデンティティは希薄すぎると彼らは感づいている。彼らは内的自己が断片化するのではないかという恐怖をもつが、この恐怖はしばしば置き換えられて自分の身体的健康に対するとらわれとなる。そのため彼らは心気症的なとらわれや、死に対する病的な恐怖を抱きやすい。

　自己愛的な人のもつ完全主義から生じる微妙な結果の一つとして、彼らは個人的な不完全さや現実的に他者に依存していることへの気づきをあらわす気持ちや行動を回避することがある。特に悔恨と感謝は、自己愛的な人が否認しがちな態度である。[373]個人的な誤りや傷害に対する悔恨には欠点を認めることが含まれるし、誰かの援助に対して感謝すると自分がそれを必要としていたことを認めることになってしまう。自己愛的な人は、自分には欠点などなく必要に迫られてもいない、という幻想に基づいて肯定的に評価しうる自己感を打ち立てようと努力しているために、罪や依存を認めてしまうと、容認できないほど恥ずかしい何かが露呈するのではないかと恐れる。こうして自己愛的な人においては、心からの謝罪や謝意、また悔恨や感謝の行動上での表現が避けられたり弱められたりすることがあり、そのため他人との関係は非常に貧しいものになってしまう。

定義上、自己愛性パーソナリティ構造という評価が下されるということは、患者は内的に妥当性を感じるために外からの支持を必要とするということを、面接者が観察することを意味している。自己愛的な自己体験の誇大的な面を強調するか枯渇した面を強調するかには、理論家により著しいひらきがある。この強調点の違いとしてもっとも有名なものが、自己愛的性格をどう理解しどう治療するかについての、カーンバーグとコフートの意見の相違である。これについては改めてのちほど触れることにしよう。この問題についての論争は、少なくともフロイト[157]とA.アドラー[4]の意見の相違にまでさかのぼる。フロイトが人間の一次的自己愛に力点をおいたのに対し、A.アドラーはいかに自己愛的防衛が劣等感の埋め合わせとなっているかを強調した。病的自己愛の発展にさいして、誇大的な自己状態と枯渇し恥じ入った自己状態のどちらが先にあらわれたかと問うことは、卵が先か鶏が先かと問うのと同じようなものかもしれない。現象学的な観点からいえば、これらの対照的な自我状態は密接な関連をもっており、抑うつと躁とが心理学的に同じコインの表裏をなすのと同じことなのである。

自己愛的な患者との間に生じる転移と逆転移

自己愛的なクライエントの治療で生じる転移は、ほかのたいていの人たちとの間でよく生じるそれとは、質的に異なる感じを与える。このタイプの性格の人の場合、もっとも高い機能をもちもっとも協力的な人であってさえ、その治療関係に醸し出される雰囲気は、他の治療意欲のある健康な患者たちの治療におけるそれとは対照的である。典型的には、治療者はまず、ほかの種類の人たちなら理解が深まるとか助けになるといって取り入れるであろう転移の探索に、患者が興味を示さないことに気づく。患者が治療者に対してどんな感じをもっているかについて述べたり質問したりすると、それは集中を妨げる迷惑なもの、またクライエントの関心には無関係のものとして受け取られる場合がある。治療者がこの話題をもち出しているのはうぬぼれのためかミラーリングしてほしいためである、そのようにクライエントが結論づけるのもめずらしいことではない（口には出されないこういった憶測は、たとえそれが正しくても、もちろん投影であるが、しかし少なくとも治療初期には言語化されないことが多く、

有用な解釈を加えられることはめったにない)。[*4]

　自己愛的な患者は、セラピストに対して実に強力な反応を示す。彼らは強烈な価値下げや理想化を行なうことがある。にもかかわらず彼らはこうした反応の意味については奇妙に無関心で、なぜ臨床家がそういう反応に関心を払うのかと本当にとまどっている。また典型的には、彼らの転移は探索できないほどあまりにも自我親和的である。すなわち自己愛的な患者は、自分がセラピストを価値下げするのはそのセラピストが客観的に二流だからである、あるいは自分がセラピストを理想化するのはそのセラピストが客観的にすばらしいからであると信じている。こうした反応を自我違和的にしようとしても通常、少なくともはじめのうちは、失敗に終わる。価値下げされた臨床家が患者の批判的な態度を指摘しても防衛的だとみなされるだろうし、理想化された臨床家が患者の過大評価に触れても、完璧なうえに賞賛すべき謙虚さを備えた人物だとされて、ますます理想化されるだろう。

　初心のセラピストは、理想化転移よりも価値下げ転移を向けられることのほうがずっと多い。それとない、また容赦ない非難にさらされて耐え忍んでいるかわいそうな人に対してこう言っても多少とも慰めになるかどうかわからないが、自己愛的な理想化転移を向けられることもさほどにましというわけではない。どちらの状況におかれても、いくばくかの専門技術をもって真摯に援助しようとしている人間としての自分の現実性は消し去られてしまっているという感じを受ける。ぬぐい去られてしまっているとか現実の人間としては黙殺されているというこうした逆転移の感覚は、実際自己愛的精神力動の診断に役立つ。

　こうした現象に関連しているのは、退屈さ、苛立たしさ、眠気、そして治療の中で何事も起こっていないという、漠然とした感覚を含んだ逆転移である。スーパービジョン中の治療者が自己愛的なクライエントを評して発する典型的なコメントはこんな具合だ。「彼女は毎週やって来ては、その週のニュースを振り返って私に報告し、私の服装を批評して、私の介入はすべてはねつけて帰っていくんです。どうして彼女は来つづけているのでしょうか。何か得るところがあるのでしょうか」。自分が部屋の中に本当には存在していないかのよう

---

*4　初期の精神分析家たちはこのことを認め、自己愛的な患者たちのリビドー・エネルギーはすべて自己に向けられているため彼らは転移をもたないと結論づけた。これが彼らの治療可能性が疑問とされたもう一つの根拠であった。現代の分析理論では、自己愛的なクライエントは実際転移反応を示すもののそれは他の患者たちとは異なる種類のものであることが認められている。

な奇妙な感覚もまたよく生じる。おそらく自己愛的な患者に対するもっとも不愉快な逆転移反応は、極端な眠気であろう。私はこれを経験するたびに気がついてみると生物学的な説明をつくり上げており（夕べ十分睡眠がとれなかったとか、お昼を食べすぎただけだとか、風邪をひいたに違いないとか）、そうかと思うとその患者がドアの外に去り、もう一人の患者が入ってくるやいなや、はっきり目が覚めて興味が湧いてくるのであった。理想化を向けてくる人に対する逆転移としてときおり生じるのは、誇大的な膨張の感覚や患者と互いにほめあっているという感覚である。しかしセラピストもまた性格的に自己愛的でないかぎりは、このような反応は説得力に欠けつかのまで終わる。

　こうした現象に対する精神分析的な説明は、自己愛的な人が生じさせる特殊な種類の転移と関係している。ほかと明瞭な区別をもった内的対象たとえば親をセラピストに投影するというのではなく、彼らは自らの自己の一側面を外在化する。具体的にいうと、患者はセラピストのことを母親のようだとか父親のようだとか感じるかわりに、自己の誇大的部分か価値下げされた部分を投影する。こうして治療者は自尊心維持の内的過程のための容器となる。治療者は自己対象であって、十分に分離した人間ではない。つまり、以前から知っており、はっきりとした輪郭をもった、過去に由来する人物のような感じを患者に与える、そういう人間ではないのである。

　別個の人間とみなされるのではなく、自尊心維持のための機能として利用されるということは、いらいらさせられ気力を奪われることである。こういうクライエントの治療に関連して分析的臨床家が記述してきた陰性逆転移反応のいくつかは、自己愛的な人の態度がもつ、人間性を失わせる効果から説明できる。しかしながらたいていのセラピストは、こうした反応をこの種の心理に対する治療に伴う、理解できる予測可能な特徴としていったん理解してしまえば、それを耐え忍びコントロールし、そこから共感を引き出すことは容易であるとも報告している。セラピストとして欠陥があるように感じる傾向は、患者が自己価値に関して抱く核心的な悩みの反映であり、実際上不可避なものである。どんな間違いを犯したのかとあれこれ考えるかわりに、臨床的定式化を修正すると楽になるものである。

　コフートと自己心理学を指向するその他の分析家たち（たとえば、文献25、529、586、460）は、自己愛的な患者にあらわれる自己対象転移のいくつかのサブタイプを考察しているが、こうしたサブタイプには鏡、双子、そして分身といったパターンが含まれる。こういった概念に解説を加えることはこの本の

範囲を超えているけれども、自分が以前には違ったように理解していた患者に自己愛的性格病理の記述がぴったり合うと思う読者は、自己心理学者の用いる術語を詳しく調べてみると自分のクライエントの経験を概念化する助けになるかもしれない。

自己愛と診断することがもつ治療的意味

　自己愛的な人を、自己拡張することも他者を軽んじることもなく自己受容を得られるよう援助できるセラピストは、本当に優れた、そして難しい偉業を成し遂げたことになる。自己愛的な病理の治療にさいして第一に必要なのは忍耐である。自己愛的な患者の心理を変化させた実績をもつ者で、それを非常に早く成し遂げたという者はいない。どんな種類の性格構造の修正も長い時間を必要とする企てであるが、自己愛的なクライエントの場合には他の性格タイプのクライエントの場合よりも、忍耐の必要をより痛切に感じさせられるであろう。退屈さと意気阻喪という逆転移反応に耐えなければならないからである。

　目下病因論と治療については複数の理論がせめぎ合っているため、自己愛的な患者の治療に関して一般に受け入れられている精神力動論的な知識を総括することは困難である。論争の大部分は、1970年代と1980年代にコフートとカーンバーグとの間で生じた複雑な不一致がかたちを変えたものである。おのおのの立場の要点を述べよう。コフートは病的自己愛を発達的にみている(患者の成熟は正常に進んでいたが、理想化や脱理想化への正常な欲求を解決する途上で何らかの困難にぶつかったとする)が、一方カーンバーグはこれを構造的にみている(非常に早い時期に何か間違いが生じて、程度の差というより質的に正常とは異なった強固な原始的防衛が残されたとする)。またコフートのいう自己愛的な人の概念は、臨界点であまりにわずかの水分と陽光しか与えられなかったために発育が妨げられてしまった植物としてイメージすることができるが、カーンバーグの自己愛者は、突然変異によって異品種となった植物とみることができる。[*5]

[*5] カーンバーグ[276]：「病的自己愛は、正常な統合された自己構造へではなく、病的な自己構造へのリビドー備給を反映している」。(p. 723)

おのおの異なる彼らの理論の結論は以下のようなものである。すなわち、自己愛への取り組みのあるものは、最終的には力強く生い茂らせるためにその植物に十分な水分と陽光を与える必要があることを強調しているし、またあるものは、あるべき姿に戻れるように異常な部分が刈り取られるべきであると提案している。そういうわけで自己心理学の支持者は、理想化あるいは価値下げを温かく受容することと、患者の経験に対する揺るがない共感とを勧める。これに対しカーンバーグは、誇大性をそれが患者自身がもつものであれ投影されているものであれ、患者の気持ちを害さぬようしかし執拗に直面化することと、羨望と貪欲に対する防衛を組織的に解釈することを提唱している。自己心理学的な指向をもった治療者は患者の主観的経験の内側にとどまろうと努めるが、他方自我心理学と対象関係論の影響を受けた分析家は内的な立場と外的な立場の間を揺れ動いている（文献185参照）。

　コフートとカーンバーグの対照的な理論や、あるいはこの問題について論じている他の著者たちの理論の批評的評価を企てるつもりは私にはない。私の知るセラピストの大部分は、コフートの定式化が病因的にも治療的にもあてはまるように思われる患者もいるし、カーンバーグのほうが合うように思われる患者もいると考えている。コフートのアプローチは支持的療法の一つのサブタイプとみなしうるかもしれず、したがって自己愛的な患者のうち境界圏から精神病圏の患者に適しているのではないかとカーンバーグ[273]は示唆した。この考え方は私の同僚の多くに暗黙のうちに支持されており、コフートが勧めていることは、自分の診ているクライエントのうちでより重篤かつ抑うつ的で枯渇した自己愛的なクライエントに対して適切であるようだと彼らは言う。ややこしいことに、そもそもコフートが記述した自己愛的な脆弱性をもった人たちというのは、彼に伝統的分析（カウチを用いた週に数回の面接）を受けていた人たちであり、したがって彼がより高機能だとみなしていたと推測される人たちであった。コフートとカーンバーグの論争にはまだ決着がついていないし、それに関心がおありの読者はそれぞれの概念化に由来する技法上の推奨について原典を参照することが可能であるから、私は自己愛の治療に関してこの論争の外にある一般的提案をいくつか述べるにとどめよう。

　忍耐についてはすでに触れた。この態度には、治療の進展を長い厄介な仕事にしている人間の不完全さを受容することが言外に含まれている。われわれはみな不完全であり変化を嫌うものだというごく当然の考えは、自己愛的な人が内在化しているものとはかけ離れている。こういう考え方は、批判的かつ万能

的というより人間的かつ現実的なものだ。こうした立場には、すでに治療上の強みがいくらか本来的に備わっている。特にセラピストは自分自身の弱さに対して、善悪で判断しない現実的な態度を自ら体現していなければならない。

　コフートのした技法上の貢献で最大のものの一つは、セラピストが誤り、特に共感の失敗を認めるとどうなるかに注目したことであった。欲動理論と自我心理学の立場からは、治療上の間違いによってセラピストの中にひそかな反省以上のものが駆り立てられる必要はなかった。いつも通り患者は、起こったことに対して連想し、どんな反応でも報告するようにと、単に促されるだけである（文献205参照）。専門家が共感に失敗すると自己愛的な人はいかに打ちのめされるか、そしてこのような傷つきを修復しうる唯一の方法は遺憾の念をあらわすことしかないということに、自己心理学者はわれわれの注意を喚起した。謝罪によって、不適切な扱いを受けたという患者の認識が正当なものだとされるし（それによって、自己愛的な人がこれまでそれに沿って動いてきたところの偽りの服従を助長するのでなく、患者の本当の気持ちを妥当なものと認めることができる）、また欠点を認めながらも自尊心を維持することの手本も示される[*6]。

　自分が避けることのできなかった誤りを認めるときに、過度に自己批判的にならないことが肝要である。もしセラピストが後悔の念に苦悶しているところを患者が見たとしたら、患者は、間違いはめったに生じるべきではなくかつ厳しい自己非難が要求されるものだというメッセージを受け取るであろう。これは自己愛的な人がすでに苦しめられてきている妄想である。解釈に関して自分が原則としていることを尋ねられたウィニコットはこう返したという。「私は二つの目的で解釈をする。一つ目は、患者に私が起きていることを示すため。二つ目は、患者に私が間違いを犯しうることを示すためだ。」これは評判の答えであり、これに倣うのがよいだろう。アーサー・ロビンス（Arthur Robbins）[446]は芸術療法や他の表出的方法の治療を専門としている精神分析家だが、彼も同様に自らの技法理論を「間違い療法、つまり私が間違い、患者が私を正す」と説明している。

[*6]　技法に関するコフートの推奨の多くは、カール・ロジャーズのカウンセリング理論によって予示されていた（文献526参照）。コフートがロジャーズを大きく凌駕した一つの領域は、治療者による誤りの扱いに関するものである。ロジャーズの著書を読んだほとんどの者には、それが完全な共感、一致、そして真実性が可能であるとほのめかしているように感じられた。コフートはそのような幻想は抱いていなかった。

自己愛的な患者の援助を試みるには、常にその人の潜在的な自己状態に気を配っていることもまた必要である。顕在的な自己状態がどんなに圧倒的であってもである。たとえもっとも尊大で自分を特別と考えている自己愛者であっても、批判のように感じられるものに直面すると耐え切れぬような恥にさらされるものであるから、治療者は骨を折って繊細な介入を考え出すようにしなければならない。自己愛的な患者との関係性は常に希薄なものである。なぜなら彼らは自分の脆弱な自尊心が傷つけられるような状況にさらされることには耐えられないからだ。彼らは数年間継続してきた治療であっても気持ちを傷つけられると突然中断してしまうが、彼らが当初治療不能であると言われていたのは治療者のそうした経験に由来する。

　自己愛的な人の経験において恥のもつ力、そしてこの情動と罪悪感とをセラピストが識別することの重要性についてはすでに述べた。脆弱な自尊心のもち主は、自分の人生で起こるどんな否定的な出来事に対しても自分の関与を認めたがらず、それを認めずにすむならどんなことでもするものだ。罪悪感を感じやすく自分の罪に対して償いの努力でもって対処しようとする人たちとは違って、自己愛的に動機づけられた人たちは、自分の過ちから逃れ、またそうした過ちをみつけ出すかもしれぬ相手から隠れる。彼らは治療者の中に、彼らが陥っている苦境に対して彼ら自身にも咎があることを非共感的に直面化する傾向や、あるいは彼らが他人から受けてきたひどい仕打ちを一緒になって嘆く傾向を生じさせる。どちらの態度も治療的でない。もっとも後者は、さもなくばほとんど屈辱に近いまでの無念さに苦しむであろう人に対して、一時的な緩和になりはする。

　自己愛的な患者に対して、治療から去ったり隠し事をさせてしまうほどには恥を刺激しすぎずに、自分の行動の性質についてより自覚を深め、それに正直になるようにさせるというきわめて困難な課題に、セラピストは直面する。ある人が他人について不平や非難をもらしているときにこういったことをやるには、「自分のしてほしいことをはっきり言いましたか」と質問してみるのも一法である。こういう質問をする理由は、自己愛的な人たちは人にものを頼むことを何であれひどく恥ずかしいことに感じるからである。欲求を認めると自己の不完全さが露呈してしまうと、彼らは信じている。結果として彼らは対人関係において惨めな状況に陥ることになる。なぜなら恥を忍んで頼み事をすることなしには、他人が苦もなく彼らの欲求を見抜いてほしいものを差し出してくれたりはしないからである。こうして彼らは、自分が一緒に生活している相手

が無神経なのが問題だと分析家に納得させようとする。欲求をはっきり述べることについての質問は、誰かを必要とすることは恥ずべきことであるという患者の信念に直接つながり、またセラピストがその人に人間の相互依存性について再教育する機会をじかに与えてくれる。

すでに自己対象転移と対象転移の違いについては触れた（より古い文献では、これらはそれぞれ自己愛転移と神経症転移と呼ばれていた）。この違いの意味合いとはこういうことである。セラピストが自己愛的な患者の転移反応を効果的に吟味しようとしても、他の患者でするのと同じようにはいかないのだ。コフート寄りのアプローチを取るにせよカーンバーグ寄りのアプローチを取るにせよ、セラピストは、自分は患者にとって何の意味もないという逆転移感情をもつが、しかしそれにもかかわらず、自己愛的な人は実際には目立った自尊心の欠損をもたない人たちよりもずっと治療者を必要としているということに気づくべきである。自己愛的な患者に不慣れなセラピストは、治療面接の間セラピストを取るに足らぬ無能なものとしていたその同じ人物が、面接室の外ではセラピストを賞賛していることを知って驚くことがしばしばである。尊大で自慢したがりの鈍感そうに見える患者でさえ、セラピストが無神経なときには簡単に打ちひしがれてしまい、セラピストへの強い依存をさらけ出すものだ。自己愛的な患者の治療では臨床家は、ほかのタイプの患者に対してなら言うであろう多くの言葉をのみ込むことに慣れなければならない。

鑑別診断

どんな人でも自尊心が傷つくと、一時的に自己愛性格のような振る舞いをする場合がある。そればかりか、どんなタイプのパーソナリティ構造にも自己愛的な機能はある。すなわち特定の防衛によって自尊心を保っているのだ。しかし性格的に自己愛的であるとされるためには、その人物は長期にわたる自動的かつ状況非依存的な主観性と行動のパターンをもっていなければならない。自己愛性パーソナリティ構造は近年、おそらくは特に精神力動論的な臨床家によって過剰診断されているように思われる。状況特異的な反応を示している人たちや、精神病質パーソナリティ、抑うつ性パーソナリティ、強迫性パーソナリティに対して、この概念はしばしば誤って適用されている。

自己愛性パーソナリティと自己愛性反応

　性格的な自己愛を診断するさいにもっとも警戒すべき点については、前の素材においてすでに示唆した。人間誰しもが陥りやすい他の心理的状態に伴うものに比べても、自己愛的な関心はいたるところに存在し、かつ状況によって誘発されやすい。コフートとウルフ（Wolf, E.S.）[301]は、（ちょうどこの部の序文で述べた中国人の大学院生のように）その人の以前のアイデンティティ感覚を危険にさらしその人の自尊心をひそかに傷つけるような状況に直面した人を、自己愛性性格障害ではなく「二次的な自己愛の障害」に苦しんでいるものとした。これは重要な区別である。

　自己愛性でないどんな人でも、自らのアイデンティティと自信が緊張させられるような状況にさらされると、尊大にかつ価値下げするように、あるいは空虚にかつ理想化するように聞こえることがある。医学部と精神療法訓練プログラムは、成功した自律的な成人を受け入れて無能な子どものような気持ちにさせてしまうことで有名である。こうした状況下では、自慢したり、独断的に宣言したり、厳しすぎる批判をしたり、指導者を理想化したりといった代償的行動が予測される。精神分析の文献においては、時にこういった現象は「自己愛的防衛」を形成するものとされる（たとえば、文献274）。ある人が自己愛的な問題に苦しんでいるからといって、その人が自己愛性パーソナリティだということにはならない。状況的要因が自己愛的な表現の決定因になっているように思われる場合、自己愛的傷つきの下にあるパーソナリティ構造を推測するために、面接者は生活史の情報や転移性の情報に頼るべきである。

自己愛性パーソナリティと精神病質性パーソナリティ

　前章の最後の節で私は、社会病質性パーソナリティ構造が優勢なものと、本質的に自己愛性のパーソナリティ構造とを区別することの重要性について述べた。共感的な関係性をもとうとするコフート派の努力は、少なくとも型通りに実行されているかぎりは、精神病質の人たちに対しては無効であろう。なぜなら彼らは思いやりある態度というものを情緒的に理解することがないからである。彼らは同情的な態度を弱さの印として軽蔑する。カーンバーグによって提唱された、誇大自己の直面化に中心をおくアプローチのほうが、精神病質性の構造をもつ人にはより尊敬されて同化されるだろう。しかしこのテーマについ

ての彼の論文（たとえば、文献276）に描かれているように、それは精神病質者のコントロールを求めての戦いと破壊を目指した努力への必要な焦点づけを欠いている。カーンバーグは反社会的な傾向を、おそらく治療不能であることの印とみなす。したがって彼は、精神病質のクライアントの治療を専門としていたグリーンワルド、バーステン、グロス（Groth, A.N.）（たとえば、文献211）、メロイといった治療者たちがしたようには、この一群の患者たちのための技法に関する推奨を展開していない。

自己愛性パーソナリティと抑うつ性パーソナリティ

より抑うつ的な自己愛的人物は、抑うつ性パーソナリティをもつと容易に誤解されうる。この２群の本質的な違いについての膨大な臨床的理論と観察とを単純なイメージに凝縮すると、このようになる。すなわち、自己愛性に抑うつ的な人たちが主観的に空虚であるのに対して、性格的に抑うつ的な人たち（より「メランコリック」な、あるいは罪悪感タイプの抑うつに苦しんでいると記述されるのが常であった人たち）は主観的にいっぱいである——批判的で怒りに満ちた内在化でいっぱいなのである。自己愛的な抑うつ者は実体ある自己を欠いているように感じるが、メランコリックな抑うつ者は、自己を現実のものであるが整復しようがないほど悪いものであると感じる。これらの違いとそこから派生する治療的意味については、第11章でさらに述べることにしよう。

自己愛性パーソナリティと強迫性パーソナリティ

完璧を求める自己愛的な追求の一部であるかもしれない細部への注目に基づいて、自己愛的な人を強迫的な人ととりちがえることがよくある。初期の精神分析的な実践においては、基本的に自己愛的な人たちはしばしば強迫思考的または強迫行為的とみなされていた。彼らが呈していた症状がこれらのうちの一方または両方のカテゴリーにあてはまったからである。こうして彼らは、コントロールを求めての苦闘や怒りおよび空想上の攻撃性に対する罪悪感に力点をおく強迫性性格の病因論に関する想定に従って治療された。

自己愛的な患者は、怒りを抱いているというより空虚なので、その種の治療ではたいして改善しなかった。主観的には重要でないような事柄を治療者がくどくど繰り返し述べるように思われるとき、彼らは誤解されかつ非難されて

いるように感じたのである。多くの人は自己愛的な問題とより古典的な強迫的な問題の両方をもっているのに、自己愛的なパーソナリティを主とする人たちは、1970年代以前には分析的治療からほとんど援助を得ることができない傾向にあった。病的自己愛の病因と治療についての理論によって、自己の障害を抱える人たちを援助するわれわれの能力が急激に高まったのが1970年代なのである。その時代より前に分析的治療を受け、いまだに治療者に対して、また精神分析一般に対して恨みを抱いている人を私はたくさん知っている。精神療法の経験についての報告で一般に流布しているものの中にも、この誤診の結果の実例と思われるものを見出すことができる。たとえばデビッド・ビスコット(Viscott, D.S.)[565]が「ドクター・フロスト」との自分の治療の失敗を描写したものには、強迫的な人に対しては適切であったかもしれないが、共感的ミラーリングと自己の支持を求めるビスコットの渇望に対してはひどく波長の合わない方法を、彼の分析家が適用していたことが示唆されている（訳注：邦訳『精神科医ビスコット』）。これらの区別やこの診断的誤りのもつ意味については、第13章でさらに詳細に取り上げよう。

自己愛性パーソナリティとヒステリー性パーソナリティ

　自己愛性パーソナリティと強迫性パーソナリティの区別は、女性よりも男性に関して必要になることのほうがやや多いが、自己愛とヒステリーの識別は、女性患者に関して必要になることのほうがずっと一般的である。ヒステリー的な構造をもつ人たちは自己愛的な防衛を用いるため、容易に自己愛性格と誤解される。相当な自己顕示的行動や、男性との関係においていつも理想化のあとすぐに価値下げするといったヒステリー的特徴をもつ女性たちは、基本的に自己愛性に見える場合がある。しかし彼女たちが自己に対して抱く関心はジェンダー特異的であり、また恥よりも不安によってあおられる。強い葛藤のある特定の領域外では、彼女たちは暖かく情愛深くまた決して空虚ではない（文献274参照）。

　この区別の意味は、この2グループに対する対照的な治療的要請の中に見出される。ヒステリーの患者は対象転移に注意を払うことにより改善するが、一方自己愛の患者に対しては自己対象現象を尊重することが必要である。このテーマについては第14章でより詳しく論じることにしよう。

まとめ

　この章では、自己愛性性格構造をもつ人の枯渇した主観的世界と、こうした人が確かで尊重された自己感を維持しようとして行なう代償的行動とが描写された。恥と羨望の情動、理想化と価値下げの防衛、および自尊心の平衡を保ちまたそれに与えられた損傷を修復するために利用したり利用されたりする関係性のパターンが強調された。自己愛的な人がもつ自己対象転移への傾向と、関係性がないかのような感覚に支配される逆転移反応とが論じられた。自己愛的状態がもつこうした特殊な側面の評価から、技法に関するいくつかの示唆が導き出された。ただし一方で、この群に対する適切な技法は何かを論議の的とするような、自己愛の精神分析的理解に関する近年の論争についても確認された。最後に自己愛性性格構造が自己愛性反応、精神病質、抑うつ性（メランコリック）パーソナリティ、強迫性性格構造、およびヒステリーから鑑別された。

さらに読むとよい文献

　1970年代以来、自己愛についてはおびただしい量の精神分析的文献が著されてきた。この1970年代とは、コフート[298]が『自己の分析』（The Analysis of the Self）（訳注：『自己の分析』水野信義・笠原嘉監訳、みすず書房）を出版し、カーンバーグ[270]が『境界状態と病的自己愛』（Borderline Conditions and Pathological Narcissism）においてそれにかわるもう一つの着想を提示した年代である。どちらの本にもあまりにも専門語が多く、精神分析の初心者にはほとんど読解不能だ。より手に負える範囲の選択肢としては、アリス・ミラー[388]の『子ども時代の囚人』（Prisoners of childhood）（もう一つの版では『才能ある子のドラマ』〔訳注：邦訳『才能ある子のドラマ』〔The Drama of the Gifted Child〕野田倬訳、人文書院、『新版　才能ある子のドラマ──真の自己を求めて』山下公子訳　新曜社〕として知られている）、バック（Bach, S.）[25]の『自己愛的状態と治療過程』（Narcissistic States and the Therapeutic Process）、モリソン（Morrison, A.P.）[399]の『恥──自己愛の裏側』（Shame: The Underside of Narcissism）などがある。モリソンは『自己愛についての重要論文集』（Essential Papers on Narcissism）[397]と題されたペーパーバックで入手できる選集も編集したが、ここにはこのテーマについての主要な精神分析的論文が

第Ⅱ部　性格構造のタイプ

納められており、そのほとんどが優秀なものである。

[第9章]
シゾイド・パーソナリティ

　基本的にシゾイドの性格をもつ人は、広くいきわたった一つの誤解にさらされている。それはシゾイド力動が常に重大な原始性を示唆するという、よくある誤った考えに基づく誤解である。統合失調症という議論の余地のない精神病の診断が、シゾイド連続体の重症の端に位置する人たちにあてはまるために、またシゾイドの人たちの行動がややもすれば型破りであったり風変わりであったりあるいは奇矯ですらあるために、シゾイドでない他の人たちはシゾイド力動をもった人たちを病的とみなしがちだ——彼らが自我の強さのかなりの領域において有能で自律的であっても、またそうでなくてもである。実際、シゾイドの人たちは入院中の緊張病患者から創造的天才にいたるまでさまざまである。

　他の類型論的カテゴリーと同様に、シゾイドにも心理学的無能力な状態から標準以上に正気の状態まであらゆる水準がある。シゾイド性格を規定している防衛は原始的なもの（ファンタジーへの引きこもり）であるから、健康なシゾイドの人はより病的なシゾイドの人よりもまれかもしれない。しかしこの憶測を経験的に支持するいかなる研究結果あるいは統制された臨床的観察も私は知らない。哲学的探究、精神的修養、理論科学、それに創造的芸術というような職業が天職としてこの種の性格をもつ人たちを引きつける。シゾイド・スペクトラムの高機能の末端にはルードウィッヒ・ウィトゲンシュタイン（Ludwig

---

＊1　統合失調症になる人にもっともよくみられる病前性格のタイプはシゾイドであるという証拠が昔からある。しかし逆の考え、つまりシゾイドの人たちがみな精神病発症の危険をもっているという考えには何ら実証的根拠はない。

Wittgenstein)、マーサ・グラーム(Martha Graham)(訳注：アメリカのモダン・ダンス界を代表する舞踊家の一人。1893～1991)、そしてそのほかすばらしく独創的でありながらどこか風変わりな人たちが見出せるだろう。

　1980年、DSM-Ⅲ の出版に伴い、大部分の分析家がシゾイド・スペクトラムの別の可能性もしくは一般的なシゾイド的主題の副次的な変異体とみなしていたいくつかの状態が、DSM において別個のカテゴリーとして登場した。この決定には複雑な理論的諸問題が影響していた（文献334参照）が、その一つは、特定のシゾイド状態の性質についての古くからの論争を繰り返している、最近の見解の相違を反映したものであった。たいていの分析的臨床家は今もシゾイド人格障害、統合失調症型人格障害（シゾタイパル）、そして回避性パーソナリティ障害という診断をシゾイド性格の非精神病的バージョンとみなし、統合失調症、統合失調症様障害、そして統合失調-感情障害という診断をシゾイド機能の精神病水準とみなしつづけている。

シゾイド・パーソナリティにおける欲動、情動、気質

　臨床的経験の示唆するところでは、シゾイドになるのは気質的に過剰反応的で、容易に刺激を受けやすい人である。シゾイドの人たちはしばしば自らを生まれつき敏感だと描写するし、彼らの親戚はよく彼らが過度の明るさ、騒音、動きに尻込みする赤ん坊であったと述べる。まるでシゾイドの人の神経末端はそれ以外の人たちの神経末端よりも体表に近いかのようである。子どもたちの気質に関する対照群のある観察と研究によると、大部分の乳児が温かい養育者の体に寄り添い、しがみつき、そしてぴったりとひっつくのに対し、まるでその大人が自分の快適さと安全を侵害したとでもいうように、体をこわばらせたり身を引いたりする新生児もいるという、何世代もの親たちの報告が立証された。このような赤ん坊たちは素質的にシゾイド・パーソナリティ構造に陥りやすいのではないか、特にもし彼らとおもな養育者との「相性が悪い」場合そうなのではないかと推測される。

　古典的に理解されているように欲動の領域では、シゾイドの人は口愛的水準の問題と闘っているように見える。とりわけ呑み込まれたり吸収されたりゆがめられたり乗っ取られたり食い尽くされたりする危険を避けることで頭がいっ

ぱいである。自身シゾイドであったある有能なセラピストは、あるとき私の属していたスーパービジョン・グループで自分の生々しいファンタジーをこう描写した。参加者の身体でできる輪が、巨大な口もしくは巨大な「C」の文字をかたちづくっている。もしも自分が、患者の一人に対する気持ちをありのままに話しておのれの弱さをさらけ出したら、グループは「C」を「O」にして自分の周りを取り囲み、自分はその中で窒息して息絶えるだろうと彼は想像していた。

　私の同僚がもったようなこういうファンタジーは、それがファンタジーをもつ当人自身の空腹の投影と変形ではないかといった解釈を誘うが、しかしシゾイドの人は食欲の欲動を自己の内側から来るものとは経験していない。むしろ外の世界を安全と個性を消耗させゆがませるような脅威に満ちているように感じている。シゾイド状態を「愛によって引き起こされた空腹」であるとするフェアバーンの理解は、シゾイドの人の日々の主観的経験について言っているのではなく、正反対の顕在的な諸傾向の下にある力動について言っているのである。すなわち、引きこもって、ファンタジーの中に満足を求め、肉体的な世界を拒絶するという傾向である。シゾイドの人たちは身体的にも痩せていることが多く、自らの貪欲さと情緒的に接触することからも非常に距離をおいている（文献306参照）。

　同様に、シゾイドの人たちのファンタジーのいくつかは暴力的内容であるにもかかわらず、彼らはさほど攻撃的な印象を与えない。彼らの家族や友人はしばしば彼らをいつも優しくおだやかな人間であるとみなしている。私の友人の一人は、多方面にわたる際立った才能と慣習に対するシゾイド的無関心とを備えており、それに私はずっと感服していたのだが、彼は結婚式で姉からいつも「おだやかな人」だったと愛情を込めて描写されていた。このおだやかさは、ホラー映画や犯罪実話集や黙示録的な世界滅亡の空想に対する彼の親和性と魅惑的な矛盾をなして存在していた。欲動の投影が容易に推測されるが、しかしこの男性の意識のうえでの経験——そして彼が他人に与える印象——は、感じがよく控えめで愛すべき風変わりな人物のそれである。私の友人のような人たちの治療にあたったことのあるたいていの分析的思想家は、シゾイドのクライエントたちは自分の空腹も攻撃性も防衛の分厚い覆いの下に葬り去っているのだと推論してきた。

　情動的には、シゾイド力動をもった高機能の人のもっとも驚くべき性質の一つは、彼らが一般的な防衛を欠いていることである。彼らは、彼らを知る人に

畏怖の念そして怯えさえも抱かせるほどの純粋な水準で、多くの情緒的反応に触れていることが多い。つらい人生の現実がこんなにも明らかであるのに、ほかの人たちはみなどうしてそんなにたやすく自分に嘘をつけるのだろうと、シゾイドの人はよくいぶかしむ。シゾイドの人たちは疎外に苦しめられるが、その一部は彼らが自分の情緒的、直観的、そして感覚的能力を認められてこなかった経験から来ている——なぜならほかの人たちには、シゾイドの人たちに見えていることがまったく見えていないからである。他人が切り離したり無視したりしている物事を感知するシゾイドの人の能力はあまりに自然で努力を要しないため、シゾイドの人はシゾイドでない同輩たちの、より不透明で両価性が少なく情緒的苦しみの少ない世界に対しては共感を欠くことがある。

シゾイドの人たちは恥とか罪とかいった問題と必要以上に格闘したりしないようである。彼らには、物事を変えたり判断を控えたりしようとする内的な力をもたず自分自身や世界をほとんどそのまま受け入れる。しかしそうであっても彼らは基本的安全についての不安にかなり悩まされていることがある。圧倒されたと感じるとき、彼らは隠れる——文字通り隠遁者の孤独に隠れるか、あるいは想像の中に退避して隠れるのである。シゾイドの人は何にもまして、人間のありさまに対するアウトサイダーであり傍観者であり観察者である。シゾイドという語の語源には「スプリット（分裂）」という意味があるが、このスプリットは二つの領域で存在している。すなわち自己と外側の世界との間、そして経験されている自己と欲望との間（文献311参照）である。分析的な解説者がシゾイドの人たちの分裂した経験に言及するとき、彼らは自己の部分からの、あるいは外的生活からの疎隔感について言っているのである。防衛機制のスプリッティングは、人が一つの自我状態ともう一つ正反対の自我状態を交互にあらわす、あるいは防衛的に世界をすべてよい面とすべて悪い面とに分割するというもので、この語のまた別の使い方である。

シゾイド・パーソナリティにおける防衛と適応の過程

前述したように、シゾイド・パーソナリティ構造に特徴的な防衛は、想像という内的世界への引きこもりである。加えてシゾイドの人たちは、投影と取り入れ、理想化、価値下げ、そしてより低い頻度だが、心理学的に自己と他者

がまだ完全には区別されていなかった時期に由来するほかの防衛も使用することがある。より「成熟した」防衛のうちでは、ほとんどのシゾイドの人たちは知性化を明らかに好んでいる。彼らは感情的情報や感覚的情報を覆い隠すような機制、たとえば否認や抑圧などの機制にはめったに頼らない。同様に、よい―悪いの線に沿って経験を整理するような防衛的操作、たとえば分画化、道徳化、打ち消し、反動形成、そして自己自身への向け換えなどは、彼らのレパートリーの中で目立つものではない。ストレス下ではシゾイドの人は外的刺激から引きこもるのと同様に自分自身の情動からも引きこもり、反応が乏しく、生気がなく、また場にそぐわないように見えることがある。にもかかわらず、他人からくる感情的メッセージに対してはうまく調子を合わせている証拠がはっきり見て取れることが多い。

　シゾイドの人のもっとも適応的で刺激的な能力は創造性である。ほとんどの真に創造的な芸術家は、強いシゾイド的性質をもっている――なぜなら、ほとんど自明のことだが、新しいやり方で因習に影響を与えるためにはそこから距離を取っていなければならないからである。より健康なシゾイドの人たちが自分の長所を芸術、科学的発見、理論的革新、あるいは霊的な求道といった仕事に振り向ける一方で、このカテゴリー内のより重い人たちは一人ぼっちの地獄に生きている。彼らがなしうる可能性のある貢献は、彼らの抱く恐怖と疎隔感によって封じ込められているのだ。自閉的な引きこもりを創造的な活動へと昇華させることがシゾイド患者の治療の第一の目標である。

シゾイド状態における対象関係

　シゾイドの人たちのおもな葛藤は親密さと距離、愛と恐怖に関するものである。愛着にまつわる深いアンビバレンスが彼らの主観的生活を満たしている。彼らは親密さを渇望しているが、しかし常に他人に呑み込まれることの脅威も感じている。彼らは自分の安全と独立性を確保するために距離を取ろうとしながらも、疎外と孤独を嘆くことがある。ガントリップはシゾイドの人の「古典的ジレンマ」を、「彼は対象と自分自身の両方を喪失してしまう危険をさまざまな仕方で冒さないでは、ほかの人間との関係の中にいることも外にいることもできない」と描写し、このジレンマを「イン・アンド・アウト・プログラム」(p.

36) と呼んでいる。ロビンス[444]はこの力動を「一人ぼっちだから近くに来て、でも侵入されるのは怖いから離れていて」(p. 398) というメッセージとして要約している。

　シゾイドの人たちの中には、オーガズムを感じることもできるのに、性に関して目立って無関心な人がいる。他者と親密になればなるほど、セックスが巻き込まれを意味する心配も大きくなる。情熱的なミュージシャンと恋に落ちたが、自分の恋人は官能の激しさを楽器のために取っておくのだと結局は気づくだけに終わった、そんな異性愛の女性はたくさんいる。同様にシゾイドの人の中には、手の届かないような性的対象を渇望する一方、手の届く対象に対しては何となく無関心に感じるような人もいる。シゾイドの人たちのパートナーは、彼らのセックスには機械的で気持ちのこもらないところがあるとこぼすことがある。

　これは私の個人的な見解だが、シゾイド力動の発生に関する対象関係理論は、シゾイド状態の起源を発達のある特定の段階に位置づけようとする努力によって苦しめられてきたのである。前述したように、性格構造のタイプを説明するにあたって固着－退行仮説を用いることが魅力的なのは理解できるけれども、その妥当性には問題がある。それは不可解な現象を通常の乳児生活の単なる名残とみなすことによって、正常なものとしてしまう。クライン[288]はこうしてシゾイドの機制を早期乳児期に普遍的に存在する妄想分裂態勢(パラノイド・シゾイド・ポジション)までたどったのである。他の早期対象関係の分析家も説明パラダイムを発展させるのに先人の例にならいつづけたが、これらのパラダイムではシゾイド力動は新生児の経験と同等のものとみなされた。最近の理論家も発達に関する固着－退行モデルの[126,220]バイアスを受け継ぐ傾向にあったが、しかし彼らはどの早期段階が固着点かという点では異なっていた。たとえばクライン派の伝統では、ジョバッチニィ[192]はシゾイド障害を基本的に「精神活動以前」のものとみなしているが、一方ホーナー[240]はその起源をそれよりあとの子どもが共生から抜け出すころの年齢に帰している。

　おそらくシゾイド・パーソナリティの起源についてのもっと生産的な仮説は、子どもたちをシゾイドの方向へと促すような子育ての分析的観察の中にあるだろう。子どもの引きこもりを促すようなタイプの関係性の一つに、侵襲を与え、過度に労力を注ぎ込む、過度に熱心な類の養育がある。[584]シゾイドの男性と、子どもを窒息させるような母親というのは、近年人気の文学作品の主題であるし学者の仕事にもまた見出される。シゾイド的特徴をもった男性患者の治療にあ

たったことのある臨床家によってよく観察される家族背景のタイプは、誘惑的あるいは境界侵犯的な母親と、短気で批判的な父親である。[*2]

　親のかかわりの程度だけでなく内容も、シゾイドの超然とした態度と引きこもりのパターンの発達に関係している。統合失調症性の精神病を発症した人たちの家族を観察した者の非常に多くが、矛盾したそして混乱させるようなコミュニケーションの果たす役割を強調してきた（文献477、311、328、494、495、30）。一般にこのようなパターンがシゾイド力動を育むということはありうることである。二重拘束的で情緒的に不正直なメッセージを与えられながら育った子どもは、耐えられないほどの混乱と怒りから自己を守るために、容易に引きこもりに頼るようになる。またこういう子どもはひどく希望がないとも感じるものだが、これはシゾイドの患者にしばしば観察される態度である（たとえば、文献91）。

　シゾイド的特徴の発達をめぐって、親による侵襲理論とは明らかに対照的に、孤独と相対的な無視とが子ども時代の特徴であったような人たちについての報告もある。彼らは引きこもりによってどれほど孤立したとしても、やむをえずそうしたのだと理解できるような人たちについての報告である。[*3] シゾイド現象についての文献──統合失調症による莫大な社会的損失のためそれは膨大な量の文献である──には、対照的で相互排除的な定式化がいたるところに見出される。[468] 侵襲と剥奪の両方が共にシゾイドの問題を規定しているというのは、ありえないことではない。もし人が孤独で、剥奪にさらされており、しかも手に入る唯一の養育は非共感的で侵入的なものであれば、切望的－回避的、親密さ－距離の葛藤は避けられないであろう。マシュード・カーン（Khan, M.M.R.）に[281,282]

---

*2　DSMの最近の近の版にはシゾイド、統合失調型、そして回避性の診断の性比についての情報は何もないが、ほとんどの治療者はシゾイド・パーソナリティには女性より男性が多いとみている。これは次のような精神分析的観察と一致する。女児は女性と同一化しなければならず、男児は女性から心理的に分離しなければならないが、ほとんどの家庭では主要な養育者は女性であり、そのため女性は過度の愛着によって特徴づけられる障害（たとえば抑うつ、マゾヒズム）に冒されることがより多く、男性は他人からの過度の隔離を呈する障害（たとえば精神病質、シゾイド状態）に冒されやすい。ディナースタイン（Dinnerstein, D.）[114]とチョドロウ（Chodorow, N.J.）[94,95]を参照のこと。

*3　ハリー・スタック・サリバンとアーサー・ロビンスは、自らシゾイド傾向をもち、そのためにシゾイド経験をより広く精神保健に携わる人たちに解説する努力へと駆り立てられた二人の分析家であるが、いずれもかなり早期の親交の剥奪とその結果としての孤独感と隔離感を報告している。[401,444]

よるシゾイド状態の研究では、現実的な母親の守りの失敗からくる「蓄積的外傷」と母親の激しい過剰同一化に固有の「共生的万能」との組み合わせが強調されている。

シゾイドの自己

　シゾイド・パーソナリティをもつ人たちのもっとも印象的な側面の一つは、彼らが慣習的な社会の期待を顧慮しないことである。前章で述べた自己愛性パーソナリティのスタイルとは非常に対照的に、シゾイドの人は他人に対して自分が及ぼす印象や、外側の世界の人たちからの評価的な反応に著しく無関心なことがある。社会の一般的慣行への服従や順応は、シゾイドの人たちの性質に反する。主観的に孤独を痛感しているいないにかかわらずである。彼らは、たとえ周囲に溶け込むことにいくらかの利便はあると考えているときでも、社交的な雑談とか共同体儀式への参加を基本的にわざとらしく人工的なものとみなし、そうすることを気まずく、詐欺的だとさえ感じる傾向にある。シゾイドの自己はほかの人間たちから常に安全な距離を取っているのである。

　多くのシゾイドの人たちのもつ超然とした、皮肉な、かすかに傲慢な態度については、たくさんの観察者が論じてきた[55,54,3,56]。孤高な態度を取るこのような性癖の起源は、先に病因学的仮説で述べたような過度に支配的で過度に侵入的な「他者」の侵略を払いのけることにあるのかもしれない。もっともまとまりがないように見える統合失調症患者にさえ、ある種の意図的な反抗のあることが永らく観察されてきたが、それはまるで患者が自己の統合性の感覚を保つ唯一の方法があらゆる慣習的な期待をこけにすることであるかのようである。「カウンター・エチケット」という題目で、サス（Sass, L.A.）[468]はこの現象について次のように述べている。

　　異文化間研究では次のようなことが示された……統合失調症患者は広く一般に「最大の抵抗の道」へと惹きつけられるように思われ、その社会でたまたまもっとも神聖とされているいかなる習慣や規則をも犯す傾向にある。したがって非常に宗教的なナイジェリアでは、彼らは特に宗教的戒律を犯すことが多く、また日本では家族メンバーを攻撃することが

多い。(p. 110)

　こういった風変わりさや習慣の無視への意図的に見える好みを理解する一つの方法は、シゾイドの人は他人から規定される——つまり心理的に乗っ取られ抹消される——状況を絶え間なく振り払っているのだと推測してみることだ。
　したがって、シゾイド性格構造をもつ人たちにとっては見捨てられるほうが呑み込まれるよりまだましである。マイケル・バリント（Michael Balint）は「友好的な広がり——恐ろしい空っぽの空間」という、イメージを喚起する表題の有名な論文において、対照的な二つの性格学的態度を対比してみせた。すなわち、一人の快適さを求める「フィロバット」（距離を愛する人）と、ストレス下におかれるとすがって泣くことのできる肩を求めて他人に惹きつけられる「オクノフィル」（親密さを愛する人）である。シゾイドの人たちは窮極のフィロバットである。おそらく予測できるように、人間というものはしばしば自分と正反対のうらやむべき強さを備えた人に惹きつけられるので、シゾイドの人たちは、たとえばヒステリー性パーソナリティの人たちのように、暖かく表現力豊かで社交的な人たちを魅了する（そしてそれに魅了される）傾向にある。こうした傾向は、あるおなじみの、喜劇的ですらある問題のきっかけとなる。つまり、非シゾイドのパートナーが絶え間なく近づくことによって対人間の緊張を解消しようとする一方で、シゾイドの人は呑み込まれを恐れてどんどん遠ざかっていくのである（「幻想をもたない」ある男性と空想にふける女性についてのウィーリス［Wheelis, A.］文献577参照）。
　私は読者に、シゾイドの人は冷たいとか他人に配慮しないという印象を与えたくはない。彼らはほかの人たちに非常に配慮することがあるが、しかしそれでもなお防護のための個人的空間の維持を必要としているのである。実際心理療法という領域の職業に惹かれる者もいるが、そこで彼らは自分のこのうえない敏感さを他人に貢献する目的で安全に用いるために差し出すのである。アレン・ウィーリスは自分自身のシゾイド性格に親しく触れていたと推測される人だが、精神分析という仕事のもつ魅力と弊害について説得力ある論文を書いた。

---

*4　精神分析的伝統の外にいる学者たちもこれと類似した観察をしている。すなわち追いかける者ー遠のく者パラダイム、あるいは接近ー回避葛藤の概念にみられるような、親密さあるいは距離への異なった好みである。これはどのような見方からいっても普遍的な緊張であり、パーソナリティの中心的次元であるようである。ラックマン（Lachmann, F）とビーブ（Beebe, B.）とリビングストン（Livingston, M.S.）文献338も参照のこと。

そこで彼は、親密さと距離をめぐる中核的な葛藤をもつ人たちがいかに分析という職業、すなわち自己をカウチと解釈の中立性との陰に隠したまま、誰にもまして親密に他人を知るという機会を提供してくれる仕事に惹かれるかを強調している。

シゾイド力動をもつ人にとって、自尊心はしばしば個人的な創造的活動によって維持されている。個人としての統合性と自己表現の問題が、彼らの自己評価についての関心の大部分を占める傾向にある。精神病質者が個人的な力の証拠を追求し、自己愛者が自己尊重を高めるために賞賛的なフィードバックを求めるところで、シゾイドの人は自分の純粋な独創性、感受性、そして独自性の確証をほしがる。この確証は外的にではなく内的に与えられなければならない。また創造的努力に対して高い基準をもっているために、シゾイドの人たちはしばしば苛烈なほど自己批判的である。彼らはどこまでも真実性を追求するので、実質上孤立と志気阻喪にいたることさえある。

サスはシゾイド状態がいかに現代性を象徴しているかについて、説得力ある説明をしている。現代人の共同体感覚からの疎外は、20世紀の芸術、文学、人類学、哲学そして批評にみられる脱構築的な見方に反映されているが、それはシゾイドおよび統合失調症体験と不気味な類似性をもっている。サスは特に疎外、過度の反省癖（入り組んだ自意識）、超然、そしてモダンおよびポストモダン様式の思想や芸術を特徴づける狂った合理性の態度を強調し、それを「自然な態度の世界、実際的な活動、共有された共同体の意味、そして真の身体的存在の世界」と対比している（p. 354）。彼の解説はまた、統合失調症やシゾイド経験への数多くの安易で過度に単純化された説明に対して疑問を投げかけ、効果を上げている。

シゾイドの患者との間に生じる転移と逆転移

シゾイドの人たちが引きこもりをことのほか好むために、心理療法や精神分析のような親しい出会いを避けるだろうと直観的に推測されるかもしれない。けれども実際には、彼らは配慮と敬意をもって扱われれば治療過程の真価を理解しそれに協力的である。クライエント自身のことに近づくにあたっての臨床家の自制、それに治療の習慣的な境界（バウンダリー）（時間制限、料金設定、クライエントと

の社会的あるいは性的関係の倫理的禁止)によって生まれる安全な距離が、シゾイドの人の抱く絡め取られ巻き込まれることへの恐怖を和らげるようである。
　シゾイドのクライエントは、彼らが結ぶ他の関係を特徴づけるのと同じ敏感さ、正直さ、呑み込まれ恐怖をもって治療に取り組む。共同体からの孤立があまりにつらくなってきたために、もしくはその孤立ゆえに目標を限定されてしまうために、たとえばデートすることや他の社会的行動を行なうことに対する制止を乗り越えたいと願って、彼らは治療を求めることがある。彼らが自身のパーソナリティ・タイプの抱える心理学的不利を明白なものとは感じていないこともあるから、彼らは抑うつや不安状態や他の種類の症状神経症からの解放を望むかもしれない。また別のときには、彼らは気が狂う瀬戸際にいるのではないかと恐れて——これはしばしば正しいが——治療を求めてやって来る。
　シゾイドの人が治療の初段階で黙して語らず、自分を空っぽで忘れ去られたように感じていることはまれではない。患者が治療設定の安全を内在化する間、長い沈黙は耐えられなければならない。しかしながら最終的には、クライエントが耐えられないほど言葉を発しないか混乱させられるほど精神病的でないかぎり、分析的志向をもつたいていのセラピストにはシゾイド性格構造をもつ人たちの治療が楽しくなる。予想されるように、彼らはしばしば自分の内的反応を敏感に感じ取り、そしてそれを表現しても警戒や軽蔑やあざけりを招かない場所をもっていることに感謝する。
　シゾイドの患者の治療にあたるセラピストがぶつかる最初の転移-逆転移的難題は、侵入に対する過度の不安を生じることなく患者の主観的世界へ入っていく道を見出すことである。シゾイドの人たちは超然とした曖昧なスタイルの交流の中に引きこもっているので、人は彼らを同胞としてでなく興味深い標本とみなすような対抗的超然に陥りやすい。制御-克服理論の用語でいえば、彼ら独特の転移「テスト」には、彼らの努力が含まれている。すなわちセラピストが理解し援助しようとする決意を維持しながらも、混乱させ不快にさせるような彼らのメッセージを許容するに十分なほど、彼らに対して関心を抱いているかどうかを確かめようとする努力が含まれている。当然のこととして彼らは、セラピストが彼らの人生にあらわれたほかの人たちと同じように彼らから情緒的に引きこもり、彼らを絶望的な隠遁者か、あるいは面白おかしい変人のカテゴリーに追いやるのではないかと恐れている。
　シゾイド状態を理解しようとする努力の歴史は、次のような「専門家たち」の実例に満ちている。専門家たちは孤独な患者を対象化し、シゾイド現象に興

味をそそられながらもそのことがあらわしている情緒的な痛みからは安全な距離を取り、シゾイドの人の言葉を無意味で取るに足らないもの、あるいはわざわざ解読するにはあまりにも謎めいているものとみなしてきた。シゾイド状態の心理学的説明を求める最近の精神医学的熱狂は、シゾイドの人の主観性を真剣に取らないというこうしたおなじみの傾向がかたちを変えたものである。サス[468]が論じたように、シゾイド状態や統合失調症状態への生化学的および神経学的寄与を理解しようとする努力は、シゾイド経験が患者にとってもつ意味を検討することが依然として必要なことを否定するものではない。『引き裂かれた自己』の中でレイン[311]は、エミール・クレペリンの面接を受けた統合失調症の女性を改めて評価し直している。クレペリンには理解不能であった患者の言葉は、レインの共感的見方から眺められたときには意味を獲得した。カロンとバンデンボス[264]は、訓練を受けていない臨床家や彼らを理解しようとしたがらない臨床家になら「マネジメント」の課題として片づけられてしまうかもしれない、しかし援助可能な患者の例を続々と発表している。

　性格学的なシゾイドで精神病発症の危険のない人たち——シゾイドの多数派——が治療者の中に了解不能だという気持ちや防衛的な超然とした態度を誘発する程度は、病的な引きこもりに関する大部分の本格的な精神分析的著作の主題となっている入院統合失調症患者のそれに比べて、明らかにずっと少ない。けれども、程度がそれほど極端でないだけで、同様の治療的必要性があてはまる。たとえその人の内的経験が他人にとっては奇異であっても、あたかもそれが理解される可能性を秘めた意味をもつかのように、そしてほかの人と脅威的にならないような親密さをもてる基礎をなす可能性があるかのように、患者は扱われる必要がある。シゾイドのクライエントの超然とした態度が取り扱い可能な防衛であって、つながりをもつにあたって乗り越えられない障壁ではないことを、セラピストは心にとめておかねばならない。もしも臨床家が、患者をせかして時期尚早な開示をさせたくなったり患者を対象化しそこから距離を取りたくなったりする逆転移の誘惑に乗って行動することを回避できたなら、堅固な作業同盟が発展するに違いない。

　いったん治療関係が整うと、つぎには情緒的に複雑なべつのことがらが起ってくる。私の経験では、シゾイドの人の主観的なもろさはセラピストが頻回に感じる弱さあるいは無力さの感覚の中に映し出される。破壊的でむさぼり食うような外的世界のイメージとファンタジーが、両当事者を治療過程に惹きつけるかもしれない。対抗イメージとしての万能感と、共有される優越感もまた

あらわれるかもしれない(「われわれ二人が世界を形成しているのだ」)。独特で魅力ある真価を認められていない天才、あるいは正しく評価されていない賢者として患者をみなすような甘い認識が治療者の内的反応として生じるかもしれないが、それはおそらくこの特別な子どもはすばらしいと想像した、過度に熱心な親の態度と並行しているのだろう。

シゾイド・パーソナリティと診断することがもつ治療的意味

　シゾイドの患者の治療にあたる者は、ある程度の真実性と情緒やイメージへのある水準の気づきに対して開かれていなければならないが、これは他の性格タイプの患者たちの治療を何年も行なってきてはじめて可能になることであろう。徹底した個人分析を受けた経験なしにたいていの種類の患者をうまく治療する臨床家を私はこれまでたくさん見てきたけれども、彼ら自身がシゾイドでないかぎり、自分自身の内的深淵を徹底して治療的に直接経験することなしに、シゾイドの患者に効果的に応答できるとは私には思えない。

　たいていのセラピストはどこか抑うつ的な心理、すなわち見捨てられる恐怖のほうが呑み込まれる恐怖よりも強いような心理をもっているので、自分が援助しようと思っている相手に自然に近づいていこうとする。したがってシゾイドの患者が情緒的な余白を求めていることへの共感をつかみにくいことがある。私のスーパーバイザーの一人は以前、シゾイドの患者に近づこうとする私の一生懸命で過度に侵襲的な努力をこのように評した。「この男性は重曹を必要としているが、君はパンプキン・パイを食べさせようとしている」。エマニュエル・ハマー(Emmanuel Hammer)[223]は、単にセラピストの椅子を患者から離しておくだけで有用だと述べている。こうすることによって、セラピストは無理に侵入したりせきたてたり乗っ取ったりあるいは窒息させたりすることはないという、非言語的な保証を与えることができるのである。

　患者は侵入的に扱われることを恐怖しているので、治療の初期には解釈は避けたほうがよい。意見や形式張らない反応は喜んで受け入れられるだろうが、しかしクライエントが言おうとしている以上のことを強要しようとすれば、シゾイドの人に落ち着きを失わせるか反感を抱かせ、引きこもりへの傾向を強めることになる。スーザン・デリ(Susan Deri)[108]はその人の現実感や内的な堅実さ

を強化するために、患者の発言をその人が使用した通りの言葉遣いやイメージで言いあらわすことの重要性を強調している。ハマーはさらに、探りを入れたり尋問したり「症例」であるという感じを患者に与えるような扱いをすることを戒めている。

　正常な文脈に位置づけることは、シゾイドの人たちに対する有効な治療にとって重要な部分である。「上への解釈」という一般的技法については、第4章で精神病－ボーダーライン－神経症軸の精神病側の末端に位置する人たちに関連して論じられた。どのような水準の心理学的健康状態にあるシゾイドの患者に対してもこれは同様に有効である、なぜなら彼らにとっては自分の並はずれて鋭敏な反応が理解され真価を認められるとは信じ難いからである。たとえ明らかに高機能の人であっても、シゾイドの人の大部分は自分は根本的に異常で他人には理解されないのではないかと心配している。彼らは自分が気にかけている人たちに完全に理解されたいと思っているが、しかしもし自分の内的生活をすっかり開けっ広げにしてしまうと、自分が怪物であることが暴露されるのではないかと恐れている。

　たとえ自分の感覚の優越性に自信をもっているようなシゾイドの人たちであっても、他人を疎んじることにより自分が被るかもしれない影響について無関心ではない。そのシゾイドの人の内的世界は了解可能であると伝えるような仕方で振る舞うことによって、ほかの人のもつ指針への服従を求められることなく受容される経験をその人が内在化しうるようにセラピストは援助できる。ついには十分な自尊心が生じて、たとえ他人に理解されないときでも、それは自分の感覚の奇怪さに問題があるゆえではなく他の人の限界を反映しているのかもしれないということが、患者には理解できるようになる。イメージの豊かさを病理としてでなく才能としてセラピストがリフレーミングすることにより、シゾイドの人たちは深く安心する。彼らはそれまでずっと、自分より鈍感な人たちからの評によって自分の情緒的反応を認められなかったり軽視されてきたからである。

　シゾイドの患者に呑み込まれや軽視として経験されることなく承認を与える一つの方法は、患者の問題に対する理解を伝えるためのイメージの源泉として芸術や文学を利用することである。ロビンスは、ある心理学的力動を論じるさい自分自身について話すという、賞賛すべきだが今ではほとんど顧みられないフロイト派の伝統にのっとって、自分自身の精神分析のはじめの部分をこのように描写している。

非常に長い沈黙が何度も生じ、何を言っていいか、あるいは自分の生活史に関係した気持ちをどう伝えてよいかほとんどわからなかったときも、幸運なことに分析者は私を見捨てなかった。私が彼に治療の中で提示した取りとめのない脈絡やイメージに何らかの関係をもつ演劇や文学や映画を引用するというかたちをとって、彼はときおり「寝る前のおはなし」（ロビンスは子どものころ一度も読んでもらったことがない）をしてくれたものだった。それを参照することで私は好奇心を呼び覚まされ、決まってその資料を読んだものだった。イプセン、ドストエフスキー、それにカフカなどが、私の内的体験を映し出し明確化してくれる豊かな象徴的素材の重要な源泉となった。文学、それに後には芸術が、私が表現しようとしていたことに象徴的形式を与えてくれるように思われた。いちばん大切なこととして、この素材は分析者と情緒を共有するための重要な手段を提供してくれた。(p. 394)

ロビンスと彼の同僚たち[443,445]は創造的芸術療法に対して広範囲にわたる貢献をなし、そしてクライエントの精神分析的治療の美的次元について詳細に論じたが、これは治療においてシゾイドであるような人たちにとって特に有望な側面である。

シゾイドの患者の治療が進展すると――ひとたび治療関係がしっかりと整い理解の仕事が進みだすと――おそらくもっともよくみられる障害物は、セラピストと患者の両者が一種の情緒的な繭を形成する傾向である。そこでは彼らはお互いを完全に理解し、つらい世界から離れる憩いの場として治療面接を心待ちにするのだ。シゾイドの人たちには、治療関係を面接室の外の世界の生活を高めるためのものでなくその代替物にしようとする傾向があり、共感的治療者は知らず知らずそれに共謀してしまう可能性がある。患者はほとんど毎回の面接で豊かな洞察をあらわすにもかかわらず、社会的機能を得るにはいたらず、誰もデートに誘ったことがなく、性的関係も改善されず、創造的な計画に乗り出してもいないということにセラピストが気づくまでに、相当長い時間が過ぎ去ってしまっていることがある。

シゾイドのクライエントがセラピストとの間に獲得した安全な親密さを外側の世界に普遍化することは、かなりの難題である。社会的機能それに人と親しめる機能をよりよいものに育てるために雇われたのに、患者はその目標を追求していない、しかしこのことを患者に対して告げようとすると患者はそれを空

間の必要性に対する侵入、支配、非共感性として受け取るだろうということもよくわかっている、そんなジレンマにセラピストは直面する。この緊張はいつかは分析可能となり、それによってシゾイドの人は、親密さを求める欲望とそれに対する恐怖との間の葛藤がいかに強いものか、理解を深めるかもしれない。治療のたいていのことについてと同じように、タイミングがすべてなのである。

ロビンス[444]は、セラピストが積極的に単なる転移対象ではなく「現実の人間」として振る舞おうとし、またそのようにみられるよう努めることが、シゾイドの患者にとっては重要であることを強調した。近年、転移反応とともに存在する「現実の」関係が、力動的志向をもった多くの臨床家たちによって再発見され強調されてきている（たとえば、文献415）。このことはシゾイドの人に対して特に妥当性をもっている。シゾイドの人は「かのような」関係を有り余るほどもっており、治療者の人間としての積極的な関与を感じることを必要としているのだ。すなわち、関係へと向かう冒険を支え、クライエントの生活史には欠けていたようなプレイフルあるいはユーモラスな仕方で振る舞い、そして他人と情緒的なつながりをもつことから逃れようとしたり、あるいはそういう動きをやり過ごそうとする患者の傾向に拮抗するような態度で患者に反応する、そうした関与をである。シゾイドの人たちの場合、より反応的な治療スタイルをとってもクライエントの転移反応が不明瞭にならないばかりではなく、彼らが解釈により近づきやすくなることがあるのがわかるだろう。

鑑別診断

　面接者に月並みな印象を与えようとすることに対するシゾイドの人たちの相対的な無関心に気づけば、シゾイド心理を見分けることはたやすい。診断上の中心的な難題は、クライエントの自我の強さを評価することである。またそれほど驚くべきことではないが、強迫的な人たちで特にボーダーライン圏から精神病圏であるような人たちの中には、実際よりもずっとシゾイド的だと誤解されやすい人たちもいる。

病理の程度

　まず、あるシゾイド圏の人がどの程度重症であるかを評価することが決定的に重要である。おそらくこの重要性を経験したことがあるせいで、DSM の最近の版に寄稿した人たちは、シゾイドの診断にいくつかの選択肢を用意したのだろう（訳注：DSM-Ⅳ は、シゾイド・スペクトラムのカテゴリーとしてその重症度に応じて、統合失調症、統合失調症様状態、統合失調症型パーソナリティ障害、統合失調質（シゾイド）パーソナリティ障害がある）。ほかの性格学的状態にも、やはり広範囲にわたる重症度の幅をもって存在しているものがいくつかあるが、そちらはこういう扱いになっていないからだ。インテーク面接で精神病的過程の可能性を考慮しておくことはきわめて重要である。幻覚や妄想について質問し、思考障害の有無に対する注意をはらい、考えと行動を区別する患者の能力を評価し、そして診断に迷う場合には、シゾイド・スタイルを呈してやって来た人に心理テストを行なうのもよい。こうした調査の結果精神病が示唆されるようなら、投薬や入院の適応となることもある。

　統合失調症の人を精神病的でないシゾイド・パーソナリティと誤解してしまうことは手痛い大しくじりとなりうる。しかしながら、単にシゾイド性格をもっているからという理由で患者が代償不全の危機に瀕していると推測することも、同じくらい不幸な誤りである。シゾイドの人たちはしばしば実際よりも病んでいるとみられる、そしてセラピストがこうした誤りを犯すことは、こうしたクライエントたちが生まれてこのかた被りつづけてきた侮辱にいっそう拍車をかけることになる。彼らの人生において彼らの個性は、いつでも狂気と同等とみなされてきたのかもしれないのである（実際精神病的な患者においてでさえ、クライエントが「ただの」統合失調症患者ではなくかなりの強さをもった人間であり、当然援助を受けることを期待してよい人間であるというセラピストの態度が、もっとも効果的に精神病水準の不安を和らげるのである）。

　シゾイド過程が必ずしも不吉なものではないという事実をいったん受け入れてしまえば、高機能のシゾイドの人の独自性と統合性を賞賛する治療的態度が、容易に身につく。健康なシゾイドの人で、行きあたった問題が自らのパーソナリティと不可分でない人の中には、自分の風変わりさに触れられたがらない人もいる。これは彼らの権利だ。シゾイドの人を快適でオープンにするにはどうすればよいかという治療的知識は、患者が直面化したいと切に願っている問題にとり組むときにも役立ちうる。

シゾイド・パーソナリティと強迫性パーソナリティ

　シゾイドの人はしばしば自らを隔離して、自分のファンタジー生活における主要な問題について考え、さらに反芻しながら、非常に長い時間を過ごす。また彼らは親密さにまつわる葛藤を抱えているために、無表情で冷淡に見えたり、質問に知性化で答えることもある。強迫行為的であったりそう見えたりするような行動の奇妙さがあったり、特異的な一連の儀式に沿って自分の生活を組み立てているような者もいる。したがって、強迫的性格構造をもつと容易に誤解される可能性がある。シゾイドの性質と強迫思考性もしくは強迫行為性の性質をあわせもつ人は多いが、この２種類のパーソナリティ構造を「純粋な」タイプとして検討するかぎり、そこにはいくつか重要な違いが存在する。

　強迫的な人は、シゾイドの人と非常に対照的に通常きわめて社交的であり、これもシゾイドの人が独特の歩調を取るのとはやはり対照的に、体裁や妥当さや同輩からの承認や地域における自分の評判に大いに関心をもっていることがある。強迫的な人たちはまた道徳主義的で自分の準拠集団の道徳的姿勢を注意深く観察する傾向にあるが、他方シゾイドの人たちは慣習的な善悪の問題には特にこだわらない。強迫性パーソナリティをもつ人たちはシゾイドの人とは違って気持ちを否認するか隔離するが、シゾイドの人は内的にはそれを同定していながらその表出を招くような関係から撤退する。

まとめ

　シゾイド・パーソナリティをもつ人たちが呑み込まれるのではと恐れている他人と親密になるのを避けることによって、また内的ファンタジーへの没頭へと逃避することによって安全感を保持することを、私は強調した。親密さと距離をめぐる葛藤が生じたとき、シゾイドの人たちはそれに伴う孤独にもかかわらず後者を選ぶ。というのも親密さは自己を有害な仕方で乗っ取られることと結びついているからである。素質的要素として、過度の敏感さとその結果生じる刺激の回避が考えられる。シゾイドの人はファンタジーの中への自閉症様の引きこもりを使用するだけでなく、他の「原始的な」防衛を採用するが、一方で真実性や創造性へのうらやむべき能力を示しもする。こうした傾向がほかの

人たちとの関係に及ぼす影響が検討されたと同時に、シゾイドの人の接近－回避葛藤をはぐくんだ可能性のある家族交流のパターン、すなわち剥奪と侵入の共存にも注意が促された。

　関連する転移と逆転移の問題には、治療者が最初クライエントの世界に入るのを許される難しさ、クライエントの抱く無力な弱さあるいは誇大的な優越感の気持ちを治療者が共有する傾向、そして患者が他人に向かって動き出すことを渋るのに共謀したくなる誘惑が含まれる。治療的に推奨されることは、セラピストの最大限の自己への気づき、それに忍耐、確実性、正常な文脈の中に位置づけること、そして自分の「現実の」パーソナリティを積極的に利用することなどである。最後にその人のシゾイド連続体上での位置を正確に評価することの重要性が強調され、シゾイド性格が強迫性パーソナリティから鑑別された。

さらに読むとよい文献

　シゾイド状態についての解説書の大部分は、統合失調症についての文献の中に埋もれている。その例外として、説得力があり夢中にさせられるものにガントリップ[219]の『シゾイド現象』、『対象関係と自己』がある。

第Ⅱ部　性格構造のタイプ

[第10章]
パラノイド・パーソナリティ

　われわれのほとんどはパラノイドの人の心的イメージをはっきりともっており、架空の人物として描かれたときにもそれとわかる。たとえば映画『博士の異常な愛情』でピーター・セラーズの見せたすばらしい演技には、われわれのうちでパラノイドの知人をもつ者や、あるいはわれわれみなが自分自身の中に見出すパラノイド傾向を喜劇に仕立てあげることのできる者にはすぐピンとくるような、そんな疑い深さ、ユーモアのなさ、誇大性がよくとらえられている。それほど目立たないパラノイドのあらわれを識別するには、より訓練された感覚が要求される。パラノイド・パーソナリティ構造(オーガニゼーション)の本質は、自分が否定的と感じる属性を投影によって処理する性癖にある。自分のものとされなくなった属性は、こうして外的な脅威であるかのように感じられる。投影の過程には、意識された誇大妄想的な自己感が伴っていることも、伴っていないこともある。
　パラノイド・パーソナリティ構造(ストラクチュア)という診断は多くの人にとって精神的健康の深刻な障害であるかのように響くけれども、第4章でパラノイアについて特に言及しながら論じたように、このタイプの構造は精神病から正常にいたる重症度の連続体をなして存在している。「より健康な」パラノイド(153,485,376 *1)の人たちは「より病的な」人たちよりまれかもしれないが、先の三つの章で論じた患者たちについてもいえるように、人は自我の強さ、アイデンティティの統合、現実検討、対象関係のどのような水準においても、パラノイド性格をもちうる。最近のDSMの妄想性(パラノイド)パーソナリティ障害の説明は、非精神病性パラノイアにつ

いて（非共感的ではあるが）すばらしい描写をしているが、適切にも、これについてのわれわれの知識は限られているだろうと述べている。パラノイドの人が心理学的援助を求める（あるいはそのために連れて来られる）には、それに先立ってよほど深刻な事態に陥っていなくてはならない。というのもパラノイドの人たちは他人を信用しようとはしないからだ。たとえば抑うつ性の人たちやヒステリー性の人たちやマゾヒスティックな人たちと比べ、高機能のパラノイドの人たちは、非常に苦痛な感情状態にあっても他人にたいへんな迷惑を引き起こしているのでないかぎり、心理療法を避けがちである。

　正常水準のパラノイド性格の人たちはしばしば政治的な役割を追い求めるが、これは彼らの、邪悪あるいは脅威的とみなす勢力に対抗するという性質が表現されるにはうってつけの領域である。1992年のアメリカ大統領選挙を報道した記者の多くはロス・ペローをパラノイド性格のもち主であるとしたが、それでもこうした素人診断者の間にさえ彼の現実的な能力を理由に彼に投票した者があったであろう。J. エドガー・フーバー（訳注：1924年、29歳で任命されてから48年間FBI長官であった人物）は、そのパーソナリティに強いパラノイド的要素をもっていたとみられるもう一人の高機能の有名人である。発達連続体のもう一方の端には、被害者となった人たちが自分を殺そうとしている、と確信して彼らを殺した連続殺人犯たちや、カリフォルニアの「ヒッピー」・カルトのチャールズ・マンソン（訳注：カルト集団の指導者。「マンソン・ファミリー」と呼ばれる信者たちと共に、1969年女優シャロン・テートらを虐殺したことで有名。その後投獄され服役）がいるが、彼らは狂った投影というもののもつ破壊性を示すよい例である。すなわち彼らは、より成熟した自我過程のもつ緩和作用を欠いたまま、しっかりと現実に根差すことなしに機能するパラノイアなのである。

　第5章で述べたことをもう一度強調したい。つまり、援助を求めている人が自分は危険に陥っていると誤認している、という面接者の思い込みに基づいてパラノイアと診断してはならないということである。パラノイドと見える人の中には実際にストーキングされていたり迫害されている人がいる——たとえば悪魔的なあるいは他の辺縁的なカルトによって、また拒絶された恋人や不満を

---

*1　第7章から第9章で論じられたパーソナリティのタイプと同様に、パラノイアを規定する防衛も、子どもに内的な出来事と外的な出来事の区別がはっきりわかるようになる以前の時期、したがって自己と対象が混同されている時期に由来している。定義から明らかなようにパラノイアには、自己の内側にあるものをあたかも外側にあるかのごとく経験することが含まれている。

抱く親類によってである（パラノイドと診断でき、なおかつ現実的に危険にさらされているような人もいる。実際、多くのパラノイドの人たちは人を不快にする性質をもっているせいで虐待を自然に招き寄せてしまう）。診断目的の面接を行なうさいには、被面接者が本当に脅かされている可能性や、クライエントに治療を受けさせようとしている人物がクライエントを精神障害者に仕立て上げることに個人的な利害関係をもっている可能性を、頭から否定してはならないのである。

　対照的に、実際にはパラノイドなのにそうは見えない人もいる。彼らの属する社会集団内にいるパラノイドでない仲間たちは――その点では面接者もそうなのだが――、特定の人々や勢力や機関（共産主義、資本主義、宗教的権威、ポルノ作家、メディア、連邦政府、家父長制、人種差別主義者、有色人種――何であれ善の勝利を阻む障害物とみなされるもの）の危険性についてパラノイドの人が抱いている信念を共有する可能性があり、したがってパラノイドの人たちの思い込みにはどこか内的に生成され駆り立てられているところがあるのを見落とす場合がある（文献78参照）。連邦議会議員のアラード・ローウェンスタインがもし仮にデニス・スウィーニーの、すなわち1960年代の学生運動における彼の弟子の一人であり、のちに妄想に支配されて彼を暗殺することになる男のパラノイド性格を見抜いていたとしたら、性的に誘惑的と解釈できるような振る舞いなどしなかったであろうし、おそらく今日まで生き延びていたであろう（文献226参照）。しかしローウェンスタインとスウィーニーはどんな社会悪に対して対決が必要かということについて同じような信念をもっていた。そしてローウェンスタインのそれが必ずしも投影でなかったのに対し、スウィーニーのそれは投影だったのである[*2]。

　その人の直感がのちに非常に先見の明のあるものだったと判明するが、それでもやはりパラノイドであるような人たちもいる。ハワード・ヒューズ（訳注：アメリカの実業家、映画製作者、監督）は、環境への核汚染を格別心配する者など誰もいなかった時代に、ネバダ州での原爆実験がもたらす結果に痛切な恐怖を抱いていた。何年ものちに放射能によって強いられる犠牲が明らかになってく

---

*2　社会運動そして政治運動にはパラノイドであるような参加者のサブグループが不可避的に含まれており、彼らの熱狂的行為は運動の部外者に軽蔑を呼び起こし内部の者に大きな悩みを生じさせる。もしもこうした分子が大義の代表者として公にされれば、他のパラノイドの人たちもそれに引きつけられる――これはメディア時代の草の根的政治組織が悩まされてきた現象である。

るにつれて、彼は多くの人たちにとってはるかにまともに映るようになった。しかし最終的に彼の見解の汚名がそがれたからといって、やはり彼がパラノイドであることに変わりはなかった。彼のその後の人生で生じた出来事は、彼自身の投影がどれほど彼の受難の源であったかを示している[350]。私がここでこういったあらゆる可能性をもち出すのは、自動的に根拠のない憶測をするのではなく、情報に基づいた思慮深い診断的判断を下すことの重要性を強調したいがためである――気味悪くうさん臭いところがあるせいでとても受け入れる気になれないようなクライエントに対してはとりわけそうである。

パラノイド・パーソナリティにおける欲動、情動、気質

　より重症圏のパラノイドの人たちは自分たちの受難の源が自分たちの外にあるとみなすので、自分たちによりも他人に対してより危険となるおそれがある。同程度に重症な抑うつ者に比べて彼らが自殺することははるかに少ないが、しかし彼らは誰かほかの人物によって自分に差し迫った（想像上の）破壊が及ぼされることを先回りして回避するために自殺することが知られている。多くのパラノイドの人たちのもつ怒りっぽく脅迫的な性質のゆえに、人をパラノイドへ方向づける一因は生得的な攻撃性あるいは刺激過敏性であると推測されてきた。幼い子どもが強度の攻撃的エネルギーをうまく扱い肯定的に価値づけられた自己感へと統合することは当然困難であろうし、また騒々しく要求がましい幼児やよちよち歩きの子どもは、養育者の否定的な反応によって、他人は迫害的であるという感覚を当然強化されるだろう。マイスナーは[376]、乳幼児期の「活動的な」症候（睡眠周期などの生理的リズムの不規則性、非順応性、反応の激しさ、および不機嫌さ）、それに薄い刺激障壁とその結果として生じる過剰被刺激性[35,65]とがパラノイアと関連性があるとするいくつかの実証的証拠[88,89]を数えあげた。

　情動的には、パラノイドの人たちは、怒り、腹立ち、執念深さ、そのほかのもっと敵対的な感情と闘っているだけでなく、圧倒的な恐怖にもまた苦しめられている。シルバン・トムキンス（たとえば、文献554）の理論的研究は精神力動的感覚の論文には異例なまでに経験的研究を統合したものだが、彼はパラノイドの態度を恐怖と恥の組み合わせとみなしていた。パラノイドの人たちによくみられる左下方向への目の動き（素人でさえも気づく「狡猾な」性質）は、

純粋な恐怖の情動に特異的な水平左方向と、混じり気のない恥の真下方向とを物理的に折衷したものである（トムキンス, S. 私信, 1972）。もっとも誇大的なパラノイドの人でさえ、他人から害される恐怖を抱えて生活し、そして人間同士の交流を逐一極度の警戒をもって監視している。

　恥についていえば、この感情は自己愛的な人たちに対してと同じくらいパラノイドの人たちにとっても脅威であるが、しかしその危険の感じられ方はそれぞれのタイプによって非常に異なっている。自己愛的な人たちは、たとえもっとも尊大な人であっても、恥の気持ちが何らかのかたちであらわになっている場合には、それを自覚して悩んでいる。彼らのエネルギーは、価値下げされた自己が他人にあらわにならないように他人を印象づけようとする努力に注がれる。対照的にパラノイドの人たちは否認と投影をあまりに強力に使うために、恥の感覚は自己の内部にはまったく残されない。したがってパラノイドの人のエネルギーは、彼らに恥をかかせ侮辱しようとしているとみなされる人々の努力をくじくことに費やされる。自己愛性性格構造をもった人たちは自分の欠点を露わにすることを恐れているが、パラノイド・パーソナリティをもつ人たちは他の人たちの悪意を恐れている。このように自己の性質にではなく他人の動機に焦点がおかれていることが、パラノイド患者とかかわった経験が豊富な者なら誰でも言うように、治療の非常な妨げとなるのである。

　自己愛的な人たちと同様、パラノイドの人たちも羨望に非常に弱い。自己愛的な人たちとは違い、彼らはそれを投影的に扱う。彼らが扱わねばならない怒りと激しさの程度が、いくらかこの違いを説明するであろう。腹立ちと嫉妬とは、ときおり妄想的なほどになり、彼らの人生を暗くする。時にはこうした態度は「他人は私のことを妬んで私をやっつけたがっている」という確信のかたちをとって直接投影される。また、それらが他の情動や衝動の否認や投影を伴うこともよくある。たとえばパラノイドの男性が、自分自身の不倫をしたいという正常なファンタジーには気づかずに、自分の妻は他人に危険なほど惹かれていると確信するようになる。しばしばこの種の嫉妬には、同性の人との親密さを求める無意識的切望が含まれている。パラノイドの人たちはこのような願望を性愛的な同性愛（彼らをぎょっとさせる性向）と混同してしまうために、この願望は忌み嫌われ否認される。同性の人からのケアを求めるこうした欲望はこうして、たとえば共通の男性の友人ともっと親密になりたいと願っているのは自分自身ではなく自分のガールフレンドであるという確信として再び姿をあらわす。

最後に、パラノイドの人たちは罪悪感に深く悩まされているが、この気持ちも恥と同様に自分のものと認められずに投影されている。彼らの抱く深い悪の感覚の理由のいくつかについては、それを治療的に緩和しようとする方法とともに、以下で触れることになろう。彼らが抱える無意識的罪悪感の耐えられぬほどの重荷が、パラノイドのクライエントをたいへん援助しにくくしている心理のもう一つの特徴である。彼らは、セラピストが彼らを本当に知るようになったら、その罪や堕落性に衝撃を受けて彼らを拒絶するか、その犯罪のために罰したりするであろうという恐怖の中に生きている。彼らはこうした屈辱を絶え間なく振り払っており、責めに値するという自己の中の感覚を、外から脅かしてくる危険というかたちに残らず変形している。彼らはみつかることを無意識的に期待しており、そしてこの恐怖を、自分に向けられる他人のあらゆる行動の背後にひそむ「真に」邪悪なたくらみを見抜こうとする絶え間なく骨の折れる努力へと変形しているのである。

パラノイアにおける防衛と適応の過程

　定義から自明のこととして、投影がパラノイドの人の心理を支配している。患者の自我の強さとストレスの程度によって、それは精神病水準、ボーダーライン水準、あるいは神経症水準の投影になりうる。まとめると、その違いは以下の通りである。まったく精神病的な人の場合には、自己の我慢ならない部分は投影され「外に」あるものと完全に信じ込まれる。他人にとってその投影がどんなに異常な行動に思われるとしてもである。同性愛のブルガリア人スパイが自分の飲み水に毒を入れたと信じているパラノイドの統合失調症患者は、自らの攻撃性、同性に近づきたい願望、自民族中心主義、および力のファンタジーを投影しているのである。自分の信念を現実についての世間一般の考えにかなったものにする方法が彼にはみつからないのだ。脅威を認識しているのは世界に自分一人だけだ、と彼は完璧に確信しているかもしれない。

　境界水準のパーソナリティ構造の人たちにおいては現実検討は（定義上）失われていないので、ボーダーライン圏のパラノイド患者は、自分のものでないとして切り離した態度を投影される側の人たちがそうした態度を感じるよう微妙に誘発されるような仕方で投影を行なう。これが投影同一化である。つまり

その人はある特定の気持ちを振り払おうとするのだが、にもかかわらずそれらに対する共感を失わないでおり、それらが現実的なものであることを再確認したがるのである。ボーダーライン水準のパラノイドの人は、自分の投影を投影の標的に「ふさわしいもの」にしようとする。こういうわけで、自分の憎しみや羨望を自身から切り離している女性はセラピストに向かって敵対的な調子で、私が成し遂げたことにあなたは嫉妬しているでしょうと言うのである。同情心から与えられた解釈は、羨望によって駆動された害を与え支配したいという願望の証拠だとクライエントによって再解釈され、そのうちセラピストは誤解しつづけられることに消耗して患者を憎みだし、彼女が勝手に鬱憤を晴らすのをうらやみはじめるのである。[477]この驚くべき過程はセラピストを苦しめる。彼らは、自分が癒したいと思っている人たちに対してこんなにも強烈な否定的感情を耐え忍ばなければならないであろうなどと予期して、職業を選択したのではないのである。多くの精神保健専門家に広くみられる境界水準の患者とパラノイドの患者に対する不寛容さは、このためなのである。

　神経症水準のパラノイドの人たちは内的な問題を投影するが、その投影が自我違和的になることもある。すなわち患者は投影するのだが、外在化された心の内容物を投影として認めることが結局はできるようになるような、そんな自己の観察的部分をいくらかもち合わせてもいる。インテーク面接で自分のことをパラノイドだと説明するような人たちは、しばしばこの範疇に入る（ボーダーライン的および精神病的なパラノイドのクライエントは、専門用語を知っていることを示そうとして時にこのような話し方をすることがあるが、自分たちの抱く恐怖が投影を引き起こしているということに対する真の内的理解はまったくもっていない）。

　才能に恵まれ健康ではあるが性格学的にパラノイドだった私のある患者は、私が他人によくみられたいがために彼を売るのではないかという深刻な恐怖に支配されていた。たとえば、われわれ二人を知るその地域の専門家が私の前で彼を非難したとしたら、私がどうかして賛成の意を伝えるに違いないと彼は言うのであった（一方で彼は転移の中で傷ついたと感じると、私に関して文句を言うことになんのためらいももたなかった。同僚がそれを聞けば、彼に対する私の治療について非常に批判的になったであろうような言い方である）。ただし、この恐怖を受容と賞賛に対する自分自身の欲求の〈ニーズ〉——憎しみである必要はない——投影として、加えて自らの防衛的な非難の投影および行動化として理解できるようになる前においてさえ、彼は私が受けるに値しないような何かを私に

押しつけているのかもしれないと考えることはできたのである。

　パラノイドの人は我慢ならない気持ちを投影によって処理したいという欲求をもっているため、否認およびそれとごく近縁のものである反動形成の使用が異常なほどに必要となる。人間はみな投影を行なう。実際投影への普遍的傾向は転移の基礎であり、その転移が分析的治療を可能にするのである。しかしパラノイドの人たちは自身の我慢ならない態度を自分のものでないことにしたいという強烈な欲求の中で投影を行なうので、その投影は、否認がそれほど決定的ではないような投影的操作とはまったく異なった過程であるように感じられる。フロイト[153]はパラノイアを、少なくとも精神病的な種類のそれについて、反動形成（「私はあなたを愛してはいない。憎んでいるのだ」）と投影（「私はあなたを憎んではいない。あなたが私を憎んでいるのだ」）という無意識的操作の連続として説明した。

　これは、パラノイド過程を発動させたもともとの、人間的に理解できる態度からはかけ離れた心理的位置にパラノイドの人があらわれる場合、彼らがたどるいくつかの経路のうちの、ほんの一例にすぎない。このテーマについてカロン[462][262]は、妄想的なパラノイドの人が同性に近づきたいという願望の処理を可能にする方法を次のように要約している。

>　「私は彼を愛している」という気持ちを否定できるような異なった方法をいくつか考えてみると、多くの典型的な妄想が導き出せる。「私は彼を愛してはいない、自分を愛しているのだ（誇大妄想）」。「私は彼を愛してはいない、彼女を愛しているのだ（色情狂）」。「私が彼を愛しているのではない、彼女が愛しているのだ（妄想的嫉妬）」。「私が彼を愛しているのではない、彼が私を愛しているのだ（同性愛の投影、同性愛に対する妄想的な脅威を生じる）」。「私は彼を愛してはいない、憎んでいるのだ（反動形成）」。そしてついには、もっともよくみられるものであるが、妄想的な憎しみが次のようにして投影される。「彼は私を憎んでいる、したがって、私は彼を憎んでもかまわない（そしてもし私が彼を憎んでいるのなら、私は彼を愛しているのではない）」。(p. 176)

　繰り返すが、パラノイドの人たちの治療の際立った困難さは、彼らの基本的な感情と彼らがそれに対して防衛的に施す処理との間の距離がどれだけ遠くかつ入り組んでいるかに関係しているのである。

パラノイアにおける対象関係

　臨床経験の示唆するところによれば、パラノイドになる子どもたちはかつて自らの効力感に対して深刻な侮辱を被っている。より具体的にいえば、彼らは何度も押さえつけられ恥をかかされる思いを味わってきたのである。ダニエル・ポール・シュレーバー（Daniel Paul Schreber）のパラノイド精神病の報告からフロイトはパラノイアの理論を導き出したのであるが、シュレーバー家では、父親は子どもたちを鍛え上げる目的で計画された厳しい身体管理計画を息子が採用するよう提唱し、かつ強く要求した暴君的な家長であった。非難、気まぐれな処罰、喜ばせることのできない大人たち、そして徹底的な屈辱は、パラノイドの人たちの背景によくみられるものである。

　パラノイドになる子どもたちを育てる人たちはまた、しばしば模範を示して教育する。子どもは両親の疑い深く非難がましい態度を目にするだろうが、その両親が——奇妙なことに自分たちの虐待的な性質と学校や地域といった客観的にはより優しい世界とを比較して——信頼がおけるのは家族だけだと力説するのである。ボーダーライン圏や精神病圏のパラノイドの人たちは、非難や嘲笑が家族関係を支配しているような、あるいは一人の子どもがスケープゴートにされてしまうような、過酷な家庭の出身であることが多い。スケープゴートとはすなわち家族メンバーが憎み投影する属性、特に「弱さ」という一般的範疇に入る属性の標的となる存在であって、こうしたスケープゴートにされる子どもが後にパラノイアを患うことになる子どもなのである。神経症圏から健康圏の人たちは、温かさと安定性がからかいや皮肉と組み合わされているような家庭の出身であることが多い。

　パラノイド・パーソナリティ構造に寄与するもう一つのものとして、一次的養育者の抱く御しがたいほどの不安——パラノイド的なものである必要はないが——がある。私のみていたあるパラノイド患者の出身家庭では、母親は常に神経質であったため水を入れた魔法瓶をどこへ行くにも持ち歩き（口が渇くからである）、自分の身体は緊張が蓄積するせいで「セメントの固まりになって

＊3　しかしながら、シュレーバーの「魂の殺人」は彼の父親によるものではなく、彼が信じていた権威および彼の時代の法体系によるものであるとする、ローサン（Lothane, Z.）による最近の反証も参照せよ。

しまった」と表現していた。娘が問題を抱えてやって来ると、その母親はいつでもそれ以上の心配事に耐えられないためにそれを否認するか、もしくは自分の不安をもちこたえられないために破局であるかのごとく大騒ぎするのであった。その母親はまたファンタジーと行動との境を区別できなかったために、考えと行為とは同一のものだということを自分の子どもに伝達した。娘は自分の私的な気持ちというものは好悪によらず危険な力をもっているのだというメッセージを受け取った。

　たとえば、大人になってからのあるとき、私の患者が母親に夫の勝手さに対して抗議したと話したところ、母親ははじめ彼女が夫を誤解しているのだと言い張った。彼は献身的な夫だし、何かしら夫に反発すべきところがあるようにおまえが思い込んでいるだけだというのである。私の患者が主張の根拠を示しつつなおも言いつのると、母親は彼女に、夫を怒らせると夫が彼女をさんざんに打ちすえるか捨ててしまうかもしれないから（母親自身が自分の夫に殴られたあげく離婚されていた）気をつけるようにと忠告した。さらに夫の振る舞いについて彼女が怒りをぶちまけつづけたところ、否定的な考えが事態を悪化させないように何かほかのことを考えてちょうだいと娘に懇願した。この悪意のない、しかし非常に混乱した母親は、若いころ何一つ慰めを得たことがなく、慰めるということができなかった。娘の発育期に彼女が与えた不安に満ちた忠告や不吉な予言は、この少女の恐怖をいっそう強めた。私のクライエントは、こうして自分の気持ちを徹底的に変形することによってしか自らを慰めることができないまま成長した。私が彼女の治療を始めたときには、彼女はすでに何人かのセラピストにかかってきていたが、そのセラピストたちは彼女の底なしの欲求と容赦ない敵意に打ちのめされてしまっていた。彼らはみな彼女を精神病圏か低水準ボーダーライン圏のパラノイドであると適切にも見立ててきていた。彼女が私の先任者たちとしたような交流を報告し、そして彼女の人生を通じて同様の交流がいかに破壊的であったかを理解できたのは、何年もの治療を経たあとであった。[*4]

　先にあげた母親のゆがんだ応答性の例には、いくつかの異なったパラノイア

---

*4　こうした交流の青年期における原型は、父親が自分に性的いたずらをしようとしたことを彼女が母親に告げたことであった。愚かなことに母親はそんなことは起こらなかったのだと言い張っただけでなく、それを娘のセクシュアリティのせいにまでした。この女性は痛めつけられていながらも頑張り通しついには回復したが、彼女の詳細な病歴についてはマックウィリアムズ[371]を参照のこと。

の種を認めることができる。第一に、現実とそれに対する患者の正常な情緒的反応の両方が拒絶されていて、理解されたという感覚よりもむしろ恐怖と恥とが吹き込まれている。第二に、否認と投影のひな形がつくられている。第三に、原始的な万能ファンタジーが強化され、広範で圧倒的な罪悪感の基をかたちづくっている。最後に、この交流によってそもそもの苦悩は何ら解決されないばかりかさらなる怒りがつくり出され、そのために基本的な感情や認知に関する患者の混乱は増大している。こういった、言外に侮辱されているような状況では（この場合患者は感謝を知らず、感情を制御できず、危険であるとみられている）、ますますイライラしてくるのも無理はない。ところがそのような反応は理解できないものあるいは悪いものと評価されてしまう、なぜなら侮辱している側はただ助けになろうしているだけなのだから。

　こうした類の頭を混乱させる交流は、パラノイドの人たちが成人してもつ関係の中で何度も繰り返される。彼らが内在化している対象は、パラノイドの人と彼がかかわり合う相手の両方を害しつづける。もし子どもが知識を得るいちばんの源が深く混乱し原始的な防衛を用いる養育者で、正直な気持ちをあらわすためではなく操作を目的として——自分は安全だとか重要だと必死に感じようとして——言葉を用いる人であったとしたら、その子どものその後の対人関係が影響を受けないはずはない。パラノイドの人の、「本当は」何が起こっているのかを理解しようとする苦闘は、パラノイドの友人、知り合い、そして親戚とかかわる人々の内に生じる戸惑い、無力感、そして疎外感と同様に、こうした見地から理解することができる。

　もちろん、母親の不安だけがこの女性の心理に影響を与えたわけではない。彼女に対してそれでよいのだと言ってくれるようなおもな養育者が仮に誰か居たとしたら、彼女のパーソナリティはおそらくパラノイドの方向には発達しなかったろう。しかし彼女の父親は、彼女がハイティーンのころに家族を捨てたのだが、それ以前にも恐怖感を与えるほど批判的で癇癪もちで境界を尊重しない人であった。避けられない虐待を受け身的に待つ不安に耐えるよりもむしろそれに打ちかかっていく傾向（「おまえに打たれる前に私がおまえを打ってやる」）をパラノイドの人はもつが、それはこうした類の養育のもう一つのよく知られた不幸な代償である。パラノイドの状態を緩和することに成功した多くのセラピストたちによれば、恐怖感を与えるような親の存在と、その結果生じてきた気持ちを子どもが処理するのを援助できる人たち（より悪化させるように援助する人は除く）の不在が、通常パラノイアを育てる土壌となる。

パラノイドの人たちは、力への志向と行動化傾向のゆえに、精神病質的な人たちといくつかの共通点をもつ。しかし愛する能力という点で彼らには決定的な違いがある。パラノイドの人は自分が気にかけている相手の動機と意向についての疑念に疲れ果てているかもしれないが、にもかかわらず彼らは深い愛着と末永い誠実さを示すことができる。彼らが子ども時代の養育者をたとえどんなに迫害的で不適切なものとして経験していたとしても、ケアを感じ取る感覚がもちつづけられるだけの応答性と恒常性が、彼らの幼少期にはあったと思われる。この態度が生き残っているからこそ、彼らのもつあらゆる歪曲、敵意そして恐怖にもかかわらず、共感に焦点を合わせた治療が可能になるのである。

パラノイドの自己

　パラノイドの人たちの自己表象におもにみられる両極性は、不能で貶められ蔑まれた自己イメージと、それに対する万能的で正しい勝ち誇った自己イメージとである。彼らの主観的世界はこれら二つのイメージ間の緊張で満ち満ちている。弱さの極には虐待と軽蔑とに対する恐怖が伴い、一方強さの極には心理的な力には避けられない副作用としての圧倒的罪悪感が伴う。
　この両極性のうちの弱いほうの極は、パラノイドの人たちが常に抱いて生きている恐怖の程度によくあらわれている。彼らはしんから安心するということがなく、法外な量の情緒的エネルギーを身の回りの危険を精査するために費やす。誇大的な面は、いつも自分のことを語る彼らの態度に明らかである。というのも出来事はすべて彼ら自身に関係しているからである。これは精神病水準のパラノイアにおいてもっとも際立っている。たとえば一例として、患者は自分が特定の個人として国際的スパイ組織の標的になっているとか、テレビ・コマーシャルの中に世界の終わりの発端について秘密のメッセージを受け取っているとかと信じていたりする。しかし、高い達成を成し遂げ、現実検討力をもったクライエントたちが、自分のいつもの席に誰かが腰かけていたのは自分を悩ませ辱めようとするたくらみの表れではないかと思い悩んでいるのを、私も聞いたことはある。ちなみに、こうしたクライエントからインテーク面接のさいにパラノイドという印象を受けることはまれであるから、彼らに生じる出来事はすべて彼ら個人の存在が他人にとって重要なものであることを反映してい

るという組織だった確信があらわれてくるのを何度かの面接を経たあとになって聞いて、セラピストはびっくりしてしまうことがある。

　パラノイドの人たちの誇大妄想は、無意識的なものであれあからさまなものであれ、耐えられないほどの罪悪感を彼らに背負わせる。仮にもし私が万能であったとしたら、あらゆる類の恐ろしい物事はすべて私の責任である。罪悪感とパラノイアの密接な関係は、罪科を感じて暴かれ罰されることを恐れたことのある者であれば誰にでも直観的に理解できる。私の学生の一人は論文の提出に遅れると、あたかも私の念頭にはその違反とそれに対して計画中の懲罰のことしかないかのように、いつもできるだけ私を避けている。私が治療していた女性で浮気をしていた人がいたが、彼女は面白そうにこう報告してくれた。彼女は愛人とドライブに出かけ車の中で彼の手を握っていたが、前方のパトカーに気づいて手を引っ込めたというのである。

　パラノイドの人たちの多くにとっての複雑で普遍的な問題は、性的アイデンティティの混乱と、同性と親密になりたいという願望、そしてそれと関連した同性愛についてのとらわれの組み合わせである。パラノイアと同性愛へのとらわれとの関連は、臨床家たちによってしばしば記述され[478]、いくつかの実証的研究によって確認されてきた（たとえば、文献23）。パラノイドの人たちは、そのうちの、同性愛的な感情に任せて行動したことのある少数の人たちでさえ、同性のもつ惹きつける力という考え方を、非パラノイドの人間にはほとんど想像できないくらい我慢ならないものとみなす場合がある。ゲイやレズビアンの人たちは、なぜ自分たちの性的指向がそんなにも脅威的なものとみなされるのか理解に苦しむが、彼らにとってパラノイドの同性愛恐怖は本当に脅威である。ナチズムの短い勝利が実証しているように、パラノイド的趨勢が文化やサブカルチャー全体によって共有されるとき、もっとも恐ろしい可能性が生じてくる[*5]。

　同性愛に対するパラノイドのとらわれは、時に「無意識的同性愛的衝動」の反映として説明されてきた。こうした表現は次のような点から誤解を招くものである、すなわち同性愛恐怖を刺激するのは通例性器的衝迫ではなく、寂し

---

*5　ナチズムの台頭を研究する研究者たちは（たとえば、文献519、186、438）、その心理学的起源を、臨床家が個々のパラノイドの人たちの子ども時代に見出した出来事と同じ類の出来事においている。第一次世界大戦におけるドイツの決定的な屈辱、そして止めどもなく進むインフレと飢餓と恐慌（これらは国際社会からはほとんど反応されなかった）をもたらした懲罰的措置が、パラノイドの指導者とナチズムという組織的パラノイアが魅力的にうつるような土台をつくり出した。もちろんナチスの同性愛恐怖は伝説的に有名である。

さと気の合う相手への希求だからだ。これをカロン[262]は次のように常識的に説明した。

> 異性の仲間といて心安まるようになる以前の子どもの時分には、われわれは同性の仲間といると心安まったし、また反対の性の人たちよりも同じ性の人たちのほうがより自分に似ているから、誰からも引きこもっているときわれわれは同じ性の誰かに惹きつけられるのである。不幸なことに患者はこの引力に気づいてそれを同性愛と誤解し、それが防衛を生じさせる。(p. 176)

　言い換えれば、パラノイドの人たちの自己体験の核心には、深い情緒的孤立と「親友(チャム)」からの「合意による確認」とサリバン[540]が呼んだものへの欲求があるのである。
　パラノイドの人たちが自らの自尊心を高めようとするおもなやり方は、権威者やその他の有力者に対抗して効果的に力を発揮することである。汚名をそそぐ経験と勝利の経験は、安全と道徳的公正さ両方の（つかのまではあるが）ほっとする感覚を彼らに与える。パラノイドの人の訴訟好きは嫌悪されているが、それは迫害的な親に挑戦しこれを打ち負かしたいという欲求から生じているのである。パラノイド・パーソナリティの持ち主の中には弾圧や虐待の被害者に献身的に奉仕する人がいる。これは不公正な権威者と闘い、負け犬の汚名をそそごうとする彼らの性癖が、彼らをほかの善意の社会活動家たちよりもはるかに長時間闘いの場にとどめるためである。こうした善意の社会活動家たちの精神力動は彼らを同じように燃え尽きから守ってはくれないのである。

パラノイドの患者との間に生じる転移と逆転移

　ほとんどのパラノイドの患者に生じる転移は、突然で強烈で否定的である。治療者はたまには救済者イメージの投影を受けることもあるが、より一般的には拒絶的になったり恥をかかせたりする可能性をもった存在と目される。パラノイドのクライエントたちは心理的評価を受けるにあたって、面接者は自分たちの悪さを暴き出すことによって優越感を感じようとしているか、あるいはそ

れと似たような、自分たちの幸福には何のかかわりもないようなもくろみを追求しているのだという予想をもっている。臨床家は、彼らが気味悪くユーモアを欠き、いつでも非難を始める準備を整えているという印象を抱きがちである。彼らは「パラノイドの凝視」と呼ばれてきたやり方で、容赦なく治療者に視線を注ぐ。

　当然のことだが、面接者は弱くなった感じをもちなんとなく防衛的に反応する。逆転移は通常不安か敵意のいずれかであるが、まれに救済者とみなされた場合には、善意にあふれ誇大的になるかもしれない。どちらにせよ通常セラピストは強い反応を自覚するが、これは自己愛的な患者やシゾイドの患者との間に生じるしばしばもっと微妙な逆転移とは対照的である。パラノイアを形成している否認と投影の組み合わせは、拒絶され追放された自己の部分を生じるが、これのせいでパラノイド患者のセラピストは、クライエントが意識から追放してしまった情緒的反応の側面をしばしば自分が意識のうえに感じていることに気づく。たとえば患者は敵意に満ち満ちている場合があるが、一方セラピストにはその敵意が防衛しているところの恐怖が感じられる。あるいは患者が傷つきやすく無力に感じることもあるが、一方セラピストはサディスティックで力強く感じる。

　セラピストに生じるこうした内的反応の影響力ゆえに、そしてそれが敏感な人間にパラノイドのクライエントが何とかしようとしている苦しみの度合いを伝えてくる程度ゆえに、何であれ患者が陥っていると信じ込んでいる危険の非現実的な性質について「患者の考えを正そう」とするという逆転移が生じる傾向をほとんどのセラピストはもつ。長い間臨床を営んできたわれわれのうちたいていの者には、次のようなクライエントを少なくとも一人はもった経験がある。すなわち、不安の解消を求めて泣き叫んでいるように見えるのに、それを得てしまうや、セラピストはその人の注意を恐ろしい危険からそらそうとする陰謀に加担しているのだと確信してしまうようなクライエントである。最終的には安心を提供できるような関係を築くにあたって、たいへん不幸で疑い深い人に迅速な援助ができないという治療者の無力感が、おそらくもっとも早期の脅威的な障害となるだろう。

パラノイアと診断することがもつ治療的意味

　パラノイドの患者と会ってセラピストが最初に直面する難題は、強固な作業同盟を築くことである。どんなクライエントの場合にもそのような関係を確立することは治療を成功させるために必要（そして時には難しいの）だが、パラノイドの人たちは信じることが困難なので、彼らの治療においては特にこのことが大切である。私の学生の一人だったある初学者は、重症のパラノイド女性の治療方針を尋ねられてこう答えた。「まずはじめに私を信頼してもらうようにします。それから自己主張技術(スキル)に取り組みます」。間違い。パラノイドの人が真にセラピストを信頼したときには治療は終わっているし、そしてそれは途方もない大成功だ。しかしこの学生はある意味では正しかった。つまりセラピストは善意で有能かもしれぬという可能性を、はじめにクライエントがいくらか見て取るということがなくてはならない。セラピストにはかなりの忍耐が必要となるだけでなく、陰性転移について話し、また臨床家に憎しみと疑惑を向ける段階が予測されることを伝えて慰めを与える能力もある程度必要である。セラピストが強烈な敵意の段階をうろたえずに受容すれば、そのことが報復されはしないという患者の安心感に寄与し、憎しみが破壊をもたらすのではないかという恐怖を和らげ、そして患者が邪悪なものとみなしてきた自己の側面がいかに単なる普通の人間的性質にすぎないかを実証する。

　この章の技法に関する部分は同じような他の節よりも長くなるだろう。なぜならパラノイドのクライエントに対する有効な治療過程というものは、われわれの大部分が「標準的な」精神分析的実践とみなしているものとはかなり異なっているからである。もっとも深い水準で理解すること、自己の未知の側面を意識化すること、そしてその人の人間性すべてに対する最大限可能なかぎりの徹底的な受容を促進することという目標は共通しているけれども、これらの目標は違ったやり方で到達されるのである。たとえば、「表面から深層へ」と解釈を進めることはパラノイドのクライエントに対しては通常不可能である。なぜなら彼らが意識のうえで心を奪われている事柄に先だって、彼らの本来の気持ちは非常に多くの極端な変形をこうむっているからである。同性の誰かからの支えを切望している男性で、そうした切望を性的欲望であると無意識的に誤解してしまい、否認し、誰かほかの人にそれを投影し、それを置き換え、そう

して妻は自分の友人と浮気しているのではないかという恐怖に圧倒されてしまっているような人は、仮にセラピストが妻の不貞という考えに対し連想を行なうようにと勧めても、自分の真の心配事を表明しはしないだろう。

「内容に先立ち抵抗を分析すること」も同様に不幸をもたらす。パラノイドのクライエントの行動や発言に注釈を加えることは、批評されている感じ、あるいは実験室のモルモットのように矯めつすがめつされている感じを与えるだけである。[224] 否認と投影による抵抗を分析しても、同じ防衛のいっそう込み入った使用を誘発するだけだ。精神分析的技法の伝統的な側面、つまり質問に答えるよりそれを探究するとか、意識されていないか押さえ込まれている気持ちを表現している可能性のある患者の行動の側面を提示するとか、誤りに注意を喚起する等々といったようなことは、患者が内的な素材に近づくことを促進したり、患者がそれについてより率直に語る勇気を支える目的のためのものである。[205] しかしパラノイドの人たちにこういったことを実践するとかえって害を招いてしまう。クライエントが自由に話すための標準的援助手段がもしもさらなるパラノイド的敏感さを誘発するだけであるとしたら、どうやって援助することができるだろうか。

まず、ユーモアのセンスを用いることができる。たいていの専門家は（たとえば、文献349）、患者がからかわればかにされていると感じるといけないのでパラノイアの治療では冗談を言わないようにと忠告している。この注意は正当なものであろうが、自嘲する態度や世界の不合理さを笑う態度、そのほか卑下的でないようなかたちでのウィットをセラピストが用いることを妨げるものではない。治療にユーモアは欠かせない――おそらくパラノイドのクライエントの治療では特に――なぜなら冗談は攻撃性を安全に放出するための昔からの方法だからだ。パラノイドの人を包むどんよりとした嵐雲の陰からちらりとのぞく光ほど、患者とセラピスト双方をほっとさせてくれるものはない。お互いにユーモアを楽しむきっかけをつくるもっともよい方法は、自分自身の弱点、うぬぼれ、それに間違いを笑い飛ばすことである。パラノイドの人たちは何事も見逃しはしない。セラピストのどんな欠陥も彼らの厳しい目を逃れることはできない。私の友人の一人は「あくびを噛み殺す技術」を極めたと宣言しており、これは心理療法を行なうにあたっては計り知れない強みだけれども、しかし私のカウチを賭けてもいいが、彼は良性のパラノイドをだましおおせることすらできないだろう。この章のはじめのほうで生活史を説明した女性は、私の顔がどんなに動かなくても、私のあくびを決して見逃しはしなかった。このことに

ついて彼女にはじめて直面化されたとき、私はまたみつかってしまいましたとすまなさそうに認め、彼女の前ではどんなことからもうまく逃げおおせられはしないと哀れっぽく自己憐憫することで反応した。私があくびをしていると思ったときあなたはどんなファンタジーを抱いたでしょう、というような重たくユーモアに欠けた探究よりも、こういう類の反応のほうがわれわれの共同作業を促進してくれた。

　もちろん自分のウィットがあざけりと誤解されてしまったらいつでも謝罪すべきだが、過敏な患者の治療はくそまじめな雰囲気で行なわなければならないというのは不必要に小うるさい考え方である。しっかりとした作業同盟が確立するには何カ月あるいは何年もかかることがあるが、そのあとでは特に、万能的ファンタジーを自我違和的にすることをねらったほんのわずかの慎重なからかいがパラノイドの人にたいへん有効である。ジュール・ナイズ（Jule Nydes）[411]は難しいクライエントを治療するにあたってのうらやむべき才能をもっていた人だが、次のような介入を引用している。

　　　ある患者は……自ら獲得したヨーロッパでの休暇へ向かう途上、自分の乗った飛行機が墜落するだろうと確信していた。私が次のように言ったとき、彼はぎくりとしそして安心した。「あなたは、神が単にあなたを痛めつけるだけのためにほかのたくさんの人たちの命を犠牲にするほど無慈悲だと思うのですか？」
　　　もう一つの同じような例は若い女性の例である……無意識的には目覚ましい勝利として経験していた結婚が差し迫った直前の時期、彼女は強烈なパラノイド的恐怖をもった。それは当時「狂気の爆弾魔」が地下鉄の車両に凶器を仕掛けているというものだった。彼女は自分が爆破されるに違いないと確信しており、そのため地下鉄を避けていた。「あなたは『狂気の爆弾魔』が怖くないのですか」と彼女は私に尋ねた。そして私が答えを返すより早くこう言って冷笑した。「もちろん怖くないですよね。あなたはタクシーにしか乗らないのだもの」。もちろん地下鉄には乗りますよ、けれどももっともな理由があって怖くはないのです、と私は彼女にはっきりと言った。だって「狂気の爆弾魔」が狙っているのはあなたであって私ではないとわかっていますから、と。(p. 71)

　ハマーは、[224]間接的で面子を保てるような方法でパラノイドの患者と洞察を共

有することが重要であると強調しているが、投影の不利な点を解釈する手段として次のような冗談を勧めている。

> ある男が隣人の家に芝刈り機を借りに向かいながら、こんな親切を施してくれるなんて俺の友達はなんて親切なんだろうと考えている。しかし歩いて行くうちに、それを借りることについての疑惑にさいなまれはじめる。隣はむしろ貸したくないのかもしれない。到着までに疑惑は怒りへととってかわり、そして友人が玄関にあらわれたときには男はこう叫ぶ。「おまえの芝刈り機なんか、くそくらえだ！」(p. 142)

ユーモア、特に進んで自分をあざ笑おうとする態度は、おそらくそれがセラピストが役割を演じたり秘密の計画を追求しているのではなく「現実の存在」であることの実例を患者に示してくれるから治療的なのだろう。パラノイドの人の生活史にはあまりにも基本的な真実性が失われていることがあり、そのためセラピストの直接的な情緒的誠実さは人間がお互いどのようにかかわりあえるかを示す啓示のように感じられる。以下にあげたような例外、つまり明確な境界を保つことに関する例外を除いて、私はパラノイドのクライエントに対してはごく率直であることを勧める。これはつまり、彼らの質問に対して答えを差し控えその問いの背後にある考えを調べるのではなく、むしろ正直に答えるということを意味する。私の経験では、パラノイドの人の関心事の顕在的内容が丁寧に取り組まれると、その人はその中に象徴されている潜在的な関心事に目を向けることに消極的になるよりもむしろより積極的になるものである。

第二に、感情に対して生じたパラノイドの複雑な防衛に対しては「その下を行く」、または「横に寄ってかわす」、あるいは「回り込んでエンドランする」（どれでもお好みの比喩を）ことが可能である。妻の不貞の可能性について思いめぐらせ消耗していた前述の男性の仮想のケースでは、彼がいかに孤独で支えをもたないと感じているかに触れることにより援助することができる。パラノイドの長広舌は、もしもセラピストがそれをただ自然に任せ、絡み合った防衛過程の内容に取り組みたくなるあらゆる誘惑を避けつつ、そのうえで、怒りに満ちた先入観のもとである切り離され投影された気持ちに共感的にかかわるならば、どんなにすみやかに消え去りうるものか、それを見ると驚いてしまう。

防衛されているもとの気持ちへのいちばんの手がかりとなるのは、しばしば逆転移である。パラノイドの人たちは実際に自身の認められない態度をセラピ

ストの中に物理的に投影しているのだと考えるのが実用的である。したがって、患者が容赦ない強烈な義憤を抱きそしてその結果治療者が脅かされ無力に感じているとき、次のように言われたらクライエントは支持されたと深く感じるだろう。「あなたが感じているのは自分がどれほど腹が立っているかだということはわかります。しかし私には、あなたがその怒りだけでなく、深い恐怖や無力感と闘っている感じがするのです」。たとえ間違いであっても、こんなにもひどい心の乱れを生じさせているものは何なのか、セラピストが理解したがっているということがクライエントには伝わるだろう。

　第三に、パラノイド反応の増加に苦しんでいる患者を、最近彼らが経験したことのうちの何に心を乱されているのかを同定することで援助できることが多い。このような促進因には通常、分離（子どもが学校に行きはじめた、友人が引っ越して行ってしまった、親が手紙の返事をくれない）、失敗、あるいは——逆説的に——成功（失敗は屈辱的であり、成功は万能的罪悪感と懲罰への恐怖を伴う）が含まれる。私の患者の一人はパラノイド的な厳しい非難を長々と続ける傾向にあったが、たいてい20分か30分も聞いていれば彼が何に反応しているのか私には理解できた。もしも私が彼のパラノイド的操作の直面化を根気よく避け、そのかわりに、彼がついでに言った事柄に悩まされている程度を過小評価している可能性について触れると、彼のパラノイアはその過程についてまったく分析しなくても晴れてしまうことが多かった。自分の興奮した状態に気づきその促進因を探すように教育することによって、しばしばパラノイド的過程までもが回避されるのである。

　パラノイド的考えの内容を直接直面化することは通常避けたほうがよい。パラノイドの人たちは情緒と態度については鋭く認知している。彼らが混乱してしまうのはこれらの表現がもつ意味の解釈の水準なのである。彼らは自分の解釈の正当性を問題にされると、自分に見えているものをそのように見たことからおまえは狂っていると言われているのだと考えやすく、その意味をとりちがえていたのだとは考えない傾向にある。したがって、患者の解釈にかわるもう一つの解釈を与えることには魅力があるけれども、もしそれを容易に行なってしまうと患者は退けられ軽視されパラノイド的解釈を刺激したところの鋭い認知を奪われてしまったと感じる。

　パラノイドのクライエントが勇敢にも臨床家に、ある事柄についての自分の理解に賛成かどうか率直に尋ねてくれば、治療者はそれにふさわしいためらいを示しつつほかの解釈の可能性を提示することができる（「その男性が自分の

進路を妨害しようとしているとあなたが考えた訳はわかりますが、しかしもう一つ別のこんな可能性もあります。彼は自分の上司と喧嘩をして狂ったように飲んでいて、自分の進路に誰がいようとお構いなしだったのかもしれません」)。この例でのセラピストは、パラノイドの人が言った自分に関連づけた動機をより好意的な動機(「おそらく彼は動物を轢くまいとして進路からそれたのでしょう」)に置き換えてはいないことに注意してほしい。なぜなら、セラピストが事実劣悪とわかりきっている意図を飾り立てようとしているのだと、もしもパラノイドの人たちに思われたら、彼らの不安は減るのでなくよけいに増すだろう。この意見がちょっと言っておくだけだという調子でなされている点にも注意してほしい、そうすれば患者はそれを採用することも棄却することもできるのである。パラノイドの患者に対しては、セラピストの考えを明白に受け入れるかまたは拒絶するかの二者択一を促すような介入はどんなものであっても避けねばならない。彼らの見方からすれば受け入れることは屈辱的な服従と同じであるし、拒絶することは報復を招くのである。

　第四に、もっとも忌まわしいファンタジーを目覚ましくすばらしい創造的な邪悪さの例として提示しつつ、考えと行動の区別を繰り返しつけることができる。敵意、貪欲、肉欲、そしてすばらしいとはとても言えない同様の性向を行動化しないで楽しむというセラピストの能力は、制御不能の邪悪な心根に対する患者の恐怖を和らげるのに役立つ。ロイド・シルバーマン(Lloyd Silverman)[492]は、気持ちとファンタジーを解釈するという範囲を超えてそれを楽しむよう勧めることが広く有用であることを強調したが、これはパラノイドの人たちの治療にとりわけ重要である。治療からこの点が欠けると、時に患者は次のような考えを抱くようになる。すなわち治療の目的とは、人間のありようの一部としてそのような気持ちを受け入れるように自分たちを援助することではなく、それらを一掃するように援助することであるというような考えである。

　私の娘の一人が就学前であったころ、徳には「よい考えをもちよい行ないをする」ことが含まれるのだと保育園の先生は宣伝していた。これが彼女を悩ませていた。私は先生とは違う意見よ、悪いことを考えるのはとっても楽しいと思う、特にそういうことを考えながらでもよい行ないができるときにはね、と私が言うと、彼女はたいそう安心した。何カ月もあと、特に赤ん坊だった妹をいじめないように努めているときに、彼女はいたずらっぽい表情を浮かべてこう言ったものだった。「私、よい行ないをしながら、すごく悪いことを考えているわ!」ファンタジーと現実の混乱を生涯にわたって抱える人より彼女はず

っと物覚えが早かったけれども、私が彼女に教えようとしたことはパラノイドのクライエントに対する治療法と同じメッセージなのである。

第五に、境界にはきわめて注意しなければならない。他の種類の患者に対しては、時に本を貸し出したり新しい髪型を自然に誉めるというようなことがあるかもしれないが、そういった行動をパラノイドの人に対して行なうことには厄介な問題がたくさんある。パラノイドのクライエントは、セラピストが役割を踏み越えて彼らを彼らの心理的欲求とは無関係な何らかの目的に利用するのではないかと常に心配している。激しい理想化転移を生じ、セラピストとの「真の」友情を望むと主張するような人でも——たぶんこういうクライエントは特に——、仮にセラピストがいつもと違って自己を差し出すような仕方で振る舞うと恐怖の反応を示す。

パラノイドの人の安心感のためには一貫性が非常に重要である。一貫性のなさは、願望が過度の力をもつというファンタジーを刺激してしまう。正確には何が個々のセラピストの境界(バウンダリー)であるか（たとえば欠席した面接(セッション)や治療者の自宅への電話がどう扱われるか）ということよりも、治療者の境界がどのくらい確実に遵守されているかということのほうが問題なのである。パラノイドの人にとっては、関係の限界について怒ったり嘆いたりしているほうが、セラピストが実際に誘惑されたり脅かされたりしていつものスタンスから外れてしまうことがありうるのではと心配しているよりもずっと治療的である。セラピストの配慮が伝わるような驚くべき逸脱は、抑うつ的な人に希望のひらめきを灯すことがあるが、パラノイドの患者には不安の炎を燃え立たせてしまうだろう。

この話題に関して、パラノイドのクライエントに生じうる嵐のような偽性愛的転移の危険について述べておかねばならない。多くのパラノイドの人たちは同性愛に対する恐慌状態に陥りやすいため、同性のセラピストは異性のセラピストよりもはるかに慎重に専門性を守らねばならないが、しかしどちらのセラピストであっても、自分が性愛化された激しい渇望や怒りの標的にされているのに突然気づくことがある。極度の心理的剥奪と（情愛と性、考えと行動、内側と外側との）認知的混乱の組み合わせは、しばしば性愛化された誤解や恐怖を生む。セラピストにできることはせいぜい治療的枠組を再建し、感情のほとばしりを耐え、爆発の背後にある気持ちを正常なものとみなし、そうした気持ちと心理療法を可能にする行動上の限界との区別をつけることくらいである。

最後に、パラノイドのクライエントには個人的な強さと曖昧さのない率直さの両方を伝えることが決定的に重要である。彼らはあまりにも敵対的かつ攻撃

的な闘いに満ち、あまりにも考えと行動の境目について混乱し、そして破壊的な万能性の感情にあまりにも苦しめられているために、自分の邪悪な内的過程によってセラピストを傷つけたり破壊したりしてしまうのではないかということを治療関係においてもっとも心配している。彼らの治療にあたっている人間が彼らのファンタジーよりも強いということを彼らは知る必要がある。何を言われたかということよりどのくらい自信に満ち、率直に、そして恐れずにセラピストがメッセージを送るかということのほうが、パラノイドの人にとっては時により重要である。

　パラノイドの人たちを治療した実際の経験について書いている人はたいてい（パラノイド的過程の起源に関する仮説についてのより多くの文献とは対照的に）敬意、誠実、機転、そして忍耐を強調している。その中で特に精神病的なクライエントの治療にあたった何人かの著者は、患者による現実の見方を是認することを勧めた。これはセラピストとクライエントとが今や共有しているように思われるパラノイド的構築物を、彼らが脱ぎ捨てはじめるのに十分な支持を与えるためである。しかし大部分の著者はそこまでしなくてもクライエントの歪曲に対する敬意を伝え、またそれに対する傷つけるような批判を回避することはできると感じている。

　彼らは侮辱と脅かしに対して身を切られるような敏感さをもっているから、まったく失敗なしにパラノイドの患者を治療することは不可能である。ときに治療の営みは被害対策の終わりなき演習のように感じられる。そればかりか、短期的にはいつまでも一人ぼっちである感覚に耐えなければならない。なぜならパラノイド心理をもった人たちは、相手の理解しようとする努力を、言葉のうえでの承認や目に見える尊重によって認めたりはしないからである。しかし献身的で適度に謙虚で正直な臨床家は、何年もののちにはパラノイドの人に劇的な変化をもたらすことができるし、クライエントのあらゆる怒りや憤慨の下には温かさと感謝のわき出る深い泉があることを見出すであろう。

鑑別診断

　パラノイド・パーソナリティ構造の診断は通例容易であるが、前述したように、高機能の人が自分のパラノイアの程度を面接者に隠しておこうとしている

ような場合にはそうではない。シゾイドのクライエントの場合と同じように、パラノイドと見える患者の中に精神病的な過程が存在する可能性には注意しておく必要がある。

パラノイド・パーソナリティと精神病質性パーソナリティ

　パラノイドと反社会性それぞれの人たちの心理の中心的な原動力として、罪悪感が鑑別的に重要であることについては第7章で述べた。愛についても述べるべきだろう。もしパラノイドの人があなたと基本的価値を共有していると感じ、逆境の中であなたを頼りになると感じたら、彼らは実質上かぎりなく忠誠や寛大を示すことができる。投影の過程は反社会的な人たちによくみられるが、精神病質者が基本的に非共感的である一方、パラノイドの人たちは深い対象関係性をもつ。パラノイドの人たちが長きにわたる愛着を抱くことを脅かすおもなものは、他人に対する気持ちを失うことではなくむしろ裏切りの経験である。実際、彼らは不当な扱いをされたと感じると30年間も続いた関係を絶ってしまうことがある。彼らは他人と似通った道徳意識を基盤としてつながっており、それゆえ自分と愛の対象とはどんなことをよいとか正しいと評価するかという点で一致していると感じている。そのため彼らが同一化している相手が道徳的失敗を犯すのに気づくと、それは不快な対象を追い払うことによって消し去ってしまわねばならない自己の欠点であるかのように感じられる。しかし関係が途中で終わったからといって、愛する能力がないというわけではない。

パラノイド・パーソナリティと強迫性パーソナリティ

　強迫的な人たちはパラノイドの人たちと同様に、正義と規則の問題に対する敏感さ、「より柔らかな」情緒をめぐっての堅さと否認、コントロールの問題への没頭、恥に対する脆弱さ、義憤に対する偏好をもっている。また彼らは細部を精細に吟味し、些細な事柄に執着するために大勢を誤解してしまうことがある。さらに、代償不全により精神病に陥ってゆく過程にあるような強迫的な人たちは、非合理的な強迫観念からパラノイドの妄想へと徐々に移行していくことがある。多くの人がパラノイドと強迫の特徴を兼ね備えている。
　しかしながら、これらおのおのの診断的カテゴリーに属する人たちは、彼らの生活史と感受性の中で屈辱が果たす役割という点で異なっている。つまり、

強迫的な人はコントロールされることを恐れているが、物理的侵害と情緒的屈辱に対してパラノイドの人が抱く恐怖を欠いている。強迫的な患者は自らの反抗的な性質にもかかわらず面接者と協力しようとする傾向がずっと強く、そして彼らの治療にあたる者はパラノイドの患者によって誘発されるほどの不安に苦しむことはない。強迫的なクライエントに対しては標準的な精神分析的技法が通常有効である。強迫的患者と信じていた患者が伝統的な明確化と解釈に対する怒りの反応を見せたら、それはその人のパラノイド的性質が優勢になってくる最初の徴候であるかもしれない。

パラノイド・パーソナリティと解離性パーソナリティ

多重人格性障害の人のほとんどは、パーソナリティ・システムについてのパラノイアを抱えた交代人格をもっており、それがその人全体を代表しているという印象を面接者に与えることがある。パラノイアと解離の病因には共に情緒的虐待が絡んでいるために、一人ひとりの人にこれらの過程が共存していることはめずらしくない。パラノイド・パーソナリティの人とパラノイドの交代人格あるいはパラノイド傾向をもった解離性の人をどう識別すればよいかが明らかになるように、解離性障害の診断については第15章で十分徹底的に論じることにしよう。

まとめ

パラノイド優位なパーソナリティをもつ人たちの顕在的そして潜在的性質について、彼らが投影に頼っていることに力点をおきつつ説明した。考えられる病因としては、生得的攻撃性あるいは刺激過敏性、そしてその結果として生じる恐怖、恥、羨望、また罪に対する敏感さがある。家族システム内での脅かし、侮辱、そして投影の過程といった発達上の経験や、このタイプの人格構造の発達の中で与えられる不安だらけの矛盾したメッセージが果たす役割について考察し、そしてパラノイドの人の自己感を、どうしようもなく傷つきやすい状態と万能的に破壊的な状態が交互にあらわれるものとして、アイデンティティと自尊心の中核的な脆弱さの結果から生じるとらわれとともに描き出した。さら

に転移と逆転移の過程の激しさ、特に怒りを含むそれの激しさについて論じた。

技法論に広げて言えば、次のような勧めが含まれる。パラノイド患者の治療者は陽気に自己を受け入れ、また人間らしい弱点を楽しみながら味わうところを身をもって示せ。防衛と内容でなく、情動と過程を取り上げよ。経験のパラノイド的解釈を正面から攻撃することは避けて、症候的な心の乱れのもととなった特定の促進因を特定せよ。考えと行動の間に区別をつけよ。境界を守れ。そして個人的な力、真実性、そして敬意の備わった態度を伝えよ。最後にパラノイド優位の心理をもつ人たちが、精神病質性、強迫性、そして解離性タイプのパーソナリティ構造をもつ人たちと鑑別された。

さらに読むとよい文献

パラノイアについてのもっとも包括的な本はおそらくマイスナーの[376]『パラノイド的過程』（The Paraoid Process）であろう。しかしシャピロが[485]パラノイド・スタイルについて書いた章はよりうまく書かれ、より簡潔で、より鮮やかである。

[第11章]
抑うつ性パーソナリティと躁的パーソナリティ

　この章では、抑うつ性の精神力動によってかたちづくられた性格パターンをもつ人について論じる。また、抑うつの否認によって特徴づけられるパーソナリティをもつ人、すなわち躁的、軽躁的、循環気質などと呼ばれてきた人の心理についても手短に述べよう。後者の診断グループに属す人は、抑うつ的な人が無意識に採用している戦略とは対照的な戦略をもって人生に取り組んでいるものの、抑うつ的な人と躁的な人のもっている基本的な構成的主題、期待、願望、恐れ、葛藤そして無意識的な説明理論は似通ったものである。

　よく知られているように、多くの人が躁と抑うつの心の状態を交代する経験をしている。こういう人のうち精神病水準の状態にある人は「躁うつ」病にかかっている、と表現されてきた。最近は「双極性」という呼び名のほうが好まれている。前者の用語には妄想や自殺の可能性の含みがあったが、しかし一度も精神病状態になったことのない多くの人も、躁や気分変調の著しい循環を経験している。抑うつ優位な人や躁優位の人そして一方の極からもう一方の極へと揺れ動く人は、いずれも発達連続体のどの時点にも存在する。[*1]

[*1]　カーンバーグの言うように、「ほとんどすべての」軽躁的性格はボーダーラインなのかもしれない。しかし私の出会った軽躁的な人たちや治療していた軽躁的な人たちの中には、否認などの太古的な機能に強く依存しながらも、ボーダーラインとみなすにはあまりにも統合されたアイデンティティや、あまりにも鋭い自己観察能力を備えた人たちもいた。

抑うつ性パーソナリティ

　DSM-IIIが編纂されるさい「気分障害」という項目のもとに抑うつ的、躁的状態がすべてひとくくりにされてしまったせいで、抑うつ性心理に対するわれわれ専門家の共通理解は不必要な妨害を受けた。これは多くの分析的批評家の見解である（たとえば、文献143、274）。このようにひとくくりにすることにより、また抑うつ性パーソナリティのカテゴリーを省略する過程で、気分変調状態のもつ情動の面のみが強調され、抑うつの現象学において同様に重要であるはずの心象（イメージ）、認知、行動、感覚の要素は犠牲にされてしまった。この決定がもたらした影響はこれにとどまらない。臨床的に抑うつ状態にないときでも抑うつ的な人を特徴づけている防衛過程に対する理解から、われわれの注意をそらす結果を招いてしまったのである[*2]。

　臨床的な抑うつがどんな外観を呈するかについて疑問の余地はあるまい。またわれわれの中には、不幸にも自らそうした状態に陥ったことのある者も多い。絶え間ない悲しみ、エネルギーの枯渇、アンヘドニア（通常楽しいことが楽しめないこと）、自律神経系の障害（摂食・睡眠・自己調節に生じた問題）が、見まがう余地なく生じる。フロイトは抑うつ（「メランコリア」）状態と正常の悲哀をはじめて比較対照した論者であるが、彼の観察によるとこの二つの状態は以下の点で著しく異なっているという。すなわち、通常の悲嘆反応においては、ある決定的な仕方で外的世界が減じたと体験されている（たとえば、そこから大切な人が失なわれてしまったなど）のに対し、抑うつ状態においては、喪失したあるいは損なわれたと感じられているのは自己の一部なのである。だから、ある意味では抑うつは悲哀の反対だ。つまり正常の悲嘆にくれる人は、死別や喪失ののちある期間はひっきりなしの悲しみに襲われるにしても、抑う

[*2] この新たな疾病分類が提唱されたときの議論に通じている同僚たちから、私はこう聞かされていた。分析的な臨床家が性格的に抑うつ的とみなしてきた患者を診断するさいには、完全な診断のために設けられた性格についての軸であるII軸上で"300.4"（気分変調性障害）として診断するのは当然である、こう言っていたメンバーも委員会にはいたというのだ。しかし私が保険やピア・レビューの目的で実際にこう診断したところ、この診断名は却下されてしまった。公式的な分類法というものは、精神病理に対するわれわれの態度をこのように強力に決定してしまい、人間を理解するための違った見方を想像する能力を限定してしまうものなのである。

つに陥ることはない。

　急性発症の臨床的な抑うつ（特に強度の気分変調傾向をもたない人に生じる抑うつ）にみられるたいへん顕著な認知的、情動的、心象的、感覚的過程が、慢性的、組織的かつ永続的に、われわれのうちで抑うつ性パーソナリティをもつものの精神においても作動している。この本を読んでくださるだろう読者層を想定すると、この「われわれのうち」という言い回しはまさにぴったりだといえるかもしれない。なぜなら、専門家の印象が正しければだが、心理療法家はかなりの割合で性格的に抑うつ的だからである。われわれは自然に悲しみに感情移入し、自尊心の傷つきを理解し、親密を求め喪失に抗い、治療的成功は患者の努力に帰する一方治療的失敗は自分の個人的限界に帰する。

　グリーンソンは、抑うつ的感受性と成功したセラピストとなるのに必要とされる資質との関連について述べる中で、一度も深刻な抑うつに陥ったことがない分析家は癒し手としての仕事の上でハンディキャップを負うことになるかもしれないとまで言っている。グリーンソンはどうやら自分を、よりはっきり目に見えて苦悩していたアブラハム・リンカーンのような歴史上の人物と同様に、抑うつ連続体の健康な端に位置する人間の典型と正当にもみなしていたらしい。このスペクトラムのうち高度に障害された端には、妄想的かつ無慈悲なまでに自己を忌み嫌う精神患者がいる。抗うつ剤が発見されるまでこういう人たちは、何年にもわたってセラピストが献身的に治療努力を重ねても、それでもなお世界を救ういちばんの方法は自分を破壊することだと無批判に信じることができてしまうような人たちであったのだ。*3

---

*3　こういう悲痛な人物について、またこうした人が自分で自分に課しまた苦しむ苦しみについて知りたいのなら、ヘンリー・フォンダの自伝をお勧めする。この自伝ではフランシス・フォンダ（ヘンリー・フォンダの最初の妻でジェーン・フォンダとピーター・フォンダの母親）について描かれているが、それを参照してほしい。妻フランシスが自殺に成功したあと、ロバート・ナイトから夫であるフォンダ氏に宛てられた苦痛に満ちたお悔やみの手紙は特に必見である（pp. 208-209）。極度の抑うつとはどういう経験か深く理解したい向きには、ウィリアム・スタイロン（William Styron）の『見える暗闇』（Darkness Visible）も必読の書であろう。

抑うつにおける欲動、情動、気質

　抑うつに対する脆弱性は受け継がれる場合があるということは、家族歴、双生児そして養子の研究から示唆されていた[573,439]。抑うつが代々受け継がれることは明らかなのだが、しかしどの程度まで抑うつ傾向の伝播が遺伝的に決定され、どの程度まで親の行動が影響して子どもに気分変調反応を生じさせる準備状態をつくるのか、自信をもって評価できた者はいまだかつていない。

　抑うつ傾向を生じる前にみられる重要な事柄として早すぎる喪失体験があるとフロイトは推測し、続いてアブラハム[161]がこれを発展させた。甘やかされすぎたり愛情剝奪を被った人間は、それが生じた幼児期の段階に固着させられてしまうという古典理論の路線に沿い、抑うつ的な人は時期尚早にまたあまりにも急に離乳されたのだと理解されたり、もしくは幼少期に何かそれ以外の適応能力を超えるような欲求不満にさらされたものと理解されたりしていた（文献132参照）。抑うつ性格をもつ人の「口愛」性もこの説明に影響した。つまりこう言われていたのである。抑うつ的な人は体重過多のことが多い、それというのも彼らは一般に飲食、喫煙、お喋り、キスその他の口愛的な満足を好み、食べものと空腹のたとえをもって自分の感情体験をあらわす傾向をもつから、というのだ。抑うつ的な人は口愛期に固着しているという考え方は精神分析家の間で長い間人気があったが、この人気はその理論的地位に負うばかりでなく、こういう定式化が直感的にアピールしたからでもあったようだ。あるとき私のスーパーバイザーの一人が、あなたには誰もかれもが空腹であるように見えるんですね、とコメントしてくれたことがあった。自らの抑うつ的な問題を自分の患者すべてに投影する傾向が私にはあることを、こうして直面化してくれたわけだ。私はこのときから、情緒的な栄養を与えられる必要のある人たちと、なぜ料理を覚えなかったのと尋ねてやる必要のある人たちとを区別できるようになった。

　抑うつ過程に対する初期の精神分析的な説明は一般によく普及した説明であったが、それをみれば、欲動理論が特定の臨床的問題にどう適用されたかがよくわかる。つまり次のように言われていたのである[161]。抑うつ状態に陥っている人は、自分の陰性感情のほとんどを他人からそらし自己に向けている。そして実際にもっている欠点とはまったく不釣り合いにおのれを憎む。心理的動機が

リビドーと攻撃性に翻訳されていた時代には、この現象は「自己に対するサディズム（攻撃性）」とか「内に向いた怒り」と説明されていた。臨床的裏づけがあったためにこの定式化はフロイトの同僚たちに熱心に受け入れられた。彼らは患者を援助して、患者を怒らせたものを同定させようとしはじめた。それによって病的過程を逆行させることを狙ったのである。しかし、なぜ人は怒りの反応を自らに向けるようになってしまうのか、こんなパターンを維持することが何の役に立つのかといった疑問は後世の理論家に残された。

　怒りが内向するというモデルは、抑うつ的な人が自分の肩をもつかたちで自然に葛藤なく怒りを感ずることがほとんどないという観察とも矛盾しない。そのかわり彼らは罪悪感を感じる。パラノイドの人の否認され防衛的に解釈し直された怒りとは違って、意識された自我親和的な染みわたるような自責を感じるのだ。作家のウィリアム・ゴールドマン（William Goldman）（訳注：『明日に向かって撃て！』『華麗なるヒコーキ野郎』『ミザリー』などの脚本を手がけた米国の作家）はあるときインタビュアーに答えてこんな冗談を言った。「犯してもいない罪を責められたときでも、僕はなぜ自分はそれを忘れちゃったんだろうと考えるのさ」。抑うつ的な人は自分が犯したあらゆる罪、自分が示してやらなかったあらゆる親切、自分の心を横切ったあらゆる利己的な思いを、苦しいほどに意識しているのである。

　悲しみは、抑うつ的心理をもつ人たちのもう一つの主要な感情である。彼らは悪と不正に心を悩まされはするが、そのためにパラノイドの人のような憤りをもったり、強迫思考的な人のような道徳化を行なったり、強迫行為的な人のような打ち消しを行なったり、またヒステリー性の人のような不安をもったりすることはほとんどない。臨床的に抑うつ状態にある人の悲しみははっきり見て取れ非常に印象的なので、一般の人の頭の中では──そして今では明らかに専門家の頭の中でも──悲しみと抑うつという二つの言葉は事実上同義語となっている。しかし先にも述べたように、気分変調症状をもたない多くの人が抑うつ性パーソナリティをもっているし、悲嘆と抑うつは少なくともある一面では相互排他的な状態であるから、この二つを同義語とすると誤解を招きやすい。しかしながらたとえそれが強健な心をもつ血気盛んな抑うつ性性格の人物であっても、鋭い感受性をもつ聴き手には、内的なメランコリーの気配が伝わってくるものだ。アイルランド人は心に歌をもち目に涙をもつ情感豊かな人々として有名だが、彼らを描いたモニカ・マックゴルドリック（Monica McGoldrick）[368]のすばらしい記述は、抑うつ的な魂をもつある民族的サブカルチャー全体の雰

囲気をよくとらえている。

　非常に深く障害されているために正常に機能できないときは別として、大方の抑うつ的な人はすぐに人を好きになったり尊敬したりする。また憎しみや批判は外に向けるより内に向けるため、彼らは通常寛大で敏感で過ちに対して同情的である。彼らは物事を他人にとって極力有利になるよう解釈し、どんな代価をはらっても関係を持続させようと頑張る。したがって彼らは治療というものをおのずと高く評価する人たちである。こういう魅力的な性質が彼らの不利益にはたらかないようにするにはどうしたらよいか、それについては技法に関する節で述べることにしよう。

抑うつにおける防衛と適応の過程

　抑うつ的な人が用いるもっとも強力かつ組織的な防衛は取り入れである。[*4] 臨床的には、ある人の抑うつ的心理を変化させるためにはこの過程を理解することがもっとも重要である。精神分析の臨床的理論が発展するにつれて、より単純なエネルギー的発想（攻撃性をため込むか放出するかというような）は流行らなくなり、内在化の過程に関する考察が好まれるようになった。この内在化の過程はフロイトの『悲哀とメランコリー』[161]の中ではじめて描かれたものであり、またアブラハムが抑うつ的な人の「喪失した愛の対象との同一化」と述べたものである。抑うつにおける体内化の過程の重要性が何人かの分析家によって強調されるようになるにつれ、気分変調症の悲惨に対するわれわれの治療的力量も計り知れないほど上がってきた。[426,286,45,251,53]

　抑うつ的な患者を治療していると、内在化された対象の声が如実に聞こえてくる。たとえば患者が「私が自分勝手だからいけないんです」というようなことを言ったとして、治療者が「誰が言っているのですか」と尋ねる。すると「母です」（または父親、祖父母、兄や姉、その他誰であれ内在化された批判家）

---

*4　「取り入れ性」（罪悪感）と「アナリティックな」（依託的）[53]としばしば呼ばれている2種類の抑うつは、分析的研究家と認知的研究家の両方によって行なわれた研究から、概念上区別できるものであることがわかってきている。取り入れの精神力動[54]がパーソナリティの中に結晶化すると、ここで述べられているような心理ができあがる。一方性格にアナリティックなパターンが浸透すると、第8章で論じられている抑うつ型の自己愛的人物になる。

という答が返ってくるだろう。セラピストのほうは亡霊とでも話しているような気持ちがして、治療を成功させるためには悪魔祓いでもしなくてはならないかと思ったりする。この例に示されるように、抑うつ的な人を特徴づけている内在化とは、古い愛の対象のよりいとわしい性質を無意識に内在化している類のものである。その対象の肯定的な属性は一般に好ましく思い起こされるが、他方否定的な属性は自己の一部として感じられているのである。[286]

第2章でも述べたことだが、内在化される対象というものは何も、実際に敵対的だったり批判的だったり無関心だったりした人物である必要はない（とはいえ実際にそうである場合もしばしばあり、これが治療上のさらなる難題として立ちふさがるのであるが）。そうでなくても患者はその対象をそのように経験するし、そういうイメージを内在化することがある。たとえば父親から見捨てられたと感じている男の子があったとする。この子の父親はこの子をたいへん愛しているのだが、たぶんやりくりのために急に二つの仕事をかけもちしなくてはならなくなったか、あるいは重病で入院してしまったかしたのだ。この子は父親に捨てられたことについて恨みを抱く一方で父を慕い、父親がそばにいる間に十分父親のよさを味わっておくべきだったと自分を責める気持ちになることだろう。子どもたちは自分を捨てた愛の対象に自分自身の反応を投影して、対象が腹を立てたり傷ついたりして去っていったのだと想像する。そして自分を捨てた相手のこのような悪意をもったまた傷ついたイメージは、抱きつづけるにはつらすぎるので、また温かい再会への希望に水を差すものなので、意識の外に閉め出され、自己の悪い部分として経験されるのである。

このようにして子どもは失った対象を理想化したりあらゆる否定的な感情を自分自身の自己感の中に追いやったりして、外傷的な喪失体験や早すぎる喪失体験から立ち上がるのである。このようなよく知られた抑うつの精神力動によって、自分は悪い人間だ、大切なよい人を追いやってしまった、だから自分の悪さゆえに先々見捨てられないようにするためには一生懸命やらなくてはならないといった感覚が生じ、それが染みついてしまう。読者にもおわかりのように、この定式化は旧来の怒りの内向モデルと矛盾しない。そればかりか、なぜ人は敵対心をほかでもないこの方法でもっぱら処理するようになるのかを説明してくれる。愛する対象を追いやったのはほかでもない自分の悪さなのだと確信してつらい分離から立ち上がったのだとしたら、その人は愛する者に対してただただ肯定的な感情のみを抱こうと必死になることだろう。普通の自然な敵意を認めることに抑うつ的な人はなぜ抵抗するのか、この文脈で説明できる。

また、思いやりに欠けたり虐待を加えたりするパートナーのもとを離れず、もし自分が何とかして十分によくありさえしたら、相手の虐待もやむに違いないと確信している人があるが、こうした非常によく取り上げられる理解しがたい現象も同様の文脈で理解できよう。

自己自身への向け換え[145,318]は抑うつ的な人によくみられるもう一つの防衛機制であるが、これは上述した取り入れという精神力動の、より太古的でない産物である。取り入れという概念は、対象がないと不完全に感じ、完全さを感じるためにその対象を自分の自己感に取り込むという、より全体的な体験を含んでいる。たとえそれが、対象とのつらい体験から生じた悪さの感覚を自分の自己表象に取り込むことを意味するとしてもである。自己自身への向け換えによって不安、特に分離不安を減じることができるし（見捨てられを確実にしたのは自分の怒りや非難であると確信している人であれば、そうした感情を自己に向けているほうが安心に感じられるだろう）、力の感覚も維持できる（もし悪さが自分に備わったものであれば、この不穏な状況は自分で変えることができる）。

子どもというものはもともと依存的なものである。頼るほかない相手があてにならなかったり悪意をもっていたりする場合、彼らは次のどちらかを選択するしかない。つまりその現実に向き合い慢性的な恐怖の中で生きるか、それともその現実を否認し不幸のもとは自分自身の中にあるのだと信じ、自分が向上しさえすれば状況は変えられるという感覚を失わないようにするかしかないのだ。人間は通常どんな苦しみであれ無力よりはましと考えるものである。臨床的経験からも、人間は無能を認めるよりはどんな不合理な罪でも認めるほうがましだと考える傾向をもつことが、はっきりと実証されている。自己自身への向け換えは、情緒的に不安定な成育歴から当然生じるだろう結果なのである。

抑うつ的な人にみられる防衛として触れておくべきもう一つの重要なものに理想化がある。彼らの自尊心は、自らの経験を通じて低められてしまっているために、それに伴い他人をみるさいの称賛は逆に高められている。他人を極端に高く評価し、それに比べて自分はだめだと萎縮し、今度はこの萎縮を埋め合わせるために理想化された対象を探し求め、その対象に対してまた劣等感を抱く。こういう堂々めぐりは抑うつ的な人に典型的なものだ。なお、この理想化は道徳的な観点から形成されるという点で、自己愛的な人の理想化が社会的地位や権力の観点から形成されるのとは異なっている。

抑うつにおける対象関係

これまでの節では抑うつ的な人にみられる自我過程についてみてきたが、そこには対象関係についてのある重要なテーマが示唆されている。まずそこには幼少期の喪失または繰り返される喪失のどちらかが、あるいはその両方が関与している。抑うつと悲哀には情動面で著しい類似がみられた。このことに刺激されて、理論家たちは少なくともフロイトまでさかのぼって、気分変調の精神力動の源を愛の対象から尚早に分離されたつらい経験に探し求めた。すると抑うつ的なクライエントの成育歴には、そのような経験が容易に見出せた。実証的研究ではこうした関係が立証できなかったにもかかわらず、分析家たちは抑うつ的心理と幼少期の喪失を結びつけて考えることをやめなかった。幼少期の喪失というものは、必ずしも具体的で観察可能かつ実証的に立証可能(たとえば片親の死など)であるとはかぎらず、情緒的にはまだその準備ができていないのに養育者の圧力に負けて子どもが依存的行動を諦める場合のように、もっと内的かつ心理的なものである場合もあるのだ。

エルナ・フルマン(Erna Furman)の「母親は子どもに去られるためにそこにいなければならない」は一見地味な小論ながら、この二つ目の類の喪失について解説している。フルマンは、欲求を満足させてくれる対象の喪失を受け入れる準備ができたときに子どもを乳離れさせる責任が母親にはあるという古典的な考え方に敬意を払いながらもこれを辛辣に批判し、急がさないかぎり子どもは自分から乳離れすることを強調している。独立を求める動きは、依存したい願望と同等に根本的かつ強力なものであり、退行と「補給」の必要があるときには両親はいつでも応じてくれるという信頼をもっている子どもなら、自然に分離しようとするものだというのである。フルマンは、子どもは自然に前進しようとする動きをもつという見地から分離過程を新しく構成してみせた。しかしこれは、放っておけば子どもは退行的な満足のほうを好むだろうから両親は欲求不満を少しずつ与えなければならないという西洋の固定観念(これは古い精神分析的思考や子育てに関する多くの有名な著作に反映されている)に挑戦するものであった。

小児の理解に生涯を捧げたフルマンは言う。離乳にあたって本能的な欲求満足の喪失を骨身に染みて感じるのは、通常赤ん坊でなく母親である。そして、

離乳と類比されるほかの分離の機会にあたっても同様のことがいえる。母親は自分の子の自律性が育っていくことに喜びや誇りを感じる一方で、ある悲嘆の痛みにも苦しめられる。しかし健常な子どもたちは親の感じるこうした痛みを歓迎するもので、はじめての登校日、はじめての学年末舞踏会、あるいは卒業にあたって、両親に涙を流してもらうのを期待している。またフルマンによると、分離－個体化の過程から抑うつ的精神力動が生じるのは、子どもの成長が母親にとってあまりにつらいために、母親が子にしがみついて子どもに罪悪感をもたせたり（「あなたがいないと本当に一人ぼっちよ」）、対抗恐怖的に子どもを押しやってしまう（「どうして一人で遊べないのよ?!」）ときだけだという。前者の状況におかれた子どもたちは、積極性をもち独立したいという普通の願望をも有害なものだと思うようになる。また後者の場合、子どもは依存を求める自然な動きを嫌悪するほうに傾く。どちらの場合にも、自己の重要な一部分が悪いものとして経験される。

　単に幼少期の喪失体験のみから抑うつ的傾向が生じるのではなく、何が起こったかを子どもが現実的に理解するのを難しくする状況や、普通に悲しみ嘆くことを難しくする状況が重なって、抑うつ的傾向が生じてくる。こうした状況の一つに発達的なものがある。2歳児は、人は死ぬものだということやなぜ人は死ぬのかということを理解するにはまったく幼すぎるし、対人間の複雑なテーマを理解することができないから、たとえば「パパはあなたが大好きなのよ、でもママとの間がうまくいかなかったから出て行くの」というようなことを言っても理解できない。2歳児は魔術的な白か黒かの世界しかまだもっていない。よいか悪いかのどちらかにおおざっぱに分けて物事を認識するのがもっとも盛んなころだから、よちよち歩きの子どもの親が消えてしまった場合、その子は悪さについての憶測をつくり上げてしまう。これに対して理性的教育的な説明を与えてもとうてい太刀打ちできるものではない。したがって、分離－個体化期に大きな喪失を被れば、抑うつ的精神力動がほぼ確実にもたらされる。

　抑うつ傾向を生じやすい状況はほかにもある。困難に見舞われているとき子どもが必要としているものを家族が無視してしまう場合とか、子どもの自己言及的で道徳主義的な解釈を打ち消すような説明が子どもにとってどんなに重要か家族が知らない場合などである。ジュディス・ウォラースタイン（Judith Wallerstein）による離婚の結果に関する長期間にわたる研究によれば、親の離婚に抑うつ的にならずに適応してゆける指標は、保護者とならないほうの親から見捨てられていないこととともに、結婚生活の何がうまくいかなかったのか

について子どもが年相応の正確な説明を受けていることであった。

　そのほかにも、抑うつ的傾向を促進する状況がある。それは、悲哀を妨害するような家族の雰囲気である。両親やその他の養育者が悲嘆を否認する模範を示してしまったり、失った対象がいないほうがみなにとって具合がよいのだという家族神話を子どもにも共有するように強いたり、自分はつらくないよと子どもに言わせて安心しようとしたりした場合、悲哀は潜行してしまい、ついには自分に何か悪いところがあるのだという信念となってしまう。またときに子どもは、情緒的に重すぎる重荷を負った片親をみて、これ以上の悲嘆からこの大人を守ってやらねばならぬという強烈な無言のプレッシャーを感じることがある。あたかも悲しみを認めることは心が壊れるのと同じだとでもいうようにである。こういう子どもが、悲嘆は危険なものであり慰めを求める気持ちは破壊をもたらすと結論づけぬはずがない。

　時には、悲哀もその他のかたちで自分をいたわり自ら慰めることも、あたかも明らかに見下げ果てたことであるかのように「利己的」だとか「わがまま」だとか「一人でしょげかえっているだけだ」とされるような道徳的規範が、家族システムに浸透していることがある。このようにして子どもが罪悪感を引き起こされ、打ちのめされていてもめそめそせずに立ち直れという警告を受けつづけると、その子は自分の傷つきやすい部分をすべて隠す必要があると考えるようになり、また批判的な親と同一化して自分のそういう部分に対する嫌悪感を抱くようになる。私の抑うつ的な患者の多くは、家庭の問題に直面して自然な退行反応を制御できないといつもさんざんに罵倒されたという。だから大人になった今も、動揺してしまったときにはいつも自分自身を同じやり方で心理的に虐待するのである。

　情緒的にあるいは実際に見捨てられるばかりでなく、そこに親からの批判が加わると、特に抑うつ的精神力動が生まれやすい。私がみているある患者は、11歳のとき母親をガンで亡くし父親と二人残されたが、彼女の父親は「おまえがふさぎこんでいるせいで、俺は潰瘍もこじらせるし早死にさせられてしまうんだ」と繰り返しこぼしていたという。別の患者は、4歳のとき数週間にわたる泊まり込みのキャンプに参加するべく船で送られそうになって泣いたところ、母親から泣き虫の赤ん坊という呼び名を与えられてしまった。また私の治療していたある抑うつ的な男性は、母親が重症の抑うつ状態だったため、幼い時分いつでも情緒的に応答してもらうというわけにはいかなかった。そして、母親に時間をさいてもらいたがるなんて自分勝手で無神経だ、孤児院に送られ

ないだけでもありがたいと思いなさいと言われていたという。親からの情緒的虐待に怒りで反応することは、すでに拒絶を恐れている子どもにとって危険すぎるものに感じられたであろう。こうした例からそのことは容易に理解できる。

　私が診てきた抑うつ的な患者たちのいく人かは、原家族の中でもっとも感受性が鋭い人であったようだ。ほかの家族メンバーならその状況に含まれている情緒的な意味合いを上手に否認するような状況に対して、彼らは反応してしまうために、「過敏すぎる」とか「過剰反応している」という烙印を押された。そしてその烙印を彼らは内的に抱きつづけ、これと漠然とした劣等感とを関連づけつづけたのである。アリス・ミラー[388]は、特定の子どもの情緒的な才能をいかに家族が知らず知らず利用してしまうかを論じ、その結果その子は「自分はある面で役立っているから家族に評価されているだけだ」とついには思うようになると述べた。もしもその子が情緒的な才能をもっていることで軽蔑され異常扱いされてもいたら、一種の家族療法家として単に利用されている場合よりも、抑うつ的精神力動はもっと強いものになるだろう。

　最後に、抑うつ的精神力動の原因となる強力な要因として、特に子どもがもっとも幼い時期に親が顕著な抑うつ状態を患っていたことがあげられる。生物学的志向をもった治療者らは、気分変調性の疾患に家族性があるという事実を遺伝的過程に帰しがちだったが、分析的志向をもつ著述家たちはより慎重であった。重篤なうつ状態に陥り援助者もない母親は、赤ん坊の人生を可能なかぎりしっかりとした基盤からスタートさせてやりたいとどんなに真摯に願っていても、赤ん坊に最低限の保護しかしてやれないものだ。乳児について知れば知るほど、基本的な態度や期待を確立するにあたりもっとも幼い時期の経験がどんなに決定的なものであるか思い知らされる[509,6,206,518]。親の抑うつ状態に子どもは深く悩まされる。普通の要求をしても罪悪感を感じ、自分が何かを求めると、そのせいで人は精根尽き果て疲れ切ってしまうと信じるようになるのだ。重篤な抑うつ状態に陥っている人物に依存しなければならない時期が早ければ早いほど、彼らの情緒的欠乏もひどくなる。

　このように、抑うつ的な適応にいたる道は無数にある。喪失とその不十分な心理的処理が無数に組み合わされることによって、愛情深い家族と憎しみに満ちた家族のいずれからも、抑うつ的精神力動が生じてくる可能性がある。子どもの関心に敏感に耳を傾ける時間を大人が十分にもてない社会、居住地を移すことがあたりまえのようになった社会、離婚がありふれたことになった社会、つらい感情は薬物で人工的に打ち消し無視できるようになった社会にあっ

て、若者の抑うつ率や自殺率がうなぎ登りに上昇したことも、薬物乱用やギャンブルなどの抑うつに対抗する強迫が増加中であることも、「失われた子ども」とか「内なる子ども」を再発見しようとする運動が爆発的に普及していることも、孤立や欠陥の感じを和らげてくれる自助グループが広く求められていることも驚くにはあたらない。人間というものは、現代生活がもたらしているほどひどく不安定な関係性をうまく扱えるようにはつくられていないようである。

抑うつ的な自己

　抑うつ的な心理をもつ人は、心の底では自分は悪い人間だと信じている。自分の貪欲さ、利己心、競争心、虚栄心、うぬぼれ、怒り、羨望、欲望を嘆く。彼らは経験のもつこのような正常な側面を、すべてよこしまで危険なものとみなす。そして自分は生まれつき破壊的な人間なのではないかと恐れる。こうした不安は、多かれ少なかれ口愛的なかたちをとるか（「自分の空腹は他人を破壊してしまうのではないか」）、肛門期的水準のかたちをとるか（「自分の反抗とサディズムは危険だ」）、よりエディパルな次元（「争って愛を勝ち得ようとする自分の願望は邪悪だ」）となりうる。

　抑うつ的な人は、まだ悲しまれていない喪失の経験から意味を引き出し、自分の中にある何かが対象を追いやってしまったのだと信じるようになっている。また彼らが拒絶されたと感じたという事実は、自分は拒絶されて当然だったし自分の欠点が拒絶を招いたのだ、そしてこれから先自分を親しく知ることになる人にもきっと拒絶されるだろうという無意識的な確信に変換されてしまっている。彼らは必死になって「よく」あろうと努めるが、罪深い人間として暴かれ価値のないものとして捨てられることを恐れている。私の患者の一人は、あるときこういう確信をもつにいたった。自分は子どものころ弟の死を願ったことがあるという話をしてしまった以上、セラピストはもう自分に会ってはくれないだろう、と。彼女は、今日心理療法を受けに来る多くの教養あるクライエントたちと同様、こうした願望はとってかわられてしまった子どもが抱く心理の一つとして当然予想されるものだと意識的な水準では理解していたにもかかわらず、より深い経験においては非難を予期していたのである。

　抑うつ的な人の罪悪感は底知れないことがある。罪には単に人間的な状況の

一部であって、必ずしもまったくの善とは言い切れぬわれわれの複雑な人間性にふさわしいものもあるのに、抑うつ的な罪悪感というものにはある法外な思い上がりが含まれている。精神病的抑うつ状態の人には、ある災害が自分の個人的な罪深さによって引き起こされたのだとする考えが明確な確信を伴って浮かぶことがある。たとえば妄想的な抑うつ者は公に広く報道されている犯罪について、とうてい彼らが犯した犯罪とは考えられないにもかかわらずその責任は自分にあると警察署に電話してくるが、こういう通報に警察署は慣れっこになっている。抑うつ的性格構造をもつ人であれば、朗らかで高機能の臨床的には抑うつを認めない成人にさえ、心理療法中これと似たような考えが浮かぶことがある。「悪いことが自分に起こるのは自分がそれに値するからだ」というのが、抑うつ的なクライエントの中に常に底流するテーマだ。彼らは「自分ほど悪い者はいない」という誇大的な発想に基づいた逆説的な自尊心すら抱いていることがある。

　抑うつ的な人は自分について最悪のことをいつでも信じてしまう状態にあるので、批判に対して非常に敏感である。彼らは批判に打ちのめされてしまうことがあり、自分の短所について一部で触れられているメッセージを受け取ると、その短所の部分だけを選びだして聞いてしまう傾向にある。仕事上の評価でのように批判が建設的な意図でなされるときにも、彼らは攻撃にさらされているとか傷つけられているとあまりにも強く感じてしまうために、発言の賞賛の面をすべて聞き逃したり過小評価してしまいやすい。さらに本当に卑劣な攻撃にさらされているときには、どんなに批判があたっているからといって人を虐待してよいということにはならないという事実が見通せなくなってしまう。

　抑うつ的な人はしばしば、自分の罪悪感を打ち消す効果をもつ人助けや博愛的行動や社会的進歩への貢献を通じて、無意識的な精神力動を処理している。道徳的な劣等感をもっとも感じやすいであろう人たちが実際にはもっとも情け深い人々であることは、人生の大きな皮肉の一つである。実際抑うつ的パーソナリティをもつ人たちの多くが、善を行なうことによって安定した自尊心を保ち抑うつエピソードを避けることができている。性格的な愛他主義を研究する中でわかったことだが、慈悲深い被験者たちが唯一抑うつを経験したのは、一時的に状況が許さず人道的活動が続けられなくなってしまったときだけであった。

　前にも述べたように、心理療法家はしばしば顕著な抑うつ的精神力動をもっている。自分のもつ破壊性についての不安をくいとめておきたいために、彼ら

は人を助ける機会を探している。人に心理的援助を施すことは難しく、少なくともわれわれが望むほど急速な効果は望めないものであるし、成長を促すため一時的にではあるが患者に苦痛を負わせることが避けられないために、初心のセラピストは強すぎる責任感を感じたりいきすぎた自己批判に陥ることが多い。スーパーバイザーなら、実際こうした力動がいかにしばしば訓練生たちのすみやかな技術習得の妨げとなるかを確証できるだろう。[*5] 私がみていた抑うつ的な患者の中には、セラピストをしている人もいたが、彼女はクライエントとの治療が後退するといつも反応してしまい、特に自分に陰性感情がかき立てられたときにはそうだったが、その問題に対して自分自身が果たした役割ばかりを探索した。あまりに強く反応してしまうため、そういう患者の治療過程で通常生じうる浮き沈みについて学ぶ機会があっても無視してしまうほどだった。治療というものは二者間の過程であり、そこには間主観性というものがあるという事実を、彼女は自己浄化の追求と自分にはどこか根本的に他人を援助する仕事に向いていないところがあるのではないかという恐れに変換してしまっていた。

　男性よりも女性のほうが情緒的問題を抑うつ的に解決してしまう危険が高いようである。この20年間でフェミニストの理論家たちは（たとえば、文献94、95、191、390、545）、大部分の家庭では女性が最初の養育者になっているという事実から、この現象を説明した。つまり最初の養育者が女性であるために、男の子は自分と母親との違いということからジェンダー・アイデンティティを獲得するが、これに対して女の子は母親との同一化からこれを獲得する。幼少期の子育てにおけるこうした不均衡の結果、男性はより少ない取り入れしか用いないようになる。これは彼らの男性性が、融合よりも分離によって確認され

---

*5　抑うつ的構造をもつ人が心理療法の仕事に引きつけられるというだけではない。それに加えて大方のトレーニングでは「正常な」抑うつの期間が生じてくるのである。たとえば私が教官を務めるプログラムでは、どんなパーソナリティの学生でも2年目ごろに抑うつ的な時期をしばらくの間経験する傾向にあるようだ。一般的に大学院生のトレーニングは気分変調症的な反応の温床である。なぜならそこでは親役割の最悪の部分と子ども役割の最悪の部分を同時に味わわされるからだ（大人らしく責任をもち自律的かつ独創的であることを求められる割には権限はないし、その分野の「年長者」に依存せざるをえないにもかかわらず、それに伴って守られたり慰められるという保証が得られるかというとそれもない）。そのうえ治療のトレーニングにおいては、技法を学ぶということは何か一定の内容をもった分野をマスターすることとは全然違うのだという事実を突きつけられる。学部ではスターだった学生がわれわれのプログラムに参加すると、自己開示への移行や自分の仕事に対して返される批判を情緒的につらく感じるようだ。

るためだ。一方女性はより多く取り入れを用いるようになる。なぜなら彼女らの女性性は、結びつきから生じるからである。

抑うつ的な患者との間に生じる転移と逆転移

　抑うつ的なクライエントは通常簡単に好意を抱く。彼らはセラピストにすぐに愛着を向け、批判を恐れているときですらセラピストは善意でしてくれているのだと考え、共感的で敏感な反応に感動し、「よい」患者役割を果たそうと懸命に努力し、あたかも命を繋いでくれる食物であるかのようにわずかばかりの洞察をも非常に大切に味わう。彼らは臨床家を（自分が道徳的に悪であると主観的に感じているのと対照的に、正しい人物として）理想化する傾向があるが、それはより自己愛的な構造をもつ患者にありがちな空虚で情緒的に切り離された理想化の仕方とは違う。より健康な抑うつ的な人は、自分とは別の人間、親身になってくれる現実の人間としてのセラピストの立場を非常に尊敬しており、セラピストのお荷物にならないように必死で努力する。ボーダーライン水準や精神病水準の抑うつ者でさえ明らかに愛情や結びつきを求めており、通常彼らには親身な反応を自然と引き出されるものである。

　同時に抑うつ的な人は、セラピストに自分の内的な批判者を投影する。この批判者とは、精神分析の文献において「サディスティックな」「過酷な」あるいは「原始的な」超自我を構成するものとしてさまざまに表現されてきた、取り入れられた対象である。ちょっとした悪い考えが浮かんだことを告白しているだけなのに、是認されないのではないかと惨めにも考えて悶え苦しむとはまったく驚くべきことだ。自分のことを本当に知られてしまうとセラピストの関心や配慮は消えてしまうのではないかという信念に、抑うつ的なクライエントは常にとりつかれている。こうした信念は何カ月も何年も抱かれている場合がある。しかも自分自身について考えうるかぎりの否定的な面をセラピストに打ち明け、そしてそれをしっかりと受け止めてもらったそのあとでさえしつこく残っているのである。

　抑うつ的な患者が治療の中で改善していくさいには、敵対的態度を投影することは少なく、むしろ敵対的態度をより直接的にセラピストに対する怒りや批判のかたちで経験することが多い。こうした局面では彼らの拒否はしばしば、

自分は本当は助けてもらえると思っていないし治療者のやっていることは何の役にも立っていないという意味のコミュニケーションのかたちをとる。ここで大切なのは、彼らの批判をあまり自分個人に向けられたものと受け止めずにこの段階を耐え忍ぶこと、また患者は今まで自分自身に不満を向けていたためにふさぎ込んでいたが、この過程を通じてそこから脱出しつつあるのだと自ら慰めることである。

　最新の精神薬理学のおかげで今やあらゆる水準の抑うつ状態が治療の対象になり（カラス［Karasu, T.B.］[261]による薬物療法の適応症一覧を参照のこと）、精神病水準のクライエントにおいてすら上記のような精神力動の分析が可能になった。リチウムなどの薬品のもつ抗うつ作用が発見されるまでは、境界構造や精神病構造の患者の多くは、自分は悪い人間で治療者から憎まれるに違いないと非常に固く確信していて愛着のつらさに耐えられないほどだった。希望を抱きはじめてしまえばそのために新たな破壊的失望を味わう危険を冒すことになるから、何年もの治療を受けてきたにもかかわらず、このことに耐えられずに自殺した者も時にあった。

　抑うつ的な患者のうち、より健康な人の治療は、昔から変わらず常に進めやすいものであった。なぜなら自らの欠点についての彼らの確信は大部分無意識的なもので、意識化されたさいにも自我違和的であるからだ。これに対してより重症の人には、抑うつ感情の激しさを緩和するために薬物投与が必要である。なだめようもないほど徹底的に自己嫌悪する状態は、境界水準や精神病水準の抑うつ者に見られることがあるが、薬物投与を受けている者にはまれである。これはあたかも彼らの中の抑うつ的精神力動が化学的に自我違和化させられたかのようだ。こうした適切な薬物療法で落ち着いたあとに残る自己嫌悪の名残は、神経症水準の抑うつ者が取り入れている病的な取り入れを分析するのと同じように扱うことが可能である。

　抑うつ的な人に対する逆転移は好意から万能的な救済ファンタジーまでさまざまだが、これは患者がもつ抑うつの問題の重症度によって決まる。こうした反応は補足型逆転移を形成する。[425]治療的ファンタジーとは、自分は神になれるとかグッド・マザーになれるとか、もしくはクライエントがかつて恵まれることのなかった繊細で受容的な親になれるとかいったものである。こういう願望は、抑うつ的精神力動の治療法は無条件の愛と全面的な理解であるという患者の無意識的信念に対する反応として理解できる（この考え方には多くの真実が含まれているが、しかしこのあとすぐ説明するように、治療的取り組みとして

は危険なほど不完全でもある）。

　ほかにも、抑うつ的な患者を治療しているものにとってはおなじみの融和型逆転移が生じる。すなわちセラピストは、意気消沈し無力で絶望的で間違いをしでかしているように感じ、クライエントを援助するのに自分は概して「不十分だ」と感じる。抑うつ的傾向は伝染するのだ。私がこのことにはじめて気がついたのは、精神保健センターで働いていたころ、重症の抑うつ状態の人の予約を（無知なことに）4人連続で組んでいたときのことだった。4人分のセッションを終えてよろめきながらオフィスのコーヒー・ポットの所まで戻ってくるころには、診療所の秘書たちはチキン・スープを用意してくれていて、私がすがって泣けるように肩を貸してくれたものだった。このようにセラピストは（抑うつ的なセラピストは特に）、取り入れた悲惨さに内的に容易に反応してしまう。「マリー・タイラー・ムーア・ショウ」のルー・グラントもそうだったようにである。（訳注：「マリー・タイラー・ムーア・ショウ」は1970年代にアメリカで放映されていたTVコメディー番組。ルー・グラントはその中のキャラクター）「そうさ、人生なんてろくなもんじゃない、そうこうしているうちに棺桶行きだ」というわけだ。もしくは、自分はただの不適格なセラピストだと考えて反応してしまう。幸いにも私生活の中に情緒的満足を与えてくれるものをたくさんもつ人であれば、こうした気持ちを和らげることができるだろう（文献177参照）。またセラピストとしての職業人生の中で、過酷なばかりに気分変調のひどい患者をも援助しえたという経験がもてるようになると、こうした気持ちも薄らいでゆくものである。

抑うつと診断することがもつ治療的意味

　抑うつ状態の人や抑うつ的構造をもつ人の治療にあたってもっとも重要なのは、受容、尊重の雰囲気と理解しようとする熱心な努力である。心理療法に関するほとんどの著作は──一般的人道主義的な立場のものであれ力動的立場のものであれ認知行動的志向のものであれ──抑うつ的なクライエントの治療に特にふさわしい、かかわりのスタイルを強調している。こうした一般的な治療態度はある種の診断グループ（たとえば精神病質やパラノイド）の治療のためには不十分だというのがこの本の基本的立場であるが、こと抑うつ的な人の援

助に関してはこれが非常に重要であることを強調したい。抑うつ的な人は、批判され拒絶されるのではという恐れが少しでも現実のものにならないか確かめるための探知機をもっているようなものだ。したがって抑うつ的な患者の治療にあたる者は、中立的立場を取り安定した情緒を保てるよう特別努力しなければならない。

　抑うつ的な人の治療の大部分を占めるのは、患者の心に底流している「拒絶が避けられないのではないか」という思い込みを分析し、拒絶を未然に防ぎこれに対抗するために「よく」あろうと患者が努力していることを理解する仕事である。より高機能の患者に対しては、こうしたテーマに迅速に焦点を合わせることができるため、かの有名な分析用カウチが特別有用である。*6 たとえば私が治療していたある若い女性（顕在化した抑うつ症状はないものの性格が抑うつ的構造である人）は、私の表情を読む達人だった。対面法を採用しているときには、セラピストに批判されたり拒絶されたりしないかという恐れをもっていても、そんなことはないとあまりにも素早く確認してしまっていたので、彼女自身も自分がそんな心配をしていることに気づいてもいないほどであった。かく言う私も気づかなかった。つまり、相手の探るような眼差しに対して私は普段なら注意力をもっているのだが、彼女の観察があまりに巧みだったためにその注意力が喚起されなかったのである。あるときから彼女はカウチを使うことに決めたが、そのためにアイ・コンタクトを奪われてしまい、治療者に是認されないに違いないと考えてしまうせいで、ある種の話題について話すのが急にためらわれるようになってしまった。彼女自身もこれにはひどく驚いたのだった。

　カウチの使用が選択肢にない状況やクライエントの場合でも、患者が視覚的

---

*6　フロイトがカウチに横になるよう患者に求めはじめたのは、非常に無味乾燥な理由からだった。じろじろ見つめられるのが嫌だったのである。しかし彼はすぐに気がついた。この新しい方法には偶然にも利点があったのだ。あおむけの姿勢は人をリラックスさせ、より淀みなく流れるような意識を引き出すのである（現在ではこれは軽い催眠や超越瞑想（トランセンデンタル・メディテイション）と共通する軽いトランス状態と理解されている）。[117] またこの姿勢では転移反応も際立つ。分析家はおもに転移がはっきりするという理由で今もカウチを使用している。しかしながら完璧な「探査機」のような患者の治療では患者の視線を外せたほうが気が楽だというのもやはり事実だ。カウチを使えばセラピストは人目を気にせず自由に患者の素材に対し内的な反応ができる。ファンタジーを抱き情動的に反応することもできるし、そればかりかすすり泣くことすらできる。セラピストの情緒的反応によって患者が自分の内的過程から気をそらされはしないかと心配する必要はないのだから。

に探索できる機会をなるべく最小限にするような座り方や話し方がある。これは自分がどんなに慢性的かつ自動的に警戒しているか患者に知ってもらう機会として役立つ。私は自分の同僚に、彼女のクライエントのうち特別眼力の鋭いある抑うつ的なクライエントにカウチを使ってもらうよう頼んではどうかと勧めていたことがある。彼女はこれに長らく抵抗していたが、あるとき自然の成り行きが私に味方して、ついに私の勧めに従うことになったのである。ある日の夕方、彼女はこの男性とセッションをもっていたが、雷雨のためにオフィスが停電になってしまった。そこで彼らは暗闇の中でセッションを続けることにしたのだが、こうして視覚的に確かめる機会を奪われて、このクライエントもセラピストも、私の抑うつ的な患者が気づいたのと同じことに気づいたのである。

　より重症の抑うつ的な患者に対して有効な治療を行なうには正反対の条件が必要であるが、この理由は明らかである。つまり、自分は愛されないに違いないという思い込みや拒絶への恐れは彼らにとって非常に根深く自我親和的なので、セラピストの顔をまじまじと観察して自分の抱いている最悪の恐れを否定する自由が与えられないと、あまりに不安すぎて自由に話すことができなくなってしまうだろう。抑うつ的なクライエントは拒絶されるのではないかという予想を抱いているが、クライエントに意識されているこうした予想を自由に吟味してもらいその結果これを否定してもらうところまで何とかこぎつけるまでに、セラピストは相手を受け入れていることを示すために非常に時間をかけなければならない。

　抑うつ的な患者に対しては、彼らが分離に対して示す反応を吟味し解釈することがどうしても必要である。これは、セラピストが沈黙したことで生じるわずかな時間の分離であっても同様に重要だ（長い沈黙は避けなければならない。自分は退屈で無価値で途方に暮れており無力だという感じを患者に抱かせてしまうからである）。抑うつ的な人は見捨てられることに対して非常に敏感で、一人にされるとふさぎ込んでしまう。もっと重要なことがある。彼らは喪失を、自分の悪さの証拠として体験してしまうのである。この体験はたいてい無意識であるが、特に精神病圏の人などでは意識されていることもある。「私のことが本当に嫌になったから行ってしまうんでしょうね」とか、「私の飽くことを知らない空腹から逃げ出すために去っていくのでしょう」とか、「私が罪深いのを罰するために立ち去ろうとしているんですね」とか言うのはすべて、根底にもたれている罪や愛されなさが抑うつ的テーマにおいてかたちを変えた

ものだ。したがって、普通の喪失であっても抑うつ的な人にとってはどんなに厄介なものか——こういう喪失は通常セラピストが休暇を控えているときやセラピストがセッションをキャンセルしたときに自然と生じてくる——を理解するだけではなく、その人がそこからどういう意味を読み取るかを理解することが決定的に重要である。

ハロルド・サンプソンは、ある研究を引用している。この研究では、条件を合わせて選ばれた二人の抑うつ的な女性が、ほぼ同じくらいの期間をかけて分析的に治療されたという。一人目は、共感や受容やまだ十分悲しまれていない喪失を悲しむことなどに重点をおいた方法で治療され、また二人目は、無意識的罪悪感や自己についての病因的信念についても触れられなければならないという制御-克服的な考え方に従って治療された。終結の1年後に行なわれたインタビューで、この二人の女性は自分の受けた治療の評価を依頼された。すると一人目は、自分のセラピストに対して非常に感謝し、セラピストに受けた献身的な世話について愛情を込め理想化する調子で語った。しかし彼女はそれでもまだ抑うつ状態だった。一方二人目の患者は、自分の受けた分析について役に立ったとは思っているもののあまりはっきり思い出せないと言い、セラピストをそんなに誉めたたえる様子を見せなかった。しかし彼女は自信に満ちおだやかな印象をインタビュアーに与え、今や非常に満足のおける生活を送っていたという。

この研究結果から、単に現在や過去の分離に対する悲哀過程を促進するだけでなく、自己言及的なファンタジーを掘り起こすことが重要であることがわかる。すなわち基本的に中立的立場で受容することは、抑うつ的な人の治療にとって必要条件かもしれないが十分条件ではないのだ。この発見はまた抑うつ的なクライエントの短期個人療法について、重要な問題を提起してもいる。つまりセッションを特定の回数に根拠なく制限するような治療は、臨床的な抑うつ状態のつらいエピソードを経験している人にとっては慰めになり喜ばれるかもしれないが、期間を限られるという体験は、抑うつ的な人には結局は短く切り上げられたもう一つの外傷的な関係となってしまうかもしれない。つまり愛着を生じさせるには自分はやはり不十分なのだということの、さらなる証拠と受け取られてしまうかもしれないのだ。

それとは別にあるいはそれに加えて、強制的な短期治療は、自分は病的なほど依存的なのだという患者の憶測を支持するものとして受け止められる可能性がある。なぜなら短期の治療は、診療機関において多くの場合自由に選択でき

る治療として提供されているものだからである。こうした治療によって、たとえ短期的には気分が改善できたとしても、「この治療は他の患者にはもちろん効果があるのだろうが、自分みたいに底無しに最悪の人間には効かないんだな」というような抑うつ的な結論づけは自尊心を損なう。したがって、強制的な終結を強いられる条件下で抑うつ的な患者の治療を行なわねばならないときは、患者がこうした喪失からどういう意味を読み取りそうか、あらかじめ予測しておくことが特に重要である。

　抑うつ的なクライエントを治療している初心のセラピストにみられる傾向として、私はあることに気がついた。それは、休暇を取るのを避ける傾向や、患者によけいな苦痛を味わわせないようにするために、どうしてもセラピストが代替の予約を取れない場合にはキャンセルを極力押しつけないようにしようとする傾向である。実際この分野で働くわれわれの大部分は、初心者のころには抑うつ的な患者に苦しみを与えまいとして神経症的に柔軟で寛大に振る舞っていたことであろう。しかし、抑うつ的な人たちが本当に必要としているのは中断なく世話されることではない。彼らに必要なのは、セラピストは分離のあとには戻ってくるという経験である。彼らが特に学ばねばならないのは、自分の飢餓感のせいでセラピストが永久的に疎遠になってしまうことはないのだということ、また捨てられたことに対する自分の怒りのせいで関係が壊れてしまうことはないのだということなのである。喪失を耐え忍ぶことなしには、そもそもこうした教訓を学ぶことはできない。

　怒りなどの陰性感情に触れるよう促されると、抑うつ的な患者はしばしばこう弁解する。自分は治療者に対する敵意に気づくというような危険を冒すことはできない、なぜなら「自分がとても必要としている人にどうやって腹を立てろというのですか」と。けれどもセラピストはこういう曖昧な考え方に与しないようにすることが大切である（しかし抑うつ的感受性をもったセラピストは不幸にも患者と似たような信念を根底にもっているために、患者のこういう発言をもっともだと思ってしまうことがある）。そのかわりに、上記の質問には怒りが人を引き離すという未検討の憶測が含まれていることを指摘しなければならない。陰性感情を自由に認めることで親密さが増し、一方偽っていたり現実に触れないでいると孤立を招くという事実は、抑うつ的な人にとって思いがけないことであることが多い。怒りが正常な依存を妨げるのは、自分が依存している相手が怒りに対して病的な反応を示すときだけなのだ。これは多くの抑うつ的なクライエントたちの子ども時代には特徴的に見られた状況だろうが、

より柔軟な人たちとの大人の関係では起こりえない状況である。

　セラピストが抑うつ的な患者の自分が悪いという感覚を和らげようと努力しても、その努力は結局無視されるか逆説的に受け取られるかのどちらかに終わることが多い。自己嫌悪に沈んでいる人に支持的な言葉かけをしても、おそらく抑うつ状態を悪化させるだけだろう。患者にポジティブ・フィードバックを返しても、それが攻撃と変換されて受け止められてしまうメカニズムはおよそ次のようなものだ。「本当に私のことを知っている人なら、そんな肯定的なことを言うはずがない。私はきっとこのセラピストをだまして自分はまともな人間だと思わせてしまったんだ。こんないい人を欺くなんて、私はなんて悪い人間だろう。それに、このセラピストの援助はあてにはできない、だってこんなに簡単にだまされてしまうのだもの」。ここでハマーならグルーチョ・マルクスを好んで引用するだろう。自分を会員にするようなカントリー・クラブに入る気は毛頭ないと、いつもグルーチョは断言していたからだ。

　誉めても逆効果なら、抑うつ的な人の自尊心を高めるにはどうしたらいいのだろうか。自我心理学者たちはすばらしく有効な処方箋をもっていた。それは、自我を支持するな、そのかわり超自我を攻撃せよ、というものだ。たとえば、自分は友達の成功をねたんでいるといって自分をひどく責めている男性がいたとする。セラピストが答えて、ねたみは自然な感情だし、それにあなたはねたみを行動に移さなかったのだからそれだけでも自分を祝福してあげていいじゃないですか、自分を追いつめないで、と言ったとしよう。患者は何も言わなくても内心疑わしく感じるかもしれない。けれども、もし治療者が「それの何がそんなにいけないの」と言ってみたり、神様より清らかになろうとしているのねと言ってからかったり、「人類の一員になりなさい！」とおだやかに勧めたりしたらどうだろう。患者はこの言葉に含まれているメッセージを受け止めてくれるかもしれない。解釈するときは批判的な調子でやったほうが、抑うつ的な人たちには受け入れられやすい（「彼女が僕をもし批判しているんだったら、彼女の言うことにも一理あるんだろう。だって自分にどこか悪いところがあるというのは確かなんだから」）というわけである。たとえ批判されているのが、取り入れられた批判的な対象だとしても。

　抑うつ的な患者の治療でもう一つ注意を要する点は、ほかの患者であれば抵抗とみなされるような行動を、発達上の達成として進んで尊重しなければいけない点である。たとえば多くの患者は治療に対する否定的な反応を、セッションのキャンセルや支払いを忘れることによってあらわすものだ。ところで抑う

つ的な人はよくあろうと一生懸命努力するから、ふだんは患者役割に模範的におさまっている。しかしそれは度を超しているので、従順な行動は彼らの病理の一部と考えるのが妥当なのである。クライエントからのキャンセルや一次的な料金滞納を、少しでも反抗すればセラピストが復讐するのではないかという恐怖に打ち勝った印として解釈することによって、抑うつ的な人の心性にわずかながら変化を与えることができる。度外れて協調的な患者に出くわすと、セラピストはついほっとして自分の幸運を喜びたくなってしまいがちだが、もしも抑うつ的な人が治療でまったく反抗しなかったり利己的な振る舞いを見せなかったとしたら、セラピストは検討に値することとしてこのパターンを取り上げなければならない。

　結局、性格的に抑うつ的な患者のセラピストは、患者がセラピストの後光を振り払うのを許容し、そればかりかこれを歓迎しなければならないのである。理想化されるのは気分がよいが、それは患者の最善の利益にはならないのだ。精神分析運動の草創期の治療者たちは、抑うつ的な患者がセラピストに対して批判を始めたり怒りを出しはじめることは進展の証であることを知っていた。彼らはこれを多分に水力学的に理解していたが、現代の分析家たちは自己評価の観点からこれを理解している。抑うつ的な患者は、最終的に「下手に出る」あり方から抜け出して、セラピストをごく普通の欠点のある人間としてみられるようになる必要がある。理想化を温存すれば、低い自己イメージも自然と温存されてしまうのである。

　最後に、もしも仕事上の状況が許すなら、抑うつ的な患者に対しては他の患者以上に終結に関する決定を委ねることが重要になる。また、将来治療の続きが受けられるように門戸を開いておくこと、クライエントが将来援助を求めて再来することに少しでも抵抗感をもっていたとしたらそれを前もって分析しておくことも望ましい（心理的「整備」を受けに戻って来るというのは負けを認めることになると語る患者や、決して完璧とはいえない「治癒」にセラピストががっかりしてしまうのではないかと言う患者も多い）。気分変調症の原因には、取り返しのつかない分離が含まれていることが非常に多い。こうした分離のおかげで、成長過程の子どもが、理解ある親がいつでも応じてくれるという安心を感じるかわりに、あらゆる絆を断ち切り退行的な願望をすべて抑圧することを強いられたのである。したがって抑うつ的な患者における終結期を扱うには、特別な配慮と柔軟性が必要なのである。

鑑別診断

抑うつ的心理ともっとも混同されやすい性格傾向として、自己愛（誇大型のものよりも枯渇型のもの）とマゾヒズムの二つがある。本質的に抑うつ的な人を自己愛的な人またはマゾヒスティックな人として誤診してしまうことよりも、基本的に自己愛的あるいはマゾヒスティックな人を抑うつ的な人と誤診してしまうことのほうが多い。このように、ある人の性格を自己愛あるいはマゾヒズムのいずれかとして概念化するほうがより適切である場合にも、セラピストはそれを抑うつ的な人と読み違えてしまいがちであるが、これには次のような二つの原因がありそうである。まず、抑うつ的傾向をもったセラピストは、自分自身の精神力動を非抑うつ的な患者にも投影してしまうことがある。二つ目の原因として、自己愛性パーソナリティ構造、マゾヒスティック・パーソナリティ構造のいずれかをもつ人は、通常臨床的な抑うつの症状、特に軽い抑うつ気分も呈することがあげられる。いずれの診断の誤りからも、臨床的に不幸な結果がもたらされかねない。

抑うつ性パーソナリティと自己愛性パーソナリティ

抑うつ−枯渇型の自己愛性パーソナリティについては第8章で述べたが、彼らはこの章で取り上げられた抑うつ的構造をもつ人とは次の点で異なっている。前述の自己愛型の人の内的体験は恥、空虚感、無意味さ、退屈、実存的な絶望であるが、分析家が抑うつ性パーソナリティという術語で呼んでいる、より「メランコリックな」タイプの抑うつのイメージに含まれているのは、罪悪感、罪深さ、破壊性、空腹、自己嫌悪などである。また自己愛的構造の人があたかも自己感を欠く様子であるのに対し、抑うつ的構造をもつ人は非常に鮮明な自己感をもってはいるが、それは痛ましいほど否定的な自己感である。自己愛的に抑うつ的な人が自己対象転移を生じやすいのに対して、抑うつ性パーソナリティの人は対象転移を生じる。そして前者に対する逆転移が、ぼんやりとした、イライラする、情動的に深みのないものであるのに対し、後者に対する逆転移はもっとはっきりとしたより強力な逆転移で、通常救済ファンタジーを伴っている。

これらの違いに対応して推奨される治療技法の差は、微妙ではあるが重要なものだ。あからさまに同情的に励ますような反応を返すと、自己愛的構造をもつ人であれば元気づけられるだろうが、抑うつ的構造をもつ人は上述したような逆説的な具合によけいに意気消沈してしまうかもしれない。これとは反対に、たとえ自責がないかどうか尋ねてみるといったおだやかなやり方であっても、超自我を推定しそれを攻撃する方法は基本的に自己愛的な構造をもつ人の助けにはならない。なぜなら自己愛的精神力動に自己攻撃は含まれないからである。解釈を用い、感情的な経験をより受身的な情緒反応としてよりむしろ怒りとして再定義してみても、自己愛的な患者には効き目がないだろう。なぜなら彼らのおもな感情状態は恥であって、自己に向かう敵意ではないからである。しかし同じ解釈をメランコリックなクライエントに試みると、クライエントを楽にするばかりか活力まで与えることがある。その反応ぶりがあまりによいので、怒りの内向対外向という古い定式化が不気味なほどあたっている気がしてくるほどである。

　批判的な親や外傷的な分離に焦点を合わせた再構成を伝えても、自己愛的なクライエントには概して無視されてしまう。この場合クライエントがどんなに落ち込んでいようが無視されるのだ。なぜなら拒絶や外傷は自己愛的精神力動の病因にはほとんどなっていないからである。これとは逆に同じ解釈を抑うつ的な患者は、自分の苦しみをすべて自らの欠点のせいにする長年の性癖にかわるものとして喜んで受け入れる。自己愛的な人に型通りの「転移の中での」治療を行なおうとすると、こうした試み自体が肩をすくめて無視され過小評価されるか、理想化全般の中に呑み込まれてしまうかするかもしれない。しかしそれが抑うつ的な患者であれば、この手法を高く評価し上手に利用するだろう。全体にみてこれらの差は、自己愛的なクライエントが病理学的に空虚である一方、抑うつ的なクライエントは病理学的に、敵対的な取り入れられた対象で埋め尽くされているという比喩的理解に対応したものである。したがって治療もこうした対照的な主観世界に合わせて行なわなければならない。

抑うつ性パーソナリティとマゾヒスティック・パーソナリティ

　分析的志向の臨床家がマゾヒズムと呼んでいる自虐的パターンと抑うつには、緊密なつながりがある。なぜならこれらはいずれも無意識的罪悪感に対する適応だからである。実際これらはあまりにも頻繁に併存しているために、カーン

バーグ（たとえば、文献274）はローリンの重要な報告に対する謝辞の中で「抑うつ性－マゾヒスティック・パーソナリティ」を神経症水準の主要三大性格構造の一つとみなしているほどである。確かにこれらは頻繁に併存し相乗作用を示すが、にもかかわらず私は抑うつ的心理とマゾヒスティックな心理を注意深く区別するほうが望ましいと考えてきた。そして本書の編集方針は、人々の中にみられるこうした差異、すなわち精神分析的伝統の中で確立された概念的地位を得ておりかつ心理療法の技法上重要な意味がある差異に注目することであった。したがって、続く第12章で抑うつ優位のパーソナリティとマゾヒズム優位のパーソナリティとの違いを説明し、こうした違いが治療のうえでどういう意味をもつのか詳しく論じよう。

躁的パーソナリティと軽躁的パーソナリティ

　躁は抑うつの裏面である。軽躁的パーソナリティの人は本質的には抑うつ的構造をもっているのだが、否認の防衛によってこれに対抗している。ある程度躁を保っていても、否認に失敗し抑うつが露わになるエピソードに見舞われる人が大部分であるため、彼らの心理をあらわすために「循環気質」という用語が用いられたこともある。DSM（DSM-II）[15]では、抑うつ性パーソナリティ障害と循環気質パーソナリティ障害の両方が診断として採用されていた。

　軽躁は、単に抑うつと対照をなす状態ではない。すなわち逐一比較してみるとこれは抑うつの正反対だからである。軽躁的な人は、意気盛んで精力的で自己促進的で機知に富みそして誇大的である。アクター[11]は以下のようにまとめている。

> 軽躁的パーソナリティの人は、表面的には快活で、非常に社交的で、他人を理想化しやすく、仕事中毒で、浮気で、歯切れよくものを言うが、その一方でひそかに他人に対する自分の攻撃性について罪悪感を感じ、一人になることができず、共感に欠け、愛することができず、堕落しやすく、その認知スタイルにおいて系統だった取り組み方を欠いている。
> (p. 193)

躁状態にある人や躁的パーソナリティの人は、壮大な計画を立て頭の回転が速く、食事や睡眠など通常身体的に必要とされる条件にほとんど拘束されないことで有名である。彼らは常に「高揚している」ように見える。結局は消耗が訪れるのだが、躁を経験している人は文字通りスロー・ダウンできないので、中枢神経系を鎮めてくれるようなアルコール、バルビツール、阿片のような薬物に強く引かれてしまう場合がある。また、コメディアンやユーモア作家の多くが軽躁的パーソナリティのもち主のようで、彼らの容赦ないウィットには時に消耗させられてしまうこともある。こうした非常にひょうきんな人のもつ軽うつ的な面はときおり表にあらわれてくるが、たとえば作家のマーク・トウェイン、ビアス（Ambrose Bierce）（訳注：アメリカの作家で『悪魔の事典』の作者。1842〜1914?）、レニー・ブルース（訳注：1950〜1960年代のスタンダップ・コメディアン。風刺に富んだ過激な芸風で知られ猥褻罪での逮捕歴もあり、後半生では麻薬に溺れたといわれる）らはみな重篤な抑うつ状態のエピソードに悩まされていたという。

躁における欲動、情動、気質

躁的な人は活力に満ち、興奮しやすく、気まぐれで注意力散漫ながら社交性に富むことで有名である。彼らはたいてい人を楽しませたり物語ったり駄洒落を言ったり物真似をしたりするのに長けている。友人たちにとってはこれはありがたいことなのだが、とはいえ真面目な話まで全部冗談のネタにされてしまうせいで、彼らの気持ちになかなか触れられないことが友人たちの悩みの種にもなる。こうした躁的心理や軽躁的心理をもつ人が陰性感情をあらわにする場合、悲しみや失望としてではなく怒りとしてあらわれるが、時にはそれが突然で制御不能の憤怒のかたちをとることもある。

精神分析的志向の者からみると、彼らは抑うつ的な領域に属す同類たちと同様に、口愛的系列に分類できるように思われる[132]。彼らはひっきりなしに喋り、無茶な飲み方をし、爪やガムを噛み、喫煙し、口の中をしきりとかじる。ことに躁的連続体の重症なほうに属す人には太りすぎの人が多い。また彼らがひっきりなしに動き回っているのは、気分の高揚がしばしば著しいほどであるにもかかわらず、少なからぬ不安を抱えている証拠だ。彼らは自分でも楽しい様子

を見せ、また人にもそれを伝染させ楽しませるものの、それにはどこか脆くあてにできないところがある。そのため知人たちは彼らの安定性についてしばしば漠然とした不安を抱いている。躁的な人は楽しい状態にはなじんでいるものの、落ち着いた静かな心持ちを経験することはおそらくまったくないのであろう。[12]

躁における防衛と適応の過程

　躁的な人と軽躁的な人の中核的な防衛は否認と行動化である。彼らには他の人なら悩んだり驚いたりする出来事を無視したり冗談のネタにしてしまう傾向があるが、そこには明らかに否認が見て取れる。また、行動化はおもに逃避のかたちをとってあらわれる。喪失を味わう危険のある状況から逃げるのだ。彼らはその他の行動化を使ってつらい感情を避けようとすることもあるが、こうした行動化には性愛化、中毒、挑発などのほか、窃盗のような精神病質的に見える行動すら含まれている（そのため躁的なクライエントたちに備わる現実原則の安定度を問題にした分析家もいた）。[268] 躁的な人はまた価値下げも用いるが、これは抑うつ的な人が理想化を用いるのと同形の過程である。特に愛情をこめて愛着しようとしながらも失望させられるのではないかと恐れているときに、価値下げがはたらく。

　情緒的な苦しみよりも何であれ気晴らしになることのほうが躁的な人には歓迎される。躁的な傾向をもつ人、特により重症の人や一時的に精神病状態に陥る人は、万能的コントロールの防衛を使う場合もあり、自分を傷つけることのない不死身の存在だと思い誇大的な計画の成功を信じて疑わないことがある。また、躁的な人が精神病状態に陥っている間には、衝動的な露出行動、レイプ（通常は配偶者や親密にしている人物が対象になる）、独裁的支配などが生じることもないわけではない。

躁における対象関係

　躁的な人の成育歴には、おそらく抑うつ的な人の成育歴におけるよりもずっと目立って、繰り返し外傷的な分離をこうむりながらもそれを情緒的に処理する機会が与えられなかったというパターンがみられる。大切な人が死んだのにまだ十分悲しめていないとか、離婚や分離にさいして何の説明も与えられなかったとか、何の準備もないうちに家族が引っ越ししたとかいったような出来事が、躁的な人の子ども時代にはごろごろ転がっている。私が治療していたある躁的な男性の場合、11歳になるまでに26回もの引っ越しを経験した。学校から家に帰ってみると家の前に引っ越し用トラックが停まっている、そんな出来事も一度ばかりではなかったのである。

　同様に躁的な人や軽躁的な人の背景によくみられるのは、批判と情緒的な虐待時には身体的虐待である。外傷的分離と情緒的な無視や虐待とがこのように組み合わされると抑うつ的な性質を生じることについてはすでに論じた。おそらく、躁的な人の成育史には抑うつ的な人よりもっと極端な喪失が生じていたか、彼らの養育者は子どもの情緒の大切さにほとんど注意を向けることがなく、その程度は抑うつ的な人の背景にみられるよりずっとひどいものだったかしたのだろう。そうでなければ否認ほど極端な防衛が必要になる理由に説明がつかない。

躁的な自己

　私のみていたある躁的な患者は、自分を回っているコマにたとえた。つらいことを感じずにすますためには自分は動きつづけなくてはならないのだと、彼女には痛いほどわかっていた。また、躁的な人は愛着を恐れる。なぜなら誰かに関心を抱くことは、その人を失えば破滅するということだからである。精神病構造から神経症構造にいたる躁的連続体のうち、ボーダーライン領域や精神病領域の人にはいっそうの重荷が課せられているが、これはそこに関与している諸過程が原始的であるからである。こうした原始的過程の結果として、躁的、

軽躁的、循環気質的な人の多くは自己の崩壊（自己心理学者が断片化と呼ぶもの）を主観的に経験する危険にさらされている。躁的な人は動きつづけなければ自分はばらばらになってしまうのではないかと恐れているのである。

躁的な構造をもつ人は、首尾よくつらさを避けかつ人の心をつかむことに得意になることによって、かろうじて自尊心を維持している。また躁的な人の中には、相手に見合うほど深く心を捧げ返すことなしに相手の心をつかむことが非常に巧みな人もいる。彼らはたいてい聡明で機知に富んでいるため、友人や同僚たちは彼が心理的な脆さをもっていることを知ると困惑してしまうことがある。知性と重篤な精神病理とは相容れないものだというよくある間違った思い込みを抱いていると、特に困惑させられるだろう。つらすぎて否認し切れないほどの何らかの喪失があった場合には、躁の要塞を破って自殺企図や明白な精神病的行為が突然あらわれることがある。

躁的な患者との間に生じる転移と逆転移

躁的な患者は愛嬌があり洞察力に富み魅力的でありうるが、同時に混乱させられたり消耗させられたりしがちである。軽躁的な若い女性の治療をしていたあるとき、私はこんなファンタジーをもっているのに気がついた。自分がコインランドリーによくおいてあるような乾燥機の中に頭を突っ込んでいて、眼前いっぱいに衣類がぐるぐる回っているけれど早すぎてついていけないというファンタジーである。あるときにはセラピストは初回面接で、こんな動乱の歴史を背負っていてそれを物語っているのだからもっと感情的になってもよさそうなものなのに、という考えがつきまとって離れないことに気づく。またあるときは、何となく全体につじつまが合わないことに気づくこともある。

軽躁的な人の治療にあたるさいにセラピストがもつもっとも危険な逆転移傾向は、彼らの見かけの下に隠されている苦しみの程度や潜在的な解体の程度を過小評価してしまうことである。適応的な観察自我や確かな治療同盟とみえたものが、躁的否認と防衛的魅力の産物であることもある。魅力ある軽躁的患者の投映法検査法を試みその結果に驚かされた経験のあるセラピストは、一人ばかりではない。特にロールシャッハ・テストでは、インテークにあたった人間が誰も見抜けなかったような精神病理水準がとらえられることがある。

躁および軽躁と診断することがもつ治療的意味

　軽躁的な患者に対していちばん気がかりな点は、逃避をいかに防ぐかという点であろう。たとえ初回のセッションでセラピストがこのことを取り上げ、意味深い愛着から防衛的に逃げ出したくなる欲求が患者にはあること（これは成育歴を見れば明らか）を解釈し、逃げ出したい衝動が起こっても一定期間は踏みとどまるよう約束を取りつけておいても、患者が消えてしまい治療が中断してしまうことはよく起こる。具体的には以下のようなやり方をする。

> どうもあなたがこれまでの人生でもった大切な関係は、どれも急に中断してしまっているようです。それもたいていあなたから打ち切られているようですね。同じことがこの先この関係でも起こるかもしれません。というのも特に治療ではつらいことがいろいろと起こってくるものですから。つらいことがあると逃げるというパターンがあなたにはあります。ですから前もって、こういう取り決めをしておいてほしいのです。どんなに筋の通った理由からであれ、この治療をやめようと急に決めたときはいつでも、それ以後最低6セッション以内には戻ってきてください。[*7] そうすればあなたが去った理由を二人で深く理解することができるし、情緒的に適切なやり方で終結を扱う機会がもてるからです。

　関係を終えるのに情緒的に適切なやり方というものが実際にあるのだという事実を直面化されるのは、患者にとってこれがはじめてかもしれない。これはすなわち、終結をめぐる悲嘆そのほか予想される感情を患者は扱わなければならないのだということである。治療にあたっては、悲嘆や陰性感情一般への否認に常に焦点を合わせていかねばならない。今までほとんどの分析家（たとえば、文献270）は軽躁的な患者の回復の見込みについて、いくらよくても慎重にしか見積もってこなかった。いくらセラピストが逃避に対して予防策を講じた場合でもそうなのだ、なぜならこうした患者は悲嘆を耐え忍ぶことが非常に苦手

---

*7　これは任意の回数でよい。セラピストが適当と思える回数、これなら耐えられると患者が感じる回数を選ぶとよい。ただししっかりと相互に取り決めておくこと。

だからである。もっと明らかに「病んだ」躁的な患者のほうがかえって援助しやすいこともあるが、これは心理的な不快感があまりに強いので治療にとどまろうとする動機が保たれやすいためである。

　抑うつ状態のより重篤な患者の場合と同じように、より重篤な躁的患者に対しては、向精神薬は天の賜物である。近年精神医療が洗練されてきたおかげで、患者のそれぞれの必要に合わせて薬の種類や量が調整できるようになってきた。躁に対して有効な薬といえばリチウムしかなかった時代は過去のものとなった。しかしながら私の考えでは、投薬担当の医師は一人ひとりの患者に対して必ず注意深くかつ個別に取り組むことが重要である。なぜなら躁的な患者も他の誰彼と同じようにさまざまに変化するし、しばしば特異的な薬物感受性や嗜癖やアレルギーをもっているからである。患者が心理療法家と同様に医師とも信頼のおける関係をもて、心理療法家と医師との間に互いに支持的な関係が築けていれば、患者の回復は助けられるだろう。従来の見識に反して、心理療法は躁的な患者にも有益かつ有効である。第一それなしには悲哀を経ていない喪失をワーク・スルーすることも、あまり恐怖感を抱かずに愛するにはどうすればよいか学ぶこともできない。薬を飲むこともやめてしまうだろう。

　より健康な軽躁の人は、人生の後半に入って治療を求めてくることが多い。エネルギーや欲動が弱まり、顧みて自分の人生がいかに断片的で満足のいかないものであったか身にしみてわかったときにやって来るのである。12ステップ・プログラムで長期間嗜癖について取り組み自己破壊性が和らいだころ、自分の人生の意味を知りたくなり個別的援助を求めてやって来る人たちもいる。また、自己愛性誇大型のクライエントは躁的な患者と同じ防衛のパターンをいくつかもっているが、そういうクライエントの場合と同じように軽躁的な人の場合も、若い人より年配の人のほうが援助しやすいことがある。[274]しかしこういう人に対してもやはり、時期尚早に逃げ出さないという契約は必要である。実際こうした契約をしておくべきだったと苦い経験を通して学んだセラピストは多い。軽躁的パーソナリティの心理療法的治療に関する文献の少なさは、おそらくこれを反映したものだろう。

　パラノイドの患者の治療に必要とされる配慮は、軽躁的な患者の場合にもあてはまる。しばしば防衛を「屈服させ」なければならないのだ。たとえば否認を積極的に直面化したり否認されているものを名指したりするほうが、基本的に強固で頑固なこの防衛について吟味するよう患者に促すよりも望ましい。またセラピストは強く、献身的にうつるようでなければならない。ごく普通の陰

性感情について、またそうした感情が破壊的な結果に結びつきはしないことについて軽躁的な人が理解できるように、より積極的な解釈を行なうべきである。

躁的な人は悲嘆や自己の断片化に対して恐怖感があるため、治療はゆっくりと進めなければならない。臨床家が熟慮の上行動するところを身をもって示せば、きりきり舞いしている患者に対して、感情の世界でどう生きていけばよいか今までとは違った模範が与えられるだろう。また治療は特別率直な調子でもって進めていかねばならない。心の痛みを避けようとするあまり、躁的な患者はたいていみなその場が繕えることなら何でも言うようになってしまっている。自分の気持ちに正直になることは彼らにとってはたいへんな仕事なのだ。だから治療者は折に触れて、患者が言い逃れしたりセラピストを楽しませようとしたり時間稼ぎをしたりせず本当のことを語っているかどうか尋ねなければならない。パラノイドの人と同様に軽躁的なクライエントが必要としているのは、積極的でかつ鋭く、うわべだけの言葉や偽善や自己欺瞞のないセラピストなのである。

鑑別診断

軽躁的なクライエントを正確に評価するさいにどんなことがおもな妨げになるかについては、転移と逆転移についての節で述べた。軽躁的な人たちははじめのうち、実際と比べて、さほど原始的防衛をもたず、もっと強い自我をもち、アイデンティティもずっと統合されているように見えるので、治療者は彼らを誤解してしまいやすい。けれども軽躁的な人がこういった誤解を受けると、敏感な人なら初回の面接でもうよそよそしい態度になってしまう。躁的構造をもったクライエントで精神病圏外の人は、ヒステリー性、自己愛性、強迫性などと診断されることがいちばん多い。また精神病症状を呈している人なら、統合失調症と誤解されることがもっとも多い。

軽躁的パーソナリティとヒステリー性パーソナリティ

　魅力的で、一見物事に情熱的に取り組む力をもち洞察力もありそうなために、軽躁的なクライエント（特に女性）はヒステリー性と勘違いされることがある。しかしこういう誤りを犯すと、患者は早々に立ち去ってしまうだろう。というのもヒステリー性構造をもつ人に適するような技術的態度に接すると、軽躁的な人は不十分にしか「抱えて」もらっていない感じや表面的にしか理解してもらえていないという感じを受けるからである。また軽躁的な人は抑うつ的な人と同じように、自分に好感をもったらしい人がいてもそんな人はみな自分にだまされているのだという確信を無意識に抱いている。こういう無意識的確信の結果としてセラピストの価値下げやセラピストからの逃避が生じてくるのだが、ヒステリー性構造の患者には禁忌とされるような率直な介入の仕方をしないかぎり、これをくいとめることはできない。軽躁的な人がヒステリー性の人と違っている点は、人との関係が男女を問わず何度か唐突に切られてきたという証拠があること、外傷的だったのにまだ悲しまれていない喪失の歴史があること、ヒステリーの人ならもっているはずのジェンダーと力に対する関心が欠けていることなどである。

軽躁的パーソナリティと自己愛性パーソナリティ

　躁的機能の中心的な特徴は誇大的なことであるから、軽躁的な人や循環気質の人はより誇大的なタイプの自己愛性患者と誤解されやすい。これは真の抑うつ的（メランコリックな）患者と抑うつ的でかつ枯渇したタイプの自己愛的な人が取り違えられやすいのとまたしても類似している。けれども十分に病歴を取ればこの違いははっきりわかる。というのも自己愛的構造をもった人には、軽躁的なクライエントの大部分にみられる、波乱に満ち駆り立てられているような破滅的なほど断片化した背景がみられないからである。

　精神内界の相違点についてもう一度述べておこう。自己愛的な人が主観的に空虚感を抱えているのに対し、軽躁的な人の中には残忍なまでに否定的に取り入れられた対象が存在している。また尊大な自己愛的人物は治療困難なことがありさまざまなやり方で愛着に抵抗するが、すぐにも逃避してしまう心配は非

常に低い。したがって軽躁的な人を自己愛的な人と誤解してしまうと逃避される危険が出てくる。しかしながら年を取ってからのほうが治療的取り組みが容易になる点ではこの2グループには類縁性がある。そればかりか誇大的な自己愛を取り入れの見地から理解する分析家たちは（たとえば、文献270）、どちらのタイプのクライエントに対しても似たような取り組み方を勧めている。

軽躁的パーソナリティと強迫性パーソナリティ

軽躁的な人には駆り立てられているような性質がみられるので、性格的な強迫行為性と比較してみたくなる。強迫行為的な人にも、軽躁的な人にも、野心的で要求がましいところがあるから、両者はこの観点からときおり比較されてきた。しかしながら両者の類似性は大部分表面的なものだ。アクターは、軽躁的な人を強迫行為的なクライエント（アクターはカーンバーグに従い強迫行為的な人の人格構造を明らかに神経症水準とみている）と比較対照した結果をこうまとめている。

> 軽躁的な人とは異なり、強迫行為的な人は深い対象関係、成熟した愛情、思いやり、まがい物でない罪悪感、悲哀、悲しみをもつことが可能だ……強迫行為的な人には親密なかかわりを続ける力があるが、同時に謙虚で社交においてはためらいがちである。これとは対照的に軽躁的な人は尊大で人づき合いを好み、他人とすぐ仲よくなる割にはすぐに相手への関心を失ってしまう。また強迫行為的な人が細部にこだわる一方で、軽躁的な人は細部を気安く無視する。強迫行為的な人は道徳性に縛られあらゆる約束事を守るが、他方軽躁的な人はいわゆる「ひねくれた性格」のように、手を抜き公然と禁止を破り伝統的権威をばかにする。(pp. 196-197)

このように、軽躁とヒステリーを区別する場合と同様、内的な意味合いと表にあらわれた行為内容の違いに気づくことが非常に重要である。

躁と統合失調症

精神病状態にある躁的な人は急性破瓜病エピソードに陥っている統合失調症

患者そっくりに見えるが、これらを鑑別することは薬物投与のために重要である。一般にもたれている印象はさておき、ある人が明らかな精神病状態だからといってその人が統合失調症だということにはならない。特にはじめて精神病的破綻を来した若い患者に対しては、十分な病歴を取り（患者本人がひどい妄想状態で話ができないときは家族から取る）、根本にある情動の平板さや抽象能力を評価することが大切である。またわれわれが時に「分裂感情（シゾアフェクティブ）」障害と呼ぶ状態には躁うつ病と統合失調症両方の特徴をもつ精神病水準の反応が含まれており、したがって特にデリケートな薬理学的治療が必要である。

まとめ

　この章では、性格的に抑うつ系列の構造をもつ患者について論じた。本人がどう体験しているにせよ、臨床的なうつとして知られている気分障害を経験している患者について論じたのである。欲動、感情、気質の観点からは、口愛性、無意識的罪悪感、またおおげさな悲しみや喜び（これはその人が抑うつ的傾向をもつか躁的傾向をもつかで決まる）に力点をおいて述べた。抑うつ的構造優位の人にみられる自我過程として取り入れ、自己自身への向け換え、理想化を、また躁的構造優位の人に見られる自我過程として否認、行動化、価値下げを詳細に解説した。また対象関係は、外傷的喪失、不十分な悲哀、そして親の抑うつ、批判、虐待、誤った理解の観点から理解された。救いがたいほど悪いものとされている自己のイメージについても論じた。転移と逆転移に関する節では、抑うつ的な人や躁的な人のもつ魅力的な性質を強調するとともに、これに関連してセラピストに生じる救済願望やセラピストが意気消沈する可能性があることについて述べた。

　技法的には、共感的な態度を保ちつづけることのほかに、説明概念について積極的に解釈する、分離に対する反応について何度も吟味してゆく、超自我に攻撃を仕かけることなどが推奨される。また躁的な患者に対しては、逃避を防ぐための契約を結んでおく、正直に自己表現してもらうように繰り返し求めてゆくことなどが望ましい。診断面では、抑うつ的なクライエントと抑うつ的含みのある自己愛的構造の人やマゾヒスティックな構造をもつ患者との鑑別について述べ、軽躁的なあるいは躁的なクライエントとヒステリー性、自己愛性、

強迫行為性の人および統合失調症の人との違いを示した。

さらに読むとよい文献

　ローリン[318]が抑うつ性パーソナリティについて論じた章はすばらしいが、近年は手に入りづらい。ゲイリン（Gaylin, W.）[188]の抑うつに関する選集には、抑うつをめぐる精神分析的思考の第一級の要約が収められている。また軽躁的パーソナリティに関する最近の小論で私の知っている唯一のものは、アクター[11]の『破綻した構造』（Broken Structures）である。繰り返しになるが、難解な用語を気にしなければフェニヘル[132]は抑うつ状態と躁状態両方に関して一読の価値がある。

[第12章]
マゾヒスティック（自虐的）・パーソナリティ

　自分自身を最悪の敵としているような人々の存在は、人間の本質を知ろうとする者に魅惑的な問いを投げかける。その人の幸福とは対極の決定や行動ばかりで満ち満ちている人生など、とうてい理解できないからだ。フロイトも自虐的行動をもっとも扱いにくい問題ととらえていた。なぜなら彼の理論は（当時の生物学理論に準拠して［文献544参照］）、生命体は快を最大にし不快を回避しようとするという前提のうえに構築されていたからである。フロイトが強調していた点は、正常発達の場合、幼児は快感原則に従って種々の選択を行ない、しかるのち現実原則に従って修正を加えるという点であった（第2章参照）。しかしながら、文字通りに取れば快感原則にも現実原則にも従っていないように思われる選択もある。フロイトはそうした自虐的あるいは「マゾヒスティック」な行動パターンの説明を意図して、自らのメタ心理学の大幅な拡大、改訂に取り組んだ。[150,158,160,164,165,166,167] *1

　初期の精神分析理論においては、たとえばオーストリアの作家マゾッホ（Leopold von Sacher-Masoch）のような、苦痛と恥辱の中にオーガズムを求める

＊1　その一例として、彼は最終的に、生を促進するリビドー欲動と対等な力として「死の本能」を仮定した。これは、自然の構成要素的な過程としての同化作用・異化作用というアリストテレスの考えと類似した原理である。こうした理論構成はメタ心理学研究者の関心を集めたものの、大部分のセラピストはこれを抽象的にすぎて臨床には役立たないものとみなした。さらに現代では、どんな認知的立場の概念であれそのような経験と程遠い概念に頼らなくても、マゾヒスティックな行動を説明することはできると大半の分析家は信じている。

人たちの性行動が説明される必要があった。痛みを与える快感がサド（Marquis de Sade）にちなんで命名されていたように、痛めつけられることで得る性的興奮もまたマゾッホにちなんですでに命名されていた。フロイトは行動の大半が究極的に性的起源から生じると主張していた。であるから、表面的には非性愛的に見えるものであれ、自らを痛めつける行動様式を彼がマゾヒズムと呼ぶようになったのも自然なことであった（文献314、414参照）。

　ある究極の目標のために苦しむ行動様式一般を、狭い性的な意味でのマゾヒズムと区別するために、フロイトは「道徳的マゾヒズム」という新しい表現をつくり出した。1933年までにはこの概念は十分広く受け入れられていたため、ウィルヘルム・ライヒはその年出版された彼の性格分類集（訳注：『性格分析』であろう）に「マゾヒズム的性格」をつけ加えている。そしてその性格のもつパターンとして、苦しんだり不平を言ったり自己破壊的であったり自分の価値を低くみたりする態度を強調し、自分の痛みを通じて他人を苦しめようとする無意識的願望がそこに推察されることを力説している。道徳的マゾヒズムとマゾヒスティック・パーソナリティの精神力動は、その後も長い間分析家たちの関心を集めてきた。

　現代では、特に性的な含意なしにマゾヒズムが言及される場合、通例それは道徳的マゾヒズムを意味する。本書で取り上げられている他の現象と同様に、道徳的マゾヒズムに基づく行動は、もっとも狭い意味で自己犠牲的であるにしても、必ずしも病的だとはいえない。道徳性がわれわれに、つかの間の個人的な慰めよりも尊い何ものかのために苦しめと命じることもあるのだ（文献107、70、275参照）。ヘレーネ・ドイチェはまさにこの精神の観察から、母性が本来マゾヒスティックなものであることを見出したのである。事実ほとんどの哺乳類は、自らの生存よりも若い個体の幸福を優先するものだ。これは動物の一個体にとっては「自虐的」かもしれないが、子孫やその種にとってはそうではあるまい。もっと賞賛すべきマゾヒズムの例が生じることもある。それは人が自らの文化や価値観を存続させるなどのより大切な社会善のために、おのれの命や健康や安全を賭けようとするような場合である。たとえばガンジーやマザー・テレサのようなマゾヒスティックな傾向の強いパーソナリティをもつと考えられるいく人かの人たちは、おのれ個人よりも大切な理想のために英雄的に、さらには聖人的にといっていいほど献身的な行ないをしたのである。

　道徳的マゾヒズム以外にも、「マゾヒスティック」という言葉は時として道徳的含みのない自己破壊的な行動様式にも用いられる。すなわち事故傾性の人

や、自殺を企図してではないが意図的に自分の体を切りさいなんだりその他の方法で痛めつけたりする人にみられるような、自己破壊的な行動様式に対してである。こうした語法に含まれている意味は次のようなことである。つまり自己破壊的な人は表面上狂ったように見えるが、その背後には何らかの秩序がある。すなわちそこでは、体の痛みなどは色あせたものにしてしまうような、ある目的が追求されている。つまり自傷しているその人にしてみれば、情緒的な安堵感に比べれば体の痛みなど何でもないのである。こんな信じられないような手段を使ってでも追い求めていた安堵感なのだから。たとえばこのことの典型として、自分の体を切る人なら次のように説明してくれるだろう。自分の血を見ると生きているという実感がわく。自分が存在しないかのように感じる苦しみや感覚から疎外されたように感じる苦しみのほうが、一時の体の不快感などよりもよほどつらいのだ、と。

　このようにマゾヒズムは、さまざまな程度と様相でもって存在している。自己破壊性は、自分を切りさいなむ精神病の人からコメディアンのチェビィ・チェイス演じるばか男まで、さまざまな人が備えうる特徴である。また、道徳的マゾヒストは、伝説のキリスト教殉教者から伝承に登場するユダヤ人の母親たちまで多種多様である。ある種の環境下では誰もがマゾヒスティックに振る舞うものだし（文献461、31参照）、それはよい結果につながることが多い。また子どもも養育者の気を引くためには自分を危険な状態にさらすのも一法だと、ひとりでに覚えるものだ。はじめて正常なマゾヒズムの心理がわかった体験だと言って私のある同僚が教えてくれた話がある。7歳になる彼の娘は、父親がちっとも一緒に過ごしてくれないのに腹を立て、これから二階へ行って自分のおもちゃを全部壊してくるわと宣言したそうである。

　自分に苦しみを与えることで道徳的には勝利するというやり口は、時にその人にしみついた習性になってしまうから、その人がマゾヒスティックな性格のもち主とみられるようになるのも当然かもしれない。たとえばリチャード・ニクソンも道徳的マゾヒストだと多くの人からみなされてきた（文献579参照）。その根拠は何かというと、彼の虐げられていると言わんばかりの独善的な調子や、高潔に苦悩しているように見せたがる傾向、わが身が危うくなると判断が怪しくなってしまう点などである（たとえば彼はウォーターゲート事件のテープを処分しようとして失敗し、最終的に辞任に追い込まれることになった）。

　ここで強調しておきたいのは、精神分析家によって使用されているマゾヒズムという言葉は、痛みや苦しみを好むことを意味してはいないということであ

る。マゾヒスティックに振る舞う人は、意識的にせよ無意識的にせよ、よりよいものを期待しながら痛みや苦しみを耐え忍んでいるのである。暴力を振るわれている女性は暴力的な夫と一緒にいることでマゾヒスティックに振る舞っている、と精神分析的な観察者がコメントする場合、それは何も彼女が殴られまくるのを好んでいるのだといって非難しているのではない。むしろ次のような意味で言っているのである。つまり、彼女の行動はある信念を図らずも露わにしている。その信念とは何か。彼女は虐待を耐えることによって、自分の苦しみを正当化してくれるようなある目的（家族がばらばらにならないようにするなど）を達成できる、あるいはもっとつらい不測の事態（完全に見捨てられるなど）を防ぐことができる、またはその両方が得られると信じているのだ。また、このコメントは次のようなことも示唆している。彼女の計算はうまくいっていない。虐待者と一緒にいるほうが、そこを離れるよりも客観的にはより破壊的で危険である。それでも彼女はあたかも自分の最終的な幸福が、虐待を耐えることにかかっているかのように振る舞いつづける、と。[*2]

　マゾヒスティックな性格と抑うつ性性格のパターンは、特に神経症水準から健康な水準においてはかなりの程度で重なり合っており、これら一方の構造をもつ人はもう一方の性質ももっている。カーンバーグは、抑うつ性－マゾヒスティック・パーソナリティを神経症的性格のもっともありふれたタイプの一つとみなしている。[274,275] しかし私としては二つの心理の違いを強調したい。なぜなら、特にボーダーライン水準や精神病水準では、まったく対照的な治療的態度をとらなくてはならないからである。治療者が図らずも、明らかにマゾヒスティックな人を基本的に抑うつ的な人だと誤解したり、またその逆をしたりすれば、患者はひどく傷つくことになるだろう。

[*2] 私がこのことを強調するのは、DSM-III-Rのパーソナリティ障害の節にマゾヒスティックの診断を含めるべきかどうか（これは「自虐的パーソナリティ障害」と仮に命名されていた）という議論の中で、次のような事実が明らかになったからである。すなわち精神力動的伝統に不案内だったり敵対的だったりする臨床家たちは、マゾヒズムに帰する考え方はその診断を下された人を、痛みを楽しんでいるといって非難するのと同じだと考えていたのである。あたかも何らかの倒錯的な快楽を得るために意識的に挑発して虐待を生じさせたかのようにいって「被害者を責めている」のだ、と。

マゾヒズムにおける欲動、情動、気質

　興味深いことに、抑うつ的状態とは対照的に、自虐的パターンについては大規模な実証的研究が行なわれたことがない。これはたぶんマゾヒズムという概念が精神分析界を超えてまでは十分に受け入れられてこなかったためであろう。したがってマゾヒスティック・パーソナリティ構造にどんな資質が寄与しているかについてはほとんど知られていない。性的マゾヒズムは遺伝性だというクラフト－エービング（Krafft-Ebing, R.）による結論と、口愛攻撃性の役割についての推論（たとえば、文献532）などがわずかの例外で、それ以外では生来的気質についての仮説はほとんどつくられてこなかった。臨床例からいえることは、性格的にマゾヒスティックになる人は（抑うつ性性格を発展させる人たちにも同じことがいえるだろうが）、たとえばシゾイド的あり方に傾いていく引きこもった幼児などに比べて、おそらく資質的により社交的であるか対象希求的だろうということである。

　このように、どんな個体が資質的にマゾヒズムに傾きやすいかという問題はなお未解決のままである。これと関連してより専門的な関心が寄せられてきた生物学的問題として（こちらは少なくとも現象的な水準ではかなり解明されつつあるのだが）、ジェンダーに関する問題がある。臨床家や研究者（たとえば、文献182）の多くは、子どものころの外傷や虐待によって男性の場合と女性の場合とで対照的な性質が生じるという印象をもっている。つまり虐待された女児がマゾヒスティックなパターンを発展させがちであるのに対して、虐待された男児は攻撃者に同一化してよりサディスティックな方向へ成長していく傾向があるというのである。もちろんほかの一般化と同様、これについても多くの例外があり、マゾヒスティックな男性やサディスティックな女性はめずらしくない。しかし成人男性は肉体的に優位であるし、またそうした優位性への期待を少年ももっていることからすれば、先手を打って外傷を克服する傾向は男性に生まれるだろうし、一方女性には禁欲的で自己犠牲的な傾向や肉体的敗北を通じて倫理的勝利を得る（昔からある弱者の武器である）傾向が残されることだろう。仮にこうした不可思議な分岐の発生に影響を与えるような生物学的、化学的過程があるとしても、それがどのように作動しているのかはいまだ謎のままである。

マゾヒスティックな構造をもつ人の情動世界は抑うつ的な構造をもつ人のそれとたいへん似通っているが、ただし前者には後者にはない決定的なものがある。両者ともに意識された悲しみや深く無意識的な罪悪感が優勢なのだが、それに加えてマゾヒスティックな人のほとんどは、自分自身の肩をもって怒りや腹立ち、さらには義憤までも容易に抱く傾向をもつのである。そうした感情状態に関しては、自虐的な人は抑うつ的な人よりもパラノイア的な人との共通点が多い。言い換えればマゾヒステックな人は、自分を苦しんでいる存在、それも不当に苦しんでいる存在だとみなしているのである。すなわち犠牲になっている存在だとか悪い星のもとに生まれた存在だとか、自分には何の落ち度もないのに呪われている(「前世の報い」であるなど)存在だとみているのだ。単なる抑うつ的なテーマをもつ人は、自らの不幸な運命を当然引き受けるべきものとしてどこかで諦めているけれども、これとは違ってマゾヒスティックな人は、そうした運命を激しく非難するのである。ちょうどシェイクスピアの描く恋する男が、聞く耳もたぬ天を、益もない叫びをあげて悩ませるように。(訳注:シェイクスピア「ソネット集29」幸運の女神にも、世の人々にも見すてられて、私はただひとり、みじめなわが身の上をなげき、益もない叫びをあげて、聞く耳もたぬ天をなやまし……[高松雄一訳、ソネット集、岩波文庫])

マゾヒズムにおける防衛と適応の過程

抑うつ的な人たちと同様、マゾヒスティックな人たちも取り入れ、自己自身への向け換え、理想化といった防衛を用いる。加えて彼らは行動化に非常に頼っている(これは自明である、なぜならマゾヒズムの本質は自虐的な行動にあるから)。道徳的マゾヒストは、内的体験に対処するために道徳化も用いる(これも定義から明らか)。また、後に述べるいくつかの理由から、自虐的なパーソナリティをもつ人たちは抑うつ的な人たちよりも一般に活動的である。彼らは意気阻喪や消極性や孤立の状態に抗うようなことを何かしらやって自分の抑うつ的感情を何とかしたいと考えており、こうした欲求を反映した行動を取るのである。

マゾヒスティック・パーソナリティの特徴は、害をなす危険があるような防衛的行動化を行なう点である。大半は無意識的なものながら、予想される不快

な状況を克服しようという努力としての要素が自虐的な行動には含まれている[342]。たとえば、権力者というものは誰でも自分に依存している者たちをいつかは気まぐれに罰するものだと信じ込んでいる人がいたとして、そんなことがいつ起こるかもう起こるかと、慢性的な不安状態で待っていたとする。こんな場合には、起こるはずの懲罰を挑発して引き出してしまったほうが不安が和らぎ、自分にも力があるのだと自信を取り戻すことができる。苦しみをいつどこで受けるかについては、少なくとも自分で選べるからだ。制御−克服(コントロール−マスタリィ)理論の治療者（たとえば、文献539）は、この行動を「受動から能動への変形」と呼んでいる。

フロイトは当初、こういうタイプの事例にみられる反復強迫の威力に強い印象を受けた[165]。人生は不公平なものである。というのも子ども時代にいちばん苦しんだ人が、たいてい大人になったのちにもいちばん苦しむからである。それも、子ども時代の状況を不気味なくらいに反映した筋書き通りに苦しむのだ。傷ついたうえにさらに屈辱的なのは、大人になってからその人が陥っている状況が、はた目から見ると苦しんでいる当人が自分でつくり出したもののように見えることである。それはその人の意識的経験では決してないのであるが。サンプソン、ワイス（Weiss, J.）とその協同研究者が指摘したように[571]、誰の行動にも反復されるパターンがみられる。もしある人が幸運にも安全で肯定的な子ども時代を送ったとしたら、その個人特有の概念的枠組み(スキーマータ)はほとんど目につかないであろう。なぜならその概念的枠組みは人生における現実の出来事としっくりとかみ合い、また情緒的に肯定的な状況を再生産してゆくからである。これに対して無視されたり虐待されたりした恐ろしい生い立ちをもつ人の場合、こうした状況の心理的克服を試みるために同様の状況をつくり出そうとする欲求は、目につくどころではなく悲惨なものとなりうる。

私が長年にわたって治療していたある自傷傾向の患者は、ついに自分のマゾヒズムの源泉を探りあてたが、それは母親による幼少期の虐待であった。その虐待の中には、深く病んだこの母親が、あるとき見境のない怒りに駆られて私の患者をナイフで斬りつけたというようなこともあった。記憶が戻るにつれて、またかつての自分の無力を深く悲しみ現在の現実と過去の現実とを区別するようになるにつれて、彼女の自傷行為はしだいにやんでいった。しかしそのときすでに彼女は、消すことのできない傷跡を肌に残し、それを目にする人に痛ましい思いをさせることになった。精神病水準のパーソナリティ構造であったために、彼女の治療は最終的には成功に終わったものの、遅々として不安定であった。

これよりも健康な女性を治療していたこともあるが、彼女は夫との関係が温かく心地よいものになりはじめると決まって、倹約家で強迫的な夫に自分が最近した浪費のことを告げるのであった。そんなことをすれば当然夫は怒り狂うに決まっているのにである。けれどもわれわれは次のことを共同して理解するにいたった。すなわちこの挑発的な癖には、彼女が子どものころ導き出した、平穏のあとにはいつでも嵐が待っているという無意識的な結論づけがあらわれているのである。結婚生活が順調であると、癇癪もちの父親のように今に夫も爆発して自分たちの幸せを台無しにしてしまうのではないかと、彼女は無意識的に心配しはじめるのである。彼女はこのようにして、怒りを招くような仕方だと腹の底ではわかっていながらそう振る舞っていた。嫌なことをすませてしまって、楽しい幕間を始めるためにである。しかし不幸なことに夫の立場からは、彼女は喜びを取り戻そうとしているどころか、苦痛を引き起こしているように見えたのである。

　ライクはマゾヒスティックな行動化のいくつかの特質を探究したが、それには以下のものがある。(1)挑発（前述のケースのように）、(2)相手をなだめること（「もう苦しんでいるから、これ以上の処罰はどうぞ勘弁して」）、(3)自己顕示（「注意を向けてください、だって私は苦しんでいるんです」）、(4)罪悪感の矛先をかわす（「あなたがさせたんですよ！」）。われわれのほとんどは、このうち一つまたはそれ以上の理由からちょっとしたマゾヒスティックな防衛を頻繁に用いている。訓練中のセラピストでスーパービジョンに臨むときさんざんな自己批判をする人は、逃げ道を残しておくためにマゾヒスティックな戦略を用いていることが多い。つまり、もし患者に対して大きな間違いをしでかしたとスーパーバイザーに思われていたとしても、自分もそれには気がついているしもう十分に罰せられているのだということをすでに示したことになるし、またもしそう思われていなかったとしたら、自信を取り戻せるし無罪放免というわけである。

　自虐的行動は、通常たいへん対象関係的である。すなわち他人を引きつけ、時にはマゾヒスティックな過程に巻き込むところがある。たとえばあるとき私が参加していた治療グループで、一人の参加者がいかにも批判を受けそうなことをさんざんにやって、グループの批判を自分から招いていたことがあった。それでも彼自身は無邪気にもそのことに気がついていないようなのだった。愚痴ばかり言う自己卑下的な態度が周囲の怒りを買い批判を買っていることの証拠を突きつけられ直面化されたとき、彼はいつになくしゅんとしてこう認めた。

曰く、「全然触れてもらえないより、叩かれてるほうがましだよ」。この精神力動については対象関係の節でさらに詳しく述べよう。

　マゾヒスティックなクライエントが行なう道徳化の防衛にはいらいらさせられることがある。しばしば彼らは実際的な問題を解決することよりも道徳的に勝利することに関心を寄せている。私はある自虐的な患者に、彼女が法的に受け取る権利のある多額の還付金を受け取れるように国税局に手紙を書かせようとしたことがあるが、彼女がその気になるのには何週間もかかった。彼女は何時間も治療時間をさいて、いかに国税局が自分の所得税申告書を不適切に扱ったかを私にわかってもらおうとしたのである。それは非常に正しい意見だったが、お金を取り返すのが目的であるとすればまったくの的はずれであった。補償を受けられるよう手助けされるよりも、同情して憤ってもらうほうが彼女にはずっとよかったのである。放っておけば彼女は、不公正な事柄を除こうとするよりもむしろそれを拾い集めては嘆きつづけていたことだろう。

　ここでみられる精神力動の一部は、自分は悪いという抑うつ的な確信を扱うためのある特別な方法であるようだ。悪いのは他人だと聴き手に認めてもらいたい欲求があまりに強いせいで、大方の人間が重きをおくはずの実際的な目的がないがしろにされてしまうことがある。たとえばどんなに優しく悪意のない継親であれ、継親を迎えた子どもは（怒りっぽく反抗的な行動を取り、懲罰的な反応をあおるなど）マゾヒスティックに振る舞いがちであるが、この理由の一つには無意識的罪悪感が関係しているかもしれない。親を失った子どもたちは、自分が悪い子だったせいで父親や母親がいなくなってしまったのではないかと心配する傾向がある。どうしようもない無力を味わうよりも罪の意識から生まれる力を感じているほうがましだから、彼らは悪いのは継親だと自分にも他人にも納得させようとする。このようにして自分が行なったと感じている悪い行ないから注意をそらしているのである。継親が彼らの確信を裏づけるような行動をとるまで、彼らの挑発は続く。

　ステップ・ファミリー（訳注：離婚や再婚によって血縁のない人たちが家族に含まれる新しい家庭）のシステムに純粋な行動療法的手段によって影響を与えることがなぜしばしば困難であるのか、上記の精神力動によって説明できるかもしれない。つまり、腹を立て罪悪感に駆られている側の人たちは、誰かほかの人に咎があるように思わせるために、家族の雰囲気をよくするよりも苦しみつづけることを選ぶ可能性があるのだ。もちろんこうした現象は、子どもや再編成された家族にかぎってみられるものではない。小学校教師なら誰でも次のような

親の話には事欠かないものである。子どもの困った行動に長年殉教者のように身を捧げて苦しんでいるのに、それを改善するための助言を何ひとつ実行に移せない実親の話である。彼らはまるで、悪いのは子どもで自分の役割はそれをただぼんやりと耐えていることだと何より認めてもらいたがっており、そのためほかのことは考えられないかのようだ。

　ここで取り上げるべきもう一つの防衛過程は否認である。マゾヒスティックな構造をもつ人は、自分が苦しんでいることや誰かに虐げられていることを言葉や行為を通じて頻繁に表現する。それなのに彼らは、自分が特定の事柄に対して不快を感じていることを否認したり加害者の善意を主張したりすることがある。私の患者の一人は、あるとき自分の雇い主についてこう言った。「善意から、心底僕によかれと願って下さっているに違いありません」。しかしこの雇い主は、明らかに患者を嫌っていて同僚たちの面前で彼を侮辱した人物なのである。「彼女にされたことをどう思ったのですか」と私が尋ねると彼はこう答えた。「そうですね、何か大切なことを教えようとしてくださっているのだなと思いましたね。だからご尽力ありがとうございますと感謝申し上げたんですよ」。

マゾヒズムにおける対象関係

　エマニュエル・ハマーは、「マゾヒスティックな人は、希望を捨てていない抑うつ者である」という表現を好んだ。彼の意味するところはこういうことである。マゾヒスティックな状態の病因においては、抑うつ的な反応につながる愛情剥奪や外傷的な喪失体験は、抑うつ的な状態とは対照的に、愛されることをあっさり諦めてしまうほどには強烈ではなかったというのだ（文献508、38、463、320、41参照）。ほとんど機能しないような親であっても、自分の子どもが怪我をしたり危険にさらされていたりすればたいていは衝撃を受け行動を起こさずにはいられないものである。だから、見捨てられ価値のないもののように普段自分を思いなしている子どもも、もし十分に苦しみさえすればいくらかはかまってもらえるかもしれないと学ぶのだ[551]。たとえば私がインテークのために面接したある若い女性は、怪我や病気や災難に満ちた並々ならぬ成育歴をもっていた。また彼女には精神病的抑うつ状態の母親がいた。私が最早期の記憶

は何かと尋ねると、彼女は3歳のころのある出来事をあげた。彼女がアイロンをひっくり返して火傷をしたところ、めずらしく母親から慰めてもらえたという出来事である。

　マゾヒスティックな人の成育歴は、通常抑うつ的な人の成育歴とよく似ていて、まだ十分に悲しまれていない大きな喪失、批判的だったり罪悪感を起こさせるような養育者、子どものほうが親に対して責任を感じるような役割の逆転、外傷や虐待の事実、そしてモデルになる抑うつ的人物[115]などを伴っている。しかしもっと注意深く耳を傾ければ、ひどい災難に巻き込まれていたとき患者の傍らにいてくれた人々の話も聞くことができる。抑うつ的な人ならば助けてくれる人などいないだろうと考えるような状況で、マゾヒスティックな人はこう考える。もし自分が共感や世話を必要としていることを十分に示すことさえできたなら、情緒的に完全に見捨てられることを耐え忍ばずにすむだろうと考えるのである。

　エスター・メナカー（Esther Menaker）（たとえば、文献383）は、マゾヒズムがいかに未解決の依存の問題と一人になることへの不安に起源を発しているかを説明した、最初の分析家の一人であった。「おいていかないで。あなたがいなくなれば、私は自分を傷つけます」というのが、多くのマゾヒスティックなコミュニケーションの核心である。たとえば私の同僚の娘は自分のおもちゃをみな壊してしまおうとしたが、この例でも同様のことがいえる（文献38も参照のこと）。かつて私の教え子であったアン・ラスムッセン（Ann Rasmussen）[429]は、深刻な虐待を繰り返し加えられた女性の心理に関する興味深い研究プロジェクトに加わった。こうした女性たちは、パートナーにすんでのところで殺されかけたのにその男のところへ何度でも舞い戻っていくので、女性シェルターの職員は非常に憤慨させられるのである。そこで彼女が学んだのは、深刻な危険にさらされたこうした人々にとっては、痛みはおろか死さえも、見捨てられることほど恐ろしくはないのだということだった。彼女はこう書いている。

　　　虐待者から引き離されると、ほとんどの患者は絶望の淵にあまりにも急速に落ち込んでしまったために大うつ病に倒れ、ほとんど機能できなくなってしまった。……多くの者が、自分で食事をすることも、床から出ることも、他人と交流することもできなくなったことが記録されている。ある患者はこれを次のように表現した。「私たちが引き離されたとき、私は朝どうやって起きればよいのかわかりませんでした……私の体は食

事の仕方を忘れてしまい、一口ひとくちが胃の中で石のように感じられました」。彼女たちが一人になって沈み込んだ深みは、虐待を加える配偶者と共にいたときに経験したどんな苦しい状態にも比較できないほどひどいものであった。(p. 220)

　マゾヒスティックな患者に接していると、親が彼らに情緒を傾けてかかわってくれたのは唯一彼らが罰されているときだけであったとわかることもめずらしくない。こんな状況におかれれば、愛着と苦痛が関連づけられるのも当然のことだ。愛情と残酷さの独特の組み合わせであるいじめも、マゾヒズムのもととなりうる。特に処罰が過度で虐待的であったりサディスティックなものであったりした場合は、子どもは苦しみをかかわり合いの代償であると考えるようになる。そして子どもたちは身体的な安全よりもかかわり合いをずっと強く渇望するのである。また子ども時代に虐待を受けた被害者は、親が虐待を理由づけた合理化を通常内在化している。無視されるくらいならぶたれているほうがましだからである。ラスムッセンの研究に登場するもう一人の患者も、こう打ち明けている。

　　　もう一度幼いころに戻れたらいいのにとずっと思ってきました。母に世話してもらってご機嫌の状態が続いていたらよかったのに、と。今も鞭打ってもらえるといいのに、だって鞭打ちは聞きわけをよくする方法だし、将来きちんとした考えをもてるようになるための方法だから。もし母がもっと鞭打ってくれていたなら、私はまともにやれていたでしょう。(p. 223)

　パーソナリティがマゾヒスティックな構造をもつようになった多くの人の成育歴にみられるもう一つの側面がある。それは、彼らが苦難を果敢に耐えてきたことに対して大きな報酬が与えられてきたことである。私の知っているある女性は、15歳のときに母親を大腸ガンで亡くした。彼女の母親は死の直前の数カ月を自宅で過ごしていたが、その間徐々に衰弱し昏睡状態を深め失禁することも多くなっていった。娘は看護師の役割を引き継ぎ、人工肛門のガーゼを交換し、血で汚れたシーツを毎日洗濯し、体位変換をしては床ずれを防いだ。母親の母親はこの献身ぶりに感激して、孫がどんなに勇敢で愛他的であるか、神様はどんなに喜んでおられることか、死を前にした母親を介護するために普

通の若者としての楽しみをどんなにあっさりと不平も言わずに諦めたかといったことを、くどいくらいに述べ立てた。確かにそれは事実だったが、彼女が長年自己犠牲を強いられ、自分のための休みを取るようにほとんど勧めてもらえなかった結果、彼女はマゾヒズムの人生に陥ることになった。すなわち、彼女はいつも自分の寛大さや寛容さを誇示することによってその後の発達課題を解決しようとした。しかし他人は彼女に対してうんざりするほど独善的だという反応を見せ、繰り返し世話を焼こうとする彼女をうるさがったのである。

　自虐的な人は日ごろの人間関係では、悲惨大好き集団に属するような友人を慕うことが多い。もし道徳的マゾヒズムに苦しむ類の人であれば、不当に扱われているという自分の感覚を認めてくれるような人たちに引かれる。彼らはまた非情なあるいはサディスティックなまでの扱いを受ける関係を再構築してしまう傾向にある。虐待されている配偶者はこのもっとも極端な例にすぎない。サドマゾヒスティックな結びつきには、虐待の傾向をあらかじめもっていた配偶者を自虐的な人が選んだ結果と思われるものがあったり、また別の例では十分に優しいパートナーと一緒になったものの相手のもっとも悪い面を引き出してしまったように思われる場合もある。

　ナイズ[411]（文献26参照）の指摘によれば、マゾヒスティックなパーソナリティをもつ人はパラノイドの人とある共通点をもっており、マゾヒスティックな態度からパラノイド的態度へと周期的に変化するような人もいるという。この類縁性は、彼らが脅威に対して共通した態度をとることからくるものである。パラノイドの人も自虐的な人も、自分の自尊心、安全、身体的安寧に対して常に攻撃を受ける危険を感じている。この不安に対するパラノイド的解決法はこのようなものだ。「おまえに攻撃される前にこっちから攻撃してやる」。他方マゾヒスティックな反応はこうだ。「あなたから攻撃されなくてすむように、まず自分で自分を攻撃します」。マゾヒスティックな人もパラノイドの人も、無意識的には力と愛情の関係に心を奪われている。すなわちパラノイドの人は力を感じるために愛情を犠牲にしているし、他方マゾヒスティックな人はこの反対なのだ。境界水準の人格構造では特に、交代する自我状態としてこれらの異なった解決法があらわれる場合があり、患者をおびえた被害者と理解すべきか脅威的な敵と理解すべきかで治療者は混乱してしまう。

　マゾヒズム的精神力動は、自虐的パーソナリティをもつ人の性生活にも浸透している場合がある[275]。しかし性格学的にマゾヒスティックな人の多くは性的マゾヒストではない（実際、彼らの自慰の際のファンタジーには興奮を高めるた

めにマゾヒスティックな要素が採用されていることもあるが、パートナーが少しでも攻撃的な態度を取るとたいていは性的に興醒めしてしまう）。反対に独特の性的履歴のためにマゾヒスティックな性愛形態をもつにいたった人の多くは、自虐的パーソナリティをもたない。初期の欲動理論はセクシュアリティをパーソナリティ構造とあまりに強く関連づけたために、ある不幸な遺産が残されてしまった。それは、性的力動とパーソナリティの力動はいつでも同形に違いないという軽薄な憶測である。確かにそういうことは少なくない。けれども幸いにもというべきか、人間というものはしばしばもっと複雑なものである。

マゾヒスティックな自己

　マゾヒスティックな人の自己表象は、抑うつ的な人の自己表象と部分的にだが共通点をもっている。すなわち、無価値で罪深く、拒絶されて当然の、処罰に値するものという自己表象である。それに加えて、単に満たされないというよりも窮乏して不完全であるという染みついた感覚が、時に意識されたかたちでもたれていたり、自分は誤解され真価を認められず虐げられる運命にあるのだという確信がもたれている場合がある。道徳的マゾヒズムのパーソナリティ構造をもった人は、尊大かつ嘲笑的で苦悩に高揚をおぼえ、自分と同じような苦難を自分ほど立派に耐え忍ぶことはできないであろう道徳的に劣等な人間を見下げているような印象を周囲に与える。こうした態度からは道徳的マゾヒストが苦しみを楽しんでいるかのように見えるが、次のような定式化のほうがおそらく望ましかろう。つまり、彼らは自らの自尊心を支えるためにそこに代償の基盤を見出したのである。

　マゾヒスティックなクライエントが他人に虐げられた経験を話しているとき、普段はつらそうな彼らの表情に狡猾な笑みがかすかに浮かぶのが見えることがある。彼らが自分を苦しめた相手をさんざんに中傷することにある種のサディスティックな喜びを感じていることは容易に見て取れる。自虐的な人は自分の悲惨さを楽しんでいるのだというよくある憶測のもう一つの出所はこれかもしれない。しかしこう言ったほうが正確だろう。彼らは対人関係のジレンマに対して、苦しむことを通じて愛着するという解決法をとるが、そこから何らかの二次的疾病利得を得ているのだ。彼らも反撃はするが、直接反撃するのではな

い。自分を虐げた人間を、攻撃性を露わにした道徳的劣等者としてさらし者にし、そしてこの戦略によって得られた道徳的勝利を味わうという手段で反撃するのである。また多くのセラピストにとって次のようなクライエントはおなじみであろう。すなわち上司、親戚、友人あるいは配偶者から虐げられていることを哀れな調子で訴えるが、その状況を改善するために何かするよう勧められると不満げな顔をして話題を替え、今度は別のことに不平を言いはじめるクライエントである。果敢に逆境を耐え忍ぶことによって自尊心が高められ、逆に自分のために行動することによって（マゾヒスティックな人の道徳用語ではこれを「利己的に」とか「勝手気ままに」という）自尊心が低められるような場合には、不愉快な状況をリフレーミングして修正の手だてが必要なものととらえなおしてもらうことは難しい。

　抑うつ的な構造をもつ人の大半が孤独に引きこもりがちなのと違って、マゾヒスティックな人は自分の感じている悪を他人に投影しておいて、しかるのちその悪が内側にあるものでなくむしろ外側にあるものである証拠が明らかになるように振る舞うという方法をとる。これは自虐的パターンとパラノイド防衛のもう一つの類似点でもある。しかしながらマゾヒスティックな人は、通常パラノイドの人ほど原始的な恐怖を抱いてはいず、自らの望ましくない側面を排出するための防衛的な情動の変形も、それほど必要としない。それにたいへん隠遁好きなことがあるパラノイドの人と違って、彼らは自分から切り離したサディスティックな傾向を収納しておく場所として利用するために手近に他人を必要とする。またパラノイドの人は投影した悪意を漠然とした力や遠く離れた迫害者のせいにして自分の不安を解消することができるが、マゾヒスティックな人はそれをごく手近な人物に帰する。すると投影を受けた対象が道徳的に堕落しているという投影主の確信が正しいことを、その人物の行動が目に見えるかたちで証明してくれるというわけである。

マゾヒスティックな患者との間に生じる転移と逆転移

　マゾヒスティックな患者は、世話を必要としているのに目に見えて苦しんでいるときにしか世話してもらえない子どものドラマを、セラピストとの間で再演する傾向にある。治療者は、命にかかわる緊急事態に援助なしで立ち向かう

にはあまりに弱くおびえて無防備な患者を、救い慰めるように説得されるべき親としてみなされるかもしれない。すなわち、もしクライエントが非常に不穏で危険な状況に陥っておりどうやってそこを抜け出せばよいのかわからない様子に思われた場合、治療を始めるためにはまずその人の身の安全が確保されねばならないとセラピストはしばしば考えてしまう。また、あまり極端でないマゾヒスティックな表現にも、命を脅かされる虐待に対しどうしてよいかわからないという何らかのコミュニケーションがみられるし、それに加えてクライエントはこの難局を乗り切るのにただじっと耐え禁欲的であろうと努力することしか知らない、そればかりか災難を前にしても明るく振る舞おうと努めることしか知らないという証拠が示されるものである。

　このように、患者が主観的に課題としていることは、セラピストに次の2点を納得させることである。すなわち(1)自分は救助される必要があること、そして(2)救助される値打ちがあることの2点である。またこうしたねらいと混在して、セラピストが面倒をみてくれず自分を気にもとめない利己的で批判的で虐待的な権力者なのではないかという恐れや、セラピストが自分の無価値さを暴き被害者になったことを責め関係を絶ってしまいはしないかというおそれがある。こうした救済への計画や虐待への恐れは意識的であることも無意識的であることもあり自我親和的であることも自我違和的であることもあろうが、クライエントのもつパーソナリティ構造の水準しだいで決まってくる。加えて自虐的な人は、ほとんどの場合無意識的にであるが、観察者に自分の欠点をかぎつけられ罪をとがめられて拒絶されるのではないかという恐怖におびえて生きている。こうした恐怖と闘うために彼らは、自分が無力であること、また善くあろうと努力していることを何とかしてはっきり示そうとする。

　マゾヒスティックな精神力動に対するよくある逆転移には二つある。それは、カウンターマゾヒズムとサディズムであり、通常この両方が生じる。臨床家の反応としてもっともよくみられるパターンは、特に経験の浅いセラピストに多くみられるのだが、このようなものである。はじめは過剰に（かつマゾヒスティックに）寛大で、自分が患者の苦しみを理解していること、自分は絶対に患者を攻撃することなどないことを患者に納得させようとする。しかしこうした方法は患者をよけいに無力に悲惨にするだけらしいとわかってくると、セラピストは自我違和的な苛立ちを抱えているのに気づき、非常に扱いにくく援助に抵抗するという理由で患者にサディスティックに復讐するファンタジーを抱いているのに気づくのである。

セラピストは抑うつ的な心理をもっていることが多く、また（特に治療の初期では）マゾヒズム優位の人は基本的に抑うつ的な人と誤解されやすい。そのため臨床家はしばしば、仮に自分が患者の役回りであったならば自分にとって助けになるであろうことを、患者のためにしてやろうとする。そして解釈や行動を通じて、自分が求めに応じられること、患者の不幸がいかほどのものか自分は理解していること、そして力になるためなら余分の骨折りもいとわないことを強調する。またセラピストは、治療費を値引きしたり余分にセッションをもったり24時間体制で電話に応じたり、陰うつな泥沼から抜け出せないでいるその患者との治療同盟を強化しようとしてそのほかにも特別の便宜を図ったりしがちになることが知られている。けれどもこういった行動は、抑うつ的な人の治療のためにはよいかもしれないが、マゾヒスティックな人に対しては逆効果になる。退行を招くからである。自虐的な行ないは割に合うものだと患者が学習してしまうのだ。つまり苦しいと騒ぐほど、それだけ反応が得られるというわけである。一方セラピストは頑張れば頑張るほど状況は悪くなることを学ぶが、これはマゾヒスティックな人に世界が経験される仕方と鏡のようにまったく同じものなのである。

　自分自身の経験や教え子たちを顧みて思うに、マゾヒスティックなクライエントとどう治療を進めていったらよいのか、共感すべき相手に対してマゾヒスティックな行動化や気も動転するようなサディスティックな反応をしてしまうのをどうやって避けたらよいのか、われわれはみな苦い経験を通して学ぶものなのである。マゾヒスティックな退行を強化するのでなく限界を設定することをこの患者との経験を通じて学んだといえるようなそんな患者を、たいていのセラピストはありありと思い起こすことができるものだ。これは私自身の経験だが、私がはじめて受けもった重症患者の一人に、パラノイド－マゾヒスティックな精神病圏の若い男性がいた。私は恥ずかしいことに彼に対して盛んな救済者ファンタジーを抱いていた。もう仕事に行く手段がないという彼の悲しい話を聞いて、私は自分がよい対象だと証明したい一心で自分の車を貸した。すると果たせるかな彼は、その車で木に突っ込んだのであった。

　一般にマゾヒスティックな反応に対しては直面化するよりもむしろ支持してしまいがちであるのに加え、セラピストはサディスティックな衝動を認めることを通常困難に感じるものである。承認されないままの感情というものは行動化されやすいために、こうした抑制は危険なものになりうる。被害者がセラピストに非難されるかもしれないと現代の精神保健サービス消費者が神経過敏に

なるのも、おそらく偶然のことではなかろう。傷つきやすい立場に立たされていたころにはセラピストの無意識のサディズムに支配されていたのだという感じが、かつて患者だった人たちの感覚から生じてきたとしても不思議はないのだ。不快をつのらせ泣き言を言いつのるばかりのクライエントに我慢しきれず腹が立つところまでいってしまえば、懲罰的な解釈であろうが拒絶であろうが合理化してしまいやすくなる（「たぶんこの人には私とは違うセラピストが必要なんだ」などと）。

　マゾヒスティックなクライエントには頭にくることがある。「助けられるものなら助けてみな、悪くなるだけだよ」というようなメッセージを送ってくる患者ほど、セラピストの自尊心を傷つけるものはないからだ。この陰性治療反応[172]は無意識のマゾヒスティックな精神力動を反映したものであることが以前から知られているが、それを知的に理解することと情緒的に経験することはまったく別のことである。自己卑下的な行動をしつこくとる人に対して、温かい支持を与える態度をとりつづけるのは難しいことなのだ（フランク［Frank, J.D.］ら[144]による『援助を拒否して不平ばかり言う人』についての文献を参照のこと）。

　この章を執筆中の今でさえ、マゾヒスティックな過程について説明しようとしながらも、ややむっとしているような語調に知らず知らず陥ってしまうのが自分でもわかる。また自虐的な患者について書いている著者の中には、彼らを完全に軽蔑しきっている分析家もいたようだ（たとえば、文献34）。こうした感情はこのように普遍的なものであるから、入念に定式化された治療戦略がぜひとも必要である。マゾヒスティックまたサディスティックな逆転移反応は、必ずしも治療を過度に煩わせるものではない。しかしこうした感情を否認してしまうと、セラピストはほぼ確実に困難に陥ることになるだろう。

マゾヒズムと診断することがもつ治療的意味

　20世紀初頭、フロイトとその後継者の多くがマゾヒズムの精神力動について記述し、その起源と機能、無意識的な目的、隠された意味について論じた。しかし、性格学的にマゾヒスティックな人の治療技法について明確に述べた最初の人はエスター・メナカーであった。「精神分析状況におけるマゾヒズム的要素[382]」の中で彼女は、古典的治療における多くの側面、たとえば患者があおむ

けに横になっている一方で分析家がそれを見物していたり分析家が権威的な口調で解釈したりといったことが、マゾヒスティックなクライエントにとっては支配－服従的性質の屈辱的な交流を反復するものとして体験されうることを論じた。そして、次のような技法上の修正を推奨した。すなわち、対面法での治療、転移関係と同様に現実的関係に重点をおくこと、万能をにおわせるような調子を分析家の語調からいっさい排することなどである。治療状況に含まれる潜在的にサドマゾヒスティックなこうした特徴を完全に取り去ってしまわないかぎり、屈従や服従の反復、親しくあるために自律性を犠牲にすることの反復しか患者には感じられない危険があるとメナカーは考えた。

　この議論は今も有効である。もっともメナカーの推奨がそのまま字義通り有効であるというよりも、その精神において有効だということだが。たとえばカウチについて彼女が述べたことはやや実際的でなくなっている。というのも現代精神分析の臨床では、高機能の患者だけしか横たわって行なう自由連想の適応にはならないからである（それに神経症水準のマゾヒスティックな人なら、カウチでリラックスすることは屈辱的な敗北に甘んじることとは違うと理解するに十分な強い観察自我を、おそらくはもっているだろう）。しかしながら現実的な関係が中心となることを強調した論点はいまだ有効である。つまりマゾヒスティックな人は健康な自己主張のお手本を差し迫って必要としているため、自虐的な患者の回復のためには治療同盟の築き方を通して示される治療者の人間性が決定的に重要なのだ。しかも他の大方のパーソナリティの人にとってよりもずっと重要なのである。たとえばセラピストが不当に利用されることを拒んだり、寛容にも限度があってやむをえず腹を立ててしまうこともあることを示すことは、他人のためには自分にかかわる関心事をすべて犠牲にするようにしつけられたような人に対してまったく新たな展望を開いてみせることができるかもしれない。したがって自虐的なクライエントを治療するにあたっての第一の「ルール」は、マゾヒズムを模倣しないようにすることである。

　何年も前、かぎられた資金しかない人々に対する奉仕に私がかかわっていることを知って、スーパーバイザーの一人は私にこう言った。経済的困難に苦しんでいる患者の支払いを待ってやるのはよいことである。たいていの患者に関してはそうだ。しかしマゾヒスティックなクライエントに対してだけは、そういうことを大目に見てはいけない、と。しかし私は忠告が賢明なものだったと思い知らされるような失敗をやらかさないとよい忠告を受け入れることができないたちだから、勤勉かつまじめで魅力的な人柄のある男性が、その人の力で

はどうにもできそうにない経済的危機に陥っていることを説得力十分に説明してきたときには、このスーパーバイザーの警告を無視してしまった。経済的に再び自立できるまでは「支えてあげましょう」という提案をしたのである。しかし彼はますます金に困るようになり、私もだんだん腹に据えかねるようになってきて、結局は金を返してもらうという最悪のかたちで私の犯した間違いを修正せざるをえなくなってしまった。それ以来私はこういう過ちは犯していないが、私の教え子たちもちょうど私のように、例の通りの苦い経験を通してこの技法の一例を学んでいることに気づいた。誤った寛大さの代償を支払うのが仮にそのセラピストだけだったとしたらどうということはないが、患者の弊害が明白となってくれば、癒し手としての自信も懐具合同様に打撃を受けかねない。

このように、「治療的な」自己犠牲を実演してみせることは自虐的なクライエントのためにはならないのである。そんなことをすれば彼らは罪悪感を感じ、自分は回復に値しないと感じてしまうだろう。それにもしセラピストが自己滅却を模倣してしまえば、彼らには自分に与えられた特権をどう使用したらよいのかほとんど学習できなくなってしまう。むしろマゾヒスティックな人に対しては支払いを待ってやろうとするよりも、骨の折れる精神力動を扱うのに必要な技量に対する適切な報酬となるような金額を請求すべきである。そうして自分には受け取る資格があるんだという気構えでもって料金を受け取るべきなのだ。ナイズはマゾヒスティックな患者に対して支払いを受けて喜んでいる様子を意図的に見せたものである。患者が支払った紙幣を愛しげに撫でまわしたり、患者の切った小切手をいかにもうれしげに折り畳んで見せたりして。

自己に関心を向けたり自己を防衛したりしている面がマゾヒスティックな患者にもある。そしてそのことを認識し、かつそれを毛嫌いしなくなることを患者たちは明らかに求めている。にもかかわらず、たいていのセラピストは自己に対して適切な関心を払ったり適度な防衛をはたらかせるところを見せるのをためらう。これは利己心（セラピストにも十分ありうることだ）というものに対して内的に抑制がかかっているからかもしれないが、そればかりでもなさそうである。つまりそんなところを見せたら自虐的な患者が怒りや非難で反応することを、セラピストは的確にも予想しているのだ。言い換えれば、たいていのマゾヒスティックな人が自らの幼少期の対象に罰せられたように、セラピストも利己的だと処罰されるというわけである。確かにその通り、患者は怒るだろう。けれどそれは望ましいことでもあるのだ。なぜなら自己破壊的な人は、果

敢に微笑んでいれば許容されるのだと学ぶ必要はなく、怒りに我を忘れているときでも受け入れてもらえるのだとわかる必要があるからである。

　さらに彼らが理解する必要があるのは、望んだものが手に入らないときに腹が立つのは自然だし、他人にもそれは自然なこととして容易に理解してもらえるということである。その怒りを一人よがりの道徳主義や苦しみの誇示でもって守り固める必要はない。マゾヒスティックな人は、明らかに不当な扱いを受けたときにしか敵意を抱く権利はないと信じているが、この思い込みの代償として無駄な心理的骨折りを延々とする羽目に陥っている。すなわち普通程度の失望、欲求不満、怒りなどを感じただけでも、自分は恥ずかしいくらい利己的だと感じないですむように、彼らはそれを否認したり道徳化したりするのである。治療者が自己に関心を向けた振る舞いをし、マゾヒスティックな患者の反応性の怒りを自然で興味深いこととして扱えば、患者が一番にしがみついてきたもっとも病的な考え方の枠組みがいくらか組み替えられるだろう。

　こうした理由から、もっとも経験の深いセラピストたちはマゾヒスティックな患者に対しての「憐憫は無用（同情の表現は無用）」だと忠告している。これは別に、難しい患者であることを責めよとかマゾヒズムに対してサディズムで応酬せよということではない。そうではなくて、「なんてかわいそうに！」と言い換えられるようなコミュニケーションのかわりに「どうやって自分をそんな状況に陥らせたのですか」と上手に尋ねなさいという意味だ。クライエントが状況を改善する能力が常に強調されるべきである。しかし自虐的な人は、温情を引き出すには無力さをアピールするにかぎると信じているから、こういう幼児化を許さない自我建設的なセラピストの反応にいらいらしがちである。だからこそこういう介入は、セラピストが自然な怒りの表現を喜んで受け入れ患者の陰性感情に理解を示す機会を与えてくれるのである。

　またこれも同様のことだが、救済してはならない。私の患者のうちもっとも重症度の高いマゾヒスティックな患者の一人は、ブリミアから多種類の嗜癖さらには精神病的度合いの不安にいたるまで多様な症状をもっていたが、自分が怒りを表現したことでセラピストを遠ざけてしまったのではないかという恐れを感じると、いつでもパニックに陥り麻痺状態になった。同様の状態に陥ったあるとき、彼女は逆上したあまりに、地元の精神保健センターの職員に自分を入院させるよう説得し、72時間の入院に同意する署名をした。しかし半日もたたないうちに落ち着きを取り戻し、もう入院患者の境遇をこれっぽっちも味わいたくない気分になったので、ある精神科医から、もし私の許可が得られ

れば早く退院してよいという同意をとりつけた。しかし私の答えはこうだった。「3日間の入院に同意する署名だとわかっていたのでしょう。約束は守っていただきたいのです」。彼女は激怒した。しかし何年も経ってから、彼女はあれが治療の転換点になったと打ち明けてくれた。一人前の、自分の行動に責任をもって生きていくことのできる一個の人間として扱ってくれたお陰だというのである。

同じ趣旨のことだが、罪悪感や自己懐疑をしぶしぶでも認めてはならない。マゾヒスティックなクライエントからは、自責的な心理を是認するように迫る強い圧力が感じられることがある。罪悪感をあおるメッセージは、しばしば分離をめぐってもっとも強烈となる。セラピストが休暇をとる間際になると自己破壊性がエスカレートする（よくある筋書き）人がいる。こういう人はセラピストが何かを楽しむということがどんなに患者を傷つけるものであるか、セラピストがそれを悩まずして楽しむことは許されないと無意識に主張しているのである。「あなたのせいで苦しんでいるんですよ！」とか「あなたがさせたんですよ！」という言葉に翻訳できるような行為を扱うさいには、クライエントの痛みを共感的に映し返してやりながらも、そのために自分の休暇を台無しにするのは気が進まないことを明るくつけ加えるのがいちばんだろう。

他人の神経症的反応に対して罪悪感を感じることなく自分を大切にする人もあるという実例を示されると、マゾヒスティックな人は道徳的な恐怖を感じるかもしれないが、それと同時に自分をもう少し尊重してみようかという気にもさせられるだろう。私がこのことを最初に学んだのは、すさまじいマゾヒズムを共有している若い母親たちのあるグループを研究していたときのことだった。当時私のコ・リーダーは間もなく休暇をとることになっていたのだが、彼女の休暇のせいでメンバーたちが傷ついているという無言の非難が広がり、彼女は非難の的になっていた。われわれを見捨てることをあまり悪く思わないでいいのよ、と母親くさい調子で励ます言葉の裏にはそうしたメッセージが陰険に込められていたのである。これに対して彼女はこう答えた。悪いだなんてちっとも思わない、楽しく過ごせてこのグループのことを全然考えなくてすむお休みが待ち遠しいわ、と。これを聞いた女たちは激怒したが、同時に活気や率直さを取り戻した。それはまるで停滞と偽善と受動的攻撃性の泥沼から引っ張り出されたかのようだった。

もちろんタイミングも非常に重要である。しっかりした作業同盟ができていないうちからあまりに強く時期尚早に迫ると、患者は批判され非難されたと感

じるだろう。マゾヒスティックな人の苦しみというものは（自分から選んでいるように見えるにもかかわらず）本当に本人の意識的コントロールを超えたものなのだという共感的理解を伝えながらも、同時に、彼らが自分の意志作用を意識化し自分の境遇を変化させる能力をもつことを信頼する直面化的態度をとるという、こういう技術は教科書では教えられない。けれどもいつどのように直面化するか、また自分の避けようのない失敗のために患者をよけいに苦しめてしまったときに[586]過度の自己批判に陥ることなくどう謝罪すればよいかについて、適切な配慮をしている臨床家なら誰にでも直感が育ってくるものである。

　マゾヒスティックな患者の病的な期待に抗するように振る舞う以外にも、セラピストは非合理的なのに尊重されている無意識的信念の証左を活発に解釈しなければならない。こうした信念とは、「もしも十分苦しんだなら愛されるだろう」「敵に対処するいちばんの方法は、相手が虐待者だということを示すことだ」「よいことが起こったのは、私が十分に自己処罰的だったからにほかならない」といったものだ。自己主張することや自信をもつことを処罰と関連づけ、自己卑下を最終的な勝利と関連づける魔術的な信念をもっていることが自虐的な人にはよくある。宗教的営みや民俗的伝統のほとんどには苦しみと報酬の関連づけがみられるが、マゾヒスティックな人はしばしば無批判にこういった考え方を自分の病理の裏づけとしている。予測がつかず明らかに破壊的ともなりうる、そんな苦しみに対してわく怒りを和らげてくれるから、こういう信念はわれわれの慰めにはなるかもしれない。しかし行動が有効かもしれないときにこうした考え方がその妨げとなってしまうなら、こうした考え方は有害無益である。

　制御-克服（コントロール-マスタリィ）理論では病因的信念に強調がおかれ、またクライエントがその信念を何度もテストしようとすることが強調されるが、これは精神分析的理解に対する最大の貢献の一つである。臨床家は、セラピストとしてマゾヒスティックに振る舞うことを拒否するという仕方でこのテストに合格しなければならない。それに加えてそのテストとは何なのか、そのテストは人生、人間、幸福の追求等々の性質をめぐりクライエントが潜在的に抱いている考え方についてどんなことを露わにしているか、それをクライエントが自覚できるように援助もしなければならない。逆転移の制御ほどの情緒的困難はないにせよ、治療のこの部分はもっとも達成の難しい部分である。マゾヒスティックな行為の影に潜む万能的ファンタジーはなかなかにしぶとい。成功が処罰され苦しみが報われているという証拠を探せば、偶然の出来事の中にいつでもみつけられるの

である。自己を尊重するセラピストの態度を理想化したりそれと同一化したりすることを基礎にして一過性にマゾヒスティックな行動が減るのが「転移性治癒」であるが、しかし不合理な信念を露わにする作業をセラピストがあくまでやり抜けば、しばしば「転移性治癒」とは違った、自己否定からの開放へ向かうより深く永続的な動きが生じてくる。

鑑別診断

　マゾヒスティックなパターンはあらゆる精神病理によくみられるものである。その自己にとって何らかのかたちで害をなすものでないかぎり、通常われわれはそれを病的とはみなさない。したがって、当然この本で取り上げられているすべてのパーソナリティ形態にはマゾヒスティックな要素が含まれている。少なくとも、単に性格というよりも性格「障害」と言ってしまえるほど防衛の硬直や発達の抑制が病的水準に近い場合には。しかしどんなパターンに備わっているマゾヒスティックな機能も、パーソナリティを形づくる主題としてのマゾヒズムとは同一でない。ここに取り上げられている個人心理のうち性格学的なマゾヒズムともっとも混同されやすいのは、抑うつ性心理と解離性心理である。

マゾヒスティック・パーソナリティと抑うつ性パーソナリティ

　抑うつ性力動とマゾヒスティックな力動が組み合わさった精神力動をもつ人は多い。これを抑うつ性－マゾヒスティック性格とみなすのは適切なことである。しかしながら、たいていはこのどちらかの要素に重みづけされたバランスをもっているから、抑うつ的な色合いをもつこれら二つの心理を見分けることが重要である。最適の治療方法はそれぞれのタイプで異なるからだ。抑うつが優勢な人に何よりも必要なのは、セラピストは裁いたり拒絶したり見捨てたりすることはないし、内在化された対象（抑うつ状態を持続させている存在）とは違って苦しんでいるときいつでも応じてくれる存在だと学ぶことである。これに対してマゾヒスティックな人には、むしろ次のようなことを理解してもらわねばならない。すなわち、無力に苦しんでいてもだめで、自己主張してこそ温かく受容的な反応が得られるし、またたいへんな災難が起こりつつあるとき

だけしぶしぶ注意を向けてくれた親とは違い、セラピストは患者が今被っている悲惨な出来事の詳細にだけ特別に関心を向けているわけではないのだ、と。

　抑うつ的な人をマゾヒスティックな人として治療してしまうと、抑うつ状態を悪化させることがあるばかりか自殺さえ引き起こしかねない。患者が非難され見捨てられたと感じてしまうからである。これとは逆にマゾヒスティックな人を抑うつ的な人として治療した場合には、自己破壊性を強化してしまうことになるだろう。また非常に実際的なレベルの話として、マゾヒスティック・パーソナリティの人に抗うつ剤を投与すると、たとえ臨床的に抑うつ症状があっても薬剤はほとんど奏効せず、むしろ「気分を改善させるために自分には権威的存在やそういう人のかける魔法が必要なのだ」という患者の病因的信念をあおる結果になってしまうことが、もっとも経験を積んだ臨床家によって観察されている。

　抑うつ的傾向とマゾヒスティックな傾向の両方を備えた患者だなと思ったら、治療者は当座の治療においてより活発なのは抑うつあるいはマゾヒスムどちらの精神力動なのか、常に評価を続けていかなければならない。そうすれば患者の主要な防衛過程にちょうど適切な介入ができるだろう。

マゾヒスティックな心理と解離性心理

　この20年で解離に関するわれわれの知識は爆発的に増大した。マゾヒスムの一般的な理論に沿ってもっぱら理解されてきた諸行動が、外傷やサディスティックな虐待の既往をもつ患者に対してより正確なやり方で再解釈されるようになった。驚くべく多くの人たちが解離状態に支配される中で、以前自らに加えられた危害を自分自身に対して繰り返している。多重人格性障害のクライエントは自己催眠を用いて自我状態を切り替え、そうしておいて幼少期に受けた責め苦を再演するが、これは解離下での自傷行為が生じやすい例としてもっとも劇的なものである。このさい詳しく調べると通常交代人格が存在することが明らかになるが、この交代人格は虐待を行なったそもそもの人物と同一化されており、この人物について主人格は健忘しているものである。

　こういう場合の精神力動は概括的には確かにマゾヒスティックなものだ。しかし、セラピストが患者とみなしている人物が身体のコントロールを失っているすきに交代人格によって自傷行為が行なわれた場合、その事実をもしセラピストが見落としてしまっていれば、解釈は無駄に終わるだろう。解離性の人に

推奨される治療については第15章で述べるが、さしあたってこのことは覚えておいてほしい。かなり奇妙な自傷の場合には、それをした記憶があるかどうか本当のところはどうなのか、患者に尋ねてみなければならないということである[*3]。クライエントが自傷を加えたことを実際に覚えていたら、今度はどの程度離人感や肉体から離脱した感じがあったのかを尋ねなければならない。またこういった患者で自己破壊的な行動をとるような心の状態に陥るおそれがあるうちは、マゾヒズムの解釈よりも解離を減らすことをねらった介入を優先させるべきである。

まとめ

　道徳的マゾヒズムの概念やそれに関連する自虐的パターンの概念の歴史を概観し、それらの痛みに喜びを感じることがマゾヒズムであるとする俗説から区別した。性別による傾向（マゾヒズムは女性、サディズムは男性）について述べたが、一方でマゾヒスティック・パーソナリティ構造はどちらの性にもよくみられるものであることを強調した。マゾヒズムの情緒的要素には主たる抑うつ的感情に加えて怒りと敵意が含まれ、これに関連した自我過程には抑うつ的防衛に加えて行動化、道徳化、否認が含まれる。マゾヒスティックな関係性は、普段は育ちゆく子どもを無視したり虐待しているがたまに子どもが苦しんでいると温かい関心を向けるような対象との幼少期の体験に対応したものである。マゾヒスティックな人の自己表象は抑うつ的な人のそれに類似するが、加えて虐待を勇敢に耐えることにより自尊心を保っているところがある。

　自虐的な患者の転移は、尊重され救済されたいという願望を反映したものとして理解できるし、マゾヒズムとサディズムの逆転移についても論じた。また望ましい治療として、現実的な関係に重きをおき（特にセラピストが健康な自

---

*3　もし虐待が交代人格によって加えられたものであれば、通常記憶に残っていないものである。解離性のクライエントは物忘れに悩まされているものの、自傷したことを覚えていませんと自分から訴えることはない。クライエントは自分のしたことを思い出せているのだろうとセラピストは憶測しているが、クライエントはセラピストのこの憶測に合わせて振る舞ってみせることによって、自分の健忘を「覆い隠して」しまうのである。

己尊重の模範となること)、問題解決に対する患者の能力や責任を尊重し、病因的信念を明らかにしその妥当性を問い変化させてゆくべく根気強く取り組むことなどがあげられる。最後に、マゾヒズムと抑うつ性心理や解離性心理との鑑別を論じた。

さらに読むとよい文献

ライクの道徳的マゾヒズムに関する研究は、いくつかの点で古びてはいるものの、いまだ一読に値し、この分野の初学者のやる気をそぐような難解なメタ心理学にはまり込んでもいない。ストロロウの小論を読めば、より現代的な自己心理学の視点からマゾヒズムに関する最新の知見が得られるだろう。ラクス(Lax, R.F.)のマゾヒスティックな女性に関する研究は近年なされた価値ある貢献であり、またクーパー (Cooper, A.M.) の自己愛的-マゾヒズム的性格についての論文も同様に重要である。マゾヒズムをテーマにグリック (Glick, R.A.) とメイヤーズ (Meyers, D.I.) が編集した書籍にも優れた小論がいくつか掲載されており、その大部分は性格学的パターンに関する小論である。

［第13章］
強迫性パーソナリティ

　西洋の科学技術社会には、思考することと行動することを中心にパーソナリティが組織化されているような人々があふれている。理性を理想化し人間の活動を通して達成される進歩に信頼をおくのが啓蒙思想の特徴であり、これらはまだわれわれの集団心理に染みとおっている。西洋文明はアジアや第三世界の国々とはまったく対照的に、科学的合理性と「やればできる」式の実用主義を、一番といってよいほどに尊重している。多くの人々は理論的な思考力や実際に問題を解決する能力にもっとも価値をおいている。思考し行動することによって喜びを追い求め、そこから誇りを得ることがわれわれの社会では規範とされているために、そうした活動がそんなにも尊重され特別重要とされていることの複雑な意味はほとんど省りみられない。

　われわれが強迫性パーソナリティ構造を推定するのはどんなときであろうか。それは、ある人が思考と行動によって心理的に駆り立てられているとき、そしてそれが心で感じること、五感で感じること、直観すること、聴くこと、遊ぶこと、白昼夢を見ること、創造的な芸術を楽しむこと、その他、より合理的でない行動様式やより道具的でない行動様式などに対してひどく不釣り合いであるときである。この範疇にはたいへん生産的で賞賛すべき人がたくさんいる。たとえば、法的な議論を組み立て闘わすことが好きな弁護士は心理的には理性と行動によって動かされているし、エコロジーに関心があり環境関連の政治問題にかかわることで自尊心を得ている人も同様のものに突き動かされている。あまりに柔軟性のない構造をもつためにDSMの強迫性パーソナリティ障害の

診断基準を満たしてしまう人たちの中にもまた、思考することと行動することをほぼ同程度に、しかもしばしば明らかに防衛的な仕方であわせもっている人が多くいる。「仕事中毒(ワーカホリック)」や「タイプAパーソナリティ」も、強迫性のテーマがかたちを変えたものである。

　思考することに対して高度の備給がなされている一方で、行動することには比較的無関心であるような人もいるし、この逆の人もいる。たとえば哲学の教授は、強迫思考的であるが強迫行為的でないパーソナリティ構造をもっていることがある。つまり彼らは精神活動に喜びを見出しそれを自尊心の源とするが、自分の思想をぜひ実行に移さねばならないとは感じない。一方大工仕事や経理に夢中になる人は、強迫行為的ではあるが強迫思考的でないスタイルをもっていることが多い。すなわち彼らはある特定の細かい仕事を仕上げることに喜びを感じるが、たいてい知的な推敲を伴っていない。また、強迫行為的な儀式を行なう傾向はまったくないが侵入的な考えを消してほしいと治療者のもとを訪れる人もあれば、逆の訴えで来る人もある。それなのに、フロイディアンが100年にもわたり強迫思考と強迫行為とを関連した現象と考えていたせいで、われわれはこの二つの現象を一緒にすることに慣れきっている。そしてこれらが概念的にも、またときには臨床的にも別個のものだという事実を忘れがちである。

　この本では慣例に従い、強迫思考的パーソナリティと強迫行為的パーソナリティを同じ章で扱った。これには二つの理由がある。一つには、強迫思考的傾向と強迫行為的傾向は一人の人の中でしばしば同時に存在していたりまた入れ替わったりするためである。二つには、これらがお互いに類似した力動に起源をもつことが精神分析的研究によって明らかとなっているためである。しかしながら、読者には以下のようなことに注意してほしい。まず、こと性格に関するかぎりこうした関連づけはいくらか人為的なものだということ。次に、強迫思考（考えたくもないのにしつこくつきまとう考え）や強迫行為（やりたくもないのにしつこく駆り立てられる行動）は、性格的に強迫的な人にだけ生じるものではなく、誰にでも生じうるものであること。そして最後に、何も強迫的な人がみな、繰り返し侵入してくる考えや抗いがたい行動に悩んでいるというわけではないこと。そうした人たちが強迫的であるとされるのは、彼らが強迫症状を形成しているのと同じ防衛によるコーピングスタイルをもっているからである（文献404参照）。

　強迫性性格構造は昔から知られており、またよくある「古典的な」神経症水

準の構造だと一般に考えられている。サルズマン（Salzman, L.）[464]は、強迫性心理が初期にはどのように観察されていたかを以下のようにまとめている。

> フロイトは強迫的性格構造を、秩序を好み頑固でけちな性格と描写した。またほかの人たちもこうした性格を、頑固で秩序を好み完璧主義的で時間を厳守し、細部にこだわりけちで倹約家の性格、知性偏重に傾きやすく細かい議論に拘泥しがちな性格と描写している。ピエール・ジャネ（Pierre Janet）はこうした人々を、堅くて融通が利かず適応性を欠き、くそ真面目で秩序と規律を愛し、厄介な障碍を前にしても初志を貫く人たちとして描写した。こういう人たちは一般的にいって頼りになり信頼がおけ、高い道徳的規範や倫理観をもっている。彼らは実際的で几帳面で、倫理的な要請に対しては良心的である。ところがストレスや過度の要求にさらされると、こういったパーソナリティ特徴が症状行動へと凝結し、ついでそれが儀式的なものとなる場合がある。(p. 10)

柔軟性を欠いた知性[485]をもつことから、ウィルヘルム・ライヒ[434]が彼らを「生きている機械」と表現したことがつけ加えられてもよかったかもしれない。アメリカ合衆国第28代大統領ウィルソン、思想家ハンナ・アレント、哲学者マルティン・ブーバーなどは、この診断グループに属す高機能の人の例と考えられる。これに対してマーク・チャプマンは、強迫連続体の精神病側の末端に位置する人とみることができるかもしれない。彼は、ジョン・レノンに対する強迫思考にかられて暗殺という強迫行為にまでいたったのである。

強迫性パーソナリティにおける欲動、情動、気質

　強迫性の人たちはその幼児期、直腸が生理的体質的に過敏であったに違いないとフロイト[151]は考えていた。現代の分析家たちは強迫の力動を説明するのにこのような仮定が必ずしも必要だとは考えていないが、「肛門期の」問題が強迫的な人々の無意識の世界を特徴づけていることにはほとんどの分析家が賛同するであろう。フロイトは発達における肛門期[152,155,162,163]（おおよそ18カ月から3年間）への固着を強調し、特に攻撃的衝動をこの時期組織化されるものとして強調し

た。この主張は革新的で独創的なものであって、精神分析の反対派には突飛と映るかもしれないが、それほど突飛なものではなかった。

　第一にフロイトは、強迫性パーソナリティの人々によくみられる諸特徴（きれい好き、頑固さ、時間厳守への関心、出し渋る傾向）は、トイレット・トレーニングの最中に顕著にみられる問題であることに気づいていた。第二にフロイトは、強迫性患者の言葉、夢、記憶、ファンタジーに肛門期のイメージを見出した。*1 第三にフロイトは、次のような臨床的証拠をつかんでいた。すなわち、自分が治療していた強迫の患者たちが過去に受けた排便コントロールのしつけが早すぎたり厳しかったり、親が過度に巻き込まれている雰囲気の中で行なわれたりしていたことである。132 *2 肛門性と強迫性の関連は、それ以来さまざまな実証的研究（たとえば、文献408、136、455、558、137）によって支持されてきた。また強迫性の人たちが汚れ、時間、お金などの肛門期的問題に心を奪われていることを証明する臨床的報告からも、肛門性と強迫性の関連が支持される。137 早期の身体的経験をめぐる強迫的力動についての古典的定式化は今も生きている（シェンゴルド［Shengold］487 "Halo in the Sky" に肛門性についての見事な現代的考察が行なわれているので参照せよ）。しかし、いくつかの理由から、アメリカの理論家たちはフランスの分析家たちに比べ最近あまり肛門期に関心を向けなくなってきている。214,87

　トイレット・トレーニングは通常、子どもが自然のままであることを諦めて社会的に適応的なことを受け入れさせられるはじめての機会になると、フロイトは論じた。時期尚早な、あるいは厳しすぎる、あるいは親のぞっとするほど過保護な雰囲気でのしつけを受けた子どもは、保護者と権力闘争の関係になるが、しかしこの闘いでは結局子どものほうが負ける運命にある。コントロール

---

*1　私が治療したある強迫性患者のもっとも早期の記憶は、便器に腰かけて「出す」のを拒んでいる記憶だった。自由連想を求められた反応として彼がとった態度がどんなものだったか、読者もおそらくおわかりになることと思う。

*2　肛門括約筋は生後18カ月ごろまでは十分に発達していない。したがって20世紀初頭に権威筋が中流階級の親たちに行なった助言、すなわちトイレット・トレーニングを1歳までに行なうようにとの助言は破壊的な結果をもたらした。つまり強制を親としての配慮の名のもとに喧伝し、物事を修得する健全な過程を支配か服従かの争いに変貌させてしまったのである。幼い子どもたちに浣腸を施すことがその当時どんなに流行していたかを考えれば（これは通例「衛生」に名を借りて合理化されていたが、その本質において外傷的な処置であった）、人々が文化的な承認のもとに時期尚早な排便コントロールに走ったことのサディスティックな意味合いに衝撃を受けずにはいられない。

され裁かれスケジュール通り振る舞うよう要求されるという経験によって、しばしば子どもは排便について怒りの感情や攻撃的なファンタジーを抱くようになり、結局排便を、自己の悪くてサディスティックで汚く恥ずかしい部分と感じるようになってしまう。またアイデンティティや自尊心を保つために、自分がコントロールを失い不規則で無茶苦茶で怒りや恥の感情に巻き込まれていると感じるのでなく、コントロールを失わず時間厳守で清潔で理性的だと感じていることが必要になる。こうした経験から形成されてきた、過酷で全か無か的な超自我は、フェレンツィが皮肉っぽく「括約筋道徳」と呼んだ硬直した道徳意識にあらわれる。

　強迫性の人たちが基盤にもっている感情的葛藤は、（コントロールされることへの）怒りと（非難されたり罰せられたりすることへの）恐怖との葛藤である。しかし彼らとかかわるセラピストがもっとも驚かされる点は、彼らの感情が語られずに抑え込まれていて触れられないか、または合理化されている点だ。言葉は感情をあらわすために用いられるのではなく、隠すために用いられる。治療者なら誰でも強迫性の患者に、そのときそれをどう感じたかと尋ねて、どう考えたかを聞かされた覚えがあるだろう。けれどもこの診断の患者群が感情を隠すという法則にも重要な例外があり、それは怒りに関係したものである。つまりもっともな理由があるとみなせるような怒りだけは受け入れることができるのである。正当化される怒りなら許容できる、むしろ怒りたがっているところさえある。ほしいものが手に入れられなかったから怒っているというのでは許容できないのだ。治療者は、理性的でない怒りが強迫性患者の中に常にあることを繰り返し感じる。しかし患者は通常これを隠す。そして３回も支払いを忘れるとか、治療者の言葉をさえぎるとか、ふくれっ面をするとかいった行動に自分の受動的攻撃的あるいは敵対的な姿勢が出ていることを、ときおり知的に認めることができるのみである。

　強迫性の人たちに一般にみられる感情のなさのもう一つの例外として、恥がある。彼らは自分自身に対して高い期待を抱いており、それをセラピストに投影し、きちんとした考え方や行動の水準（自分自身が設定した基準であるのだが）に達していないとみなされるのを恥じる。恥は通常意識されており、少なくとも漠然とした無念さの気持ちとして意識されている。したがってセラピストがこれを優しく扱えば、患者に自分の感情について尋ねたときに通常喚起してしまうような拒絶や否認の反応にあうことなく、これを恥として特定し探究することが可能である。

強迫性パーソナリティにおける防衛と適応の過程

　前節のように、強迫思考が優位な人の構造をかたちづくっている防衛は隔離である[130]。一方、強迫行為的な人のおもな防衛過程は打ち消しである。強迫思考的でもあり強迫行為的でもある人は、隔離と打ち消しの両方を採用している。けれども強迫思考的な人の中でもより高機能である人は、ふつう隔離を極端なかたちでは用いない。つまり彼らはより成熟したやり方で感情を認知から切り離しておくのを好む。合理化、道徳化、分画化、知性化などといったやり方である。最後になるが、こうした類の患者たちは反動形成に非常に頼っている。また強迫にそれほど特徴的というわけではないが、これまで述べた機制に加え、強迫思考的な人ならどんな発達段階にある人もみな置き換えを用いる。特にもとの怒りの源から「合法的な」対象に対して怒りを向け換えるような場合に怒りの置き換えが用いられるが、こうすれば彼らは恥じることなくこうした感情をもつことができるわけである。

欲動、情動、願望に対する認知的防衛

　強迫性の人たちは、認知や精神活動を過剰に重視している。また、感情というものを子どもっぽさ、弱さ、コントロールを失うこと、秩序の崩壊、不潔なものと結びつけて価値下げしてしまうところがある。したがって彼らは、感情、身体感覚、ファンタジーが強力な役割をふさわしく演ずるような状況がたいへん苦手である。たとえば夫に先立たれた女性が、夫の葬式の詳細のみを休みなく思いめぐらし、唇をかたく結んで感情を表にあらわさず、悲哀の気持ちをすべて狂おしいまでの忙しさに変えて振る舞っているような場合はどうだろうか。この場合彼女は自分の悲しみを適切に処理し損なっているばかりでなく、他人が彼女に慰めの言葉をかける機会すら奪っていることになる。また幹部的立場にある強迫性の人が、自分自身は適切な休暇をとらず余暇も楽しもうとしない場合はどうか。この場合彼はとりつかれたような仕事の仕方をその会社の常態にしてしまうことによって、従業員たちを痛めつけているのである。

　強迫性性格をもつ人たちは、フォーマルな役割や公共的役割ならばうまくこなすことができる。しかし親密で家庭的な役割は彼らの手に余ってしまう。情

愛深い愛着の能力はあるのだが、自分の優しい面を示そうとすると不安や恥をともなわずにはいられないのである。したがって彼らは感情のこもったやりとりを理屈っぽいやりとりに変えてしまう場合があるし、治療でも他の場面でも感情をあらわすとき他人事のような言い回しをしてしまうことがある（「地震がきたときどんな感じだったでしょう」「そうですね、力が抜けるみたいですね」）。また、人間の活動には合理的な分析や問題解決の観点から取り組まれる必要のないものもある。私がインテーク面接をしたある男性は、妻との性生活の質を尋ねられて冷静にこう答えたものだ。「おつとめはすませていますよ」と。

　強迫性構造をもちかつボーダーライン圏や精神病圏にあるような人は、容赦なく隔離を用いるためにシゾイドに見えることがある。シゾイドの人は冷淡であるというよくある誤解は、退行して無表情なロボットのようになってしまい、思考と感情の間にとてつもなく深い溝ができた強迫性の人の観察からきているのだろう。また強迫性の人がさらに重症になると、パラノイアに似てくる。つまり極端な強迫思考と妄想とに大差はないのだ。抗精神病薬のなかった時代には、極端に堅いが精神病性ではない強迫性の人と、妄想型の統合失調症を防衛によってかろうじてまぬかれている人を鑑別診断する唯一の方法はこんな具合だったらしい。まず当該の患者を防護された部屋に入れ、ここなら安全です、リラックスできますと言い聞かせる。こうして一時強迫的防衛を解くように誘導されたとき、妄想の話を始めたらそれは統合失調症の人だし、部屋を掃除しはじめたらそれは強迫性の人というわけである。

欲動、情動、願望に対する行動的防衛

　打ち消しは、強迫症状や強迫性パーソナリティ構造に関係する強迫行為を定義づけている防衛である。強迫行為をする人たちは、償いおよび魔術的防護またはそのどちらかの無意識的意味をともなった行動によって打ち消しを行なう。過度の飲酒、過食、薬物の使用、賭博、万引き、性欲化などといった有害な強迫的振る舞いは、ボーダーライン水準や精神病水準の人により特徴的であるが、神経症圏の人にもないわけではない。また強迫行為性は衝動性とは異なり、特定の行動を型にはまった、時にはしだいにエスカレートしていくやり方で何度も何度も繰り返される。また厳密にいうと強迫的行為は「行動化」とも以下の点で異なっている。つまり強迫行為は行動化と違って、まだ処理し切れていない過去の経験をもう一度つくりだすことで克服しようとする欲求から直接駆

り立てられて生じてくるわけではない。[*3]

　強迫的活動は、われわれみなになじみのものである。もうお腹が空いてもいないのに皿に残った料理を全部食べてしまう、試験勉強をしないといけないのに部屋の掃除をしてしまう、敵をつくるだけで何の得もないとわかっていながら腹が立つ人のことをつい非難してしまう、スロットマシーンに「もう一回だけ」とついコインを入れてしまう、等々。どんな強迫行為的パターンであれ、そうしないではいられないこととそうするのが合理的であることとの間に著しい差があることは明らかである。強迫的活動は害になることもためになることもある。そういった活動が強迫的なのは、それが破壊的であるからではなく強制力をもって迫ってくるからである。たとえばフローレンス・ナイチンゲールはたぶん強迫的に親切な人だったろうし、コメディアンのダナ・カーベイは強迫的に面白い人なのだろう。強迫行為が自分の益になっているときにそれを治療しようという者はまずいないが、それに随伴して問題が生じれば受診するのである。患者が治療で実際何をしようとしているにせよ、こうした患者たちが強迫行為的な構造をもつことを治療者が知っておくと、彼らの援助をするさいに役に立つ。

　強迫的行為はしばしば、罪を打ち消そうとする無意識的な意味をもつ。マクベス夫人が手を洗うシーンはこの力動の文学の中で有名な一例だ。このマクベス夫人の罪は実際に犯された罪であるが、たいていの場合強迫性の人の罪はおもにファンタジー上のものである。たとえば私の患者に既婚のガン研究者がいたが、彼女は口と口の接触で AIDS がうつることはありえないとよく承知していたにもかかわらず、関係をもちたいという誘惑に負けてある男性と接吻してしまったあと、どうしても HIV 抗体の検査を繰り返さざるをえなかった。またたとえ表面上は罪悪感が自覚されていない強迫行為であっても、罪悪感を引き起こすようなやりとりに由来すると考えられる場合もある。たとえば皿の料理を強迫的にすべて平らげる人はほとんどみな、この世界には飢えている人も

[*3] マゾヒズムの一般的意味についてもあてはまったように、われわれが病的とみなすたいていの行為は、定義上広い意味で強迫行為的である。つまり行為者はその結果が無益で有害であるにもかかわらず、その行動を繰り返すように駆り立てられているように見える。シゾイドの人は他人を避けるように、パラノイドは他人を信じぬように、精神病質者は他人を利用するように強いられている等々。ある行動において打ち消しの力動が優性であるときのみ、その行動は強迫行為（狭義の強迫性ダイナミズムの、あるいは強迫行為性パーソナリティ構造の）であるとされる。

いるのに食べものを拒否するということに対して、子どものころに罪悪感を感じさせられていたのである。

　強迫行為的な振る舞いからは、万能的コントロールという無意識的ファンタジーもまた露呈する。この力動には、自分が犯したと信じ込んでいる罪へのとらわれが関係している。なぜならコントロールしようとする決意は、打ち消したい欲求と同様、単なる考えと実際の行為が未分化だったころに由来する確信から生じているからである。たとえばもし私が、自分のファンタジーや衝動が力強い行動と同等のものであるから危険だと考えるとしたら、これに対抗できるくらい強い力でこの考えを押しとどめようとするであろう。理性以前の認知（一次過程思考）においては自己が世界の中心で、わが身に起こる出来事はすべて自分の行ないの結果であり、偶然生じた運命のいたずらではないのだ。試合前におまじないをする野球選手、お祈りの文句を省くと落ち着かない司祭、入院支度の荷物を詰めてはまたほどく妊婦は、いずれも自分が正しいことをしさえすればコントロール不可能なことがコントロールできるはずだと、ある水準では考えているのである。

反動形成

　フロイトは、強迫性の人々の良心的さ、細心さ、つましさ、勤勉さは、責任を逃れたい、散らかしたい、放蕩したい、反抗したい願望に対する反動形成であると考えていた。また強迫性患者がもつ過度に責任感の強いあり方の中に、彼らが本当はしたいことを押さえるために格闘していることを嗅ぎとれると信じていた。たとえば強迫性の人の休みない合理性は、強迫的防衛で隠しおおせない迷信的、魔術的類の思考に対する反動形成であるとみることができる。たとえば疲れ切っているのに自分が運転すると言い張って聞かない人は、次のような自分の確信を図らずして露わにしている。すなわち彼は事故が回避できるか否かは自分が車を操縦しているか否かにかかっていると確信しており、しっかり目の覚めた人が運転しなおかつ運がよければ事故にあわないだけだとは決して考えないのだ。コントロールにそんなにもこだわるということ自体、彼がまったくコントロールのきかない状態になっているということなのである。

　第6章で、反動形成はアンビバレンスを耐えることに対する防衛であると述べた。協調と反抗、積極性と怠惰、清潔と不潔、秩序と無秩序、倹約と浪費等々、強迫性の人の治療にあたっていると、彼らがこれらの葛藤の両極に固着してい

ることに驚かされる。強迫的構造をもった人はみな、とり散らかした引き出しを一つはもっているようだ。模範的な道徳的人物が、堕落した部分を逆説的にもっていることもある。たとえばポール・ティリヒは卓越した神学者であったが、莫大な量のポルノを蒐集していたし、マーティン・ルーサー・キング牧師はひどい女たらしだった。高潔で責任感ある人間たろうと並はずれた努力を重ねている人たちは、人並み以上に激しい放埒への誘惑と格闘しているのかもしれない。もしそうだとすれば、彼らが自分自身そんなにも恐れている衝動に部分的にしか抗しえないとしても驚くにはあたらないだろう。

強迫性パーソナリティにおける対象関係

　強迫的傾向をもつようになる人々の親や養育者は、子どもの行ないに高い道徳的規範を求め社会規範に従った行動を早くから子どもに期待することで悪名高い。彼らは厳しく首尾一貫してよい行ないを誉め悪い行ないを罰する傾向にある。彼らが基本的に愛情深ければ情緒豊かな子が育つだろう。かつその子は自分の防衛に導かれて、親たちが細心の注意を払って献身した子育ての正しさが証明されるような具合に育っていくだろう。達成への動機づけに関するマクレランド（McClelland, D.C.）[365]の古典的研究によると、アメリカ人の伝統的な子育ての仕方は、自分に高い要求を課しよい成績で自分の目標を達成するような強迫的人間をつくりだす傾向にあるという。親が子どもにむやみやたらに厳しくあたり、幼すぎるころから過度の要求を突きつけ、受け入れがたい行ないに対してのみでなくそれに伴う感情や考えやファンタジーに対してまで非難がましく接すると、子どもの強迫的適応は厄介な形をとる可能性がある。私は、米国中西部の厳格なプロテスタントの家庭に生まれ育ったある男性を治療していたことがあるのだが、彼の家庭は信心深かったものの愛情を示す能力には深みを欠いていた。息子を聖職者にしたがっていた両親は、幼いころから彼にあらゆる誘惑から身を守り、罪深い考えをいっさい追い払うようにはたらきかけた。彼のほうでもこうした教育法をまったく苦にせず、実際両親が熱望している高潔な役柄を引き受けてみるのもいいかと考えたほどだった。しかし彼は思春期に入って、性的な誘惑というものが自分がかつて考えていたような抽象的な危険どころではないことに気づいた。それからというもの彼は過度に自分を責め

つづけ、性の倫理について休みなく理性的思索をめぐらすようになった。また、他の男の子ならば単に自分のエロティックな気持ちをどう楽しんだり抑えたりするか学ぶだけのことなのに、彼はそれに対抗しようと英雄的な努力を払った。

　対象関係の観点からいうと、強迫性の人に目立つのは、その原家族でコントロールの問題が中心的役割を果たしていたことである。フロイトは肛門期を意志の闘いの原型が生じてくる時期とした。しかし一方対象関係論的見方をもつ人々は、トイレット・トレーニングについて過干渉であるような親であれば、口愛期の問題やエディプス期の問題についてもそれ以降の問題についても、おそらく同じように過干渉であろうと主張している。つまりかつてトイレで子どもに規則を強要した母親は、子どもにスケジュール通りに食事をさせ、昼寝も時間通りにさせ、自発的な身体活動を禁じ、マスタベーションを禁止し、因習的な性役割に固執し、いい加減な言葉遣いを許さず等々でやってきた可能性が高いという。同様にエディプス期の問題から肛門期の問題への退行を引き起こすに十分なほど近づきがたい父親ならば、子どもが乳児期であったころにもよそよそしい態度だったろうし、よちよち歩きを始めてからも厳しかったろうし、学校に行きだしてからも権威主義的だったであろう。

　古風で強迫の温床となるような家庭では、罪悪感を起こさせるような道徳的な口調でコントロールが語られることが多かった。たとえば「犬の餌を時間通りにやらなかったろう。おまえの責任感のなさには失望したよ」とか、「もう大きいんだからもっと聞きわけよくなさい」とか、「ほかの子にそんなことをされたら、どういう気持ちがすると思うの」とかいった調子である。道徳的文脈で語ることは活発に継承された。親自身も自分の行動を正しいかという文脈で説明した（「好きで叱っているんじゃない、おまえのためなんだよ」）。カルビニズムの「労働は救済につながる」的な神学理論のように、生産的な行動が徳と結びつけられ、セルフ・コントロールや満足を先延ばしにすることが理想とされた。

　今もこうした家庭は多い。しかし、あまりにも道徳的に厳格なしつけは子どもの成育を阻害するとポスト・フロイディアンが宣伝したために、また危険な激動の世紀である20世紀には満足を先延ばしにすることよりも「ほしいものは手に入るうちに手に入れる」のがよいと考えられるようになったために、子育ての習慣はかなり変化した。そして今やフロイトの時代によくみられたような、道徳に呪縛されたタイプの強迫的人々は少なくなった。そのかわりコントロールの問題を中心につくられた家庭は今、罪悪感を誘うことによってではな

く恥じ入らせることによって強迫的パターンを育んでいる。多くの臨床家や社会習慣の研究者によれば、「太りすぎていたら人にどう思われると思う」とか、「そんなことをしていると、ほかの子が遊んでくれなくなるよ」とか、「もっとしっかりしないといい大学に入れないよ」などと言われることのほうが多くなり、個人の良心や行動の道徳的意味合いに重点をおくコミュニケーションは、はやらなくなったという。

摂食障害のようなより現代的な強迫的精神病理の治療にあたるさいには、この変化を十分認識しておくことが大切である（19世紀末から20世紀にかけての世紀の変わり目には、アノレキシアやブリミアが知られていなかったということではない。しかし今ほど一般的でなかったということはほぼ確かであろう）。伝統的なフロイディアンによる強迫の説明は、アノレキシアやブリミアの強迫性を説明するには不十分である。自己愛的な対象関係をフロイトより徹底して探究した理論家たちは、臨床的により有用な定式化を提供した（文献591参照）。アルコール依存症、薬物依存、ギャンブルその他の行動障害、すなわちフロイトの時代に名高かった道徳主義的強迫性パーソナリティでなく、自己愛的な完全主義者として最近悪名高くなったパーソナリティを背景にもつような行動障害の多くの場合にも、同様の注意が必要である。

罪悪感や恥を引き起こすようなしつけによって、いろいろな種類の超自我や違ったタイプの対象関係がつくりだされる。伝統的な強迫者は、恥よりもむしろ罪悪感によってより深く動機づけられていた、「コントロール不能」のときには恥の感情にさらされはするけれども。強迫の力動について初期に書かれた精神分析の論文のほとんどは罪悪感によって動かされる人々についてのものだったので、現在強迫性性格構造として知られるようになったものは（DSMであれ何であれ）、そういった類の心理を前提にしている。であるから、古典的な強迫なのか、それともより自己愛的な構造の人が強迫的防衛をしているのかを見分けることが臨床家にとっては決定的に重要である。

強迫性パーソナリティをつくり出す家庭背景として、これとは違ったものも知られている。精神分析的知見にはよくみられることだが、それは過度に支配的で道徳主義的な家庭とは正反対の家庭である。はっきりとした家庭の規範をあまりにも失ってしまったと感じ、自分の周りの大人たちにあまりにも面倒をみてもらえず、時には無視されてきたと感じているために、何とかして育っていこうとして行動に関する理想化された基準に固執し、自分はもっとメジャーな文化の出だという考えにしがみつくような人たちもある。けれどもこういっ

た規範は抽象的であり、親らしい世話を施されなかったその子が直接に知っている人を手本として伝わったものでないために過酷なものになりがちで、人間味のあるバランス感覚で和らげられたものになりにくい。私の患者の一人を例にあげよう。その患者の父親はふさぎ込んだアルコール症者で、母親は苦労のあまり気が変になってしまった人だった。彼が育った家では物事がきちんと片づいていた試しがなく、天井は雨漏りがし、雑草は伸び放題で、食器は流しに積まれたままだった。彼は両親が目に見えて無能力なのを深く恥じて、自分はこの正反対であろうと堅く心に誓うようになった。つまり、きちんとした有能でコントロールできる人間になろうとした。彼はたいへん成功した税金アドバイザーになったが、とりつかれたような仕事中毒で、自分は根本的に両親と同じくらい無能な人間であるのに自分自身を偽っているペテン師なのではないかという恐れにおびえながら生きていた。

　精神分析の初期の文献には、不十分な養育を受けた子どもたちが強迫性性格をもつようになる現象がたいへん興味深いものとして取り上げられている。というのも、超自我の形成に関するフロイトのモデルでは強力で高圧的な親の存在が仮定されており、子どもはそれに同一化することになっているのに、前述の現象はこの妥当性を問うものとなるからである。もっとも過酷な超自我をもった患者たちがいい加減な養育を受けていたことが、多くの分析家によって見出されている（文献33参照）。彼らはこう結論している。自分自身でつくりあげた親イメージを模範として自分を形成していかねばならないとき、特に自分が激しく攻撃的な気質をもっておりそれが親イメージの中に投影されているときに、強迫的力動が生じうる。そののちコフートら自己心理学者たちが、理想化を強調した立場からこれと類似した観察を報告している。

強迫性自己

　伝統的な用語法に従い、ここでは自己概念や自尊心の問題、すなわち罪悪感を基盤とした古典的な強迫性パーソナリティ構造においてもっとも目立つ問題にかぎって論ずることにする。強迫的特徴にみられる恥のほうを基盤とした心理についての素材は、第8章で扱う。強迫性の人々は、コントロールや道徳的正しさに関する問題に深い関心を抱いており、道徳的正しさの問題をコントロ

ールの問題として語る傾向にある。つまり正しい行ないとは、攻撃的で好色で貪欲な自己の部分を厳しく制御することに等しいと考えているのである。彼らは大概、ひどく敬虔で勤勉で自己批判的で頼りがいがある。彼らの自尊心の由来は、高い水準の行ないを求め、時には考えにすら高い水準を要求してくる内在化された親像の要求に応えることからきている。彼らは心配性で、特に選択を迫られるような状況下でたいへん悩み、選ぶ行為が重大な意味合いをもつ場面では容易に麻痺してしまう。

　この麻痺は、悪い方向に転がるかもしれない選択を迫られたときに尻込みしてしまうことから生じるもっとも不幸な結果の一つである。初期の分析家はこれを「疑惑癖」と命名した。生じうるすべての可能性を（空想の中で）コントロールしつづけられるように、彼らはすべての選択を保留しようとするが、結局は何も選択できない結果に終わってしまう。私の知己にも強迫的な人がいるが、彼女は妊娠したとき、出産について正反対の方針を掲げて別々の施設で勤務していた二人の産科医のどちらでも選べるようにその両方に受診した。妊娠期間中、彼女はどちらの医者、どちらの施設がいいかとずっと考えつづけた。陣痛が始まった時点でもこの悩みがまだ決着せず、これは病院へ行くべき状態なのかどうか、どちらの病院に行くべきなのかとあまりに長時間決めあぐねていたため、あっというまに出産の後期段階にいたり、結局最寄りの診療所でたまたま当番だった研修医に赤ん坊を取り上げてもらう羽目になった。骨を折ってさんざん頭を悩ませたことは何にもならず、結局彼女のアンビバレンスは現実によって解決を強いられた。

　強迫思考的な構造をもった人は、何が「完璧な」（すなわち罪悪感を感じずにすみ不確実なところのない）選択かがはっきりするまで決定を先送りにしようとする傾向があるが、上記はその一例にすぎない。どちらのボーイフレンドを選ぶべきか、大学院のどちらの研究科が秀れているか、対照的などちらの職に就くべきか等々のアンビバレンスを解決するために治療に訪れることが彼らにはよくある。クライエントが「間違った」決定をすることを恐れ、判断のプロセスを完全に合理主義的なやり方（損得一覧表はその典型である）に委ねがちなとき、セラピストはついどちらの選択肢が望ましいか助言したくなってしまう。けれども助言するやいなや、強迫的な患者はすぐさま反論してくる。こういう人の態度として有名な「ええ、でも……」的態度は、少なくとも部分的には、行動を起こすことに必ずついて回る罪悪感を避けようとする努力として理解すべきだろう。またこのような心理は不幸にも次のような傾向を生む。す

なわち求婚者から断られる、締め切りが過ぎるなど、外的な状況が自分の進むべき方向を決定してくれるまで延期したりぐずぐずと先延ばしにするという傾向である。つまりここでも神経症一般と同様に、自らの自律性を守ろうと必死になりすぎることが結局自律性を破壊することになる。

　強迫行為性の構造をもった人たちもまた、罪悪感と自律性に関して同様の問題を抱えている。しかし彼らはこれを正反対の方向で解決しようとする。つまり、選択肢をあれこれ検討する前に行動に飛び込んでゆくのである。強迫思考性の人が延期したりぐずぐず先延ばしにするところで、強迫行為性の人は疾走する。強迫行為性の人たちにとっては、ある種の状況は特定の振る舞いを要請するような「要求的性質」をもっている。しかしこれらは必ずしも常に愚かしく自己破壊的であるというわけではない。たとえば、楽観的な見通しを述べたのちには必ず木に手を触れる（訳注：不吉を避けるために一般に行なわれる）とか、性的な雰囲気が漂いはじめるといつでもベッドに飛び込むとかいうように。またダーレイ（Darley, J.）とバトソン（Batson, C.D.）は、「善きサマリア人」の実験で愛他的行動を調査した。この実験では試験会場に向かう神学生の前に病人を装うおとりがおかれたが、その結果、対象となった神学生のうちある者たちは「その男を放っておけなかった。つまりその男を助けるためにもう一頑張りしないではいられなかったのだ」という（バトソン、私信、1972）。車に乗っていて動物を轢きそうになり、自分の危険をも顧みず車をめちゃくちゃに大破させる人もいる。それと同様に、生命を救うための彼らの強迫的な行為も自動的なものなのである。

　強迫行為的に行動することは自律性に対して、強迫思考的に行動を避けるのと同様の効果をもたらす。合目的的な思考や豊かな感情は回避される。というのも自分が現に選択をしているという事実に気づいてしまうとまずいからである。選択することは自らの行動に対する責任を伴うし、また責任には罪悪感と恥の両方に通常程度は耐えることが含まれる。神経症的なものでない罪悪感は力を行使するさいの自然な反応であるし、他人の目にさらされうる行動を意図的にとるさいには恥が生じやすくなるのも当然である。しかし強迫思考性の人

＊4　この研究の主要な結論は、ダーレイらによる他の研究結果と同様、素質的な要因（測定された性格特性）ではなく状況的要因（たとえばその人が急いでいるかどうか）が援助行動の如何を予測するというものだった。ところが性格とはとらえがたいもので、おとりを助けた人たちの中には研究者が「超援助者」というあだ名をつけた人たちがいて、彼らは強迫的に人を助けるという。

も強迫行為性の人も、不合理な罪悪感や恥でいっぱいであるあまり、もうそれ以上そういった感情を引き受けることができずにいるのである。

前述したように、強迫思考性の人々は自尊心を思考することによって支え、強迫行為性の人々は行動することによって支えている。したがって、自分が考えたり達成したりすることに基づいて自分をよいものと感じることができない状況に陥ると、強迫思考性の人も、強迫行為性の人もそれぞれ抑うつ的になる。仕事を失うことは誰にとっても災難だが、特に強迫行為性の人にとっては仕事がその人の自尊心の主たる源であるだけに破局的である。強迫性のクライエントのうち罪悪感を背負っているタイプでは、抑うつは自己愛的というよりもむしろメランコリックな性質をもち（第11章参照）、悪い（コントロールされない、破壊的な）自己概念が優勢となる。

強迫性の人は自分自身の敵意を恐れており、実際の攻撃に対してのみでなく純粋に頭の中での攻撃に対しても極端な自己批判をしてしまう。家族の伝えてくるメッセージの内容しだいで、彼らは肉欲、貪欲、虚栄、怠慢、羨望などに屈することに対しても神経質になる可能性がある。これらを受け入れ自分の実際の行動のみに基づいて自分を評価したり非難したりしようとするのでなく、むしろそんな衝動を感じただけでも非難に値すると考えるのが彼らの典型的な見方なのだ。道徳的マゾヒストも彼ら同様自意識過剰と義憤に傾きやすいが、その道徳的マゾヒストのように、彼らは自分自身に課する要求の厳しさについてひそかなうぬぼれを発展させていることがある。そしてセルフ・コントロールを何にも増して重視し、規律、秩序、信頼性、忠誠、誠実、忍耐力というような属性を強調する。またコントロールを一時棚上げにしておくのが不得手なせいで、彼らのセクシュアリティ、遊び、ユーモアのような分野の能力は下がってしまい、一般的な即興性も減じられてしまう。

最後になるが、強迫性の人々は別々に考えられる細部を好み、感情を負荷された全体を避けることが知られている（文献485参照）。強迫的心理をもった人たちは、言葉は残らず聞くが音楽を聴くことがない。いかなる決定や知覚についても、それをじっくり味わうと罪悪感がわき起こるので、その意味をすべて迂回しようとする（「もし〜だったとしたら……」）。そのために彼らは特定の細部や含意に拘泥してしまう。ロールシャッハ・テストにさいしては、強迫的な被検者は全体反応を避けインク・ブロットの特定の細部がどう解釈しうるかを事細かに解説しようとする。ことわざのとおり、木を見て森を見ることができないのである（無意識的には「見ようとしない」のだが）。

強迫性患者との間に生じる転移と逆転移

　強迫性の患者は「よい患者」である場合が多い（もっともこれは発達連続体のより低いほうの端に対してはあてはまらない。というのもそうした人々は頑なに孤立し、強迫に対する即刻の対応を求めて人を振り回すため、治療に非常な支障が生じるからである）。彼らは真面目で良心的で正直でやる気があり勤勉である。にもかかわらず、扱いにくいという評判がある。強迫的な患者はセラピストを献身的だが要求がましく善悪による判断を下しがちな親として経験することがよくある。また意識のうえでは従順なのだが無意識的には反抗的だ。彼らは義務に忠実に協力しているのだが、にもかかわらずそこに底流する癇癪や非難が伝わってくる。治療者がそうした気持ちに言及しても、通常は否定される。フロイトが最初に述べているように、微妙にであれ公然とであれ、強迫性の患者は論争を好み支配的で非難がましく、金銭を手放すことに腹を立てる傾向にある。彼らはセラピストが話しだすのをじりじりしながら待っているが、さてセラピストが話しはじめると一文を言い終わらぬうちに口を挟む。しかも彼らは意識的には自分の拒否にまったく気づいていないのである。

　何年か前に私は、フロイトがよく診ていたようなタイプや重症度の強迫思考および強迫行為のある患者を治療したことがある。彼はインドから来た工学専攻の留学生で、異国の環境におかれて途方に暮れホームシックになっていた。インドでは権威への服従が強力に強いられるのが普通だし、工学においては強迫行為性が非常に適応的で大いに報いられるものだ。けれどもそうした比較的強迫的な人々を基準に参照したとしても、彼の熟考癖と儀式とは度を越したもので、彼は私にどうやったらそれを止められるかはっきり教えてほしがっていた。けれどもむしろそのとらわれの背後にある気持ちを理解してゆこうと私がリフレーミングしたところ、彼は目に見えて気落ちした様子だった。あなたが抱える問題について私の定式化では即座の権威ある解決が得られないのでがっかりされたかもしれませんねと問うと、彼は「いいえ、そんな！」と頑なに否定して、もちろんあなたの言われるのがいちばんだし反対することは何もありませんと言うのだった。

　彼は翌週やって来るなり、心理療法という分野はどのくらい科学的なものかと質問した。「物理や化学のような厳密な科学なのですか」彼は知りたがって

いた。いいえ、そこまで厳密なものじゃありません、むしろアートの要素が多い、と私は答えた。「そうですか」と彼は眉をひそめた。私の分野に科学的な正確さが足りないので当惑されているのでは、と尋ねると、彼は「いいえ、そんな！」と答えながらも、私の机上の書類を放心した様子でまっすぐに整えていた。私のオフィスは乱雑でお気にさわりましたか。「いえ、そんな！」。きっとあなたの心が創造的な証拠ですよ、と彼は言い足しさえした。第3回目のセッションで彼は、インドではどんなに事情が異なっているかを私に延々と説いて聞かせ、そしてもしこれが故国出身の精神科医であったならばどのように治療を進めるだろうかと物思いにふけるのであった。私がもっとあなたの国の文化に通じていればよいのにと、時には思われることでしょうね。インドのセラピストにみてもらえたらよいのにとも？ 「いえ、そんな！」あなたにとっても満足しています。

　診療所の方針では、彼の治療は計8回のセッションで行なわれることになっていた。最終のセッションまでに私は、私や治療に対して時には少し苛立つこともあることを彼に認めさせることに成功した。じわじわいじめて認めさせたようなものだったけれど（彼は慎重に言った、怒ったなんてとんでもない、いらいらもしませんでした、ただちょっと戸惑っただけです、と）。8回のセッションでそんなにたいしたことができるとははじめから期待していなかったものの、私は治療をおおむね失敗だったと考えた。ところが2年後、彼は再びあらわれてこう言った。あれから気持ちというものについてじっくり考えてみたんです、特に自分が故国から遠く離れてしまったことに対する怒りや悲しみについて。彼がそういった感情を受け入れるにつれて、強迫思考や強迫行為は治まっていったという。こうした類の患者には典型的なことだが、治療の中で浮かんだ洞察を自らのコントロールで深めていくことができると感じる方法を、彼は見出したのだった。そしてこの主観的な自律性が彼の自尊心を支えたのであった。

　読者にはもうおわかりだろうが、強迫性のクライエントに対する逆転移ではいらいらして、彼らに揺さぶりをかけ、普通の感情をありのまま認めさせたくなったり、言語による浣腸を施したくなる、つまり「排便してしまいさい、でなければ便器からどきなさい」と言いたくなったりするのだ。また彼らは意識的には過剰に服従していながら無意識的には強力に反抗するが、これには気が狂いそうになることがある。感情は弱さの証拠だとか鍛錬が不足している印であるといった考え方を治療者自身がしないたちであれば、強迫性の患者がなぜ

そんなことを恥じたりそれを認めるのに抵抗したりするのかさっぱり理解できないだろう。時には自分の肛門括約筋が閉まってくるのを感じることさえある。これは患者のもつきつく締めつけられた感情世界に同一化する（融和型逆転移）ためと、こういうむかっ腹の立つ奴の上に「脱糞して」仕返ししてやりたい思いをこらえる生理的努力のため（補足型逆転移）であろう。

　強迫性の人が醸し出す覆い隠された非難の雰囲気は、セラピストのやる気をそぎ治療をだめにしてしまうことがある。また臨床家はクライエントの絶え間ない知性化にもうんざりして距離をとってしまいやすい。私もある強迫性男性の治療中、彼の頭だけは生きて喋っているのに体のほうは（ちょうど遊園地に記念写真用においてあるような）段ボールでできた原寸大の切り抜きであるかのように見えて仕方なかったものだ。

　しかしながら、自分が取るに足らないもののように思われたり退屈に思われたり忘れ去られたように思われたりすることは、強迫性のクライエントの治療中にはあまり生じない（なぜならこれらは強迫的な防衛をもつ自己愛的な患者に対して生じる気持ちだからである）。彼らが行なう無意識的な価値下げにはどこか非常に対象関係を求めるところがあり、協力したり先延ばしにしたりといったような子どもっぽいやり方をしてでも「いい子」であろうとする努力にはどこかしら感動的なところがある。また治療でいったい何か達成しつつあるのだろうかという疑問は、セラピストと強迫性のクライエント双方に典型的なものだ。クライエントがセラピストに対してあえてこの懸念を直接表明するにいたらない間は特にそうである。しかし強迫性の人には、まったくの強情に隠れて、そのセラピストの患者であることに対して感謝できる能力や非難的でない態度が備わっているから、温かさを基盤とする雰囲気を維持するのは難しいことではない。

強迫性パーソナリティの治療

　強迫性の人々に対する治療の第一のルールは、ごく普通の思いやりである。彼らは自分でもよく理解できない理由で他人に腹を立てられてきたので、他人をいらつかせるような自分の性質に対して仕返しをしてこない反応を示されると非常にありがたく感ずる。彼らがもつ恥に弱いところを理解してそれを解釈

することが重要である。助言を与えたり、急がせたり、彼らの隔離・打ち消し・反動形成の結果を非難したりしないようにするほうが、直面化をより多く用いる手法に比べ、治療に動きを生じさせることができるだろう。また治療者と強迫性のクライエントとの間では、逆転移に引きずられた権力闘争がよく起こる。これは感情の動きを一過性に生じさせるけれども、長い目でみると早期の有害な対象関係を反復するだけに終わる。

　また治療者は、要求がましくコントロールしたがる親と同様の振る舞いを治療の中でしてしまわないよう気をつけると同時に、温かいかかわりを続ける必要がある。どの程度セラピストが能動的に振る舞うかは患者の出方による。というのも強迫性の人には、セッションが残り数分というときまでセラピストに口を挟むすきを与えない者もいれば、セラピストが黙っているとまとまりを失いおびえる者もいるからだ。しかしながら、コントロールを引き受けないということと情緒的撤退と受け取られる態度とは別物であり、区別しなければならない。沈黙されるとプレッシャーを感じる人の前で黙りこくっているのは自滅的であるように、自分が話しかけられないと見捨てられたように感じる患者に対して沈黙しているというのも当然自滅的な行為である。セラピストがどのくらい喋るとよいか患者に聞いてみたり、何が助けになるか相手を尊重して尋ねると、技術的問題が解決されうるだけでなく患者の自律性や現実的コントロールの感覚を支える役にも立つだろう。

　助言を与えないとかコントロールを引き受けないとかいったルールが例外となるのは、絶対的に危険な強迫行為がみられる患者の場合である。自己破壊的な強迫行為を行なう患者に対しては、治療者は次のいずれかの態度をとるしかない。すなわち、患者がやっていることに対する不安な気持ちに耐えつつ、治療の成果があらわれ行為に対する強迫性が弱まってくるのをじりじりしながら待つか、それともはじめから強迫行為をやめることを治療の条件にしてしまうかだ。この前者の例としては次のような場合があげられよう。患者がとりつかれたように情事に走っている様子を次から次に報告するのを聞きながら、善悪で判断することなくそこに含まれる力動を分析してみせ、患者がもはやセクシュアリティの防衛的使用を合理化できなくなるところまでもっていくというような場合だ。こうした立場をとることの利点は、それが正直であることを暗黙のうちに奨励しているところにある（逆にもし「治療を受けるためには行為上こうあらねばならない」という条件が課せられていたとしたら、患者は仮に違反したとしてもそれを隠蔽しておきたい誘惑に駆られるだろうから）。命にか

かわるような自己破壊性でない場合には、こちらのほうが望ましい選択である。

後者の例としては次のような場合があるだろう。すなわち、薬物依存者に対して心理療法を始める前に解毒プログラムを完了しておくよう求めるとか、危険な状態にあるアノレキシアの患者に対して病院の監督体制下であるところまで体重を増やしてくるように強く求めるとか、アルコール依存症者の治療条件としてAAへの参加を義務づけるなどの場合である。というのも打ち消しが自動的に行なわれている間は、打ち消されている願望や衝動や罪のファンタジーといったものはあらわれてこないからだ。[*5]それに強迫的に自己を痛めつける人々を分析治療に無条件で受け入れてしまうと、セラピストは知らない間に彼らのファンタジーに、すなわち自分がどこかでセルフ・コントロールを発揮する必要はなく、治療が魔術的効果をもたらしてくれる、というファンタジーに一役買ってしまうことになる。患者の強迫行為が薬物依存を含む場合には、特にこうした立場をとることを勧める。というのも精神過程が薬物によって変容させられているような人の治療を行なっても、それは不毛な試みだからだ。

強迫行為を抑えられるようになったのなら誰が心理療法など受けたいと思うだろうかと、読者は怪訝に思われるかもしれない。その答えはこうである。強迫行為を（意志的な努力によって、また権威に服従することによって）統制できているということと、そもそも強迫行為をもたないということとの違いを、人々は痛感している。強迫的に振る舞うことをやめた人に対する治療によって、強迫行為を起こさせていた問題を乗り越えることが可能になり、セルフ・コントロールが何とか達成されているという状態ではなく、内的な平穏を得ることが可能になる。もはや飲みたい欲求を感じないアルコール依存症者のほうが、意志的な努力を常に強いられつつ誘惑にもかかわらずどうにか素面を通している者よりもずっとよいのである。

この診断の人々、特により強迫思考的な人に対する望ましい治療を行なうために重要なこととして次にあげられるのは、知性化を避けることである。情動的な反応が抑制を解かれていないうちに認知的レベルの理解を目指した解釈を

[*5] 駆り立てられている人物が非常に否定的な結果に直面しないうちは、多くの強迫行為は治療に反応しない。万引きをする者や小児性愛症者は、逮捕されてみないと治療を真剣に考えない傾向にある。アルコール依存症者や薬物依存症者は援助を受けるまでに「底つき」を経なければならないことが多いし、喫煙者は自分の健康が脅かされるまではめったなことで禁煙しようとはしない。強迫行為をやっておきながら「罰をうまく逃れている」間は、変化しようとする動機はほとんどないものである。

与えても、それは非生産的なものに終わるだろう。というのも、われわれが相手にしているのは、精神分析療法において次のような具合によく知られている人たちなのだ。すなわち、自動車修理工がモーターの故障具合について説明するような調子で自分の力動を語ることにかけて、そしてそういうすばらしい理解をもっている割にはちっとも改善しているように見えないのでよく知られた人たちなのである。時期尚早な解釈の危険に関する注意や（たとえば、文献539、196、256）知的な洞察と情緒的な洞察との違いに関する注意（たとえば、文献440、307）といった、今やおなじみの注意事項の数々が一般的な分析技法に盛り込まれたのは、まさにこの強迫性の人々に対する治療経験を通じてのことだったのである。

　とはいえ「けれどあなたはどう感じるのですか」という質問ばかりをセラピストが繰り返していると（患者もセラピストも）権力闘争のような感じを受けるから、治療にもっと情緒的な次元をもち込みたいときには、その一つの方法としてイメージや象徴的表現や芸術的コミュニケーションを用いる方法がある。ハマーは強迫性の人々が気持ちをあらわすためよりもむしろ気持ちを払いのけるために言葉をつかう結果どういうことが生じるかを詳細に論じているが、その中で彼は、こうした人々に対しては比喩や隠喩に富んだより詩的な言葉のつかい方がとりわけ重要であると述べている。また過度に締めつけられた患者に対しては、集団心理療法と個人心理療法の組み合わせが効果的なことが証明されている。集団心理療法では他のクライエントから隔離的な防衛を真正面から攻撃される場合が多いが、個人心理療法ではそうした経験を個人として消化するための援助を治療者から受けられるわけである。

　強迫性の構造をもつ人々に対する望ましい治療の第三の要素は、治療やセラピストに対して怒りや批判を表現させるように進んで援助することである。これは通常すぐには困難なものの、セラピストが次のように繰り返し告げることで、患者がこうした気持ちを最終的には受け入れられる道を切り開くことができる。「治療過程が私たちが願っているほどすぐには効果をあらわさないので、腹立たしいくらいですね。ここに通うことに対してや私に対して腹立ちを含んだ考えを抱いているのに気づいたとしても驚かないでくださいね。仮にこの治療に不満を感じていることに気づいたとして、それを私に話すのがためらわれる点はありますか」。こうした基盤づくりのための介入に対してよくある反応は、自分が何かに積極的に不満をもって非難することなど考えられないと異を唱える反応である。この発言をセラピストが非常に不思議がる態度をとれば、

それが自動的な隔離を自我違和的なものにしていく過程の端緒となる。

　また、感情を同定するだけでなくさらにそれを楽しむように励ますことが大切である。精神分析的療法には、無意識を意識化する以上のものが含まれる。つまり意識化されたものは恥ずかしいものであるという患者の思い込みを変化させる必要がある。この恥に対する感じやすさの背後には、罪深さについての病的確信があって、それが強迫思考と強迫行為両方の機制を駆動している。サディスティックなファンタジーをもっていることを単に認めるというだけでなくそれを楽しめたとか、自分は悲しんでいると渋々認めるというだけでなく悲嘆から慰めを得られたというようなことでもあれば、それはこういうクライエントたちにとってはたいへんなことなのである。セラピストのユーモアのセンスを共有できれば、彼らに重くのしかかっている罪悪感や自己批判を軽くすることもできるかもしれない。

　しかし強迫性の心理をもつ人たちはしばしば「それを感じると何の役に立つのですか」という質問を返してくる。その答えはこうだ。すなわち、それを感じないことが害になる。感情は人を生き生きとさせ、精力を与え、まったく人間らしい気持ちにさせる。たとえその感情が、これまでは「あまり好ましいとはいえない」と患者のみなしてきた態度の表現だとしてもである。特に強迫行為的な患者に対しては、何かするのに耐えるより、ただそこにいることに耐えるほうが苦手であることについて触れると役に立つであろう。12ステップ・プログラムが自己破壊的な強迫性を抑えようと努力する過程で「平穏の祈り」を見出したのは偶然ではない（訳注：アメリカのプロテスタント神学者、倫理学者R. ニーバー［1892〜1971］の祈り。その一部は大木英夫により翻訳されている。伝えられているものにはいく種類かあるが、そのうちの一つの大木英夫による翻訳の一部を記す。「神よ、変えることのできるものについて、それを変えるだけの勇気をわれらに与えたまえ。変えることのできないものについては、それを受けいれるだけの冷静さを与えたまえ。そして、変えることのできるものと、変えることのできないものとを、識別する知恵を与えたまえ」）。また、気持ちを表現することに抵抗がある場合、時には強迫性の人々の実際的な性質に訴えるのもよい。たとえば科学的なものの見方をする患者なら、慢性気分障害に関連したある種の化学物質が泣くことによって脳から除去されるのだというように説明されれば役立つ感じがするだろう。表情豊かであることは哀れむべき身勝手さとは別物だと仮に合理化して考えることができたなら、こうした患者たちも早晩それに挑戦するかもしれない。けれども結局治療がよい結果に向かって進むのは、セラピスト自身が感情に対し

て正直になるよう地道に努力することを通じて、また自分は決して裁かれたりコントロールされたりすることはないという経験を患者が積み重ねることを通じてなのである。

鑑別診断

通常、強迫性の力動は他の種類の心理構造と容易に識別できる。隔離や打ち消しがはたらいていることを評価するのは普通そう複雑なことではない。強迫行為性の構造は特に目につきやすい。その人が行動に駆り立てられているさまは容易に隠せないからである。とはいえまったく混同が生じないというわけでもない。たとえば強迫思考性の構造は、時にシゾイド性心理と識別しにくい。特に発達連続体のより低機能の端においては識別が難しい。また、自己愛性パーソナリティ構造が強迫的な含みをもつとき、これをより「伝統的な」タイプの強迫性心理と見誤ることはよくある。

強迫性パーソナリティと自己愛性パーソナリティ

すでに第8章で、自己愛性性格構造と強迫性性格構造を対比して述べた。そこでは次のようなときに与えられるダメージに力点がおかれている。まず、本質的に自己愛的な人が強迫性と誤解されたときに与えられるダメージ。次いでセラピストがそれに基づいた解釈、すなわち主観的な空虚感や傷つきやすい自尊心の解釈でなく無意識的怒り、万能のファンタジー、罪悪感などの領域での解釈を与えてしまったときに生じるダメージである。逆の誤解がなされたときのほうが、ダメージはおそらくより軽いだろう。なぜなら自己の問題に焦点づけられた治療は、その人がどんな性格であれすべての人にとって益になるからである。それでも古風で道徳主義的な強迫性の人が自己愛性と誤解された治療を施されると、葛藤しているというよりも貪欲とみられることによって、最終的には苦しめられ意気消沈し辱められることにさえなるだろう。

強迫性の人々は強力な心理的重心をもっている。すなわち、彼らは善悪による判断を下しがちで自己批判的なのだ。患者の主観的経験を共感的に受容していますよと伝達しながら、その経験をかたちづくっているより深いところにあ

る感情や確信を呼び覚ますこともしないようなセラピストは、共感の名に値するようなものをまったくその患者に与えていないことになる。セラピストがミラーリングのつもりで行なった介入が、強迫性のクライエントには堕落を招くものとして受け取られることもある。というのも、患者が自分では弁明の余地もないものとみなしている自己の側面を、セラピストが黙認しているかのように患者には見えるからである。こうした状況下では患者はセラピストの道徳的な資格を疑いはじめる。強迫性のクライエントの採用している防衛、すなわち合理主義的で道徳主義的な防衛を先に分析すべきであって、患者の抱く厄介な感情を治療者が受容していることを伝えようとするのはそのあとでよい。こうした厄介な感情を隠すために防衛が生じてきたのであるから。

強迫性パーソナリティとシゾイド・パーソナリティ

　共生−精神病圏では、シゾイドに見える人々の多くが、実際には非常に退行した強迫性の患者である場合がある。両者の違いは次のような点にある。すなわち、シゾイドの人は外界から引きこもってはいるが、自分が内的にもっている激しい気持ちや生き生きとしたファンタジーを自覚している傾向にある。これに対して引きこもっている強迫性の人は、隔離を非常に完璧に用いるため、主観的に「空白」であるばかりか外見まで愚鈍に見えることがある。この鑑別法が適応されるような人に対しては、その人の病前機能もいくらか手がかりになる。すなわち、内的な経験を表現しても安全であることを伝えるべきか、そのように心の内が寒々として死んだような感じなのはひどくつらいことでしょうねと伝えるべきかについての手がかりを、セラピストに与えてくれる。

強迫性状態と器質的状態

　器質性の精神病理についてここで説明することはできない。しかし脳損傷に関連した行動を、未熟な面接者が誤って強迫性と判断することがいかに多いかについては述べておかねばならない。すでに医学的トレーニングを受けた者であってもなくても、このことはあてはまる。器質性脳症候群に典型的な執拗な思考と繰り返しの行動は機能性の強迫思考性や強迫行為性のように見えること

があるが、力動的性質の質問をすることによって情動の隔離や打ち消しの関与はないことが明らかになるだろう。胎児アルコール症候群、出生時の合併症、高熱をともなった病気（髄膜炎、脳炎）、頭部外傷などはなかったか尋ね、それに対して相応の病歴が得られれば、器質性の診断が示唆されよう。さらに神経学的診察によってそれが確認される場合もある。

　脳損傷はいつも知能の欠損を伴っているわけではないから、聡明で有能な人だからといって器質性に基盤をもつ障害はありえないと考えてはならない。この診断の違いは決定的である。というのも、強迫性の固さを改善する目的で行なわれる治療つまり無意識の力動を明らかにする治療は、器質性の損傷をもつ人やその家族に対してクライエントの情緒的な安全感のためには秩序や予測可能性を保つことが重要であることを力説する治療とは、まったく異なっているからである。

まとめ

　この章では、考えることおよび行動すること（またはそのいずれか）を特に優先する人たちが情緒的な安全感を達成するためには、自尊心が保たれ内的な葛藤が解決されるべきことを論じた。古典的な強迫性性格構造の概念を概観し、なかでも肛門期の問題がその発達において中心的位置を占めているとするフロイトの定式化に特に力点をおいた。強迫思考性および強迫行為性の人々の防衛過程（隔離は強迫思考性の人に、打ち消しは強迫行為性の人に、反動形成はそのどちらにもみられるが）は、大部分の感情、願望、欲動を抑制したり、そこから気をそらせようとする。しかし、敵意についての無意識的罪悪感と、水準に達していないことを恥じて気に病みやすい点（この恥は意識されている）は容易に見て取れる。この群に属す人々の家族歴には過度なコントロールかコントロール欠如のいずれかが目立つし、現在の対象関係は形式的で道徳化されておりどこかしら潤いを欠く。基盤には愛着する能力をもっているところをうかがわせるにもかかわらずである。また、完璧主義、両価性、そしてぐずぐずした延期か衝動性かのいずれかによる罪悪感の回避についても述べた。

　転移・逆転移の問題は、患者の無意識的な否定性に気づきこれを緩和する点に集中している。治療では次のような点に重点をおくことが勧められる。すな

わち、急がない、権力闘争を避ける、知性化をくいとめる、怒りや批判を歓迎する、価値をおとしめられている感情やファンタジーを楽しめるようにするなどである。最後に強迫性パーソナリティと、完璧主義的で強迫行為的な防衛をもつ自己愛性構造の人、シゾイド患者、器質性脳症候群の人との鑑別を論じた。

さらに読むとよい文献

強迫性についてのもっとも面白い本はサルズマン[464]であろう。ナハラ（Nagera, H.）[404]は包括的であるがやや上級者向けである。またシャピロ[485]の強迫的スタイルの研究は今なお古典としての価値を失っていない。

[第14章]
ヒステリー性(演技性)パーソナリティ

　精神分析はヒステリーを理解しようとする努力から始まり、1880年にフロイトがはじめてこの問題に取り組んだときから、10年ごとにこの問題に立ち返ってきた。シャルコー（Charcot, J.M.）、ジャネ（Janet, P.）、そしてベルネーム（Bernheim, H.）といった、ヒステリーの苦しみを催眠を通じて調べたフランスの精神科医の仕事に触発されて、フロイトははじめて次のように問いはじめ、そしてこの問いこそが、精神分析理論に独自のかたちを与えることになった。すなわち、どうやったら人は知っていながら知らないでいられるか。重要な体験を忘れてしまう原因は何か。精神が探りあてられないことを身体は表現しているのだろうか。てんかんのない患者に完全なてんかん様の発作が起こるというようなセンセーショナルな症状は、どう説明できるだろう。あるいは、視力は正常なのに目が見えなくなるというような症状は？　神経がどこも悪くないのに生じる麻痺は？

　その当時、ヒステリーを病んだ女性は医者の診療対象にはならず、今でいう「ほらふき」にあたるような19世紀版の悪口を浴びせられていた。フロイトは女性の心理や性的外傷についての誤りは犯したものの、次のような功績もあった。フロイトはヒステリーの女性たちをまじめに受け止め敬意を払った。彼女たちの特有な悩みを理解することによって、情緒的に障害のある人の中で作動している過程（プロセス）を理解できるようになり、同様に情緒的に健康な人の中ではたらいている過程も理解できるようになるだろうと信じたのである。この章は、転換、健忘、説明のつかない突然の不安発作、そのほか多くの種々雑多な症状な

ど、ヒステリーの名のもとに包括されてきた劇的な障害に関するものではなく、こういった状態を伴うことが観察されてきたある種のパーソナリティ構造についての章である。

　ヒステリー性（または、DSMの最近の版に従えば、演技性）性格は、頻回なヒステリー症状や目立ったヒステリー症状のない人々にもよくみられる。たとえば強迫性の人々は強迫観念や強迫行動を欠くが、これらの症状を生じさせるのと同じ原則に基づいて行動している。これと同じように、これまでヒステリーの発症を経験していなくてもヒステリーを生じさせるのと同じ力動や防衛で主観的体験が彩られているような人が、われわれの中にもたくさんいる。このタイプのパーソナリティは女性により多くみられるが、ヒステリー性の構造をもつ男性もまれではない。実際フロイト（たとえば、文献147）は自分をやや演技性だとみなしており（これには相応の理由があったが）、彼の最初期の著作の一つは男性にみられるヒステリーに関するものであった。[146]

　分析的な方向づけをもっているセラピストは、ヒステリー性パーソナリティ構造をもつ人々を神経症圏とみなすのに慣れている。というのも、患者の経験を形づくる防衛がより成熟したものだと考えられるからである。[*1] しかしボーダーライン水準や精神病水準であるようなヒステリー性の人々もまた存在する。相当以前からエリザベス・ゼッツェル（Elizabeth Zetzel）[593]は、このグループに属している人の中にもより健康な人からより深く障害されている人まで、かなりの幅があることを観察していた。ヒステリー性精神病の現象は昔から、またさまざまな文化に知られていた。[563,564][239,312,235,441] 十分に研究されてきた診断だったにもかかわらず、この診断がDSMになかったために、われわれの評価方法は貧弱なものになってしまった。また外傷に関連したヒステリー様の心理過程が考慮されるべき場合にも、統合失調症（シゾフレニー）が過剰診断されてしまう一因になった。[*2]

　ヒステリー性パーソナリティの人々は、強い不安、激しさ、高い反応性をもっている。特に対人関係においてそうである。彼らは心が温かく、精力的で、

---

*1　逆説的なことに、DSM-III以降、演技性パーソナリティ障害は病理学的にはヒステロイド連続体の末端に位置するものとして再概念化された。これは「ゼッツェル（Zetzel）3型と4型」[593]のヒステリー性パーソナリティや、カーンバーグの「幼児性人格」（文献270、274、278も参照のこと）と区別できない概念である。

*2　カーンバーグらは（文献278参照）、「ヒステリー性」という用語をより高機能の患者に対して用い、「ヒステロイド」「偽ヒステリー性幼児性」あるいは「演技性」という用語をボーダーライン圏から精神病圏の患者に対して用いた。

直感力がある社交的な人たちで、私的なドラマや冒険に魅せられている。興奮が病みつきになり次から次へと危ない橋を渡ることもある。不安が高く葛藤を抱えているため、彼ら自身の情緒性は他人の目には表面的でわざとらしくおおげさに映るかもしれないし、彼らの気持ちはころころと変わるかもしれない（「ヒステリー性の情緒不安定」）。女優のサラ・ベルナールには、ヒステリー性の特徴がたくさんあったことだろう。またスカーレット・オハラは架空の人物であるが、現代の診断では演技性とみなされるような数々の特性をもっていた。ヒステリー性の性格構造をもつ人々は、人目を引く華やかな仕事を好む。たとえば演劇、ダンス、説教、政治、教職などである。

ヒステリーにおける欲動、情動、気質

　ヒステリー性の構造をもつ人々は、素質的に激しく過度に敏感で社交好きであることが、多くの観察者に指摘されている。不満があると抵抗して大騒ぎするが、あやすと大喜びしてキーキー言うような赤ちゃんは、ヒステリーになる素質を十分もっている。フロイト（たとえば、文献170）は旺盛な食欲がヒステリー性になる人々の特徴かもしれないと述べており、そういう人は口唇的な供給や愛情や注意、そして性愛的な親密さといったものを強く求めるという。彼らは刺激を求めるけれども、過剰な刺激に圧倒されてしまい苦しい体験をうまく消化することができない。

　ヒステリー性の人々は、強迫的傾向をもった人々が左脳優位と推測されているのとは対照的に、体質的に右大脳半球の機能に頼っている[183]ことが折に触れ指摘されてきた（たとえば、文献13）。この仮説は、シャピロのヒステリー性の認知様式に関する注意深く独創的な研究を一つの基盤としているが[485]、この認知様式のいくらかは生得的なものらしい。ヒステリー性の構造をもつ人々は、より強迫的な人々と比べ、精神のはたらき方の質に大きな違いがある。特に彼らは、印象主義的で包括的で想像力豊かである。ヒステリー性パーソナリティ構造をもつ人で非常に知能の高い人の中には、すばらしく独創性豊かな人がいる。彼らの情動的、知覚的な感覚と、より直線的で理論的な理解の方法とが統合されると、知的にまた芸術的に優れた感受性が生まれる。

　フロイトやフロイト以降の多くの分析家（たとえば、文献360、222、238）は、[168,171]

ヒステリーには二重の固着があるとした。口唇期とエディプス期の問題への固着である。このいささか単純化されすぎた定式化を説明すると以下のようになる。感じやすくお腹をすかせた女の子は、幼児期に特別敏感な母親的世話を必要とする。彼女は母親に失望するようになるが、これは母親に安全感や満ち足りた気持ちや尊重される感じを十分に与えてもらえないからである。エディプス期にさしかかると、彼女は母親を価値下げすることにより母親からの分離を達成する。彼女は強烈な愛情を父親に向ける。父親はもっとも刺激的な対象であるが、これは特に彼女の満たされない口唇的欲求が、のちの性器的関心と結びついてエディプス的な力動を増強するためである。けれども、母親と同一化しつつ競争していて、どうやって正常にエディプス葛藤を解消できるのだろう。彼女は母親をまだ必要としているのに、同時に母親を脱価値化してしまってもいるのだ。

　彼女はこのジレンマに、エディプス水準においてとらえられる。彼女は自らの固着の結果、男性を強くて刺激的なもの、自分を含めた女性を弱く取るに足らぬものとみる。力を生まれつき男性に備わった属性とみなして男性を尊敬するが、しかし——大部分は無意識的にであるが——嫌悪し嫉妬もする。男性に愛着することによって自分はこれでよいのだという感覚や自尊心を高めようとするが、一方男性は優れているのだからとすることで巧妙に男性を罰する。彼女は自らのセクシュアリティーを自分のジェンダーが与えてくれるある種の力だと感じており、男性の力に近づくためにこれを利用する。理想化や「女のたくらみ」——自分は弱者だと思っている人の戦術であるが——も共に利用される。彼女は性を表現的にでなく防衛的に用い、また男性を恐れその力の乱用を恐れているので、性的な親密さを楽しむことが容易にできず、恐れや拒絶から生じる身体症状に苦しめられる場合がある。たとえば、性交痛または不感症、膣痙、オーガズム不全などである。

　フロイトはペニス羨望を女性の普遍的な問題として強調したが、これはヒステリー性の構造をもつ女性の治療から導き出されたものである。フロイトは、夢やファンタジーや症状の中で患者たちが男性の力を男根のイメージで象徴化していることに気づき、こう考えた。これらの女性たちは幼少期に、自らの無力さや母親の無力さをペニスをもたぬことと同じとみなしていたのではないだろうか、と。家父長的でますます複雑化していく都市文化の中で、伝統的な女性の美徳といったものはほとんど威信を失っていたから、幼い少女たちの多くはおそらく容易にこうした結論を導き出したろう。フロイトはこう述べている。

少女たちの去勢コンプレックスは、異性の性器を見ることから生じる。すぐに彼女らはその違いに気づき、そして、認めざるをえぬことだが、その重要さにも気づくのである。彼女たちはひどい扱いをうけたと感じ、「私も同じようなのがほしい」と主張して「ペニスに対する羨望」のとりこになる。そしてこれが彼女らの発達にまた性格形成に根深い痕跡を残すことになる。(p. 125、傍点筆者)[*3]

ヒステリーにおける防衛と適応の過程

　ヒステリー性パーソナリティの人は、抑圧、性欲化、退行を用いる。彼らは対抗恐怖的に行動化するが、これは通常、異性がもつと空想されている力と危険のことで頭がいっぱいになっていることに関係する。彼らはまた、広い意味での解離性の防衛を用いるが、このことについては次章で詳しく述べることにする。

　フロイトは、抑圧をヒステリーの基本的な精神過程とした。健忘はフロイトにとってはたいへんに魅力的な現象であった。というのも、精神の構造についての理論や、接近できないようなある水準においては「知って」もいる事柄を「忘れる」ことはどうやって可能になるのかについての理論が、この現象から丸ごと導き出せたからである。フロイトははじめ抑圧を、偶然の脱落としてよりもむしろ積極的な力として概念構成した。これは、フロイトの患者たちが催眠下で子ども時代の外傷（多くは近親姦的外傷）を想起しそれを追体験したところ

---

*3　この引用からは、フロイトが家父長制に何らかの負の効用を認めていたことが読み取れる。フロイトはその生涯において、女性が職業的に何かを達成したり知的に対等となることを奨励していた。フロイトはペニス羨望を解釈することによって、男性のほうが何も実際により優れているわけではないということを患者に気づかせたいとも願っていた。この気づきは幼児期のファンタジーを露わにするので、そうした幼児期のファンタジーは吟味され捨て去られうるわけだ。だから、ペニス羨望という発想が後世の一部の治療者によって「ふさわしい」家庭の領域に女性をつつがなくつなぎ止めておこうとする目的で利用されたからといって、フロイトが責められるのはお門違いである。フロイトの複雑な女性観についてヤング-ブルーエル（Young-Bruehl, E.）が一次資料にあたり周到に準備して解説しているので[592]、参照すること。

ヒステリー症状が消失したことから導かれている。彼は治療を試みはじめたばかりのころ、抑圧を取り除くことに全精力を傾けていた。はじめは催眠で、後には催眠でなく言葉で、リラックスするようにと促したり、心を開いて回想するようになさいと強く勧めたりした。元来の感情の強さを伴って外傷の記憶が戻ったときヒステリー性の障害は消えるということを、フロイトは学んだ。[*4]

抑圧された記憶とそれにともなった感情が精神分析的研究の中心的な対象となった。そして、抑圧を解くことが治療の中心的課題とみなされるようになった。今でも力動的とされる治療のほとんどは、記憶を掘り起こし患者の実際の生い立ちについての知識を得ようと努めている。それでいながらほとんどのセラピストが、過去の再構成は常に一時的なものであり、それを試みることは歴史的事実を取り戻すというよりむしろありそうな物語を創造することに近いと認めている。[503] ヒステリー性の人々の多くは曖昧で印象主義的な認知の仕方をするので、自分の人生について直線的で矛盾のない話を練り上げていくことは特に治療的である。

結局フロイトは、ヒステリー患者が取り戻した「記憶」が、実際にはファンタジーなのだと確信するようになった。彼の関心は、外傷の健忘から、願望や恐怖や幼児期の考えや苦痛な情動の抑圧へと移った。[*5] 女性は性的なことに関心がないものだというビクトリア朝風の誤った社会通念は、精神の健康にとって特に有害であるとフロイトは考えた。また、性欲を抑圧するように育てられた女性はヒステリーを発症するおそれがあるとも思われた。なぜなら、抗いがたい生物学的な力は抑えつけられるものではなく、ただ逸らすことができるだけだからである。フロイトはいくつかの病気を、衝動が身体症状へ転換されたものだとみなすようになった。たとえば、性的に自分を刺激することは堕落だと教えられてきた女性であれば、マスタベーションをしたくなるとその手が無感

[*4] 徐反応すなわち外傷にともなった感情のカタルシス的な抑圧解除は、多重人格性障害と解離の研究者によって再発見された。彼らの技法はフロイトの技法と大変似通った発展経過をたどっている。すなわち、彼らの初期の著作では徐反応の作業が強調されていた。けれどもより最近の文献では、徐反応は重きをおかれなくなり、患者の機能の他の面が顧慮されていないと患者に外傷の上塗りをすることになりかねないという文脈で論じられるようになってきている（第15章参照）。

[*5] マッソン（Masson, J.M.）[362]の暴露記事から一部に流布した通俗的な印象に反して、フロイトは早期の性的いたずらの証言がすべて歪曲であると宣伝したわけではなかった。しかしながら結果としてフロイトは、外傷的な過程よりも発達的過程を、また解離よりも抑圧を重視し、後世の治療史に複雑な影響を残した。

覚になったり動かなくなったりするかもしれない。この現象は、手のみが侵されるため「手袋型麻痺」または「手袋型感覚脱失」として知られているが（手の麻痺があれば必ず腕の麻痺を伴うはずだから、これは神経学的起源のものではありえない）、フロイトの時代まれでなく生じていたので説明が求められていた。

手袋型麻痺のような諸症状が、フロイトに次のような発想をもたらした。ヒステリー疾患によって、（たとえばマスタベーションしたいという）願望とその（マスタベーションの）禁止との間の葛藤を解決するための一次疾病利得がもたらされる。また、他人からの気遣いや関心というかたちでの二次疾病利得をも得られる。二次疾病利得は、障害を受けた人にとって失われた性的関心を障害された部位への非性的な関心で代償するものとなっていた。構造論の発展に伴い、この力動はイドと超自我の葛藤とみられるようになった。

フロイトはまた、このような解決はたいへん不安定だと感じた。性的エネルギーが表現されたり昇華されたりするかわりに閉じ込められているからである。そのためフロイトは、性的な関心が出現するといつも「抑圧されたものの回帰」だと解釈する傾向があった。抑圧はたいへん有用な防衛にもなりうるが、刺激されつづけ放出へと向かって圧力をかけてくる自然な衝動に耐えなければならないときには、もろくてあてにならない防衛である。ヒステリー性の人々は高度の不安で名高いが、この高度の不安をフロイトははじめ、ヒステリー性の人々はせき止められていた性的エネルギーをびまん性の神経過敏に転換しているのだと定式化した（第2章参照）。

以上、ヒステリー症状に関する定式化について長々と述べたが、これは性格的なレベルでも共通する過程(プロセス)が推測されるためである。危険で容認できないように思われる性欲や葛藤を抑圧する人々は、性的に不満足を感じやすく漠然とした不安を抱きやすい。親しさや愛情を求める正常な気持ちが増強されることがあるが、これはあたかも満たされない性的願望によってエネルギーを与えられたかのようである。彼らはひどく誘惑的になることがあるが（抑圧されていたものの回帰）、自分の行動に性的な誘惑の含みがあることは自覚していない。実際自分の行動が性的関係の口火を切るものと解釈されると、彼らは衝撃を受ける。さらにそういう偶然の関係を続けることになっても（脅威的な性的対象をなだめるためかあるいは自身の行動の効果に対する罪悪感から、彼らは時にそうするのだが）普通それを性愛的に楽しむということがない。

こうした抑圧と性欲化の相互作用的な過程に加えて、ヒステリー性構造の人

は退行を用いる。不安なとき、拒絶を恐れるとき、無意識的罪悪感や恐怖を刺激する問題に直面したとき、自分を拒絶するかもしれない人や虐待するかもしれない人の武装を解除することによって厄介事を避けようとして、彼らは自分では何もできなくなり子どものようになることがある。とらえられた人々が自分を誘拐したり迫害したりしている当の人物に対して頼り切った状態になってしまうことをさす「ストックホルム症候群」とか「パティー・ハースト現象（訳注：パティー・ハースト［Patty Hearst］は実在の誘拐事件の被害者名）」という言葉があるように、こうした高度の不安状態におかれた人なら誰でもそうなるのだが、ヒステリー性パーソナリティの人はたいへん影響されやすく同様の状態に陥りやすい。より高機能の人は、退行的に機能しているときにとても魅力的になる。また、ボーダーライン圏や精神病圏の演技性患者であれば身体的な病気になったり、しがみつくように依存的になったり、めそめそ泣きごとを言ったりするかもしれない。ヒステリー的表現の退行的な面は、最近まである種の女性のサブカルチャーではあまりにあたり前のものだったから、おつむが弱いふりをしたり少女っぽくクスクス笑ったり力強くたくましい男に夢中になったりすることなどは、正常なことと考えられていた。19世紀には、気絶しても当然とされていた。

　ヒステリー性の人々の行動化はいつも対抗恐怖的だ。つまり彼らは無意識的に恐れているものに近づくのである。性交を恐れているとき誘惑的に振る舞うのはその一例にすぎない。彼らはまた、無意識的に自分の体を恥ずかしいものに思っているとき、自分を人目にさらす傾向にある。他の傾向としては次のようなものがある。主観的には他人に対して劣等感を抱いているとき、自分を注目の的にする。無意識的には攻撃性を恐れているとき、勇気ある英雄的な行動に身を投じる。権威的存在の力におびえているとき、その権威的存在を挑発する。DSM-IV草案の診断基準[18]における演技性パーソナリティ障害の記述では、他の同等に重要な特徴をさておいてまで、ヒステリー性性格の行動化の側面が強調されている。ヒステリーに関係する完全に行動面の現象のうち、対抗恐怖的な劇化は明らかにもっとも衝撃的なものであり——もっとも人目を引くものである——そしてそれらの行動のもつ意味が診断のためには同様に重要である。そうして、ヒステリー的なスタイルのもっともさしせまった内的特徴は不安である。

　ヒステリー性の構造をもった人々は、過度の無意識的不安や罪悪感や恥のために、また気質的に激しくかつ刺激されやすいために、圧倒されやすい。ヒ

ステリー以外の心理をもつ人であれば対処できるような経験であっても、ヒステリーの人にとっては外傷的になる場合がある。したがって、感情的に負荷のある情報のうちで一度に扱わなくてはならない情報の量を減らすために、頻繁に解離のメカニズムを使うことになる。その例としては次のようなことがある。まず、症状や状況の厳しさに対するある種の奇妙な過小評価で、19世紀の精神科医が満ち足りた無関心と名づけた現象。実際には起こりもしなかったことを覚えていると思い込む人物誤認（訳注：人物誤認［fausse reconnaissance］とは、未知の人を知人と誤認したり反対に肉親や知人を知らない人と言ったりするものをいう。ここの著者の説明は不適切と思われる）。とんでもない虚言をする傾向である空想虚言（この場合、少なくとも虚言をしている間は本人もそれを信じているように見える）。それから、遁走、認知的には回想できないような外傷的出来事についての身体的な記憶、むちゃ食いやヒステリー性の憤怒などの解離下での行動、等々である。*6

　私の患者に、たいへん成功した専門職の女性がいる。彼女は60代だが、安全な性行為について人々を教育する仕事にこれまでの人生の大部分を捧げてきた。そんな彼女が、自分では寝るつもりもなかった男と寝たということに、あるカンファレンスの最中ふと気づいた（「彼がやりたいと言って、何だかそれが決定的な言葉のような気がしてしまったんです」）。コンドームを使うように頼むということは彼女には思い浮かばなかった。いやと言える能力も、無防備な性行為がもたらす望ましくない結果の認識も、彼女には備わっていたのだが、それを解離してしまったのだった。彼女の解離の起源には自己愛的な父親があり、また自分以外の人の要求が常に優先されるという、子ども時代から今にいたるまで力を失わないメッセージがあった。

＊6　ヒステリー性の人々においては、これらの機制はここで述べられている他の防衛よりも二次的なものであるのに対して、解離性の人々においては一次的なものである。この二つのグループはかなり重複しているので混同されやすい。雑多な状態がヒステリーの名のもとに一緒くたにされてきたので、診断の問題は複雑になっている。今なら明らかに多重人格とみなされるだろう患者と演技性が主である患者を、フロイトやそれに続く多くの分析家たちは区別できなかったのである。

ヒステリーにおける対象関係

　ヒステリー的傾向をもつ人たちの生い立ちには、どちらに権力や価値を与えるかという点で男女を分け隔てするような出来事や態度が、必ずといってよいほどみられるものである。たとえば、ヒステリーを生む状況として次のようなものがよくみられる。まず片親または両親共が男の兄弟のほうを非常にかわいがっていることに女の子が気づいており、つらい思いをするような状況がある。また、自分が男に生まれていればよかったと思われていたことを女の子が感づく場合もある。これはあたっていることもあるし、3人娘の末っ子だからというような理由からの勝手な推測で間違っていることもある。家族のうち、母親や自分たち姉妹よりも、父親など男たちのほうがずっと強い権力をもっていることに気づくこともある。

　もし子どもに対して肯定的な関心が払われていたら、容姿などはとるに足らない外面的な属性にすぎないだろうし、その子が純真でかわいらしいかどうかというようなことは無害な子どもじみた問題にすぎない。それに、男の子が否定的な関心を向けられるときに、その男の子の劣った点としてあげられるのは女性性にほかならない。たとえば、「女みたいな投げ方だな！」とか、「一家の柱となる男とは思えない振る舞いだ」といった具合である。また女の子は、成長して体が成熟してくると、父親が自分から離れるようになり、自分が性的に発達することを快く思っていないことに気づくようになる。彼女は自分が女性というジェンダーをもつという理由によって根底から拒絶されたように感じ、同時に女性性が男性に対して奇妙な影響力をもつことにも感づく。[84,93,94]

　演技性の女性の父親は、脅威となると同時に誘惑的であったことがしばしば観察されてきた（たとえば、文献116、231）。男性は、父親が女の子らにとっていかにおっかない存在かということを容易に軽視しがちだ。男性の体や顔や声は幼い女の子や母親の体や顔や声にくらべて荒っぽいし、慣れるのにかなり骨が折れる。父親が怒っているときには特に恐ろしい感じだし、感じやすい女の子たちにとってはなおのこと恐ろしいだろう。さらに男性がむかっ腹を立てたりがみがみ叱ったり奇矯な振る舞いに及んだり、とりわけ近親姦に及ぶようなことでもあれば、ぞっとするほど恐ろしいであろう。もし幼い女の子が父親から溺愛され同時に脅かされたとしたら、その子には「近づくか回避するかの葛

藤」が生じるだろう。すなわち父親は、刺激的であると同時に恐れられる対象なのだ。家父長的な家庭のように、父親が母親を支配しているように思われる場合には、さらにこの効果は増強される。こういう父親の娘は、自分と同じジェンダーに属している人間は劣等とされる、とりわけ楽しい少女時代が過ぎ去ったら最後そうなると思うようになるだろうし、父親と同じジェンダーをもつ人間には、計算づくで近づかねばならないと考えるようになるだろう。ミュラー（Mueller, W.J.）とアニスキウィッツ（Aniskiewitz, A.S.）[400]は、母性の不適切さと父性のナルシシズムの組み合わせを、ヒステリー性パーソナリティの病因として強調している。

> 母親が弱く無力な役割に甘んじてしまうにせよ、自分の子に脅かされて競争するような反応を示してしまうにせよ、成熟した相互性が達成されないという基本的な問題はそのままに残ってしまう。……同様に、どういう振る舞いが妥当かをめぐって父親が抱く葛藤が、温かみのない偽りの男らしさの態度をとることを通じて表現されようと、娘に対して温かい態度や性的な態度やあるいは馴れ合いの態度を直接にとることによって表現されようと、どのみち父親は……自分の未熟さをさらけ出すことになる。……父親たちがたとえ表面上は違った性質をもつように見えようとも、彼らのうちに共通して潜む特定のパーソナリティの傾向は、ファリックでエディパルな方向づけをもっている。そういう父親たちは自己中心的で所有欲が強く、人との関係を自分の延長としてしかみない。(pp. 15-17)

このように、ヒステリー性パーソナリティ構造の一因としてしばしば作用しているのは、自分の性同一性は問題をはらんでいるのだという感覚である。一般的文化では男性優位であっても、母権的な家庭で育てられて男性性がおとしめられ（時には現実には存在しない「本物」の男と比べられて軽蔑され）、ヒステリー的に育つ幼い男の子もいる。例として小さいながら同性愛の男性のサブグループがあり、彼らはDSM-IVの演技性パーソナリティの基準を満たしている。こうした同性愛の男性の家庭にも同じような力動が存在することが報告されている（たとえば、文献175）。なぜヒステリーが女性により多くみられるかについては次の２点から説明がつくであろう。(1)一般的な文化では女性より男性が権力をもっており、これに気づかない子どもはいない。(2)男性が子ども

の初期の世話を担う割合は女性より少ないので、男性は子どもと一緒にいることが比較的少ない。そのため男性はより刺激的で理想化された、女性とは「別の」存在とされやすい。

　その文化の、あまりにも単純すぎるジェンダー・ステレオタイプ（男性はたくましいが自己愛的で危険なものである、また女性はおだやかで温かいが弱くて無力なものである）を助長させるようなしつけを受けて育った女性は、その結果、自分が特にたくましいと思う男性にくっつくことで安心感や自尊心を得ようとするようになるだろう。彼女はこの目的のために自分のセクシュアリティを利用することがあるが、結局そういう人物と体で結びついても満足のいく性的な反応は得られないことがわかる。そればかりか、彼女は男性が力をもつと考えおびえを抱いているので、男性のパートナーのより優しい側面を引き出そうとするが、そうしておいて、相手が男らしくない（すなわち、軟弱だ、女々しい、弱いなど）といって無意識に価値下げする。こうしてヒステリー的な構造をもつ人のいく人かは、男性であれ女性であれ、ジェンダー特異的な過大評価と価値下げの堂々巡りに陥る。そこでは力が性欲化されているが、性的な満足は奇妙に欠けていたり、つかの間のものであったりする。

ヒステリー性自己

　ヒステリーの主要な自己感覚は、ちっぽけでおどおどして欠陥のある子どもが、強力で異質な他者が支配している世界で何とかやっているときにもつであろう感覚そのものである。ヒステリー性パーソナリティの人々は、支配的で操作的な印象を与えるかもしれないが、彼らの主観的な心の状態はそれとはまったく反対である。ヒステリー性構造の人がする操作は、精神病質の人々の巧みな策略とはきわめて対照的に、基本的に安全や受容を求めることからくるまったく二次的なものである。彼らが他人を巧みに操ろうとするのは、恐ろしい世界の中で安全な島にたどり着こうと努力したり、自尊心を安定させようと努力したり、恐ろしいことが起こる可能性を能動的にそれを始めることによって克服しようとしたり、無意識の敵意を表現しようと努力したりしているものであるし、またそれらが組み合わされていることもある。決して他人に「つけ込みコケにする」ことに喜びを感じてのことではない。

たとえば、私の患者にこういう人がいた。舞台芸術専攻の大学院生で、愛情深いものの気まぐれに癇癪を爆発させる父親のもとでこれまで成長してきた若い女性である。彼女は権威ある男性に次から次へと夢中になるのが常で、その男性のお気に入りの学生になるためには何でもやった。すべての男性教師やコーチに、巧妙なお世辞とかしこまった信奉者の態度で近づくのである、気まぐれな男たちの意のままになる学生を演じるのも仕事のうちだと、彼女はそれを合理化していたが。彼女の指導者の中にはこの誘惑を無視できない者もいた。彼らの心をつかんだ徴候がみられはじめると、彼女は（力強く誇らしく感じて）興奮し、（自分が魅力的であり欲されているということに）うきうきし、（彼らの関心が性的な要求に変わることを）恐れ、そして（自分の意志を彼らに及ぼしてしまったことや、かち取ってはならないはずの性愛的関心をかち取ってしまったことへの）罪悪感を感じるのだった。彼女の操作性は男性だけに、それも権勢ある男性だけに向けられ、強く駆り立てられていながらも葛藤に満ちたものだった。

　演技性の人々の自尊心はしばしば、反対のジェンダーが有しているのと同程度の地位（ステータス）や力を自分ももっていると繰り返し感じられるかどうかにかかっている（同性愛の男性の場合なら、より男らしく見える男性と同じくらい自分も地位や力をもっていると考えるのである）。理想化された対象に対する愛着から——特にそれと一体と感じられている場合——、一種の「派生的」自尊心が生じることがある。「この力強い人は私の一部なのだ」というわけである。ロック歌手の追っかけをしていたパメラ・デ・バレスの自伝には、この心理がみられる[133]。力強い男に貫入されることにより、どうにかしてその男の力を手に入れることができるという無意識的ファンタジーが、性的な行動化に油を注いでいたのかもしれない。[109]

　ヒステリー性の構造をもつ人々は、救済するという活動を通じて自尊心を得ることもある。彼らは、危険に陥っている子どもを助けることによって、立場を逆転させて自分自身の内的なおびえた子どもの世話をする場合がある。権威に対する恐怖を克服しようとして対抗恐怖的に振る舞う場合もあるし、子ども時代に怖くて同時に刺激的であった対象の現在の代替物を変化させようと試みたり癒そうと試みたりすることもある。たとえば、優しくて温かく愛情深い女性が、人を食いものにするような破壊的な男を救済したいと願いながらその男と恋に落ちることがある。これは両親や先生や友達にとっては理解に苦しむことであるが、ヒステリー性の若い女性にみられるおなじみの現象である。

ヒステリー性の男性の夢イメージに、隠された子宮をもっていることの象徴がみられたり、ヒステリー性の女性の夢イメージに隠されたペニスをもっていることの象徴がみられることがよくある。ヒステリー性の構造をもつ女性は、自分の自然な攻撃性のもつ力を、ジェンダー・アイデンティティに統合されたものとしてよりも、自分の「男性的な」面のあらわれとみなす傾向にある。ヒステリー性の構造をもつ女性は、女であることに力を感じることができないので、このため解決不能の永続的な問題を抱えることになる。私の患者の一人はこう表現している、「自分は強いと感じると、自分が男みたいな感じがするのです、自分は強い女性だと感じるのでなくて」*7。

　「自分とは別の性が優位だ」という認識をもつことで、ヒステリー性のパーソナリティ構造をもつ女性は明白なパラドックスを抱えることになる。力は本来的に男性的なもの、という無意識の感覚にもかかわらず、彼女らの自己表出は明らかに女性的である。女性であることに備わっている効力は性的な魅力だけだと感じているため、彼女らは自分がどう見えるかにこだわりすぎ、平均以上に加齢の恐怖に脅かされることがある。『欲望という名の電車』の登場人物であるブランチ・デュボアには、年老いたヒステリー性女性の悲喜劇的な性質がよくとらえられている。ヒステリー的傾向のあるクライエントには、男性であれ女性であれ、魅力的だということ以外に自分の自尊心を追求でき実現できそうな領域を開拓するよう勧められるべきである。

　演技性の人々は虚栄的で誘惑的な態度をとりがちである。こうした態度は自己愛的な防衛をかたちづくっており、その防衛の中で虚栄や誘惑的態度が、自尊心を獲得し維持するために機能している。しかしながらこうした態度は、自己愛性のパーソナリティを基礎にもつ人たちのプロセスと行動上は似ていても別のものである。ヒステリー性の構造をもつ人々は、内的には空虚でも無関心でもない。彼らは侵入されたり搾取されたり拒絶されたりするのを恐れるがゆ

---

*7　男性であることは能動性と、また女性であることは受動性と同じであるとし、したがって自己主張的な女性はすなわち自分の「男性的な」側面を発揮していて優しい男性はその「女性性」を発揮しているのだとするような考え方が、19世紀末の間ずっと蔓延し、それは無数の精神分析理論の中にも入り込んだ（たとえば、ユングのアニムス、アニマといった元型）。中国の陰陽のように、こうした発想はある普遍性をもってはいるが、西洋のパーソナリティ理論にこれを適用することにはいつも厄介な意味合いが含まれていた。これらの用語で思索したが悲しいほど貧弱な成果しかあげられなかった、魅力的で才能あるヒステリー性の女性が、精神分析家、公妃マリー・ボナパルトであった。

えに、人を喜ばせようとする。こうした不安が引き起こされないでいるときには、彼らは純粋に温かく親切である。より健康なヒステリー性の人々の中では、パーソナリティの愛情深い側面と防衛的で時に破壊的な側面とが、明らかに葛藤している。前述した野心的な女優は、自分が一生懸命惑わそうとしている男性に対して自分が及ぼしている複雑な影響について痛烈に自覚しており、罪悪感を抱いていた。そしてたいていその気持ちを解離しておけたにもかかわらず、男性の妻たちに対しては罪悪感を感じていた。

　演技性の人々が注目を集めようとする行動をとるのには、自分が受け入れられるということを再確認するという無意識的な意味がある。特に、自分のジェンダーが子ども時代の経験とは正反対に尊重されるということの再確認である。ヒステリー性の構造をもつ人は、去勢されたという感覚を無意識的にもっている。つまり自分の体を見せびらかすことにより、自分の身体性に対する受け身的な劣等感を積極的な力の感覚に転換しているのかもしれない。このように、彼らの露出癖は対抗抑うつ的なのである。

　ヒステリーの「浅薄な感情」を理解するさいにも、同様の考察があてはまる。演技性の人々が感情をあらわすとき、その言葉にはしばしば芝居がかって本物でない誇張された調子があるということは事実である。しかしだからといって彼らが、表現している感情を「本当に」もっていないわけではない。彼らが表面的で芝居じみた振る舞いをするのは、力強い存在と自分がみなす人に対して無謀にも自分自身を表現したらいったいどうなってしまうかと、強く不安に感じているためである。ずっと子ども扱いされ軽んじられてきたので、自分の感情というものが尊重され関心を払ってもらえるとは考えないのである。そこで不安から逃れるために自分の感情を誇張し、自分にも自己表現の権利があることを自分自身や他人に納得させようとする。同時に、真面目に言っているわけではないということをにおわせて反応の選択肢を残しておき、万一そこも自己表現には安全でない場であったとわかったときに備えて、自分の言っていることはたいしたことではないというように振る舞う。目を大袈裟にぐるぐるさせて「チョーむかついた！」と言われると、聞いているほうは感情は本当にはそこにないかのように感じるし、あったとしても取るに足らないもののように感じる。実際感情はそこにあるのだが、それは葛藤にどっぷり浸っている。きちんとした敬意の払われる雰囲気の中でならば、ついには演技性の人も、怒りなどの感情を真実味のあるストレートな表現で語れるようになるものだし、受け身で単に印象だけに基づくようなスタイルを前向きで分析的なスタイルへと成

長させることができるようになるものである。

ヒステリー患者との間に生じる転移と逆転移

　転移はもともとヒステリー的領域の訴えをする患者に発見されたものである。そして、転移がそこで非常に見えやすくなったのは偶然ではなかった。フロイトのヒステリー概念全体は、次のような観察を中心に展開した。つまり、意識的に思い出すことのできないものが無意識の領域には生きつづけていて、症状や再演や早期の筋書きの再経験などに表現を見出すという観察である。現在は、過去に見聞きされた危険や侮辱を含むものとして曲解されてしまうが、これは一つにはヒステリー性の人が矛盾する情報を受け入れるのをあまりに恐れるせいである。

　加えて、演技性の人たちは対象関係を求め、感情表現がたいへん豊かである。彼らはほかの人よりも、一般に人に対する自分の反応について、特にセラピストに対する反応について、語ることが多い。これまでに説明してきたような力動を考えれば、女性のヒステリー患者と男性のセラピストという組み合わせが即座にクライエントの中心的葛藤を呼び覚ますだろうことが、おそらく読者には見て取れるだろう。フロイトは演技性の患者たちに良心的な医師という印象を与えようと努めていた。にもかかわらず患者たちは、挑発的な男性的存在として、つまり自分たちが苦しめられ、闘い、そして時には恋に落ちる相手としてフロイトをみる態度を改めなかった。これを知ってフロイトは、はじめのころたいへん立腹した。[169]

　ヒステリー性パーソナリティはジェンダーに関係した問題が患者の世界観を支配しているようなタイプの心理であるから、初期の転移の性質はクライエントとセラピスト両方の性機能の違いによって異なってくる。男性の臨床家に対しては女性のクライエントは興奮しがちで、おびえやすく、防衛として誘惑的になりやすい。一方女性セラピストに対しては、しばしば微妙に敵対的で競争的になる。それに男性女性どちらのセラピストに対しても、何となく子どもっぽい印象を与える。男性のヒステリー患者も、性別に関する一般概念をめぐって組織された心理的構造をもっているが、彼らの内的世界観の中で、母性的な像と父性的な像のどちらにより大きな力が振り分けられているかによって、彼

らの示す転移の様相は変わってくる。ヒステリー性のクライエントはたいてい協力的で、治療者が関心を示せば感謝するものである。ボーダーライン水準や精神病水準のヒステロイドの人々は治療が困難である。なぜなら彼らはかなり破壊的に行動化し、治療関係をひどく脅威的なものと感じてしまうからである。[322]

　しかしながら、高機能のヒステリーのクライエントでも、ほとんど精神病的と思えるような激しい転移を生じることがある。激しい転移には治療者もクライエントも意気阻喪させられるけれども、解釈によって効果的に検討することはできる。セラピストが、フロイトがしたように落ち着いて役割を果たしていれば、転移は治療の障害というより、むしろそれを通じて患者が癒されていく治療手段であると思えるようになるだろう。演技性の患者がそうした激しい反応を治療者の前で認めるのを恐れる場合には、セラピストのかわりであることが明らかに見て取れるような他の対象に対して行動化することがある。たとえば私のスーパーバイジーの一人であるジェームズは、外傷的に侵入してきたかと思えば今度は拒絶するというような父親をもつ、あるヒステリー性の若い女性を治療しはじめた。彼女は治療が始まって数ヵ月の間に、立てつづけにジム、ジェイミー、ジェイという名の男性と深い仲になったのだった。

　ときおりヒステリー性の性格の人は、セラピストに対する信頼が転移に耐えうるほどには育っていないうちに、痛々しいほどの激しい転移を発展させる場合がある。特にはじめの何ヵ月かに、演技性の患者は逃げ出してしまうこともある。理屈づけをして逃げ出すこともあるし、自分が逃げ出さざるをえないのはあまりに強い引力や恐怖や憎しみ、そしてそこからかき立てられる不安のせいだと、意識的に気づいていて逃げ出す場合もある。自身を脅かすような反応は、一般には温かい気持ちと同時に存在していることが多いが、それでも患者を耐えられないほど混乱させることもある。私の患者にも、私がいると敵対心や価値下げの気持ちがわき、それによって自分が非常に混乱することに気づいて、私のところにそれ以上来続けられなくなった女性たちがいた。私のいく人かの同僚も同様の経験をしている。彼らの患者は、セラピストの愛を獲得することにとらわれてしまうようになり、それが治療に差し支えるほどになって治療関係を清算したのである。こういった場合、特に転移がどこか自我違和的な場合は、過度に刺激的で価値下げされた原対象とは少し違った印象を与える存在にセラピストが変化すると、うまくいくことがある。

　ヒステリー性のクライエントに対する逆転移には、防衛的になって距離をとることや幼児化させることのどちらもが含まれるだろう。こういう逆転移の可

能性がもっとも厄介なものになるのは、男性のセラピスト（特にそのパーソナリティがまったく自己愛的な場合）と女性のクライエントの組み合わせのときである。前述したように、演技性のクライエントの示す偽の感情らしきものに敬意を払いながら応対するのは難しい場合がある。慢性的な不安を抱えるこうした患者たちの自己演出的な態度をみていると、あざけりの気持ちに誘われてしまう。しかしヒステリー性の構造をもつ人々は対人関係のちょっとした合図にもひどく敏感なので、いたわりつつも見下して面白がっているような態度は非常な害になる。たとえ彼らがセラピストの礼を欠いた態度を何とかして意識の外においておけたにしてもである。

　自分は女嫌いだと何の違和感もなく公言しても差別的とされなかったころには、（男性の）精神科レジデントたちが、苛立たしい演技性の患者についてお互いを慰め合っているこんなあからさまな会話を、よく耳にしたものである。「変なヒステリーがいたよ。俺が眉をひそめただけで必ず泣きだすんだ。今日なんか、太股まで見えるスカートをはいて来たんだぜ！」。この会話の圏内に居合わせた女性の専門家たちは、お互いにやりきれない思いで目を見交わす。そして、援助しようとしている相手のことをこのように喋れる人間に治療を受けているのが自分でなくてよかった、自分でありませんようにと、心の中で感謝したり祈ったりするのだ。

　演技性の女性に対して見下した敵対的な反応をしてしまうことには、彼女を幼い女の子のように扱いたくさせる誘惑が関係している。繰り返すが、退行はヒステリーの主要な戦術なので、これは予想されることなのである。にもかかわらず、いかに多くの臨床家がこの誘惑を受け入れて、さも万能であるかのように振る舞う行動化をさせられてしまうかには驚くべきものがある。一人では何もできず助けると感謝してくれるような幼い存在に対して父親のように振る舞うことの魅力は、当然のことながら非常に強い。私も知る例だが、訓練された臨床家であっても、ことヒステリー性の構造をもつ女性の治療となると、助言を与え、誉め、安心させ、そしてコントロールしたい衝動を押さえられないようだ。実際にはそうしたメッセージの根底にある意味は、彼女は弱すぎて自分で物事を解決できず、自分で自分を認めたり安心させたり慰めたりする能力を伸ばしてゆくこともできない、ということなのだけれども。

　演技性の人々の退行は防衛である——つまり退行によって、大人としての責任に伴う恐れや罪悪感を感じることから自分を守っている——だからこれを純粋に自分では何もできない状態と混同してはならない。おびえていることは、

無能力だというのとは違う。ヒステリー性の人たちに過度の哀れみを向け甘やかしすぎてしまうと、たとえその態度に敵対的な恩着せがましい様子がみじんもないにせよ、クライエントのただでさえ萎縮した自己概念をさらに萎縮させることになるので問題である。親心で心配するかのような態度は、患者の「操作性」をさげすむ態度と同様にたいへん侮辱的である。

　最後に、患者の誘惑に誘われて応えたくなってしまう逆転移について述べておかねばならない。これもやはり、女性セラピストにとってよりも男性セラピストにとってのほうが、ずっと危険が大きい。そしてこのことは、患者に対する性的虐待について今までになされた研究のいずれにも示されている（たとえば、文献421）。女性がヒステリー患者を治療する場合には、たとえ相手が非常に誘惑的な異性愛の男性であったとしても、権威をもつ女性とそれに依存する男性という組み合わせを性愛化しにくいものにしている社会的慣習が女性セラピストの中に内在化されており、それに守られる。しかし、より年長で力をもった男性が、より若く貧しい女性に引かれるという現象は（こうした状況では女性に対して男性の抱くのみ込まれ不安が緩和されるという精神力動が根底にあるのだが）、文化的に受け入れられやすい。そのために、男性のほうがセラピストとしての役割を果たしているうちに性的な誘惑に負けてしまいやすい。それに、彼らの参考にできるような、性的行動化に関する倫理や帰結といったものの構造は、まだわかりはじめたばかりである。[*8]

　理論より示唆されることからいっても、臨床上の教訓からいっても、患者との性的行動化は破壊的な結果をもたらすことは間違いない。ヒステリー患者が真に必要としているのは、強い欲望をもつ経験、しかもその欲望が自分が信頼している対象に搾取されないという経験である。もっとも、治療の中で自分の中心的な葛藤が活性化されると彼らは、自分は反対のことを求めていると思う場合があるのだが。相手を誘惑したがうまくいかなかったという経験は、演技性の人たちにとって、しんから変化を生じさせうる経験となる。なぜなら、権威的存在が自分を利用することよりも自分の幸福を優先してくれること、また

[*8] かつて私の教え子であったシャロン・グリーンフィールド（Sharon Greenfield）[204]は、博士論文で、前セラピストに性的な行動化をされてしまった女性患者を治療している臨床家たちにインタビューを行なった。その結果次のようなことがわかった。すなわち、女性のセラピストたちは前セラピストだった男を搾取的なナルシストか精神病質者だとみなしているのに対して、男性セラピストたちは患者の誘惑的圧力に弱い男というものが専門家としての心のよりどころをいかに失ってしまいうるかについていくぶんかの同情や理解を示したという。

自律性を直接発揮するほうが、それを防衛的に性欲化し歪曲するよりも有効であることを、ほとんど生まれてはじめて学ぶ経験になるからである。[*9]

ヒステリーと診断することがもつ治療的意味

標準的な精神分析療法は、ヒステリー性パーソナリティ構造の人たちを対象として発明されたものであり、現在も一般に好まれる治療法である。ここで標準的というのは、セラピストがどちらかというと静かで非指示的であり、内容よりもむしろ過程(プロセス)を解釈し、防衛されているものよりも防衛自体を扱い、主として転移の中にあらわれた抵抗を検討する目的にかぎって解釈を行なうような治療である。デビッド・アレン（David Allen）[13]は次のように書いている。

> ヒステリー患者はすぐに関係をつくる。そして、彼らが探し求めているのは、修復してくれるような関係である。……駆け出しのセラピストにとってこうした患者は、転移のもっともわかりやすく入手しやすい証拠を与えてくれる存在だ。……ヒステリー性パーソナリティの治療で肝心な点は、まさに転移である。誤った解釈をしてしまったときは、あとから得られる情報に照らしてそれを修正することができる。もし解釈する機会を逃しても、解釈の機会は何度も何度も繰り返し生じてくる。けれどももし転移の取り扱いを誤ると、治療は困った事態になる。このように転移を誤って取り扱うこと、つまり治療同盟の確立に失敗することが、ほとんど唯一の致命的な失敗である。そしてそれを修復するのは至難の業である。（p. 291）

まず最初に誠実な作業同盟が確立され、治療契約に対する双方の責任がはっ

[*9] 1970年代初頭、治療の中でのセラピストと患者の間の境界(バウンダリー)を撤廃する実験が大変盛んに行なわれていたころ、一見誠実そうな人たちが次のような議論をしているのをときおり耳にしたものである。患者がセラピストに自分の性的特質をきわめて実際的に味わってもらったらさぞ治療的だろうというわけだ。患者が年寄りだったり肥満体だったり魅力的とはいえない肉体のもち主だったりした場合には、こうした議論はまったく鳴りをひそめたというのが興味深い点である。

きりと説明されねばならない。より健康なヒステリー患者の場合には、彼らが基本的に関係性をもつために、即座にまた容易にこれを行なうことができる。そうしてセラピストは、侵入的ではないが温かい態度で、しかも慎重に自己開示は避けながら、転移が開花するに任せる。ひとたび患者の問題が治療関係上にあらわれたら、面接室内で直接表面化した感情やファンタジーや欲求不満や願望を、治療者は首尾よく解釈することができる。

　ヒステリー患者が、自分なりの理解にたどり着くにまかせるのが肝要だ。解釈を急ぐと、患者に再び他者の卓越した力と洞察力とを思い起こさせることになる。*10 これではヒステリー性の感受性をもつ人を、脅かすだけになってしまう。「あなた自身よりも私のほうが、あなたのことはよくわかっていますよ」というような含みが少しでもある発言をすれば、ヒステリー患者の内的な表象世界を支配しているイメージの中では、去勢されたように感じられたり侵入されたように感じられてしまうだろう。患者が行きづまっているようなら優しく質問してさり気なく一言ふれ、そして患者自身が何を感じ、それがどう理解されたかという点に、患者を繰り返し引き戻すことが、効果的な技法のおもな特徴をかたちづくっている。

　神経症圏のヒステリーの場合、セラピストがただ座って見ているだけで、患者が自分でよくなっていくという経験をすることがある。何らかの貢献をして評価されたいという自分の自己愛的な欲求を慎むことが重要である。すなわち、演技性の人に対する最高の貢献は、その人に自分には自分で物事を解決でき、責任ある大人の決断を下す能力があるのだという自信をもたせることである。潜んでいる感情を引き出すだけでなく、思考と感情を統合させることに取り組まねばならない。アレンは このように述べている。

　　　治療技術のきわめて重要なところは、その患者の気持ちや価値観を最大限尊重して、患者の認知様式の範囲内で伝達するということである。ヒステリー性の思考様式は、それがうまく作動しているかぎり、劣ってい

＊10　ジュールス・マッサーマン（Jules Masserman）の著作には、演技性の患者たちに対する恩着せがましい態度がいつでもにじみ出ていたが、彼が行なったとされている行動は、ヒステリー性の力動を自己愛的に利用することが必然的にたどり着く極限の姿を描き出している。ノエル（Noel, B.）によると、はじめ適正でないアミタール治療を行なう程度の軽いパターナリズムだったものが、患者に薬を飲ませておいてレイプするという行動にまで発展したという。

るわけではない。しかしヒステリー的な様式は、精密で直線的な「左脳思考」の利点によって補われる必要もある。ある意味で、強迫の人がどうやって感じるか、感情の中で何を結びつけたらよいのかを学ぶ必要があるのと同様に、ヒステリーの人も、どうやって考えるか、思考の中で何を結びつけたらよいのかをぜひとも学ぶ必要がある。(p. 324)

　より障害の重いヒステリー性のクライエントは、もっとずっと積極的で教育的な作業を必要とする。セラピストは初回の面接で、彼らのもつひどい不安に耐えそれに名前をつけることに加えて、治療を台無しにする可能性のあるどんな誘惑についても予測しておかねばならない。たとえばこう言うのである。「今現在あなたがこの問題を、治療を通じて解決しようと決心しておられることはよくわかります。しかしこれまでの人生では、あなたは不安が過度に高まると、刺激的な恋愛ざたに逃げ込んでしまっていますね（そのほか、病気になってしまう、激怒して立ち去ってしまうなど、どんなパターンでもよい）。ここでも同じことが起こるでしょう。つらく長い道のりに耐えて、二人でこの仕事に取り組んでいくつもりはありますか」。低機能のヒステリー性のクライエントに対しては、セラピストに対して強力な陰性の反応がわくだろうがそれをぜひ率直に話すように、と励ましておかねばならない。一般に、より障害の重いヒステリー性の人々に対しては、類型学的にボーダーライン患者に対するようなアプローチが有効である。またそのさいは、転移反応に特に留意しておく必要がある。

鑑別診断

　ヒステリー性パーソナリティ構造が、その目を引く特徴に基づいて、よく混同される状態に精神病質と自己愛がある。それに加えてヒステリー性の心理と解離性の心理の診断をめぐっては、フロイトの時代同様今も不確定なところがある。最後にこれもフロイトの時代やそれ以前の時代から変わらないことだが、診断のつかない身体的状態をもつ人たちの中には、ヒステリー性パーソナリティ障害だと誤解されている人がいる。

ヒステリー性パーソナリティと精神病質性パーソナリティ

　精神病質とヒステリーの関連については、何十年にもわたり多くの論者によって注目されてきた（たとえば、文献303、452、561、93、330、381）。エピソード的な証拠からは、この両者の心理が親和性をもつことが示唆される。具体的には、（特にボーダーライン圏の）演技性の女性の中には、社会病質の男性に魅力を感ずる者がある。有罪判決を受けた殺人者のもとに、彼を守ろうと考えてか彼の愛人になろうと夢見てか、大勢の女性シンパからの手紙が殺到するというおなじみの現象に、メロイ[381]は触れている。

　女性におけるヒステリーとみられる性質は、男性における精神病質的な性質にあたるものとしばしば解されている。リチャード・ワーナー（Richard Warner）[568]の研究によれば、まったく同じように扇情的で浮気で激しやすい行動をする架空の症例を、一方は男性例、他方は女性例として精神保健の専門家たちに見せたところ、男性例には反社会性パーソナリティ、女性例にはヒステリー性パーソナリティという評価が下された。評価は描写された患者のジェンダーによっていたのである。ワーナーはヒステリーと社会病質は本質的には同じであると結論づけた。けれども経験をつんだ臨床家であれば誰でも、ヒステリー性というよりもむしろ間違いなく精神病質であるような女性を数人はみたことがあるだろうし、明らかに反社会性ではなくヒステリー性であるような男性も数人は診たことがあるものだ。もしもこれらのカテゴリーが、まったく同じ病理が違う性別において違ったかたちをとったものであったとしたら、上記のようなことはありえないはずである（それに、ワーナーの実験では鑑別診断を困難にするような行動が描写された症例提示がなされていた）。むしろ、彼の発見について次のように説明するほうが合点がゆく。社会病質は男性に多くヒステリーは女性に多い。このため、ワーナーの症例を読んだ診断者のほとんどは、説明のためのある「構え」をもって研究に携わっていたわけだが、その「構え」が先入観に十分に対抗することができなかったのである。[*11]

　ヒステリーと社会病質は、ヒステリー連続体の重症の極に近づくにつれ、より混同しやすくなる。すなわちボーダーライン圏や精神病圏のヒステリーでは、これら両方ともの心理傾向をもつ人が多くなる。けれども、作業同盟を結ぶためにも最終的に治療を成功させるためにも、どちらの力動がより優勢かを判断しておくことがぜひ必要である。ヒステリーの人々は、強い対象関係性をもち、激しく葛藤し、ひどく脅かされている。そして治療関係は、臨床家が彼らの恐

怖をどの程度尊重するかにかかっている。精神病質の人々は、恐怖を弱さだとみなすため、彼らの恐怖を映し出すようなセラピストを軽蔑する。ヒステリー性の人々も反社会性の人々も芝居がかった振る舞いをするが、演技性の人にみられるような防衛的なわざとらしさは社会病質にはない。また、治療者としての力をはっきり示すと、精神病質の人はセラピストに陽性の関心を向けるが、ヒステリー性のクライエントは萎縮したり幼児化したりしてしまう。

ヒステリー性パーソナリティと自己愛性パーソナリティ

すでに述べたように、ヒステリー性の人々は自己愛的な防衛を用いる。ヒステリー性の人も自己愛性の人も、基礎に自尊心の欠陥と深い恥の気持ちをもち、それを代償するために注意を向け保証してもらいたい欲求をもっている。どちらも理想化や価値下げを行なう。しかし、これらの共通点の源は異なっている。第一に、ヒステリーの人の場合、自尊心の問題は通常性別同一性(ジェンダー・アイデンティティ)や特定の葛藤に関係しているのに対して、自己愛性の人々ではそれが限定されていない。第二に、ヒステリー性の構造をもつ人々は基本的に温かく親身であって、彼らが他人を利用するのは核となるジレンマや恐怖が活性化されたときだけである。第三に、ヒステリー性の人々の理想化と価値下げは特定の（しばしばジェンダーと関係した）仕方で行なわれる。つまり、彼らの理想化はたいてい対抗恐怖に源を発し（「このすばらしい男性はきっと私を傷つけはしない」）、彼らの価値下げは反応性で攻撃的な性質をもっている。それに比べて、自己愛的な人々は普段からあらゆる他人をまあまあの存在かそうでないかという観点に基づいて分類しているが、そこには対象に向かう強力で切迫した感情はない。カーンバーグ[273]は、ヒステリー性女性と自己愛性女性の両者とも、いかに不満足にしか親密な関係を結べない傾向にあるかについて述べている。しかし前者が対抗恐

---

*11 研究結果についての説明のための構えがどんな影響をもつかに関するもう一つの例が、ローゼンハン（Rosenhan, D.L.）[454]の研究である。この研究では、学生たちが声が聞こえると訴えて入院し、声以外の点については正直に自分の状態を答えたが、ほとんどの者は統合失調症と診断されてしまった。この結果は一般に信じられているとおりの精神医学的な病理化をさらけ出した。しかしそれでも、セラピストが声が聞こえると訴える（統合失調症の「一級症状」）患者を診たら、その患者が非常に困った事態に陥っているのであろうと考えて当然だ。やや抑うつ的だけれど想像力に富む人だろうとか、仮病を使っているのかもしれないとか、あるいは研究者のおとりではないかなどと憶測するよりもである。

怖的に理想化した悪い対象を選んでしまいやすいのに対して、後者は適切な対象を選び、あとになってその対象を価値下げする。

　これらの違いが治療に対してもつ意味は大きい。全経過の観察を示さないと複雑すぎて説明できないけれども、基本的にヒステリー性である人たちは標準的分析治療でとてもうまくいくが、自己愛性の人々に対しては自己凝集性や肯定的に評価された自己概念を何よりも維持しようとする彼らの態度に適応していく治療的努力が必要とされる。

ヒステリー性パーソナリティと解離性パーソナリティ

　ヒステリー性の心理と解離性の心理には密接な関係がある。解離性の人がヒステリー性とみなされることのほうがこの逆よりもずっと多いので、この二つの状態の区別については次章で述べることにしよう。[*12]

ヒステリー状態と生理的状態

　アメリカの通俗フロイト主義が全盛だったころは、よくわからない身体症状はすべて無意識の葛藤に帰されたものだった。現在は当時に比べこうしたことは減っているものの、原因不明の不調がみられるさいは、身体にその原因がある可能性を看過してはいけないことを最後に言っておかなければならない。何らかの全身疾患（たとえば、多発性硬化症など）の症状がヒステリーだとされることは往々にしてあり、また医者にとっては苛立たしい多くの「女性の愁訴」も同様の扱いを受ける。最近イギリスで、アメリカ訪問後の園芸家集団の成員間で「庭師のヒステリー」として広く診断された状態が爆発的に発生した。ところが結局、庭師たちは旅行中アメリカの落葉のサンプルを集めていたことが判明し、その中に真っ赤なツタウルシもたくさん含まれていたのだった。もっと重大な例をあげよう。ジョージ・ガーシュウィンは、脳腫瘍によって生じていた症状をセラピストによって心因性と解されたために38歳で死んだ。もしセラピストがこれを器質性と解していたならば、彼はおそらくもっとずっと長

---

　*12　解離と外傷に対する専門家の意識が高まりつづけているように、近い将来誤解が反対の方向に向かうとしても驚くにはあたらない。今でさえ、ヒステリーとしてあらわれた内的葛藤を探索するよりもむしろ、解離の原因となった近親姦や性的外傷の証拠をみつけることに熱心な患者たちがいるのだから。

生きしていたことだろう。

　演技性の人々は不安になると退行するし、人に不快感を与えるような訴え方をするために、ヒステリー性の傾向をもつ人の身体疾患は十分に精査されないおそれがある。演技性の人が器質的な問題をもつ可能性を追究することは、単に良心的で用心深いというだけではない。それまでその基本的尊厳が常に顧慮されてきたとはいえないおびえた一人の人間に対して、それは治療的なメッセージを送ることにもなるのである。

まとめ

　ヒステリー性パーソナリティは、分析的概念の発展の中で記述されてきた。すなわち、欲動（激しく愛情深い基本的気質で、ジェンダーに関係した失望によって増大される口愛的な苦闘とエディパルな苦闘を伴う）、自我（印象に基づく認知様式、抑圧・性欲化・退行・行動化・解離といった防衛）、対象関係（自己愛的で誘惑的なメッセージをはらんだ不適切な養育、これは反復強迫に支配されてのちの関係の中で反復される）、自己（ちっぽけで欠陥があり危険にさらされているものとしての自己イメージと、力の性欲化された表現をめぐる葛藤を背負わされた自尊心）の側面である。

　転移－逆転移経験は、競争的で性愛化された反応を含むといわれている。これはクライエントと治療者の性的志向やジェンダーによって決まり、また敬意よりも軽蔑や甘やかしを招くような退行的傾向によっても左右される。また、治療者が性的に色づけられた態度をとってしまう危険について検討が加えられた。専門的な境界を注意深く守ることや温かく共感的な態度や伝統的な精神分析技法に沿った無駄がない解釈などが、治療においては推奨される。ヒステリー性性格が、精神病質パーソナリティ、自己愛的パーソナリティ、解離性パーソナリティと対比された。そして、ヒステリー性の症状と思われても生理学的原因の可能性がないかどうか精査すべきであるという最後の警告がなされた。

さらに読むとよい文献

　私はホロウィッツ（Horowitz, M.J.）[245]の選集やミュラーとアニスキウィッツの[400]

著作を特に好む。なぜなら男性セラピストがヒステリーについて述べた著作に必ずといってよいほどみられる慇懃無礼な調子がまったくないからである。ヒステリー性の認知様式について述べたシャピロのエッセイも傑作であるし、ベイス（Veith, I.）の歴史的概説も面白くかつためになる。

第15章
解離性パーソナリティ

　この章で私は、精神力動的なパーソナリティ診断の主流からは少し外れることになるだろう。なぜならこの本には、精神分析の教科書としては私の知るかぎりはじめて、解離性パーソナリティがもう一つのありうる性格構造の類型としてはっきり記述されているからである。今世紀、おおよそ1980年代までは、解離に基づく多重人格性障害やその関連の心理は非常にまれであるから、パーソナリティ類型やパーソナリティ障害の図式からはずしても差し支えないと考えられていた。しかしながら、多くの人が頻繁に解離するものだということ、そしてなかには解離がストレスに対処する主要な機制であるといえるほど日常的に解離を起こす人たちがいることが、多くの証拠から十分に明らかになってきた。もし仮に多重人格性障害が「隠れた病理」[291]でなければ、つまり患者自身が交代人格をもっていることにしばしば気づかず、信頼があてにならないゆえに、解離を知っている自己の部分までもがその秘密を明かそうとしない、そういう病理でなければ、われわれはとっくの昔に解離性の患者たちを同定し援助しはじめていたことだろう。

　実は、ずっと以前にわかっていた人たちがいたのである。けれどもフロイトによって外傷の問題よりも成熟の問題が、また解離よりも抑圧が、より根本的なものとして強調されたため、残念なことに19世紀末には利用できたはずの解離に関するすばらしい学識からわれわれの注意がそらされることになってしまった。たとえば、ピエール・ジャネ[252]は、多くのヒステリー症状を解離の過程に帰して説明し、説明の根本原理として抑圧のほうを好んだフロイトに対しあ

からさまに異を唱えた。アメリカではウィリアム・ジェームス（William James）が、フランスではアルフレッド・ビネー（Alfred Binet）が共に解離に真剣な関心を示した。モートン・プリンス（Morton Prince）[423]は、「ミス・ビーチャム（Miss Beauchamps）」という解離の症例の詳しい報告を出版したが、ちょうどフロイトの『夢判断』[148]（Freud, 1900）が注目されはじめたのと同じ時期で、そちらの本がたいへん反響を呼んだため、結果としてプリンスの本は影の薄いものになってしまった。コリン・ロス（Colin Ross）[457]やフランク・パトナム（Frank Putnam）[424]は、この現象と、その病因をめぐってなされたさまざまな憶測の、興味深い歴史を扱った教科書をそれぞれ執筆している。

　解離性の患者を豊富に経験した治療者は、多重性を奇異な異常とみなすのではなく、むしろある種の歴史に対してある種の人がした無理もない適応と——とりわけ幼児期に源をもつ慢性外傷後ストレス症候群とみなしている（文献506を参照）。この見地からは、解離性パーソナリティは他の性格構造や病理のいずれとも質的に変わらない。多重人格性障害の人のもつ解離された複数の人格の間の違いがあまりにことごとしく記述されたために、その状態像はひどく扇情的なものとして世に広がってしまった。*1 この人格間の違い（主観的な年齢、性同一性と性的嗜好、全身疾患、アレルギー、眼鏡の度数、脳波所見、筆跡、利き手、嗜癖、言語能力）があまりに印象的なために、人々は多重人格性障害をかつて聞いたこ伴い新型の精神疾患だと思い込んでいる。この点は多くのセラピストも同様である。その障害がそもそも医原性でなく独自に存在するのかという議論がこれほどまでに沸騰したことは、今まで記録された他の障害ではなかったことである。

　しかしながら、状況に即して考えると、多重人格はそんなに理解しがたいものではない。解離状態や催眠（解離する人たちは実際、自然発生的な催眠トランス状態に入ることがある）の研究によって、人間という有機体の驚くべき諸能力が明らかになり、意識、脳の機能、精神の統合過程や崩壊過程、潜在的な可能性についての非常に興味をそそられる問題が提起された。それでも、解離性の患者の一人ひとりは、何よりもまず普通の人間であり、複数の異なった自

---

*1　この本が印刷に回るのと並行して、DSM-IVの多重人格性障害を解離性同一性障害と改名しようという協議が進められている。「多重人格」というラベルが、交代人格をあたかも具体的なもののように思わせ、この状態をいかにもセンセーショナルなものに仕立ててしまったのではないかと心配する人がいたのである。この章では、どちらの語も互換しうるものとして使用されている。

己を主観的に体験している一人の人であって、その苦しみはこの上なく現実的なものだということを、臨床家たちは知っている。

この数十年ではじめて注意深く記録された多重人格の事例は、『イブの三つの顔』のイブ(クリスティン・コストナー・サイズモア[Sizemore, C.C.]の仮名)である。サイズモアは、今ではすっかり統合され、活気にあふれ成功した女性だが、高機能の解離性の人のまさに典型である。この時代に性格の解離に悩む人の中ではじめて治療者の前に「カミング・アウト」した人が、基本的信頼感、自我の強さ、対象恒常性のかなりしっかりした人であったということは、注目に値する。より重い解離性の人は、自分は多重人格ではないかという疑いを抱いていても、ひどい目にあうことをおそれるあまり、経験の浅いセラピストに自分のやっかいな内的生活を打ち明けようとはしない。治療の初期には特にそうである。ヨセフ・ブロイエルの有名な患者「アンナ・O」(ベルタ・パッペンハイム[Bertha Pappenheim])は、精神分析の歴史に絶大な影響を与えた人物だが、高機能多重人格のもう一人の例である。ブロイエルとフロイトは、彼女の解離をヒステリー性疾患の単なる一側面とみなしていたが、現代のほとんどの精神科医は、彼女を基本的にはヒステリーというよりむしろ解離性であると診断する

*2 解離関係の現象は確かに信じがたいものかもしれないが、だからといって多重人格性障害の人たちが、自分が太っているという間違った確信から死ぬほどの飢餓状態に身をおく人たちや、自分に影響を及ぼしてくる機械が自分の行動をコントロールしていると信じ込んでいる人たちや、はたまた、ある種の名づけようのない恐怖で身動きがとれないために家を離れようとはしない人たちと比べて、より変わっているとはいえまい。彼らの症状がしばしば疑いをもって迎えられるのは、それが障害というよりも才能だからかもしれない。それは解離されているけれども多種多様な技能をもつということである。

私の考えでは、多重人格性障害に対する最近の達観したような取り組みは、カテゴリーの間違いを犯していると思う。つまり多重人格性障害には実際に別個の複数の人格が含まれているとし、主観的に多重性の感覚をもった人が一人いるのではないとする間違いである。しかし、ブラウディ(Braude, S.E.)の仕事はこのかぎりではなく、特筆すべきものである。

*3 このごろでは解離に悩む人たちは、自分の診断が多重人格性障害ではないかと疑うに十分な情報に接している。テレビのトークショー、新聞、雑誌、伝記、そして近親姦のサバイバー・グループや12ステップ・グループで知り合った人などを通じての情報である。けれども1980年代までは、解離の人はそれぞれ自分がとても表現できないような仕方で「狂っている」のだという理解しかもっていなかった。したがって、自分はそのうち発見されて、蛇の穴のように不潔で非人道的などこかの精神病院に一生閉じ込められるのではないかという恐怖を抱いていた。私が多重人格性障害として治療している60歳の女性は、1970年代の精神障害者に対する脱施設化が、自らの幻聴や「空白の時間」を認める勇気を育む助けになったのだと言っている。

だろう。以下の記述を読んで考えてみてほしい。

> 二つのまったく別の意識状態が存在して、前触れなしに頻繁に変わり、彼女の病気の経過に従ってより明瞭に分化していった。一方の意識状態では、彼女はまわりのものを認識し、うち沈んで不安気だったが、比較的まともだった。もう一方の状態では、彼女は幻覚を見、「いたずら」だった。口が悪くなり、他人に向かってクッションを投げつけたりしたのだ。……意識が別の状態になっている間に、何かが部屋の中で移動したり、誰かが部屋に入ってきたり、去ってしまったりすると、彼女は時間を「失ってしまった」ことを嘆き、意識的思考の連続性が断たれてしまったと語るのだった。……頭がはっきりしているときには、彼女は二つの自己、つまり本物の自己と、悪さをするようにし向ける悪い自己とがあることを嘆いた。(p. 24)

このすばらしい女性は、ブロイエルの治療が不成功に終わったあと、献身的かつ非常に有能なソーシャルワーカーになった[265]。

クリスティン・サイズモアやベルタ・パッペンハイムとはまったく対照的に、発達スペクトラムにおけるボーダーライン圏や精神病圏の患者は、無慈悲なほど自己破壊的で「こなごなに断片化」している。あまりに自動的に無秩序に解離するので、それぞれが当座かかずらっていることに取り組むだけのかぎられたいくらかの属性をもつにすぎない「パーソナリティ」を何百ももつものとして、自分自身を体験するほどである。トゥルディ・チェイス(Truddi Chase)[84]は一般のメディアではかなりの悪評を買っているが、この範疇に入る人であろう。けれども、もし仮に彼女のセラピストが彼女の解離した状態を公にすることにそこまで入れ込まなかったならば、彼女はあれほどまでに断片化した様相を呈さなかったかもしれない。精神病圏の解離性の人の多くは、精神病院ではなく刑務所に入っているだろう。レイプや殺人を犯すような交代人格は(たいてい妄想的な精神状態でそういったことをやってしまうのだが)、多重性をもたらすような外傷的な虐待の産物として生じることがある。精神病水準の解離性構造をもった人は、解離体験を組織化し正常なものとみなすカルト集団に属して、時には解離を生じる仲間達を利するようにしたり、時にはかかわりをもつすべての人にひどい害を与えたりする[*4]。

精神分析家たちと、解離についての知識を獲得しそれを普及しようとする最

近の動向をリードしてきたセラピストたちとの間には、お互いに対して興味深いアンビバレンスが存在する。一方では分析の専門家は、組織だった無意識の力がもつ能力の真価を他の分野のセラピストよりもずっとよく理解している。したがって彼らにとっては、外傷によってつくられた意識外の交代人格という考え方はさほどの飛躍とは感じられない。それに加えて、彼らは何年にもわたる治療を行なう。その間に、解離性の人がもつ隠された複数の意識が、主人格が忘却している自己の部分を露わにする勇気をもちはじめる場合がある[*5]。したがって、分析家や分析的セラピストは他の専門家よりも、多重性を表に出した人々の治療に取り組んだだろうし、そのことを真面目に受け止めただろうと思われる。

しかし他方では、分析の専門家たちはフロイトの好んだ説明の仕方を引き継いでいる。フロイトは外傷や虐待よりも、ファンタジーとそれが発達的変化との間で織りなす相互作用に重点をおいた説明を好んだ。しかも奇妙なことに、フロイトは多重人格性障害についてほとんど何も述べていない。彼が畏敬していた精神科医たちのいく人かによって当時から認識されていたにもかかわらずである[*6]。そしてフロイトの信奉者の中には、このフロイトの盲点を受け継いでしまい、近親姦や虐待の報告を受けてもそれをファンタジーとみなしてしまいがちな人もあった。興味深いことにフロイトの唱えた「誘惑理論」は、性的虐

[*4] 儀式やカルトのかたちをとった虐待の横行についての論争が最近活発になされているが、その問題に取り組むのはこの章の範囲を超えてしまう。けれども、私自身の個人的な考えを述べておいたほうがよいだろう。私はサディスティックなサブカルチャー（悪魔崇拝であろうがその他のものであろうが）が実在するという証拠を十分みてきたので、現代の西洋文化には無数の地下グループやセクトがあり、それが解離をつくりだす工場のように機能していると信ずるようになった。私だけでなく、解離の患者を治療している同僚の多くがこう信じている。最近みつかったカルトでもっとも悪名高いものとしては、デビッド・コレシュが率いるブランチ・デビディアンがあるが、ほかにもまったく秘密に機能しているものもいくつかあるのであろう。ナチスの犯罪、クー・クラックス・クランの犯罪、マフィアの犯罪、そしてメーソン・ファミリーのようなもっと孤立したグループの犯罪をみた時代にあっては、悪が組織的に増殖させられているというどんな証拠も見逃すわけにはいかないのである。

[*5] リチャード・クラフトは解離の診断・治療における草分けであるが、精神分析家であった。彼の長年の共同研究者が私に話してくれたことによると、彼が初期のころ診ていた多重性の症例の一人は高機能の女性で、古典的精神分析療法を数年間受けつづけていたという。ある日彼女は突然飛び上がってカウチを指さし、こう宣言した。「彼女はこんな分析のたわごとを信じるかもしれないけれど、私は信じないわ！」事態を直観的に察したクラフトは、自信をもってこう言い返した。「カウチにお戻りなさい。君も分析中なんだから」。

待の被害者の証言をどう評価するかという問題にまたもや突きあたって、暗礁に乗り上げている。外傷が認知をゆがめ、それが後に事実とファンタジーの混乱を招くもとになるからである。

　フロイディアンの前提からくる考え方の習慣に加えて、精神力動的な伝統の中で訓練を受けた人たちは、交代人格のあらわれを告げる意識の切り替わりの説明になりそうな対象関係理論の概念を間違って適用してしまうことがあった。具体的には、彼らはそういう切り替わりを意識の変容としてよりもスプリッティングという原始的防衛機制の証拠として解釈する傾向が、他の精神保健の専門家たちに比べて強かった。結果として、彼らはスプリッティングと解離を区別しうるであろう質問をし損ねることが多かった。

　多重性についての学習や教育に熱心に取り組んでいると自負しているセラピストたちの中には、フロイトとフロイディアンらを許しがたいと感じている者もあった。子どもたちに対する性的虐待の横行とその破壊性を軽視したというのである。カーンバーグなどの思想家の影響を嘆く者もいる。彼らが解離とスプリッティングを混同し、解離性パーソナリティの多くの人々をボーダーラインや統合失調症と誤診した。この誤りのおかげで、解離性の患者たちは不適切な治療を何年も受けさせられかねないことになった。必死の思いだった多くの人たちが誤解され、そのうえ何年にもわたって不適切な医学的処置（抗精神病薬や電気ショックなど）により外傷の上塗りをされてきた、と解離の専門家たち（たとえば、文献457）が訴えるのももっともなことである。しかし一方解離の唱導者に対して批判的な人々は、多重人格性障害の患者は探せばどこにでもみつけられるものだと反論している（D.Rossと比較せよ）。精神病理の流行というものが知られていないわけではないし、特に非暗示性が大きな役割を演じるヒステリー関連の状態においては、なおのこと流行が生じやすいというのである。[*7]

　私がわざわざこういったことを述べるのは、解離性同一性障害や他の解離性状態がDSMの最近の版に加えられ、認知されるようになったにもかかわらず、解離概念の研究者や評論家の仕事にはある種の論争的な姿勢が染みついており、

---

*6　フロイトは、多重人格という現象は知っていたものの、その症例に遭遇したことはないとおそらくは信じていたのであろう。『自我とエス』において、対象への同一視を論じている件で、フロイトは次のような即興のコメントをしている。「おそらく、『多重人格』として記述されている症例の秘密は、異なった同一視が交代で意識をとらえるということであろう」。(pp. 30-31)

解離の知識を求めて文献にあたる人たちも、いまだにこれに遭遇するだろうからである。これは、パラダイム・シフトが起こった分野にはどこにでもみられることである。読者の方々には、どんな先入観をおもちであれ「経験に近い」感覚を大切にすることをお勧めする。つまり、いくつもの違った自己の混合体のように感じ行動してしまう人の、内的な経験に共感する立場から、解離の現象を理解するよう努めていただきたいのである。

解離状態における欲動、情動、気質

　解離を一次的防衛機制として用いる人たちは本質的に自己催眠が得意な人たちである。苦しいときに変容した意識状態に入るということは、誰にでもできることではない。その才能がないと無理である。催眠へのかかりやすさが人によってもともと違うように（R.Spiegel & D.Spiegel, 1978）、自動催眠の能力も人によって異なる。多重人格になるには、催眠状態に入ることが可能な体質をもち合わせていなければならない。そうでなければ外傷は、抑圧や行動化あるいは嗜癖への逃避などの、違う仕方で処理される。

　解離する人は平均以上に生まれつき資質に恵まれ、対人的な感受性が鋭いらしいという証拠がいくつかある。才能のない子どもよりも、複雑で豊かな内的世界（想像上の友達、空想上のアイデンティティ、内的ドラマそして想像遊び

＊7　医原性であるという仮説は、経験的に立証されたことはない。また、医原性多重人格性障害の事例は一例も文献に記載されてはいない。しかしながら、世の中の風潮が人々をして外傷後反応の表現にある特定の心理学的方法を選ばせるように促すことはありうる。しかし、たとえば健忘か過食か解離かという症状「選択」の問題よりも、何であれその人の能力を損なうような症状がつくられるということは、その人が苦しんでいることの証拠だという事実のほうがむしろ重要である。犯罪者が自分は狂気で責任能力がないと主張するような場合は別として、人は解離を二次的得を得るためにわざわざ選びはしない。というのも解離はあまりにも心をかき乱すからである。

　私は最近、自分は多重人格かもしれないと誤って思っている患者を何人か診た。数年前のことを思えば大変な変わりようである。そのころなら、教科書の多重人格性障害を見て自分は解離性じゃないだろうかなどと人に言ったら、仰天されたであろう。結局これらの自称多重人格の組織的防衛は解離性ではないことが判明したものの、彼らはみな心理学的なひどい困難に突き当たって、専門的援助を必要としていた。彼らは、自分の苦痛の性質こそ間違って理解していたけれども、苦痛自体は実際に存在していたのである。

をする傾向）をもっている子どものほうが、脅かされたときに秘密の世界に退避することが上手にできるだろう。解離性パーソナリティをもつ人たちのグループのほうが平均的なグループよりも頭がよくて創造的だということを示唆する逸話的な報告がいくつかある。[*8] けれども、こういった観察は偶然のものかもしれない。助けを求めてやって来るような人たちは、必ずしも解離性のスペクトラム全体を代表してはいないだろうからである。イブやシビルは、典型的な多重人格と考えられてきた。しかし、この二人それぞれのヒステリー様の状態は、解離する人たちのほんのわずかのパーセンテージにみられるにすぎないと考えられるようになってきた。[294]

　私の知るかぎりでは、解離性パーソナリティを説明するのに欲動理論が前面に押し出されたことはない。精神保健に携わる人たちが解離に集中して注意を向けだしたころには、精神分析的欲動理論の覇権はすでに過去のものになっていたためだろう。けれども、感情については状態ははっきりしている。つまり、解離性の人は感情に圧倒され、それを処理する手段をほとんどもち合わせなかった。どんな外傷的状況においても、解離を誘発する感情としては原初的な恐怖や戦慄が筆頭である。憤怒、興奮、恥、罪悪感も含まれるだろう。わき起こる感情状態がより多くて葛藤的であるほど、その経験を解離することなく自らのものとして同化することは難しくなる。トランスを引き起こしうる身体状態には、耐えがたいほどの痛みや、混乱させるような性的刺激も含まれる。戦争や迫害等の状況下で繰り返し災難にさらされることによって、養育者による幼少期の性的外傷や虐待の事実がなくても、多重人格が生じることはありうる。しかしいくつかの実証的研究によれば、多重人格と診断された者の97～98％にこうした関係があったことがわかっている。[64,424]

---

*8　私のお気に入りの（けれど立証不能な）仮説の一つだが、マリリン・モンローは解離性だったのではなかろうか。彼女の人を強く引きつける魅力、純粋さ、そして演劇の才能などは解離患者の特徴にぴったりだし、外傷的な成育史、時間感覚の障害、その他の奇行もそれらしい。ラルフ・グリーンソンが彼女を統合失調症と誤解したことや、彼女の治療に情緒的に巻き込まれすぎだったこと（スポート［Spoto, D.］の伝記では、ひどく誤解され戯画化されている）も、この仮説に合致している。

解離状態における防衛と適応の過程

　解離性の防衛も、未成熟な生命体がある状況に対してできるだけ望ましい適応をしようとするところから始まり、その後の状況において自動的になり、したがって適応に役立たぬものになるという点では他の防衛と同じである。成人期に解離性パーソナリティをもっている人の中には、そもそもの外傷体験以来、ずっと解離したままできた人もいる。また、ひとたび虐待行為がやんだところで交代人格がゆるやかな協調関係になり、それが長期間続いている人もいるし、自己の一部分（いわゆる「主人格」）が他の交代人格の主観世界を常に支配している状態が長く続いている人もいる。

　臨床的によくみられる例を示そう。派手な解離があった人が、もともとその解離が始まった所である家庭を離れると、解離はいったん止まった。しかし、自分の息子なり娘が、自分がはじめて虐待を受けた年齢に近づくと、再び解離があらわれた。（これが同一視によるつながりであるということは、ふつうまったく意識されない。）大人になるまで自己催眠の傾向が休眠状態であった人が、無意識的に自分の外傷体験を思い出させるような人物と出会うことによって、解離を引き起こされることも多い。私が治療していたある女性は、家で転倒して、幼いころ習慣的に虐待を受けひどい怪我をさせられていたのと同じ箇所を痛めた。すると、何年もそんなことはなかったにもかかわらず、突然彼女は別人になってしまった。注意深く病歴をとると、患者が大人になってからの生活の中で小さな解離の事実がたくさんみつかることが多いが、ふつう受診のきっかけになるのは、ドラマティックで適応を損なうような何らかの解離反応（かなり長い時間の空白がある、自分が覚えていないことを人から言われた、など）である。こうした徴候こそが、クラフト（Kluft, R.P.）のいう解離状態への「診断の窓」である。

　解離は、奇妙な具合に姿を隠してしまう防衛である。ある交代人格または交代人格のシステムが物事を円滑に運んでいたならば、解離過程は外から見ている人には誰にもわからない。治療者の多くは、自分が多重人格を治療したことなどないと思っている。というのも彼らは、そういう患者は自分から多重人格をもつことを報告してくれるか、または劇的な仕方で交代人格を生じさせるものだと思っているからである。確かにそういうことが起こることもあるが（実

際、解離のテーマが明らかにされてくるに従ってより起こりやすくなるのだが)、多重人格の徴候はとらえがたいのがふつうだ。治療に赴くのはいくつかの交代人格のうちの一人だけであることが多い。治療過程で明らかに同定可能な交代人格（たとえばおびえた子ども）があらわれたときでさえ、知識のない治療者は、その患者の変化を解離以外の言葉で（たとえば一時的な退行現象として）とらえてしまいがちである。

　私の場合、解離性の患者とのはじめての出会いは（自分ではじめてだと思っているだけで、すでに知らずに出会っていたかもしれないが）、一つ距離をおいての出会いだった。1970年のはじめ、私の親友であり同じ学部の同僚であった男性が、私に患者のことで相談をもちかけてきた。その女性患者は、彼との治療を開始して2年目に、はじめて多重人格を露わにしたのだった。患者の行動を説明する彼の話に私は引きつけられた。ちょうど『シビル』が出版されたころで、私は、その患者はきっと十数人かそこらしか現存しない多重人格の患者の一人に違いないと考えたものだった。彼は、その患者は私の講座にいるのだと言い、本人の了解をとったうえで彼女の名前を教えてくれた。私は仰天してしまった。この若い女性が解離性であるなどとは考えたこともなかったのである。というのも人格の「切り替わり」を示す移行は、外からみると気分のちょっとした変化にしか見えなかったからである。どんなに痛々しく彼女が健忘と戦っているかを彼から聞かされて、私はいかにその状態が観察者にとって（解離を信じやすい観察者にとってさえも）不明瞭なものかを思い知らされた。これは忘れられぬ教訓であった。私はどれほど多くの解離する人たちがみつけられないまま存在していることだろうと思いはじめた。

　解離の正確な動態人口統計を見積もろうとしても、解離が見えないものであることが妨げになってしまう。私は解離性の心理をもった人の配偶者から相談を受けることがあるが、配偶者たちは自分の妻や夫の診断を重々承知しているにもかかわらず、「だけど昨日は逆のことを言っていたんですよ!」などと言ってしまう。昨日は別の交代人格と喋っていたのだと知的には理解していても、感覚が直接もたらす情報の前では、そんなものは色あせてしまう。「同じ身体

---

*9 　私がスーパーバイズしていたある心理士が解離性の女性を治療していた。患者は以前に論理情動療法のセラピストのところへ5年通っていた。彼女はそのセラピストのことを気に入っていてセラピストの役に立ちたかったので、多重人格を見抜かれるかもしれないと思いながらも、論理情動的な交代人格を生じさせた。そしてその交代人格を定期的に治療に通わせ、ぐんぐんよくなるかのように見せかけたのだった。

をもったこの人に、昨日も今日も喋っているのに」、というわけだ。多重人格性障害として認められ診断をされた人たちの親密なパートナーですら解離のサインを見逃すのだとしたら、十分な経験のない専門家がそれを見逃すだろうことは言わずもがなである。解離する人たちは、自分のミスを「覆い隠す」ことを覚えるようになる。子ども時代に言い逃れや作り話が上手になってしまう。というのも、自分が覚えていないことについて「嘘をついている」と叱られることが再三だからである。自分を保護してくれるはずの人からたびたび恐ろしい虐待を受けてきたため、彼らは権威というものを信用しないし、すべてさらけ出せば自分の得になるなどという期待を抱いて診察にやって来ることはないのである。

　われわれのうちのどのくらいが中核的な解離性かという推定は、どのように解離を定義するかということによっても決まってくる。「古典的な」多重人格に加えて、ほかに分類しにくい解離性障害（DDNOS：Dissociative Disorder Not Otherwise Specified）と最近は呼ばれている状態がある。この状態では、交代人格は存在しているのだが、それは身体をコントロールする実行力をもってはいない。またほかに、離人症というような解離性の現象もある。これは抑うつや不安に続いてもっともよく報告される精神症状であるが、おそらく性格とみなしてもよいくらいに、頻繁にまた長期間存在するらしい。[82,514]

　ブラウン（Bennet Braun）[63]は、（BASK: Behavior, Affect, Sensation, Knowledge）という頭字語で表される有用な概念化を提唱した。彼はこれにより解離の概念を、これまでフロイトが考えていたようなより周辺的な防衛というよりも、より上位の範疇に昇格させた。彼のモデルでは、今までよく同時に生じてはいたが、関連しあったものとは必ずしもみなされてこなかった多くの過程が包括されている。ブラウンによれば、人は行動を解離することができる。麻痺や、トランスによって駆り立てられ自分の身体を痛めつけるときなどのように。また感情を解離することもある。満ち足りた無関心の態度で行動することとか、感情のこもらない外傷記憶などがその例である。感覚の解離には転換性感覚鈍麻や虐待の「身体記憶」があるし、知識の解離には遁走や健忘がある。BASKモデルは抑圧を解離に対して付随的なものとみなし、かつてはヒステリーのものとされていた多くの現象を解離の領域におく。BASKはまた、これまで単に内的葛藤の表出とみられがちだった多くのことを、成育史上の外傷と関連づける。解離性の性格をもつ患者の治療にあたっているセラピストは、ブラウンの定式化を臨床上とても有用だと思うだろう。また多重人格以外の患者の治療にあたっ

第15章　解離性パーソナリティ

ているセラピストも、この定式化によって誰にでも起こる解離の過程に敏感になることができるのに気づくだろう。

解離状態における対象関係

　性格的に解離性になる人が子ども時代にもった関係の顕著な特徴は虐待である。これはふつう性的虐待を含むが、それだけにかぎらない。多重人格性障害をもつ人々の親は、しばしば彼ら自身解離性である。つまり、直接的に、自らも外傷的な歴史の結果として解離性であるか、あるいは間接的に、アルコール依存症や薬物依存によって解離性であったりする。しばしば親自身が心因性健忘や物質乱用性のブラックアウトによって自分が何をやったかを忘れてしまう。そのため親は、子どもたちに外傷を与えるだけでなく、子どもたちが自分の身に起こったことを理解する手助けをする義務を怠ってしまう。また彼らは、拷問や拷問の見物・血の犠牲に魅入られているようなカルトに入っていることもある。

　何世代か前と比べて、実際に今、多重人格性障害が増えているのか、それとも診断技術が上がっているために最近爆発的にこの診断が増えているだけなのか、多くの人が頭を悩ませてきた。この数十年深刻な虐待が増えており、その結果、全人口のより多くの割合の人々が解離の問題を抱えるようになったということも、ありえない話ではない。児童虐待の増加に影響しているかもしれない社会学的要因としては、次のようなことがあげられる。一つ目は、現代における戦争の性質である。一握りの兵士だけでなく文明社会全体が外傷を受けるので、自分の受けた恐怖を子どもとの間で再演してしまう人が多くなるかもしれない。二つ目は家族の弱体化であり、三つ目は依存症の増加で、これには今まで節度ある中流階級であった集団への依存薬物の蔓延が含まれる。リサ・スタインバーグ（Lisa Steinberg）の事例で描写されているように、酔った親は、素面のときの自分自身が思いもよらないようなことをしてしまう。四つ目は、マスメディアにおける暴力的イメージの増加である（あまりに著しく増加したために、影響を受けやすい人たちの中で解離性の防衛がより刺激されることになった）。五つ目は、現代生活の流動性、匿名性、プライバシーである。たとえば私は、隣人がその子どもにどんな扱いをしているか見当もつかないし、隣

人のすることに対して個人的にどんな影響力ももっていない。

他方、子どもたちはずっと昔から傷つけられてきた。解離の問題を抱えた人を治療しはじめると、その人の親も性的虐待を受けていたことがわかり、そのまた親も、そのまた親も……という具合であることが多い。ステファニー・クーンツ（Stephanie Coontz）は、社会学の理論化における昔はよかったとする傾向を告発しているが、これを読めば、昔のほうが子どもにとって過ごしやすかったに違いないと考えがちな人たちも考え直すに違いない。確実にいえるのは、最近自分が子ども時代に受けた虐待について語る人が増えたということ、またそれによって生じる解離という負の遺産について、援助を求める人が増えたということだけである。

クラフトは莫大な臨床データと系統だった研究から、多重人格性障害と重症解離の病因に関する４因子理論を導き出した。第一に、その個人が催眠にかかりやすい素質をもっていること。第二に、その人がひどい外傷を受けたこと。第三に、子ども時代の特定の影響下で、その患者の解離的な反応が形成されること。つまり、解離が適応的であって、家族によってある程度の報酬が与えられたこと。第四に、外傷的な出来事の最中にもそのあとにも、何ら慰めが得られなかったことである。クラフトの前提条件の第三までについては、すでにいくらか述べた。最後の前提条件も同様に必須のものであるが、このことに心打たれないセラピストはいない。これまで誰も、その解離性の子どもを抱きしめてやったことも、涙をぬぐってやったことも、気も動転するような体験について説明してやったこともなかったのである。外傷に対して感情的な反応をすると、よけいに虐待を加えられ罰せられることがよくあった（「本当に泣かなきゃならないようなおしおきをしてやるよ！」）。感情を否認し、痛みを忘れ、前の晩あった恐ろしいことはまったく実在しなかったかのように振る舞うといった、一種の家族ぐるみの共謀が行なわれていることが多い。*10

多重人格性障害の魅力的な点は、一つには、たいていの解離性の人たちがた

---

*10　外傷やトランスによって大いに記憶が歪曲されるものであるとすると、解離の患者が治療の中で回想する虐待の記憶がどこまで正確なものかという疑問がしばしば生じる。臨床的経験が示唆するところによると、特定の細部は作話されることがあるかもしれないが、外傷の事実そのものは間違いないようである。子ども時代の虐待者やその目撃者の記憶は頼りにならないしわかりにくいだろうと予想される。にもかかわらず、虐待の被害者の回想を裏づける独立した補強証拠を得ようという努力がなされた結果、被害者の訴えは80％以上という驚くべき割合で立証されたのである。

いへん愛すべき人であることだ——少なくとも、治療を始める人たちはそうである。基本的な情緒的安心感が蹂躙され当然期待されるはずの親の世話がまったく得られなかったことによって、愛着する能力が破壊されているにもかかわらず、解離性の患者たちが深い気づかいの気持ちや優しさの気持ちを起こさせることが、ほとんど世界的に報告されている。彼らは反復強迫によって（たとえばマゾヒズムのように）虐待的な人と深い関係になることも多いけれども、心の広い、理解あるいく人かの友人をもまた引きつけるのである。何年にもわたって連絡をくれた幼なじみ、この患者は病棟の「他の」統合失調症患者とはちょっと違うと感じた看護師、大好きな先生、大目に見てくれたお巡りさん等々、解離性の人たちの生活史には、この解離する人に何か特別なものをみてよい影響を与えようとした人たちが、入れ替わり立ち替わりあらわれる。

　私がこれらのパーソナリティ類型を扱った章を対象と関係する程度の順に配置したことを、読者は覚えておられるだろう。ヒステリー性の人にもまして、解離性の患者は対象希求的で、関係に飢えていて、ケアを喜ぶものである。[*11]解離についての文献の中には、このよく知られた現象の説明は何も見あたらなかったが、おそらく人は親に徹底的に虐待されると、自分が迫害者にとって重要な存在であると倒錯的に感じて、他人に対する自分の基本的価値に確信を抱くのであろう。理由はどうあれ多重人格性障害の人は、強力に、また希望をもって愛着する傾向がある。

解離した自己

　多重人格性障害をもつ人の自己のもっとも著しい特徴は、その自己が分裂排除（スプリット）された無数の部分的な自己に断片化していて、それぞれが何らかの機

---

*11　多くの精神病質者たちも虐待的な子ども時代を送ったが、彼らは正反対の結果に行き着いてしまった。彼らはどこか素質的に恵まれなかったのかもしれない。また、虐待が無秩序でネグレクトのかたちをとると、虐待が故意だったり儀式化されていたり意識変容状態でなされたりしたときとは反対に、子どもは嫌われ見捨てられていると感じ、防衛的に貪欲になるのかもしれない。あるいは、私のある解離性患者がこの章の第一稿を読んで指摘したことだが、早期によい対象をもった多重人格性障害の人たちだけが、援助を期待して治療にやって来るに十分な愛情の経験をもっているのかもしれない。

能を果たしていることである。[*12] これらの自己には、典型的には次のようなものが含まれる。まず主人格（これがもっともよくあらわれている人格で、通常治療を求め、不安で気分変調があり、途方に暮れている）、続いて幼児の成分や子どもの成分、内的な迫害者、被害者、守ってくれる存在や助けてくれる存在、特別な目的をもった交代人格などがある（より完全なリストについては、パトナム文献424参照）。主人格は、交代人格をすべて知っていたり、いくつかは知っていたり、まったく知らなかったりする。それぞれの交代人格も同様に、お互いをすべて知っていたり、いくつか知っていたり、まったく知らなかったりである（チューダー［Tudor, T.］、私信、1993年7月19日）。

解離している本人や知識ある他人にとって、交代人格がどんなにはっきりと互いに分離されたもの、リアルなものに感じられるかということは、経験のない人や元来疑り深い人には理解しにくいだろう。ある日私が受話器をとったところ、ちょうど留守番電話が録音を始めた。それは私のある女性患者の、短気な子どもである交代人格からの電話だとわかった。その交代人格は、私が当時その存在を疑っていた早期の外傷について私に話すために、またなぜ主人格がそのことを知る必要があるのかを聞くために、私に電話してきたのだった。翌日その患者に録音テープのことを話したところ、患者は聞いてみたいと言う。そこでわれわれは、彼女の解離された側面と私との会話に共に耳を傾けた。聞き終えると彼女は面白そうにこう言った。聞いてみたところ、自分自身の歴史を語るこの子どもっぽい声のおもにはまったく同感できません。むしろそのかわりに、先生が親らしい分別のある声（この患者は母親だった）で、気難しい女の子を「あなたのためよ」といって諭しているのに共感します、と。

解離している一人の人のアイデンティティのすべてをざっと見渡すと、複雑な音楽作品の主旋律のように、ある中核的信念が子ども時代の虐待によって形成されているのがわかる。コリン・ロス（Colin Ross）は、多重人格性障害の「認知地図」について論じ、これらの中核的信念を次のようにまとめている。

1．自己の別々の部分は、おのおの分離した複数の自己である。
2．虐待された責任は被害者にある。
3．怒りを露わにするのはいけないことだ（不満や反抗や批判的な態度を示す

[*12] 早期幼児期に虐待が始まるような場合には、自己はそもそもはじめから統合を妨げられるといったほうが正確である。

のもいけない）。
4．過去は現在である。
5．主人格は記憶を扱うことができない。
6．私は両親を愛しているが、彼女は嫌っている。
7．主人格は罰されるべきだ。
8．私は自分自身も他人も信用することができない。（文献 457p.126）

　そしてロス457は、これらの確信一つひとつを解剖して、これらを構成している信念や、そこからくる不可避の推論を露わにしてみせる。たとえばこうである。

2．虐待された責任は被害者にある。
　　a．私が悪かったに違いない、そうでなければそれは起こらなかっただろう。
　　b．もし仮に私が完璧であったなら、それは起こらなかったに違いない。
　　c．私は怒ったのだから罰されて当然だ。
　　d．もし仮に私が完璧であれば、私は腹を立てないはずだ。
　　e．私は決して腹を立てない。腹を立てているのは彼女だ。
　　f．虐待が起こるのを許したのだから彼女は罰されて当然だ。
　　g．怒りを表にあらわしたのだから彼女は罰されて当然だ。（p. 127）

　多重人格性障害に関する最近の文献は、交代人格にいかにして近づくか、最終的に交代人格が統合されて、それまでは隔離され近づけなかったすべての記憶、感情、能力をそなえた一人の人間になるように、健忘の壁をいかにして薄くするかについての、幅広い情報を扱っている。治療者がしっかり肝に銘じておかねばならない重要な事実は、「一人ひとりみんなが」患者であるということである。[*13]たとえ芳しくない迫害的なパーソナリティであっても、それはその人の価値ある、適応的となる可能性を秘めた部分なのだ。[*14]たとえ交代人格が目に見えていないときでも、彼らは聞き耳を立てていて、そのときあらわれているパーソナリティを「通して」、自分の関心事を語っているかもしれないと考えておかねばならない。

解離性患者との間に生じる、転移と逆転移

　解離性のクライエントとの間で生じる転移のもっとも印象深い特徴は、それがたくさん生じるということである。ひどい虐待を受けつづけてきた人間は、自分が今頼りはじめた相手がいつ虐待を始めるかと身構えながら生きている。特に子どものパーソナリティが優勢なときには、現在は多分に過去そのもののように感じられるため、幻覚的な思い込み（たとえば、セラピストが自分を強姦しようとしている、痛めつけようとしている、見捨てようとしているなど）が生じることはまれではない。こういった精神病性の転移は性格に根ざした精神病を示唆するわけではないのだが、解離性の現象に未熟な診断者はしばしばそういった推論をしてきた。しかしむしろそれは、はじめの外傷のさいに意識から切り離された外傷後の知覚や感覚や情動で、患者の個人的な成育史的な語りの中に統合されないままでいるものなのだ。虐待に関連のある一群の刺激に対する条件づけられた感情反応としてこれを概念化するのが、もっとも適当であろう。

　解離性の心理を診断したがらない人たちによくあるパターンは、こんな具合である。まずセラピストは、主人格からのぼんやりとした良性で陽性の転移を感じる。主人格が数週間、数カ月、数年にわたって患者全体として扱われる。そして突然患者が外傷体験を想起しはじめ、そのために交代人格が活性化され、身体的記憶が賦活され、また虐待の再演が行なわれて、治療の危機が訪れる。こうした成り行きは深い不安を呼び、うぶな専門家に対抗恐怖的な反応を引き

＊13　解離性患者のかつての治療において（イブの場合を含む）セラピストがやっかいな交代人格を見捨て抹殺することを促すと、その治療は失敗に終わった。解離性の人たちは、こういうやっかいな交代人格の抹殺がセラピストの目的ではないかと心配している。患者のどんな部分も犠牲にはしないという保証がなされるべきであるが、そうはっきり保証されているときですら、彼らはこう心配するのである。

＊14　解離性患者と密接な治療関係をもったことのない人たちは、解離のベテランである臨床家たちが患者に追随して、解離された部分を具体的なもののようにみなしがちで危なっかしいと、思っているかもしれない。けれども、これ以外のやり方は共感的でないし、患者の情緒的体験に調和しない。実際、治療は一人の人物と行なう家族療法のような感じがする。上手に行なわれた家族療法のように、お気に入りのあるメンバーが患者なのではなく、そのシステム自体が患者なのである。

起こして、統合失調症の始まりかと思わせることがある。解離性患者はその病歴の中で、電気ショック療法、不当な薬物治療（抗精神病薬も含まれるが、これは解離を悪化させる場合がある）、侵襲的な医学的処置、そして「マネージメント」と称して患者を幼児化するような治療法に、いやというほど紹介されている。しかし本当に起こったことが何かわかるセラピストにとっては、この危機は真の修復的な共同作業の始まりを告げるものとなる。

　解離の患者はすぐにおびただしい転移を生じるので、セラピストは普段振る舞っているよりもより「現実の存在」になるほうがよい。セラピストの多くはこれを知らず知らず実行に移している——彼らが受けたトレーニングが不変の「オーソドックスな」技法を強調するものであったとしたら、若干後ろめたく思っているが。解離性でない神経症水準のパーソナリティ構造はしっかり現実に根ざしているので、根底にある彼らの投影が明らかになるように、セラピストは中立的でなくてはならない。転移が分析可能になるのは、患者が証拠もないのに自分が何ごとかに帰してしまう傾向に気づき、そのような思い込みをしてしまう源は歴史的なものだと気づくからである。これと対照的に、解離性の人々は（たとえ神経症水準の人でも）、今の現実はもっと不吉な本物の現実から、つまり搾取、遺棄、苦痛から一時的に気をまぎらしてくれるものにすぎないと考える傾向がある。解離性障害の患者の転移を検討するためには、セラピストは患者が予想しているような虐待者でなく、丁寧で、献身的で、つつしみがあり、良心的な専門家であるということを、最初に立証しなければならない。解離性の人の世界は未検証の転移に満ち満ちているため、まずそれらを積極的に否定しなくては、分析が可能にならないのである。

　前述したように、解離性の患者は愛情、保護、救ってやりたいという気持ちなどの反応を強く惹起する。彼らの悩みはあまりにも深く不当なものであり、またちょっとした配慮への彼らの反応はとてもいじらしいので、つい膝に抱えてやりたくなったり（特に子どもの交代人格を）、家に連れ帰ったりしたくなってしまう。けれども、彼らがどれほど巧みにこうした反応を引き出すとしても、通常の治療者ークライエント間の境界の侵犯が生じようものならたちまち硬直してしまう。それが近親姦を思わせるからだ。20世紀後半において多重人格性障害を再発見した先駆者たちは、過度に世話焼きになってしまう傾向があった。コーネリア・ウィルバー（Cornelia Wilbur）はシビルに対して非常に母親的だったし、デビッド・カウル（David Caul）もビリー・ミリガンに対して巻き込まれすぎるのを避けられなかった[280]。『フロック』The Flock[80] という自伝的

な本の中で、現在は回復した患者が、セラピストや夫に代理の子どものように扱われたことを描写している。患者の話にセラピストのコメントがついているが、そこでセラピストは「私はジョンを『養子にした』ことを決して後悔しないでしょう……多重人格の人たちに、面接室を離れることなく彼らが望むものを与えられるようになってうれしいです」(p. 290) と述べている。

こういった恐れを知らぬ先輩たちと同様に、解離性のクライエントをはじめて診る臨床家はたいてい無理をしがちになる。多重人格性障害の患者はコンテインするのが難しいことで悪名高い。毎回面接の終わりぎわに彼らはぐずぐずしてお喋りをはじめるが、これは明らかに治療の中で露わにされた恐怖に直面して、何とかもう少し精神的な支えを得ようとしているのである。*15 経験ある臨床家でさえ解離性のクライエントとの面接においては、時間の境界をついつい越えてしまいがちだと報告している。セラピストが普段よりも親切に現実の存在として振る舞い、それでいながら限界をうるさく気にしているということが、臨床ではよく起こる。そしてセラピストが避けきれずに失敗を犯すと、たいてい交代人格のうちのどれかが待ち構えていたように失敗を矯正する教訓をたれるのである。

もう一つ解離性の人たちに対する逆転移でなかなか愉快なものに解離がある。他の心理と同じように、解離も伝染するのである。自己催眠する人の治療をやっているときにはトランス状態に入りやすいだけでなく、妙に忘れっぽくなる。はじめて多重人格の患者(解離の研究者はよく「索引患者」などとも呼ぶが)を治療しはじめたとき、私は多重人格・解離研究国際学会(International Society for the Study of Multiple Personality and Dissociation)に二度も入会した。一度入会したことを忘れてしまっていたのである。

解離性状態と診断することがもつ治療的意味

ほとんどの初心の治療者は、多重人格性障害の患者の治療をすると思うと怖じ気づいてしまう。私がこの原稿を書いている今も、心理療法訓練プログラム

---

*15 パトナムは90分の治療を勧めているが、それは一つにはこの現象のためであろう。しかしほとんどの専門家は、解離性患者には長目のインテークや予定された徐反応を別にして、通常45〜50分の面接が適当であると考えている。

の多くは、そんな患者は複雑すぎ難しすぎて初心者には不向きであるとまだ考えているようだ。これは不幸なことである。解離の病理には幅があり、治療もそれに対応して変わらなければならない。神経症水準の解離性の人は、ふつう治療しやすい。ボーダーライン水準や精神病水準の多重人格の事例はそれよりは骨が折れるが、他の人格構造をもった同じような水準の人たちに比べて難しいわけではない。[*16]

パトナム[424]は、解離性のクライエントに対してよい治療を行なうのに別に変わったことや特別な才能が必要なわけではないと強調しているが、もっともなことである。共感的な敏感さと普通のトレーニングによって、よい仕事をすることができる。ロス[457]はこの仕事を「延長された短期治療」と表現しているが、これは解離反応にいま・ここで焦点をあて、それを長期間続けることが望ましい治療法だという意味である。こういう仕事をするのに、別に精神分析の研究所を卒業している必要はない。解離状態の問題は、以前からむしろ診断の問題であった。多重人格性障害の人たちがよくあるようにボーダーライン、統合失調症、双極性感情障害、精神病質などと誤解されると、彼らの予後は実に心もとないものになる。彼ら自身が誤解されたと感じて（彼らはそれをはっきりとは表現できないが）不信の念を抱くだけではなくて、治療の反応も、自己の大部分が参加していないために悪くなる。診断がいったん明確になり、患者がセラピストのやり方を理解すれば、心理療法は通常進むものである。

解離性患者の治療技法の特別な点を、すでにいくつか述べた。効果的な治療のエッセンスを抽出するにあたっては、私よりクラフト[294]が適役だろう。クラフトは以下のような原則を導き出している。

1. MPD（多重人格性障害）は、境界が破壊されたために生まれた状態である。であるから、成功する治療には、安全な治療の枠と強固で恒常的な境界が必要である。
2. MPDは、主体的なコントロールが失われ、攻撃や変化を無抵抗に耐え忍んできた状態である。であるから、患者自身の統御力や、患者自身の積極的な参加に焦点があてられるべきである……。

---

*16 しかしながら、自分のトレーニングプログラムにおいて臨床の仕事に時間的制限が課せられているような人が、顕著な解離傾向をもった人の治療を引き受けるのは確かによくない。愛着しそして捨てられるという顛末は、解離性の人々に再び外傷を与える。これは「害をなすことなかれ」というヒポクラテスの誓いに明らかに違反している。

3. MPDは、故意でない状態である。MPDに悩む人々は何も自分から好きこのんで虐待を受けたわけではないし、自らの症状を、自分の統御力をしばしば超えてしまうものと感じている。であるから、治療は強力な治療同盟を基礎にもつべきであるし、治療の過程を通じて、この治療同盟を確立する努力がなされなければならない。

4. MPDは、覆い隠された外傷と隔離された情動の状態である。であるから、隠されてしまったものは明るみに出されなければならないし、葬り去られた感情は徐反応されなければならない。

5. MPDは、複数の交代人格の間で感じ取られている、分離と葛藤の状態である。であるから、治療では交代人格間の共同、協力、共感、同一化が強調されねばならない……。

6. MPDは、催眠下で交互に生じる現実の状態である。であるから、セラピストのコミュニケーションは明確で率直でなければならない……。

7. MPDは、重要な他者の一貫性のなさと関連した状態である。であるから、どの交代人格にも公平に接し、「えこひいきせず」、別々のパーソナリティに対して急に態度を変えないようにしなければならない。

8. MPDは、安全感・自尊心・将来への見通しがめちゃめちゃに傷つけられた状態である。であるから、治療は志気をたくわえ現実的な希望を植えつけるよう努めなければならない。

9. MPDは、圧倒されるような経験から生じた状態である。であるから、治療ではペースを適度なものにすることが肝心である。治療が失敗するのはたいてい、治療のペースが、素材を扱う患者の能力を追い越してしまったときである。……もしも面接のはじめの3分の1で取り組む予定だった素材に入れなかったときは、中3分の1でそれに取り組み、終わり3分の1でそれを消化して、患者を再び落ち着かせよ。このときになって素材に手をつけてはいけない、さもないと患者は圧倒された状態でセッションを去ることになってしまう……。

10. MPDは、他人の無責任さからくる状態である。であるから、セラピストは責任ある振る舞いをしなくてはならない。そうして患者に、責任をきっと守らせるようにし向けなければならない。セラピストが、患者は交代人格を超えて責任には何が伴うのかを実際理解できると信じているならば、そうしなくてはならない。

11. MPDは、子どもを護れたはずの人が何もしなかったためにしばしば生じ

る状態である。治療者の技法上の中立性は、無視され拒絶されたと解釈されることが予想される。感情表現を許すゆとりのある、より温かい態度の中立性がもっとも役に立つ。

12. MPDでは、患者は多くの認知の間違いを犯す。治療では、それを今・ここで取り上げ、訂正しなければならない。(pp. 177-178)

　少し催眠について知っておくのも役に立つ。解離性の人々は定義から明らかなように、しょっちゅう無意識的にトランス状態に入るため、催眠がない状態で彼らを治療しようとしても無理である——患者が一人で催眠をやっている場合もあり、あなたが患者と共同でやってしまっている場合もあるが。セラピストが患者に催眠過程をコントロールする方法、そして外傷的防衛的にこれを用いるのでなく自律的治療的に用いる方法を身につけさせることができれば、大いに役立つ。この催眠の天才たる人々に催眠を誘発する技法を用いるのは、非常に容易である。この技法は安全感をつくりだし、必要以上の不安を納め、緊急事態を取り扱うのに特に有効である。

　かく言う私も、嫌だ嫌だと大騒ぎしながら催眠を始めた人間だった。私の同僚であるジェフリー・ラストスタイン（Jeffrey Ruststein）はこういう反応を、「フロイトの役に立たなかったのなら、私の役にも立つはずがない！」反応、と呼んでいる。私は以前は催眠の技法を習うことに気が進まなかったが、これは私がどんな介入も権威主義的とみなして疑いの目を向けていたからであった。つまり私は、クライエントの自然な経験でもないのに、命令として「あなたは眠くなる」などと言いたくなかったのである。けれどもこの偏見はだいぶ軽減した。そうなったのは、誘導イメージやその他の細部に関して患者に指示してもらうようにするなど、より平等主義的共同的な方法の催眠を習ってからである。また催眠を使えば、外傷記憶に出たり入ったりすることによって生じる情緒の大混乱を、どんなに落ち着いて患者がコントロールすることができるようになるかを目のあたりにしたことも、偏見の軽減につながった。週末ごとに開かれる催眠講習会に参加するだけで、これまで催眠の技法には縁のなかったセラピストも、たいていの解離性の患者に役立てられるような催眠の技術を十分に身につけることができる。またこうした訓練は、さまざまな解離性の現象を理解することにも役立つ。

　ほかにも、標準的な治療から外れることが必要になることが時々あるだろう。チューダー（Tudor）[59]は、そこで起こったことの現実感をつかむために、セラピストと患者が早期の外傷の現場を訪れてみる「現場への小旅行」を勧めてい

る。『シビル』の読者は、シビルが治癒するためには彼女の早期の虐待の物的証拠をつかむことがいかに重要であったか覚えておられるだろう。解離性の患者では他の患者よりも例外的な治療行為が生じやすいかどうかというのは、未解決の問題である。私は解離性ではない患者の結婚式にしばしば出席したことがあるし、贈り物をもらったこともある。またある患者が、その日はカウチにじっとしていられないほど強く不安がったので、一緒に一回り歩いてきたこともある。もっとも古典的な治療においてすら、治療上のやむにやまれぬ理由で普段の設定を棚上げにせねばならないことがある。この治療上の理由には、患者の病原的な信じ込みを否定することなども通常含まれる。どんな「パラメーター」を導入したときも[120]、セラピストは治療上のはっきりした根拠なしには変則的な振る舞いをしてはならないし、例外的な動きに対する患者の反応を注意して見ていなければならない。解離性の人たちは境界を侵されることに人一倍敏感であるため、標準的な扱いの手順から外れたときにどんな反応を示すか注意を払っておくことが決定的に重要である。

　終わりに、クラフトが治療のテンポについて述べたことを強調しておきたい。解離性の患者を治療するときは他の患者を治療するとき以上に、臨床家は、精神分析の古くからのいましめを心にとめておくほうが賢明である。すなわち「急がば回れ」ということだ。もっともこれは正しい診断ができていると仮定したうえでの話である。さもないと、自分だけが患者だとして受診してきた交代人格に延々と無駄な治療を施す羽目になってしまう。多重性が再発見されたものだからといって、治療の時間を節約する方法はないかといろいろ試みている病院や診療所もある。しかしながら、性格の中にもともとある問題についてはみなそうであるが、近道を求めるのはお勧めできない。特に解離性の人たちでは、近道は単に無駄であるだけではなく事態をひどく悪化させてしまうであろう。というのも解離性の人たちの場合は、信頼を築くには長い時間がかかり、尚早な押しつけは実際に不信を長引かせるだけだからである。われわれには、今まですでに人並み以上に傷つけられてきた人たちにさらなる傷を負わせる権利はない。とりわけ、精神保健の名のもとにそんな振る舞いをする権利はないのである。

鑑別診断

　この章では、鑑別診断の節は通常以上に徹底的なものになるだろう。というのも、解離性の患者への誤解や不適切な扱いは診断の誤りから生じていることが非常に多いからである。私自身解離を除外診断するようにとは教えられなかったし、それにこれは私の印象であるが、心理療法のトレーニングでも、解離性の病理を他の問題から識別する方法を教えはじめたのはごく最近ではなかろうか。この問題に関する格好の例としては、次のようなことがある。私がトレーニングを受けていたころには、声が聞こえるという訴えをされたらその患者は器質的なものであれ機能的なものであれ、精神病であると推定でき、もっとも疑うべきは何らかの種類の統合失調症である、と教えられた。その声が頭の内側から聞こえるか外側から聞こえるか尋ねよ、とは教えられなかった。外傷後の幻覚状態を精神病的代償不全から見分けるこの基本的な方法は、1970年代には知られてさえいなかった。印象的な研究が行なわれてこの方法の値打ちが証明されたにもかかわらず、その後もこのことはほとんど教えられていない（文献457、294参照）。

　幸いなことに、解離の領域では急速な変化が進んでいる。最近行なわれた、多重人格性障害の人たちの精神保健的背景の調査[100]によって、患者が初診してから最終的に正確な診断を受けるまで実に7年の歳月がかかっていることが明らかになった。この7年という遅れはそれだけで戦慄すべきものがある。しかし、患者がこれまでの治療歴で重症で相互排他的な診断名をいくつもつけられているということ自体が、解離したアイデンティティの問題の存在を分析家に疑わせる一つの要素になっていることもまた事実である。

　解離性の病理をもった人のほとんどは、私の問題は解離ですと自ら訴えて受診することはない。これはいくら強調しても足りないくらいである。その状態は推測されねばならない。解離性過程の存在を示唆する情報には、次のようなものがある。すなわち外傷歴が知られている、深刻なアルコール依存や薬物乱用の家族的背景、これまで説明のつかない深刻な事故にあったことがある、小学生時代のことについて健忘がある、患者自身うまく理由づけられない自己破壊的行動の繰り返し、「失われた時間」とか空白の期間とか、時間の歪曲といった訴え、頭痛（これは切り替わりの間によく生じる）、自分自身のことを三

人称や一人称複数で表現する、眼球を回転させたりトランス様行動をする、頭の中で声や雑音がする、以前の治療の失敗などである。

解離の問題には軽症の離人症から粉々に断片化した多重人格性障害まで幅がある。この章は性格的な解離についての章であるけれども、われわれの中にも時に解離症状を経験するものは多いし、またそれを見ようとする開かれた態度をもたぬ治療者には、時に生じるこうした解離症状も、揺るぎない解離性パーソナリティの類型も、検討することはできないのである。さて現在、解離の優れたスクリーニング法が二つある。解離体験尺度（the Dissociation Experiences Scale）[40]と、DSM-IV の解離性障害のための臨床構造化面接（Structured Clinical Interview for DSM-IV. Dissociative Disorders: SCID-D）[515]である。これらは今後、診断にも将来の研究にも役立つことだろう。

解離状態と機能性精神病

解離性の患者は、危機的状況下やストレス下でシュナイダーの「一級」症状のほとんどを呈するので、統合失調症（文献237参照）であると解釈されやすい。[*17] もし観察者が解離性の切り替わりを気分の動揺だと考えれば、患者は分裂感情障害（シゾアフェクティブ）や精神病水準の双極性感情障害とみなされるかもしれない。解離性の人たちが機能性精神病の人たちと違っているおもな点には、彼らの病前性格と対象との関係のもち方がある。つまり純粋な統合失調症性の人々は、通じ合えない感じで平板な性質をもっていて、セラピストに強い愛着の念を引き起こすということはない。現実や関係性から身を引く彼らの態度はすでに10代のころに始まっていることが多く、大人になるころにはより完全な引きこもりにまで発展してしまう。躁うつ病や分裂感情障害の人々にも気分の波があるが、記憶の障害はない。また、躁状態では解離性の人の興奮よりもずっと誇大的である。

---

*17 「統合失調症」の劇的な治癒例（たとえば、文献481、482、201）のいくつかには、もともとの力動が実際には解離性であったような患者が含まれていたのではないかと、最近多くの人がいぶかしむようになった。もしこれが本当で、統合失調症の経験的調査のほとんどが、純粋な統合失調症の患者と一緒に解離性の患者も含んでいたとしたら、われわれはこれらの研究の多くをやり直す必要がある。べつに、解離性障害とは対照的に、「本当の」統合失調症は治らないものだというわけではない。が、解離に基づいた幻聴、幻覚、思考の障害は、背後に精神病性の解体があることを示す同様の症状に比べ、ずっと早く軽快するし、結果としての予後も前者のほうがよいということはほとんど疑いない。

診断の問題を複雑にしているのは、解離症状が統合失調症や分裂感情障害と同時に存在しうるという事実である。声の訴えがあるとき、その精神病性の病像において解離が主要な部分を占めているかどうか評価したいときには、「そうやってあれこれ喋っているあなたの部分とお話ししてみたいんですが」と頼んでみるべきである。すると解離が優勢である場合、たいてい交代人格が返事をしてくる。はじめはばかばかしく感じるだろうが、じきに慣れてむしろごく平凡な介入に感じられるほどになる。これから解離の評価をしようという初心者には覚えておいてほしいのだが、こういったことを頼んだとしても、最悪、患者がぽかんとセラピストを見つめ、これは専門家が初回面接でやる変わった儀式か何かだろうと思うくらいのことである。

解離状態と境界状態

境界状態の診断と解離状態の診断は相互排他的なものではない。仮に性格構造という精神分析の概念に忠実であるならば、解離性の人は、精神病水準、ボーダーライン水準、神経症水準のいずれの構造をももちうると想定しなくてはならないだろう。この本で述べられているような見方にとっては好都合なことに、この想定を裏づけてくれるような、解離に関する最近の研究がある。DSM-III-R における多重人格性障害の定義を引用して、クラフト[294]は以下のように報告している。

> 治療を継続中の患者で、MPD と BPD（borderline personality disorder）（訳注：この BPD は DSM のⅡ軸の中の1類型である）の両方をもっていると思われる患者のうち3分の1は、治療が軌道に乗ると BPD の特徴を失った。ほかの3分の1は、MPD が解決されるにつれ BPD も目立たなくなった。最後の3分の1は、統合されたのちもなお BPD の特徴をもちつづけていた。(p. 175)

おそらくこの最後の3分の1に属している患者たちでは、いったん解離がなくなると、ボーダーライン状態をさらに表出的な治療で取り扱えるようになったであろう。

ボーダーライン圏にあると正しく評価される解離性の患者もいるが、多重人格や慢性の解離性反応をもつ神経症水準の人々が、境界例に属すると誤解され

ることもよくある。解離はスプリッティングと似ており、切り替わりは自我状態の変化と見誤られやすい。ここでは、健忘があるかないかを見分けられる質問をすべきである。質問をするにもその言い回しが大切である。なぜなら外傷を受けた人たちは、権威の示す思いやりというものに信頼をおかず、はっきりと歓迎されているときにしか特定の情報を提供しないからである。「先週の月曜日にはあなたは私に激怒して私のことを役立たずと思っていたのに、今日はすばらしいとおっしゃっていますね」というような言い方をすると、解離性の人も一般的なボーダーライン性の人も防衛的になってしまうだろう。「ひょっとして覚えておられるかしら、先週の月曜日にはあなたは私のことをまったく違うふうに思っていましたっけ」と尋ねると、その変化がボーダーライン性か解離性かがはっきりと区別できる。解離性の人はこのように質問を言い換えると、月曜日のセッションのことを何にも覚えていないのだと認められるようになるが、ボーダーライン性の力動をもっている人は、けろりとしてこう言うだろう。「ええ、それがどうかしましたか」。

解離状態とヒステリー状態

　すでに述べたように、解離性の病理とヒステリー性の病理はかなり重なり合っているところがある。また、われわれの多くがそのどちらももっている。転換症状は多重人格性障害の人にはよくみられる。一方ヒステリーの人もいろいろな細かな仕方で解離する。より解離になりやすい人と、より演技的になりやすい人との基本的な気質はおそらく似通っているが、子ども時代の虐待は前者で深刻である。ヒステリー性パーソナリティをもった人の中には、特に神経症圏ではそうであるが、話題にするほどの虐待はまったく受けていない人もいる。一方解離性同一性障害と診断がつくほどの人であれば、たとえ神経症圏であろうと深刻な虐待を免れた者はいない。顕著なヒステリー症状をもった人に対しては、必ず解離がないかどうか評価しておかねばならない。

　治療上の違いは以下のようである。ヒステリー性の人の場合、繰り返し起こる衝動やファンタジーや無意識的な闘いを解釈することが重要である。これに対して解離性の患者の場合、外傷的な歴史を回想し徐反応することに重点がおかれなければならない。もし基本的に解離性であるクライエントに前者のやり方を用いると、否認が強化され、罪悪感が増し、悲惨な生活史がもたらした痛みを扱い損なうことになるだろう。また演技的なクライエントに後者のやり方

を適用してしまうと、内的な心的力動を認知し、真に満足のいく方向へエネルギーを向け直すことによって生じる、心の領域への十分な気づきが、妨げられてしまうだろう。

解離状態と精神病質状態

　第7章ですでに述べたように、反社会性の人々の多くは解離性の防衛をもっている。解離性傾向のある社会病質の人と社会病質の交代人格をもった解離性の人を見分けるということは、気が変になりそうなくらい難しい大仕事である——というのは、こういう問いが発せられるころにはすでに、あまりに多くの法的な問題の帰結がこの問いにかかっているからである。重罪で逮捕された人間は、裁判官や陪審に、自分のことを多重人格性障害だと思わせることに大きな利害的関心を抱いているかもしれない。またそこまで一般的ではないけれども、迫害的な交代人格が自分を反社会性と思わせて、主人格を罰しようとすることもある。もしある人に詐病を使う強力な動機があるときは、精神病質を疑ったほうが賢明である。最近の何冊かの「犯罪実話集」（たとえば、文献572）といった本では、容疑者が自分は多重人格であると主張したときに起こる、驚くべき面倒な事態が検討されている。

　もしもわれわれが、たとえ患者に明らかな二次的疾病利得があって解離性か精神病質として振る舞っているときですら、本質的に解離性の人たちと本質的に精神病質の人たちを信頼に足る仕方で非常にうまく区別することができるようになったなら、犯罪裁判のシステムに大きな成果がもたらされることだろう。解離性の人たちの予後はよいので（ばらばらに断片化した人は別として）、多重人格性障害をもつことが明らかになった犯罪者には入念な治療を施すようにすると、かなり犯罪防止に役立つだろう。臨床家にとっては、反社会性のパターンを変化させるより解離を治癒させるほうがてっとり早い。つまり資源のかぎられた条件下で、刑務所で働く人々や保護観察制度に携わる人々が、援助に対してもっとも感受性のあるクライエントに集中してかかわることができるのである。

まとめ

　この章では、解離の概念と、その興味深い性格的変異つまり多重人格性障害の概念の歴史を論じた。ある個人が解離を中核的なプロセスとして発展させることについて説明するにあたり、生まれつきの自己催眠の才能、また同時に存在することの多い高い知性、創造性、社交性をあげた。人はこれらの要素があると、外傷に対して、ほかの人からみてもわからないような解離性の防衛で反応しやすくなるであろう。またフロイトの防衛の概念に変わるものとして、ブラウンによる解離のBASKモデルについて論じた。解離性の人々の対象関係は、子ども時代に受けた外傷的な虐待が、そういった傷を情緒的に処理する援助によってまだ和らげられていないことに由来する、と説明された。また解離性のアイデンティティをもつ人の自己は、断片化したものとしてのみでなく身もすくむような恐怖や、自責的な認知に満ち満ちたものとして描かれた。

　加えて、解離性の患者との間に生じる転移反応と逆転移反応の強さが強調された。そこでは特に、治療者の中に救済者願望や過度の巻き込まれがかき立てられる。解離の治療として、次のようなことに重点をおくことが勧められる。すなわち、治療関係での基本的安全と協力の感覚を育てること、解離されていた経験が思い出され情緒的に理解されるよう促すこと、パーソナリティすべてに対して一貫した態度で接すること、「現実の人間として」温かい態度をとる一方で専門家としての境界はしっかりと守ること、病原的な思い込みを分析すること、補助的に催眠を用いること、徐反応や統合に耐えるには時間がかかるというクライエントの要求を尊重することなどである。また、解離性の力動が、統合失調症や双極性の精神病、一般的なボーダーライン状態、およびヒステリー性パーソナリティ構造や精神病質性パーソナリティ構造と区別された。

さらに読むとよい文献

　パトナム(424)とロス(457)は、それぞれ解離性状態の診断と治療についての優れた基礎的教科書を書いている。ロスは精神分析に対していささか意地悪い調子であるが、精神分析に親和性のある読者もこれにうんざりしてはいけない。彼の専門的知識は相当なものなのだからだ。私の知るかぎり、多重人格性障害に関する

論文でいちばんまとまっていて最高水準のものはクラフトの要約である。クラフトとファイン（Fine, C.G.）が編集した多重人格性障害に関する選集の各章は、どれも読みやすく質も高い。

補遺
推奨される診断面接形式

人口統計学的データ

　名前、年齢、性別、民族的および人種的な背景、宗教的な方向づけ、交際関係の状況、親としての状況（訳注：子どもの有無、人数、年齢など）、教育水準、雇用の状況、以前に心理療法を受けた経験、紹介元、クライエント以外の情報提供者。

現在の問題とその始まり

　主訴、およびその原因に関する患者の考え。その問題の経過。そのために服用している薬。なぜ今治療を求めているのか。

個人史

　出生地、成育地、家族内での子どもの数とその中でのクライエントの位置、おもな転居。両親と同胞に関して、客観的情報（生存しているか否か、もし死亡しているなら死因と死亡時期。年齢、健康状態、職業）、および主観的情報（パーソナリティ、患者との関係の性質）を得よ。家族内の心理学的問題（診断された精神病理およびその他の状態、たとえばアルコール依存症）。

······················ 乳幼児期 ······················

　患者は望まれた子であったか。誕生後の家族の状況。成育史上の何か普通でない出来事。何らかの幼少期の問題（摂食、排泄、発語、運動。夜尿、夜驚、夢遊、爪嚙み等）。最早期の記憶。クライエントに関する家族内の逸話や冗談。

······················ 潜 伏 期 ······················

　分離の問題、社会的問題、学力の問題、行動上の問題、動物に対する残虐性。

この時期の病気、喪失、転居あるいは家族に関するストレス。性的あるいは身体的虐待。

························**青　春　期**························

第二次性徴の始まった年齢、性的成熟に伴う何らかの身体的問題、性徴に対する家族の心がまえ、はじめての性体験、性的嗜好、自慰空想。学力的および社会的な面での学校の体験。自己破壊性のパターン（摂食障害、薬物の使用、性に関しての疑わしい判断力、過度に危険を冒すこと、自殺の衝動、反社会的なパターン）。この時期の病気、喪失、転居あるいは家族に関するストレス。

························**成　人　期**························

職歴。交際歴。最近の親密な関係の適切さ。子どもとの関係。趣味、才能、娯楽、自負や満足感を抱いている領域。

現症（精神状態）

全体的な外観、感情の状態、気分、話し方、現実検討の健全さ、推定される知能、記憶の正しさ、情報の信頼性の評価。これらのうち問題がありそうな領域があれば、さらに詳細に調べること。たとえば、もし気分が抑うつ的であれば自殺の評価をせよ。

夢について、覚えているか、繰り返す夢はあるか、最近見た夢の一例。

薬物の使用、処方されたものおよびその他、アルコールを含む。

締めくくりの話題

まだ問われていない重要な情報でほかに何か思いつくものはないか、患者に尋ねよ。

自分といてくつろげるかどうか、質問はないか尋ねよ。

推　論

主要な繰り返すテーマ。固着および葛藤の領域。好んで用いられる防衛。推測される無意識的なファンタジー、願望、恐れ。中心的な同一化、対抗同一化、悲哀がなされていない喪失。自己の凝集性と自尊心。

文　献

1. Abraham, K. (1924). A short study of the development of the libido, viewed in light of mental disorders. In *Selected papers on psycho-analysis* (pp.418-501). London:Hogarth Press, 1927.
   K. アーブラハム（下坂幸三ほか訳）『アーブラハム論文集』岩崎学術出版社　1993
2. Abraham, K. (1935). The history of a swindler. *Psychoanalytic Quarterly, 4*, 570-587.
3. Abrahamsen, D. (1985). *Confessions of Son of Sam*. New York:Columbia University Press.
4. Adler, A. (1927). *Understanding human nature*. Garden City, NY:Garden City Publishing.
   A. アドラー（高尾利数訳）『人間知の心理学』春秋社　1987
5. Adler, G. (1972). Hospital management of borderline patients and its relationship to psychotherapy. In P. Hartcollis (Ed.)(1977), *Borderline personality disorders:The concept, the syndrome, the patient* (pp.307-323). New York:International Universities Press.
6. Adler, G. (1973). Hospital treatment of borderline patients. *American Journal of Psychiatry, 130*, 32-36.
7. Adler, G. (1985). *Borderline psychopathology and its treatment*. New York:Jason Aronson.
   G. アドラー（近藤三男・成田善弘訳）『境界例と自己対象』金剛出版　1998
8. Adler, G., & Buie, D. (1979). The psychotherapeutic approach to aloneness in the borderline patient. In J. LeBoit & A. Capponi (Eds.), *Advances in psychotherapy of the borderline patient* (pp.433-448). New York:Jason Aronson.
9. Adorno, T. W., Frenkl-Brunswick, E., Levinson, D. J., & Sanford, R. N. (1950). *The authoritarian personality*. New York:Harper.
   T. W. アドルノ（田中義久ほか訳）『現代社会学大系12　権威主義的パーソナリティ』青木書店　1980
10. Aichhorn, A. (1935). *Wayward youth*. New York:Viking Pres.
    A. アイヒホルン（三沢泰太郎訳）『手におえない子』誠信書房　1981
11. Akhtar, S. (1992). *Broken structures:Severe personality disorders and their treatment*. Northvale, NJ:Jason Aronson.
12. Akiskal, H. S. (1984). Characterologic manifestations of affective disorders:Toward a new conceptualization. *Integrative Psychiatry, 2*, 83-88.
13. Allen, D. W. (1977). Basic treatment issues. In M. J. Horowitz (Ed.), *Hysterical personality* (pp.283-328). New York:Jason Aronson.
14. Altschul, S. (Ed.). (1988). *Childhood bereavement and its aftermath*. Madison, CT:International Universities Press.
15. American Psychiatric Association. (1968). *Diagnostic and statistical manual of mental disorders* (2nd ed.). Washington, DC:Author.
16. American Psychiatric Association. (1980). *Diagnostic and statistical manual of mental disorders* (3rd ed.). Washington, DC:Author.
17. American Psychiatric Association. (1987). *Diagnostic and statistical manual of mental disorders* (3rd ed., rev.). Washington, DC:Author.
    アメリカ精神医学会（高橋三郎訳）『DSM-Ⅲ-R精神障害の診断・統計マニュアル』医学書院　1988
18. American Psychiatric Association. (1993, March 1). *DSM-IV draft criteria*. Washington, DC:Author.
19. Arieti, S. (1955). *Interpretation of schizophrenia*. New York:Brunner/Mazel.
    S. アリエティ（加藤正明ほか訳）『分裂病の心理』牧書店　1958
20. Arieti, S. (1961). Introductory notes on the psychoanalytic therapy of schizophrenics. In A. Burton (Ed.), *Psychotherapy of the psychoses* (pp.68-89). New York:Basic Books.

21 Arieti, S. (1974). *Interpretation of schizophrenia* (2nd ed.). New York:Basic Books.
　　S．アリエティ（殿村忠彦・笠原嘉監訳）『分裂病の解釈』みすず書房　1995
22 Arlow, J. A., & Brenner, C. (1964). *Psychoanalytic concepts and the structural theory.* New York:International Universities Press.
23 Aronson, M. L. (1964). A study of the Freudian theory of paranoia by means of the Rorschach Test. In C. F. Reed, I. E. Alexander, & S. S. Tomkins (Eds.), *Psychopathology:A source book* (pp.370-387). New York:Wiley.
24 Ashe, S. S. (1985). The masochistic personality. In R. Michels & J. Cavenar (Eds.), *Psychiatry 1* (pp.1-9). Philadelphia:Lippincott.
25 Bach, S. (1985). *Narcissistic states and the therapeutic process.* New York:Jason Aronson.
26 Bak, R. C. (1946). Masochism in paranoia. *Psychoanalytic Quarterly, 15,* 285-301.
27 Balint, M. (1945). Friendly expanses–Horrid empty spaces. *International Journal of Psycho-Analysis, 36,* 225-241.
28 Balint, M. (1960). Primary narcissism and primary love. *Psychoanalytic Quarterly, 29,* 6-43.
29 Balint, M. (1968). *The basic fault:Therapeutic aspects of regression.* London:Tavistock.
　　M．バリント（中井久夫訳）『治療論からみた退行』金剛出版　1978
30 Bateson, G., Jackson, D. D., Haley, J., & Weakland, J. (1956). Toward a theory of schizophrenia. *Behavioral Science, 1,* 251-264.
31 Baumeister, R. F. (1989). *Masochism and the self.* Hillsdale, NJ:Lawrence Erlbaum.
32 Bellak, L., & Small, L. (1978). *Emergency psychotherapy and brief psychotherapy.* New York:Grune & Stratton.
33 Beres, D. (1958). Vicissitudes of superego formation and superego precursors in childhood. *Psychoanalytic Study of the Child, 13,* 324-335.
34 Bergler, E. (1949). *The basic neurosis.* New York:Grune & Stratton.
35 Bergman, P., & Escalona, S. K. (1949). Unusual sensitivities in very young children. *Psychoanalytic Study of the Child, 3/4,* 333-352.
36 Bergmann, M. S. (1985). Reflections on the psychological and social functions of remembering the Holocaust. *Psychoanalytic Inquiry, 5,* 9-20.
37 Bergmann, M. S. (1987). *The anatomy of loving:The story of man's quest to know what love is.* New York:Columbia University Press.
38 Berliner, B. (1958). The role of object relations in moral masochism. *Psychoanalytic Quarterly, 27,* 38-56.
39 Bernstein, D. (1993). *Female identity conflict in clinical practice.* Northvale, NJ:Jason Aronson.
40 Bernstein, E. M., & Putnam, F. W. (1986). Development, reliability, and validity of a dissociation scale. *Journal of Mental and Nervous Disease, 174,* 727-735.
41 Bernstein, I. (1983). Masochistic psychology and feminine development. *Journal of the American Psychoanalytic Association, 31,* 467-486.
42 Bertin, C. (1982). *Marie Bonaparte:A life.* New York:Harcourt Brace Jovanovich.
43 Bettelheim, B. (1960). *The informed heart:Autonomy in a mass age.* Glencoe, IL:The Free Press.
　　B．ベテルハイム（丸山修吉訳）『鍛えられた心』法政大学出版局　1975
44 Bettelheim, B. (1983). *Freud and man's soul.* New York:Knopf.
　　B．ベテルハイム（藤瀬恭子訳）『フロイトと人間の魂』法政大学出版局　1989
45 Bibring, E. (1953). The mechanism of depression. In P. Greenacre (Ed.), *Affective disorders* (pp.13-48). New York:International Universities Press.
46 Bion, W. R. (1959). *Experiences in groups.* New York:Basic Books.
　　W．R．ビオン（池田数好訳）『集団精神療法の基礎』岩崎学術出版社　1973
47 Bion, W. R. (1967). *Second thoughts.* New York:Jason Aronson.
48 Biondi, R., & Hecox, W. (1992). *The Dracula killer:The true story of California's vampire killer.* New

York:Pocket Books.
49 Blanck, G., & Blanck, R. (1974). *Ego psychology:Theory and practice*. New York:Columbia University Press.
50 Blanck, G., & Blanck, R. (1979). *Ego psychology II:Psychoanalytic developmental psychology*. New York:Columbia University Press.
51 Blanck, G., & Blanck, R. (1986). *Beyond ego psychology:Developmental object relations theory*. New York:Columbia University Press.
52 Blanck, R., & Blanck, G. (1968). *Marriage and personal development*. New York:Columbia University Press.
53 Blatt, S. J. (1974). Levels of object representation in anaclitic and introjective depression. *Psychoanalytic Study of the Child, 24*, 107-157.
54 Blatt, S. J., & Bers, S. (1993). The sense of self in depression:A psychoanalytic perspective. In Z. V. Segal & S. J. Blatt (Eds.), *The self in emotional distress:Cognitive and psychodynamic perspectives* (pp.171-210). New York:Guilford Press.
55 Bleuler, E. (1911). *Dementia praecox or the group of schizophrenias* (J. Zinkin, Trans.). New York:International Universities Press, 1950.
E．ブロイラー（飯田真ほか訳）『早発性痴呆または精神分裂病群』医学書院　1974
56 Bleuler, M. (1977). *The schizophrenic disorders* (S. M. Clemens, Trans.). New Haven:Yale University Press.
57 Bollas, C. (1987). Loving hate. In *The shadow of the object* (pp.117-134). New York:Columbia University Press.
58 Bornstein, B. (1949). The analysis of a phobic child:Some problems of theory and technique in child analysis. *Psychoanalytic Study of the Child, 3/4*, 181-226.
59 Bowlby, J. (1969). *Attachment and loss:Vol.I. Attachment*. New York:Basic Books.
Ｊ．ボウルビィ（黒田実郎ほか訳）『母子関係の理論(Ⅰ)　愛着行動』岩崎学術出版社　1991
60 Bowlby, J. (1973). *Attachment and loss:Vol.II. Separation:Anxiety and anger*. New York:Basic Books.
Ｊ．ボウルビィ（黒田実郎ほか訳）『母子関係の理論(Ⅱ)　分離不安』岩崎学術出版社　1991
61 Braude, S. E. (1991). *First person plural:Multiple personality and the philosophy of mind*. New York:Routledge, Chapman & Hall.
62 Braun, B. G. (1984). Hypnosis creates multiple personality:Myth or reality? *International Journal of Clinical Hypnosis, 32*, 191-197.
63 Braun, B. G. (1988). The BASK (behavior, affect, sensation, knowledge) model of dissociation. *Dissociation, 1*, 4-23.
64 Braun, B. G., & Sacks, R. G. (1985). The development of multiple personality disorder:Predisposing, precipitating, and perpetuating factors. In R. P. Kluft (Ed.), *Childhood antecedents of multiple personality* (pp.37-64). Washington, DC:American Psychiatric Press.
65 Brazelton, T. B. (1962). Observations of the neonate. *Journal of the American Academy of Child Psychiatry, 1*, 38-58.
66 Brazelton, T. B. (1980, May). *New knowledge about the infant from current research:Implications for psychoanalysis*. Paper presented at the meeting of the American Psychoanalytic Association, San Francisco.
67 Brazelton, T. B. (1982). Joint regulation of neonate-parent behavior. In E. Tronick (Ed.), *Social interchange in infancy*. Baltimore:University Park Press.
68 Brenman, M. (1952). On teasing and being teased and the problems of "moral masochism." *Psychoanalytic Study of the Child, 7*, 264-285.
69 Brenner, C. (1955). *An elementary textbook of psychoanalysis*. New York:International Universities Press.
Ｃ．ブレナー（山根常男訳）『精神分析の理論』誠信書房　1980

70　Brenner, C. (1959). The masochistic character. *Journal of the American Psychoanalytic Association, 7*, 197-226.
71　Brenner, C. (1982). The calamities of childhood. In *The mind in conflict* (pp.93-106). New York:International Universities Press.
72　Breuer, J., & Freud, S. (1893-1895). Studies in hysteria. *Standard Edition, 2*, 21-47.
　　Ｊ．ブロイアー，Ｓ．フロイト（金関猛訳）『ヒステリー研究』筑摩書房　2004
73　Brody, S., & Siegel, M. (1992). *The evolution of character:Birth to eighteen years. A longitudinal study.* New York:International Universities Press.
74　Brown, R. (1965). *Social psychology.* New York:The Free Press.
75　Buckley, P. (Ed.). (1988). *Essential papers on psychosis.* New York:New York University Press.
76　Bursten, B. (1973a). *The manipulator:A psychoanalytic view.* New Haven:Yale University Press.
77　Bursten, B. (1973b). Some narcissistic personality types. *International Journal of Psycho-Analysis, 54*, 287-300.
78　Cameron, N. (1959). Paranoid conditions and paranoia. In S. Arieti (Ed.), *American handbook of psychiatry* (Vol.1, pp.508-539). New York:Basic Books.
79　Capote, T. (1965). *In cold blood.* New York:Random House.
　　Ｔ．カポーティ（瀧口直太郎訳）『冷血』新潮社　1978
80　Casey, J. F. (1991). *The flock:The autobiography of a multiple personality* (with L. Wilson). New York:Knopf.
　　Ｊ．Ｆ．ケイシー（竹内和世訳）『わたしは多重人格だった』白揚社　2006
81　Cath, S. H. (1986). Fathering from infancy to old age:A selective overview of recent psychoanalytic contributions. *Psychoanalytic Review, 74*, 469-479.
82　Cattell, J. P., & Cattell, J. S. (1974). Depersonalization:Psychological and social perspectives. In S. Arieti (Ed.), *American handbook of psychiatry* (pp.767-799). New York:Basic Books.
83　Celani, D. (1976). An interpersonal approach to hysteria. *American Journal of Psychiatry, 133*, 1414-1418.
84　Chase, T. (1987). *When Rabbit howls.* New York:Jove.
85　Chasseguet-Smirgel, J. (1971). *Female sexuality:New psychoanalytic views.* Ann Arbor:University of Michigan Press.
86　Chasseguet-Smirgel, J. (1984). *Creativity and perversion.* London:Free Association.
87　Chasseguet-Smirgel, J. (1985). *The ego ideal:A psychoanalytic essay on the malady of the ideal.* New York:Norton.
88　Chess, S., Rutter, M., Thomas, A., & Birch, H. G. (1963). Interaction of temperament and the environment in the production of behavioral disturbances in children. *American Journal of Psychiatry, 120*, 142-147.
89　Chess, S., Thomas, A., & Birch, H. G. (1967). Behavior problems revisited:Findings of an anteretrospective study. *Journal of the American Academy of Child Psychiatry, 6*, 321-331.
90　Chessick, R. D. (1969). *How psychotherapy heals:The process of intensive psychotherapy.* New York:Jason Aronson.
91　Chessick, R. D. (1985). *Psychology of the self and the treatment of narcissism.* Northvale, NJ:Jason Aronson.
92　Chodoff, P. (1978). Psychotherapy of the hysterical personality disorder. *Journal of the American Academy of Psychoanalysis, 6*, 496-510.
93　Chodoff, P. (1982). The hysterical personality disorder:A psychotherapeutic approach. In A. Roy (Ed.), *Hysteria* (pp.277-285). New York:Wiley.
94　Chodorow, N. J. (1978). *The reproduction of mothering:Psychoanalysis and the sociology of gender.* Berkeley:University of California Press.
　　Ｎ．チョドロウ（大塚光子・大内菅子訳）『母親業の再生産』新曜社　1981

95 Chodorow, N. J. (1989). *Feminism and psychoanalytic theory*. New Haven:Yale University Press.
96 Cleckley, H. (1941). *The mask of sanity:An attempt to clarify some issues about the so-called psychopathic personality*, St. Louis:Mosby.
97 Cohen, M. B., Baker, G., Cohen, R. A., Fromm-Reichmann, F., & Weigert, E. (1954). An intensive study of twelve cases of manic-depressive psychosis. *Psychiatry, 17*, 103-137.
98 Colby, K. (1951). *A primer for psychotherapists*. New York:Ronald.
99 Coleman, M., & Nelson, B. (1957). Paradigmatic psychotherapy in borderline treatment. *Psychoanalysis, 5*, 28-44.
100 Coons, P. M., Bowman, E. S., & Milstein, V. (1988). Multiple personality disorder:A clinical investigation of 50 cases. *Journal of Nervous and Mental Disease, 176*, 519-527.
101 Coons, P.M., & Milstein, V. (1986). Psychosexual disturbances in multiple personality. *Journal of Nervous and Mental Disease, 174*, 106-110.
102 Coontz, S. (1992). *The way we never were:American families and the nostalgia trap*. New York:Basic Books.
    S．クーンツ（岡村ひとみ訳）『家族という神話』筑摩書房　1998
103 Cooper, A. M. (1988). The narcissistic-masochistic character. In R. A. Glick & D. I. Meyers (Eds.), *Masochism:Current psychoanalytic perspectives* (pp.189-204). Hillsdale, NJ:The Analytic Press.
104 Darley, J., & Batson, C. D. (1973). From Jerusalem to Jericho:A study of situational and dispositional variables in helping behavior. *Journal of Personality and Social Psychology, 27*, 100-108.
105 Davanloo, H. (1978). *Basic principles and techniques in short-term dynamic psychotherapy*. New York:Spectrum.
106 Davanloo, H. (1980). *Short-term dynamic psychotherapy*. New York:Jason Aronson.
107 de Monchy, R. (1950). Masochism as a pathological and as a normal phenomenon in the human mind. *International Journal of Psycho-Analysis, 31*, 95-97.
108 Deri, S. (1968). Interpretation and language. In E. Hammer (Ed.), *The use of interpretation in treatment*. New York:Grune & Stratton.
109 Des Barres, P. (1987). *I'm with the band:Confessions of a groupie*. New York:Morrow.
    P．デ・バレス（近藤麻里子訳）『伝説のグルービー』大栄出版　1994
110 Deutsch, H. (1942). Some forms of emotional disturbance and their relationship to schizophrenia. *Psychoanalytic Quarterly, 11*, 301-321.
111 Deutsch, H. (1944). *The psychology of women:A psychoanalytic interpretation:Vol.1. Girlhood*. New York:Grune & Stratton.
    H．ドイッチュ（懸田克躬・堺英夫訳）『若い女性の心理』日本教文社　1955
112 Deutsch, H. (1955). The impostor:Contribution to ego psychology of a type of psychopath. *Psychoanalytic Quarterly, 24*, 483-503.
113 Diamond, M. J. (1993, April). *Fathers and sons:Psychoanalytic perspectives on "good-enough" fathering throughout the life cycle*. Paper presented at the Spring Meeting of the Division of Psychoanalysis (39) of the American Psychological Association, New York.
114 Dinnerstein, D. (1976). *The mermaid and the minotaur*. New York:Harper & Row.
    D．ディナースタイン（岸田秀・寺沢みづほ訳）『性幻想と不安』河出書房新社　1984
115 Dorpat, T. (1982). An object-relations perspective on masochism. In P. L. Giovacchini & L. B. Boyer (Eds.), *Technical factors in the treatment of severely disturbed patients* (pp.490-513). New York:Jason Aronson.
116 Easser, B. R., & Lesser, S. (1965). The hysterical personality:A reevaluation. *Psychoanalytic Quarterly, 34*, 390-405.
117 Edelstein, M. G. (1981). *Trauma, trance, and transformation:A clinical guide to hypnotherapy*. New York:Brunner/Mazel.
118 Ehrenberg, D. B. (1992). *The intimate edge:Extending the reach of psychoanalytic interaction*. New

York:Norton.
119 Eigen, M. (1986). *The psychotic core*. New York:Jason Aronson.
120 Eissler, K. R. (1953). The effects of the structure of the ego on psychoanalytic technique. *Journal of the American Psychoanalytic Association, 1*, 104-143.
121 Ekstein, R., & Wallerstein, R. S. (1958; rev. ed., 1972). *The teaching and learning of psychotherapy*. Madison, CT:International Universities Press.
122 Ellis, A. (1962). The treatment of a psychopath with rational emotive psychotherapy. In *Reason and emotion in psychotherapy* (pp.288-299). New York:Lyle Stewart.
123 Erikson, E. H. (1950). *Childhood and society*. New York:Norton.
　　E. H. エリクソン（仁科弥生訳）『幼児期と社会1,2』みすず書房　1977／1980
124 Erikson, E. H. (1968). *Identity:Youth and crisis*. New York:Norton.
　　E. H. エリクソン（岩瀬庸理訳）『アイデンティティ：青年と危機』金沢文庫　1973
125 Escalona, S. K. (1968). *The roots of individuality:Normal patterns of development in infancy*. Chicago:Aldine.
126 Fairbairn, W. R. D. (1941). A revised psychopathology of the psychoses and psychoneuroses. *International Journal of Psycho-Analysis, 22*, 250-279.
127 Fairbairn, W. R. D. (1954). *An object-relations theory of the personality*. New York:Basic Books.
　　W. R. D. フェアベーン（山口泰司訳）『人格の精神分析学的研究（上）　人格の対象関係論』文化書房博文社　1992
128 Fast, I. (1990). Aspects of early gender development:Toward a reformulation. *Psychoanalytic Psychology, 7* (Suppl.), 105-107.
129 Federn, P. (1952). *Ego psychology and the psychoses*. New York:Basic Books.
130 Fenichel, O. (1928). On "isolation." In *The collected papers of Otto Fenichel, first series* (pp.147-152). New York:Norton.
131 Fenichel, O. (1941). *Problems of psychoanalytic technique*. Albany, NY:Psychoanalytic Quarterly.
132 Fenichel, O. (1945). *The psychoanalytic theory of neurosis*. New York:Norton.
133 Ferenczi, S. (1913). Stages in the development of a sense of reality. In *First contributions to psycho-analysis* (pp.213-239). New York:Brunner/Mazel, 1980.
134 Ferenczi, S. (1925). Psychoanalysis of sexual habits. *Further contributions to the theory and technique of psycho-analysis* (pp.259-297). London:Maresfield Reprints, 1980.
135 Finell, J. (1986). The merits and problems with the concept of projective identification. *Psychoanalytic Review, 73*, 103-120.
136 Fisher, S. (1970). *Body experience in fantasy and behavior*. New York:Appleton-Century-Crofts.
137 Fisher, S., & Greenberg, R. P. (1985). *The scientific credibility of Freud's theories and therapy*. New York:Columbia University Press.
138 Fogelman, E. (1988). Intergenerational group therapy:Child survivors of the Holocaust and offspring of survivors. *Psychoanalytic Review, 75*, 619-640.
139 Fogelman, E., & Savran, B. (1979). Therapeutic groups for children of Holocaust survivors. *International Journal of Group Psychotherapy, 29*, 211-235.
140 Fonda, H. (1981). *My life. As told to Howard Teichmann*. New York:New American Library.
　　H. タイクマン（鈴木主税訳）『ヘンリー・フォンダ』文藝春秋　1985
141 Forster, E. M. (1921). *Howard's End*. New York:Vintage.
　　E. M. フォースター（吉田健一訳）『ハワーズ・エンド』集英社　1992
142 Fraiberg, S. (1959). *The magic years:Understanding and handling the problems of early childhood*. New York:Charles Scribner's Sons.
　　S. フレイバーグ（詫摩武俊・高辻玲子訳）『小さな魔術師』金子書房　1992
143 Frances, A., & Cooper, A. M. (1981). Descriptive and dynamic psychiatry:A perspective on DSM-III. *American Journal of Psychiatry, 138*, 1198-1202.

144 Frank, J. D., Margolin, J., Nash, H. T., Stone, A. R., Varon, E., & Ascher, E. (1952). Two behavior patterns in therapeutic groups and their apparent motivation. *Human Relations, 5*, 289-317.
145 Freud, A. (1946). *The ego and the mechanisms of defense*. New York:International Universities Press, 1966.
　A. フロイト (黒丸正四郎・中野良平訳)『アンナ・フロイト著作集2　自我と防衛機制』岩崎学術出版社　1982
146 Freud, S. (1886). Observation of a severe case of hemianaesthesia in a hysterical male. *Standard Edition, 1*, 23-31.
147 Freud, S. (1897). Letter to Wilhelm Fliess. *Standard Edition, 1*, 259.
148 Freud, S. (1900). The interpretation of dreams. *Standard Edition,4*.
　S. フロイト (高橋義孝訳)『S. フロイト著作集2　夢判断』人文書院　1968
149 Freud, S. (1901). The psychopathology of everyday life. *Standard Edition*, 6.
　S. フロイト (懸田克躬ほか訳)『S. フロイト著作集4　日常生活の精神病理学』人文書院　1970
150 Freud, S. (1905). Three essays on the theory of sexuality. *Standard Edition, 7*, 135-243.
　S. フロイト (中山元編訳)『エロス論集』所収　筑摩書房　1997
151 Freud, S. (1908). Character and anal eroticism. *Standard Edition, 9*, 169-175.
　S. フロイト (中山元編訳)『エロス論集』所収　筑摩書房　1997
152 Freud, S. (1909). Notes upon a case of obsessional neurosis. *Standard Edition, 10*, 151-320.
　S. フロイト (小此木啓吾訳)『S. フロイト著作集9　技法・症例篇』所収　人文書院　1983
153 Freud, S. (1911). Psycho-analytic notes on an autobiographic account of a case of paranoia (dementia paranoides). *Standard Edition, 13*, 1-162.
　S. フロイト (小此木啓吾訳)『S. フロイト著作集9　技法・症例篇』所収　人文書院　1983
154 Freud, S. (1912). The dynamics of transference. *Standard Edition, 12*, 97-108.
　S. フロイト (小此木啓吾訳)『S. フロイト著作集9　技法・症例篇』所収　人文書院　1983
155 Freud, S. (1913). The disposition to obsessional neurosis. *Standard Edition, 12*, 311-326.
　S. フロイト (加藤正明訳)『改訂版フロイド選集10　不安の問題』所収　日本教文社　1969
156 Freud, S. (1914a). Remembering, repeating and working through (Further recommendations on the technique of psycho-analysis II). *Standard Edition, 12*, 147-156.
　S. フロイト (小此木啓吾訳)「想起.反復.徹底操作」『S. フロイト著作集6　自我論・不安本能論』所収　人文書院　1970
157 Freud, S. (1914b). On narcissism:An introduction. *Standard Edition, 14*, 67-102.
　S. フロイト (竹田青嗣編・中山元編訳)『エロス論集』所収　筑摩書房　1997
158 Freud, S. (1915a). Instincts and their vicissitudes. *Standard Edition, 14*, 111-140.
　S. フロイト (竹田青嗣編・中山元編訳)『自我論集』所収　筑摩書房　1996
159 Freud, S. (1915b). Repression. *Standard Edition, 14*, 147.
　S. フロイト (中山元訳)『自我論集』所収　筑摩書房　1996
160 Freud, S. (1916). Some character types met with in psychoanalytic work. *Standard Edition, 14*, 311-333.
　S. フロイト (佐々木雄二訳)「精神分析的研究からみた2、3の性格類型」『S. フロイト著作集6　自我論・不安本能論』所収　人文書院　1970
161 Freud, S. (1917a). Mourning and melancholia. *Standard Edition, 14*, 243-258.
　S. フロイト (井村恒郎訳)「悲哀とメランコリー」『S. フロイト著作集6　自我論・不安本能論』所収　人文書院　1970
162 Freud, S. (1917b). On transformations of instinct as exemplified in anal erotism. *Standard Edition, 17*, 125-133.
　S. フロイト (中山元編訳)『エロス論集』所収　筑摩書房　1997
163 Freud, S. (1918). From the history of an infantile neurosis. *Standard Edition, 17*, 7-122.

　　　　S．フロイト（小此木啓吾訳）『S．フロイト著作集9　技法・症例篇』所収　人文書院　1983
164　Freud, S. (1919). A child is being beaten:A contribution to the study of the origin of sexual perversions. *Standard Edition, 17,* 179-204.
　　　　S．フロイト（竹田青嗣編・中山元訳）『自我論集』所収　筑摩書房　1996
165　Freud, S. (1920). Beyond the pleasure principle. *Standard Edition, 18,* 7-64.
　　　　S．フロイト（竹田青嗣編・中山元訳）『自我論集』所収　筑摩書房　1996
166　Freud, S. (1923). The ego and the id. *Standard Edition, 19,* 13-59.
　　　　S．フロイト（竹田青嗣編・中山元訳）『自我論集』所収　筑摩書房　1996
167　Freud, S. (1924). The economic problem in masochism. *Standard Edition, 19,* 159-170.
　　　　S．フロイト（竹田青嗣編・中山元訳）『自我論集』所収　筑摩書房　1996
168　Freud, S. (1925a). Some psychical consequences of the anatomical distinction between the sexes. *Standard Edition, 19,* 248-258.
　　　　S．フロイト（竹田青嗣編・中山元編訳）『エロス論集』所収　筑摩書房　1997
169　Freud, S. (1925b). Autobiographical study. *Standard Edition, 20,* 32-76.
　　　　S．フロイト（懸田克躬ほか訳）『S．フロイト著作集4　日常生活の精神病理学』人文書院　1970
170　Freud, S. (1931). Libidinal types. *Standard Edition, 21,* 215-222.
　　　　S．フロイト（中山元編訳）『エロス論集』所収　筑摩書房　1997
171　Freud, S. (1932). Femininity. *Standard Edition, 22,* 112-135.
172　Freud, S. (1937). Analysis terminable and interminable. *Standard Edition, 22,* 216-253.
　　　　S．フロイト（馬場謙一訳）「終わりある分析と終わりなき分析」『S．フロイト著作集6　自我論・不安本能論』所収　人文書院　1970
173　Freud, S. (1938). An outline of psycho-analysis. *Standard Edition, 23,* 144-207.
　　　　S．フロイト（小此木啓吾訳）『S．フロイト著作集9　技法・症例篇』所収　人文書院　1983
174　Friedenberg, E. Z. (1959). *The vanishing adolescent.* Boston:Beacon.
175　Friedman, R. C. (1988). *Male homosexuality:A contemporary psychoanalytic perspective.* New Haven:Yale University Press.
176　Fromm, E. (1947). *Man for himself:An inquiry into the psychology of ethics.* New York:Rinehart.
　　　　E．フロム（谷口隆之介・早坂泰次朗訳）『人間における自由』東京創元社　1955
177　Fromm-Reichmann, F. (1950). *Principles of intensive psychotherapy.* Chicago:University of Chicago Press.
　　　　F．フロム＝ライヒマン（阪本健二訳）『積極的心理療法』誠信書房　1964
178　Frosch, J. (1964). The psychotic character:Clinical psychiatric considerations. *Psychoanalytic Quarterly, 38,* 91-96.
179　Furman, E. (1982). Mothers have to be there to be left. *Psychoanalytic Study of the Child, 37,* 15-28.
180　Gabbard, G. O. (1990). *Psychodynamic psychiatry in clinical practice.* Washington, DC:American Psychiatric Press.
　　　　G．O．ギャバード（権成鉉ほか訳）『精神力動的精神医学1,2,3』岩崎学術出版社　1997／1998
181　Gaddis, T., & Long, J. (1970). *Killer:A journal of murder.* New York:Macmillan.
182　Galenson, E. (1988). The precursors of masochism:Protomasochism. In R. A. Glick & D. I. Meyers (Eds.), *Masochism:Current Psychoanalytic perspectives* (pp.189-204). Hillsdale, NJ:The Analytic Press.
183　Galin, D. (1974). Implications for psychiatry of left and right cerebral specialization. *Archives of General Psychiatry, 31,* 572-583.
184　Gardiner, M. (Ed.)(1971). *The wolf-man:By the wolf-man.* New York:Basic Books.
185　Gardner, M. R. (1991). The art of psychoanalysis:On oscillation and other matters. *Journal of the American Psychoanalytic Association, 39,* 851-870.

186 Gay, P. (1968). *Weimar culture*. New York:Harper & Row.
　　P．ゲイ（亀嶋庸一訳）『ワイマール文化』みすず書房　1993
187 Gay, P. (1988). *Freud:A life for our time*. New York:Norton.
　　P．ゲイ（鈴木晶訳）『フロイト』みすず書房　1997
188 Gaylin, W. (Ed.). (1983). *Psychodynamic understanding of depression:The meaning of despair*. New York:Jason Aronson.
189 Gill, M. M. (1983). The interpersonal paradigm and the degree of the therapist's involvement. *Contemporary Psychoanalysis, 19*, 200-237.
190 Gill, M. M, Newman, R., & Redlich, F. C. (1954). *The initial interview in psychiatric practice*. New York:International Universities Press.
191 Gilligan, C. (1982). *In a different voice:Psychological theory and women's development*. Cambridge, MA:Harvard University Press.
　　C．ギリガン（生田久美子・並木美智子訳）『もうひとつの声』川島書店　1986
192 Giovacchini, P. L. (1979). *The treatment of primitive mental states*. New York:Jason Aronson.
193 Giovacchini, P. L. (1986). *Developmental disorders:The transitional space in mental breakdown and creative integration*. Northvale, NJ:Jason Aronson.
194 Giovacchini, P. L., & Boyer, L. B. (Eds.). (1982). *Technical factors in the treatment of the severely disturbed patient*. New York:Jason Aronson.
195 Glick, R. A., & Meyers, D. J. (1988). *Masochism:Current psychoanalytic perspectives*. Hillsdale, NJ:The Analytic Press.
196 Glover, E. (1955). *The technique of psycho-analysis*. New York:International Universities Press.
197 Goldberg, A. (1990a). Disorders of continuity. *Psychoanalytic Psychology, 7*, 13-28.
198 Goldberg, A. (1990b). *The prisonhouse of psychoanalysis*. New York:The Analytic Press.
199 Goldstein, K. (1959). Functional disturbances in brain damage. In S. Arieti (Ed.), *American handbook of psychiatry* (Vol.1, pp.770-794). New York:Basic Books.
200 Gottesman, I. (1991). *Schizophrenia genesis:The origins of madness*. New York:W. H. Freeman.
　　I．ゴッテスマン（内沼幸雄・南光進一郎監訳）『分裂病の起源』日本評論社　1992
201 Green, H. (1964). *I never promised you a rose garden*. New York:Holt, Rinehart & Winston.
　　H．グリーン（佐伯わか子・笠原嘉訳）『デボラの世界：分裂病の少女』みすず書房　1971
202 Greenacre, P. (1958). The impostor. *Psychoanalytic Quarterly, 27*, 359-382.
203 Greenberg, J. R., & Mitchell, S. A. (1983). *Object relations in psychoanalytic theory*. Cambridge, MA:Harvard University Press.
204 Greenfield, S. (1991). Experiences of subsequent therapists with female patients sexually involved with a prior male therapist. Unpublished doctoral dissertation. Graduate School of Applied and Professional Psychology, Rutgers University. *Dissertation Abstracts International, 52*, 3905B.
205 Greenson, R. R. (1967). *The technique and practice of psychoanalysis*. New York:International Universities Press.
206 Greenspan, S. I. (1981). *Clinical infant reports:Number 1:Psychopathology and adaptation in infancy and early childhood:Principles of clinical diagnosis and preventive intervention*. New York:International Universities Press.
207 Greenwald, H. (1958). *The call girl:A sociological and psychoanalytic study*. New York:Ballantine Books.
　　H．グリーンウォルド（中田耕治訳）『コール・ガール』荒地出版社　1959
208 Greenwald, H. (1967). Treatment of the psychopath. In H. Greenwald (Ed.), *Active psychotherapy* (pp.363-377). New York:Atherton Press.
209 Grinker, R. R., Werble, B., & Drye, R. C. (1968). *The borderline syndrome:A behavioral study of ego functions*. New York:Basic Books.
210 Grossman, W. (1986). Notes on masochism:A discussion of the history and development of a

文献

psychoanalytic concept. *Psychoanalytic Quarterly, 55,* 379-413.
211 Groth, A. N. (1979). *Men who rape:The psychology of the offender.* New York:Plenum.
212 Grotstein, J. (1982). Newer perspective in object relations theory. *Contemporary Psychoanalysis, 18,* 43-91.
213 Grünbaum, A. (1979). Is Freudian psychoanalysis pseudo-scientific by Karl Popper's criterion of demarcation. *American Philosophical Quarterly, 16,* 131-141.
214 Grunberger, B. (1979), *Narcissism:Psychoanalytic essays* (J. Diamanti, Trans.). New York:International Universities Press.
215 Gunderson, J. G. (1984). *Borderline personality disorder.* Washington, DC:American Psychiatric Press.
　　　J．G．ガンダーソン（松本雅彦ほか訳）『境界パーソナリティ障害』岩崎学術出版社　1988
216 Gunderson, J. G., & Singer, M. T. (1975). Defining borderline patients:An overview. *American Journal of Psychiatry, 133,* 1-10.
217 Guntrip, H. (1952). The schizoid personality and the external world. In *Schizoid phenomena, object relations and the self* (pp.17-48). New York:International Universities Press, 1969.
218 Guntrip, H. (1961). The schizoid problem, regression, and the struggle to preserve an ego. In *Schizoid phenomena, object relations and the self* (pp.49-86). New York:International Universitities Press, 1969.
219 Guntrip, H. (1969). *Schizoid phenomena, object relations and the self.* New York:International Universities Press.
220 Guntrip, H. (1971). *Psychoanalytic theory, therapy, and the self:A basic guide to the human personality in Freud, Erikson, Klein, Sullivan, Fairbairn, Hartmann, Jacobson, and Winnicott.* New York:Basic Books.
　　　H．ガントリップ（小此木啓吾・柏瀬宏隆訳）『対象関係論の展開』誠信書房　1981
221 Hall, C. S. (1954). *A primer on Freudian psychology.* New York:Octagon Books (reprinted 1990).
222 Halleck, S. L. (1967). Hysterical personality traits–psychological, social, and iatrogenic determinants. *Archives of General Psychiatry, 16,* 750-759.
223 Hammer, E. (1968). *The use of interpretation in treatment.* New York:Grune & Stratton.
224 Hammer, E. (1990). *Reaching the affect:Style in the psychodynamic therapies.* New York:Jason Aronson.
225 Hare, R. (1970). *Psychopathy:Theory and research.* New York:Wiley.
226 Harris, D. (1982). *Dreams die hard:Three men's journey through the sixties.* New York:St. Martin's/Marek.
227 Hartcollis, P. (Ed.). (1977). *Borderline personality disorders:The concept, the syndrome, the patient.* New York:International Universities Press.
228 Hartmann, H. (1958). *Ego psychology and the problem of adaptation.* New York:International Universities Press.
　　　H．ハルトマン（霜田静志・篠崎忠男訳）『自我の適応』誠信書房　1967
229 Hedges, L. E. (1983). *Listening perspectives in psychotherapy.* New York:Jason Aronson.
230 Hendin, H. (1975). *The age of sensation:A psychoanalytic exploration.* New York:Norton.
231 Herman, J. L. (1981). *Father-daughter incest.* Cambridge, MA:Harvard University Press.
　　　J．L．ハーマン（斎藤学訳）『父－娘：近親姦』誠信書房　2000
232 Herman, J. L. (1992). *Trauma and recovery:The aftermath of violence–from domestic abuse to political terror.* New York:Basic Books.
　　　J．L．ハーマン（中井久夫訳）『心的外傷と回復』みすず書房　1999
233 Herman, J. L., & Schatzow, E. (1987). Recovery and verification of memories of childhood sexual abuse. *Psychoanalytic Psychology, 4,* 1-14.
234 Herzog, J. (1980). Sleep disturbance and father hunger in 18-to 28-monthold boys:The Erlkonig

syndrome. *Psychoanalytic Study of the Child, 35,* 219-236.
235 Hirsch, S. J., & Hollender, M. H. (1969). Hysterical psychoses:Clarification of the concept. *American Journal of Psychiatry, 125,* 909.
236 Hoch, P. H., & Polatin, P. (1949). Pseudoneurotic forms of schizophrenia. *Psychoanalytic Quarterly, 23,* 248-276.
237 Hoenig, J. (1983). The concept of schizophrenia:Kraepelin-Bleuler-Schneider. *British Journal of Psychiatry, 142,* 547-556.
238 Hollender, M. H. (1971). Hysterical personality. *Comments on Contemporary Psychiatry, 1,* 17-24.
239 Hollender, M., & Hirsch, S. (1964). Hysterical psychosis. *American Journal of Psychiatry, 120,* 1066-1074.
240 Horner, A. J. (1979). *Object relations and the developing ego in therapy.* New York:Jason Aronson.
241 Horner, A. J. (1990). *The primacy of structure:Psychotherapy of underlying character pathology.* Northvale, NJ:Jason Aronson.
242 Horner, A. J. (1991). *Psychoanalytic object therapy.* Northvale, NJ:Jason Aronson.
243 Horney, K. (1926). The flight from womanhood:The masculinity-complex in women as viewed by men and women. *International Journal of Psycho-Analysis, 7,* 324-339.
244 Horney, K. (1939). *New ways in psycho-analysis.* New York:Norton.
    K．ホーナイ（安田一郎訳）『精神分析の新しい道』誠信書房　1972
245 Horowitz, M. J. (Ed.) (1977). *Hysterical personality.* New York:Jason Aronson.
246 Hughes, J. M. (1989). *Reshaping the psychoanalytic domain:The work of Melanie Klein, W. R. D. Fairbairn, and D. W. Winnicott.* Berkeley, CA:University of California Press.
247 Isaacs, K. (1990). Affect and the fundamental nature of neurosis. *Psychoanalytic Psychology, 7,* 259-284.
248 Jacobs, T. J. (1991). *The use of the self:Countertransference and communication in the analytic situation.* Madison, CT:International Universities Press.
249 Jacobson, E. (1964). *The self and the object world.* New York:International Universities Press.
    E．ジェイコブソン（伊藤洸訳）『自己と対象世界』岩崎学術出版社　1981
250 Jacobson, E. (1967). *Psychotic conflict and reality.* London:Hogarth Press.
    E．ジェイコブソン（山口泰司訳）『精神病的葛藤と現実』文化書房博文社　2000
251 Jacobson, E. (1971). *Depression:Comparative studies of normal, neurotic, and psychotic conditions.* New York:International Universities Press.
    E．ジェイコブソン（牛島定信ほか訳）『うつ病の精神分析』岩崎学術出版社　1983
252 Janet, P. (1907). *The major symptoms of hysteria.* New York:Macmillan.
253 Jaspers, K. (1963). *General psychopathology* (J. Hoenig & M. W. Hamilton, Trans.). Chicago:University of Chicago Press.
    K．ヤスパース（西丸四方訳）『精神病理学原論』みすず書房　1971
254 Johnson, A. (1949). Sanctions for superego lacunae of adolescents. In K. R. Eissler (Ed.), *Searchlights on delinquency* (pp.225-245). New York:International Universities Press.
255 Jones, E. (1913). The God complex:The belief that one is God, and the resulting character traits. *In Essays in applied psycho-analysis* (Vol.2, pp.244-265). London:Hogarth Press, 1951.
256 Josephs, L. (1992). *Character structure and the organization of the self.* New York:Columbia University Press.
257 Jung, C. G. (1945). The relations between the ego and the unconscious. In H. Read, M. Fordham, & G. Adler (Eds.), *The collected works of C. G. Jung* (Bollinger Series 20, Vol.7, pp.120-239). Princeton, NJ:Princeton University Press, 1953.
258 Jung, C. G. (1954). Concerning the archetypes, with special reference to the *anima* concept. In H. Read, M. Fordham, G. Adler, & W. McGuire (Eds.), *The collected works of C. G. Jung* (Bollinger Series 20, Vol.9, pp.54-72). Princeton, NJ:Princeton University Press, 1959.

259　Kahn, H. (1962). *Thinking about the unthinkable*. New York:Horizon.
　　　H. カーン (桃井真・松本要訳)『考えられないことを考える』ぺりかん社　1968
260　Kalafat, J. (1984). Training community psychologists for crisis intervention. *American Journal of Community Psychology, 12*, 241-251.
261　Karasu, T. B. (1990). *Psychotherapy for depression*. Northvale, NJ:Jason Aronson.
262　Karon, B. P. (1989). On the formation of delusions. *Psychoanalytic Psychology, 6*, 169-185.
263　Karon, B. P. (1992). The fear of understanding schizophrenia. *Psychoanalytic Psychology, 9*, 191-211.
264　Karon, B. P., & VandenBos, G. R. (1981). *Psychotherapy schizophrenia:The treatment of choice*. New York:Jason Aronson.
265　Karpe, R. (1961). The rescue complex in Anna O's final identity. *Psychoanalytic Quarterly, 30*, 1-27.
266　Kasanin, J. S. (Ed.). (1944). *Language and thought in schizophrenia*. Berkeley:University of California.
267　Kasanin, J. S., & Rosen, Z. A. (1933). Clinical variables in schizoid personalities. *Archives of Neurology and Psychiatry, 30*, 538-553.
268　Katan, M. (1953). Mania and the pleasure principle:Primary and secondary symptoms. In P. Greenacre (Ed.), *Affective disorders* (pp.140-209). New York:International Universities Press.
269　Kernberg, O. F. (1970). Factors in the psychoanalytic treatment of narcissistic personalities. *Journal of the American Psychoanalytic Association, 18*, 51-85.
270　Kernberg, O. F. (1975). *Borderline conditions and pathological narcissism*. New York:Jason Aronson.
271　Kernberg, O. F. (1976). *Object relations theory and clinical psychoanalysis*. New York:Jason Aronson.
　　　O. カーンバーグ (前田重治監訳)『対象関係論とその臨床』岩崎学術出版社　1983
272　Kernberf, O. F. (1981). Some issues in the theory of hospital treatment. *Nordisk Tidsskrift for Loegeforen, 14*, 837-842.
273　Kernberg, O. F. (1982, August). Conference on treating borderline and narcissistic patients. Eastham, MA.
274　Kernberg, O. F. (1984). *Severe personality disorders:Psychotherapeutic strategies*. New Haven:Yale University Press.
　　　O. F. カーンバーグ (西園昌久監訳)『重症パーソナリティ障害』岩崎学術出版社　1996
275　Kernberg, O. F. (1988). Clinical dimensions of masochism. *Journal of the American Psychoanalytic Association, 36*, 1005-1029.
276　Kernberg, O. F. (1989). An ego psychology object relations theory of the structure and treatment of pathologic narcissism:An overview. *Psychiatric Clinics of North America, 12*, 723-729.
277　Kernberg, O. F. (1991). Aggression and love in the relationship of the couple. *Journal of the American Psychoanalytic Association, 39*, 45-70.
278　Kernberg, O. F. (1992). *Aggression in personality disorders and perversions*. New Haven:Yale University Press.
279　Kernberg, O. F., Selzer, M. A., Koenigsberg, H. W., Carr, A. C., & Appelbaum, A. H. (1989). *Psychodynamic psychotherapy of borderline patients*. New York:Basic Books.
　　　O. F. カーンバーグほか (松浪克文・福本修訳)『境界例の力動的精神療法』金剛出版　1993
280　Keyes, D. (1982). *The minds of Billy Milligan*. New York: Bantam.
　　　D. キイス (堀内静子訳)『24人のビリー・ミリガン』早川書房　1992
281　Khan, M. M. R. (1963). The concept of cumulative trauma. *Psychoanalytic Study of the Child, 18*, 286-306.
282　Khan, M. M. R. (1974). *The privacy of the self*. New York:International Universities Press.
283　Klein, M. (1932). *The psycho-analysis of children*. London:Hogarth Press.
　　　M. クライン (衣笠隆幸訳)『メラニー・クライン著作集2　児童の精神分析』誠信書房　1997
284　Klein, M. (1935). A contribution to the psychogenesis of manic-depressive states. In *Love, guilt and reparation and other works 1921-1945* (pp.262-289). New York:The Free Press, 1975.

文献

　　　　M. クライン（牛島定信ほか訳）『メラニー・クライン著作集3　愛、罪そして償い』所収　誠信書房　1983
285　Klein, M. (1937). Love, guilt and reparation. In *Love, guilt and reparation and other works 1921-1945* (pp.306-343). New York:The Free Press, 1975.
　　　　M. クライン（牛島定信ほか訳）『メラニー・クライン著作集3　愛、罪そして償い』所収　誠信書房　1983
286　Klein, M. (1940). Mourning and its relation to manic-depressive states. In *Love, guilt and reparation and other works 1921-1945* (pp.311-338). New York:The Free Press, 1975.
　　　　M. クライン（牛島定信ほか訳）『メラニー・クライン著作集3　愛、罪そして償い』所収　誠信書房　1983
287　Klein, M. (1945). The oedipus complex in light of early anxieties. In *Love, guilt and reparation and other works 1921-1945* (pp.370-419). New York:The Free Press, 1975.
　　　　M. クライン（牛島定信ほか訳）『メラニー・クライン著作集3　愛、罪そして償い』所収　誠信書房　1983
288　Klein, M. (1946). Notes on some schizoid mechanisms. *International Journal of Psycho-Analysis, 27*, 99-110.
　　　　M. クライン（狩野力八郎ほか訳）『メラニー・クライン著作集4　妄想的・分裂的世界』所収　誠信書房　1985
289　Klein, M. (1957). Envy and gratitude. In *Envy and gratitude and other works 1946-1963* (pp.176-235). New York:The Free Press, 1975.
　　　　M. クライン（松本善男ほか訳）『メラニー・クライン著作集5　羨望と感謝』所収　誠信書房　1996
290　Kluft, R. P. (1984). Treatment of multiple personality disorder:A study of 33 cases. *Psychiatric Clinics of North America, 7*, 9-29.
291　Kluft, R. P. (Ed.). (1985). *Childhood antecedents of multiple personality*. Washington, DC:American Psychiatric Press.
292　Kluft, R. P. (1987). Making the diagnosis of multiple personality disorder. In F. F. Flach (Ed.), *Diagnostics and psycopathology*, (pp.201-225). New York:Norton.
293　Kluft, R. P. (1989). Dissociation:The David Caul Memorial Symposium symposium papers:Iatrogenesis and MPD. *Dissociation, 2*, 66-104.
294　Kluft, R. P. (1991). Multiple personality disorder. In A. Tasman & S. M. Goldfinger (Eds.), *American Psychiatric Press review of psychiatry* (Vol.10, pp.161-188). Washington, DC:American Psychiatric Press.
295　Kluft, R. P., & Fine, C. G. (Eds.). (1993). *Clinical perspectives on multiple personality disorder*. Washington, DC:American Psychiatric Press.
296　Knight, R. (1953). Borderline states in psychoanalytic psychiatry and psychology. *Bulletin of the Menninger Clinic, 17*, 1-12.
297　Kohut, H. (1968). The psychoanalytic treatment of narcissistic personality disorders. *Psychoanalytic Study of the Child, 23*, 86-113.
298　Kohut, H. (1971). *The analysis of the self:A systematic approach to the psychoanalytic treatment of narcissistic personality disorders*. New York:International Universities Press.
　　　　H. コフート（近藤三男ほか訳）『自己の分析』みすず書房　1994
299　Kohut, H. (1977). *The restoration of the self*. New York:International Universities Press.
　　　　H. コフート（本城美恵・山内正美訳）『自己の修復』みすず書房　1995
300　Kohut, H. (1984). *How does analysis cure?* (A. Goldberg, Ed., with P. Stepansky). Chicago:University of Chicago Press.
　　　　H. コフート（幸順子ほか訳）『自己の治癒』みすず書房　1995
301　Kohut, H., & Wolf, E. S. (1978). The disorders of the self and their treatment–an outline.

International Journal of Psycho-Analysis, 59, 413-425.
302 Kraepelin, E. (1913). *Lectures on clinical psychiatry*. London:Bailliere, Tindall, & Cox.
　　E. クレペリン（西丸四方ほか訳）『精神医学臨床講義』医学書院　1979
303 Kraepelin, E. (1915). *Psychiatrie:Ein lehrbuch* (8th ed.). Leipzig:Barth.
　　E. クレペリン（西丸四方ほか訳）『精神医学1〜6』みすず書房　1986〜1994
304 Kraepelin, E. (1919). *Dementia praecox and paraphrenia* (R. M. Barclay, Trans.). Huntington, NY:Robert E. Krieger, 1971.
305 Krafft-Ebing, R. (1900). *Psychopathia sexualis* (F. J. Rebman, Trans.). New York:Physicians and Surgeons Book Company, 1924.
　　R. V. クラフト=エビング（現代性科学研究会訳）『異常性愛の心理』美学館　1981
306 Kretschmer, E. (1925). *Physique and character* (J. H. Sprott, Trans.). London:K. Paul, Trench, Trubner, 1925.
　　E. クレッチメル（相場均訳）『体格と性格』文光堂　1960
307 Kris, E. (1956). On some vicissitudes of insight in psychoanalysis. *International Journal of Psycho-Analysis, 37*, 445-455.
308 Kuhn, T. S. (1970). *The structure of scientific revolutions* (2nd rev. ed.). Chicago:University of Chicago Press.
　　T. S. クーン（中山茂訳）『科学革命の構造』みすず書房　1971
309 Kupperman, J. (1991). *Character*. New York:Oxford University Press.
310 Lachmann, F., & Beebe, B. (1989). Oneness fantasies revisited. *Psychoanalytic Psychology, 6*, 137-149.
311 Laing, R. D. (1965). *The divided self:An existential study in sanity and madness*. Baltimore:Penguin.
　　R. D. レイン（阪本健二ほか訳）『ひき裂かれた自己』みすず書房　1971
312 Langness, L. L. (1967). Hysterical psychosis–the cross-cultural evidence. *American Journal of Psychiatry, 124*, 143-151.
313 Langs, R. J. (1973). *The technique of psychoanalytic psychotherapy:The initial contact, theoretical framework, understanding the patient's communications, the therapist's interventions* (Vol.1). New York:Jason Aronson.
314 LaPlanche, J., & Pontalis, J. B. (1973). *The language of Psychoanalysis*. New York:Norton.
　　J. ラプランシュ、J. B. ポンタリス（村上仁監訳）『精神分析用語辞典』みすず書房　1977
315 Lasch, C. (1978). *The culture of narcissism:American life in an age of diminishing expectations*. New York:Norton.
　　C. ラッシュ（石川弘義訳）『ナルシシズムの時代』ナツメ社　1981
316 Lasch, C. (1984). *The minimal self:Psychic survival in troubled times*. New York:Norton.
　　C. ラッシュ（石川弘義訳）『ミニマルセルフ』時事通信社　1986
317 Laughlin, H. P. (1956). *The neuroses in clinical practice*. Philadelphia:Saunders.
318 Laughlin, H. P. (1967). *The neuroses*. New York:Appleton-Century-Crofts.
319 Laughlin, H. P. (1970; 2nd ed., 1979). *The ego and its defenses*. New York:Jason Aronson.
320 Lax, R. F. (1977). The role of internalization in the development of certain aspects of female masochism:Ego psychological considerations. *International Journal of Psycho-Analysis, 58*, 289-300.
321 Lax, R. F. (Ed.) (1989). *Essential papers on character neurosis and treatment*. New York:New York University Press.
322 Lazare, A. (1971). The hysterical character in psychoanalytic theory:Evolution and confusion. *Archives of General Psychiatry, 25*, 131-137.
323 Levenson, E. A. (1972). *The fallacy of understanding:An inquiry into the changing structure of psychoanalysis*. New York:Basic Books.
324 Levin, J. D. (1987). *Treatment of alcoholism and other addictions:A self-psychology approach*. Northvale, NJ:Jason Aronson.
325 Lewis, H. B. (1971). *Shame and guilt in neurosis*. New York:International Universities Press.

326 Lichtenberg, J. (Ed.). (1992). Perspectives on multiple personality disorder. *Psychoanalytic Inquiry, 12* (1).
327 Lidz, T. (1973). *The origin and treatrment of schizophrenic disorders*. New York:Basic Books.
328 Lidz, T., & Fleck, S. (1965). Family studies and a theory of schizophrenia. In T. Lidz, S. Fleck & A. R. Cornelison (Eds.), *Schizophrenia and the family*. New York:International Universities Press.
T. リッツほか（高臣武史ほか監訳）『精神分裂病と家族』誠信書房　1971
329 Lifton, R. J. (1967). *Death in life:Survivors of Hiroshima*. New York:Random House.
R. J. リフトン（湯浅信之ほか訳）『死の内の生命』朝日新聞社　1971
330 Lilienfeld, S. O., Van Valkenburg, C., Larntz, K., & Akiskal, H. S. (1986). The relationship of histrionic personality disorder to antisocial personality disorder and somatization disorders. *American Journal of Psychiatry, 142*, 718-722.
331 Lindner, R. (1955). The jet-propelled couch. In *The fifty-minute hour:A collection of true psychoanalytic tales* (pp.221-293). New York:Jason Aronson, 1982.
332 Lintor, R. (1956). *Culture and mental disorders*. Springfield, IL:Charles C. Thomas.
333 Lion, J. R. (1978). Outpatient treatment of psychopaths. In W. Reid (Ed.), *The psychopath:A comprehensive study of antisocial disorders and behaviors* (pp.286-300). New York:Brunner/Mazel.
334 Lion, J. R. (Ed.). (1986). *Personality disorders:Diagnosis and management* (2nd ed.). Malabar, FL: Robert E. Krieger.
335 Litman, R. E., & Farberow, N. L. (1970). Emergency evaluation of suicidal potential. In E. S. Schneiderman, N. L. Farberow, & R. E. Litman (Eds.), *The psychology of suicide* (pp.259-272). New York:Science House.
336 Little, M. I. (1981). *Transference neurosis and transference psychosis:Toward basic unity*. New York:Jason Aronson.
M. I. リトル（神田橋條治・溝口純二訳）『原初なる一を求めて』岩崎学術出版社　1998
337 Little, M. I. (1990). *Psychotic anxieties and containment:A personal record of an analysis with Winnicott*. Northvale, NJ:Jason Aronson.
M. I. リトル（神田橋條治訳）『精神病水準の不安と庇護』岩崎学術出版社　1992
338 Livingston, M. S. (1991). *Near and far:Closeness and distance in psychotherapy*. New York:Rivercross.
339 Loeb, J., & Mednick, S. A. (1977). A prospective study of predictors of criminality:Three electrodermal response patterns. In S. A. Mednick & K. O. Christiansen (Eds.), *Biosocial bases of criminal behavior* (pp.245-254). New York:Gardner.
340 Loewald, H. W. (1957). On the therapeutic action of psychoanalysis. In *Papers on psychoanalysis* (pp.221-256). New Haven:Yale University Press, 1980.
341 Loewenstein, R. M. (1951). The problem of interpretation. *Psychoanalytic Quarterly, 20*, 1-14.
342 Loewenstein, R. M. (1955). A contribution to the psychoanalytic theory of masochism. *Journal of the American Psychoanalytic Association, 5*, 197-234.
343 Loewenstein, R. J. (1988). The spectrum of phenomenology in multiple personality disorder:Implications for diagnosis and treatment. In B. G. Braun (Ed.), *Proceedings of the Fifth National Conference on Multiple Personality Disorder/Dissociative States* (p.7). Chicago:Rush University.
344 Loewenstein, R. J., & Ross, D. R. (1992). Multiple personality and psychoanalysis:An introduction. *Psychoanalytic Inquiry, 12*, 3-48.
345 Lothane, Z. (1992). *In defense of Schreber:Soul murder and psychiatry*. Hillsdale, NJ:The Analytic Press.
346 Lovinger, R. J. (1984). *Working with religious issues in therapy*. New York:Jason Aronson.
347 Lykken, D. (1957). A study of anxiety in the sociopathic personality. *Journal of Abnormal and Social Psychology, 55*, 6-10.
348 Lynd, H. M. (1958). *On shame and the search for identity*. New York:Harcourt, Brace & World.

349 MacKinnon, R. A., & Michels, R. (1971). *The Psychiatric interview in clinical practice*. Philadelphia:Saunders.
350 Maheu, R., & Hack, R. (1992). *Next to Hughes*. New York:Harper Collins.
351 Mahler, M. S. (1968). *On human symbiosis and the vicissitudes of individuation*. New York:International Universities Press.
352 Mahler, M. S. (1971). A study of the separation-individuation process and its possible application to borderline phenomena in the psychoanalytic situation. *Psychoanalytic Study of the Child, 26*, 403-424.
353 Mahler, M. S. (1972a). On the first three subphases of the separation-individuation process. *International Journal of Psycho-Analysis, 53*, 333-338.
354 Mahler, M. S. (1972b). Rapprochement subphase of the separation-individuation process. *Psychoanalytic Quarterly, 41*, 487-506.
355 Mahler, M. S., Pine, F., & Bergman, A. (1975). *The psychological birth of the human infant*. New York:Basic Books.
　　M. S. マーラーほか（高橋雅士ほか訳）『乳幼児の心理的誕生』黎明書房　2001
356 Main, T. F. (1957). The ailment. *British Journal of Medical Psychology, 30*, 129-145.
357 Malan, D. H. (1963). *A study of brief psychotherapy*. London:Tavistock.
358 Mandelbaum, A. (1977). The family treatment of the borderline patient. In P. Hartcollis (Ed.), *Borderline personality disorders:The concept, the syndrome, the patient* (pp.423-438). New York:International Universities Press.
359 Mann, J. (1973). *Time-limited psychotherapy*. Cambridge, MA:Harvard University Press.
　　J. マン（上地安昭訳）『時間制限心理療法』誠信書房　1980
360 Marmor, J. (1953). Orality in the hysterical personality. *Journal of the American Psychiatric Association, 1*, 656-671.
361 Masling, J. (Ed.). (1986). *Empirical studies of Psychoanalytic theories* (Vol.2). Hillsdale, NJ:The Analytic Press.
362 Masson, J. M. (1984). *The assault on truth:Freud's suppression of the seduction theory*. New York:Farrar, Straus, & Giroux.
363 Masterson, J. F. (1972). *Treatment of the borderline adolescent:A developmental approach*. New York:Wiley-Interscience.
　　J. F. マスターソン（成田善弘・笠原嘉訳）『青年期境界例の治療』金剛出版　1979
364 Masterson, J. F. (1976). *Psychotherapy of the borderline adult:A developmental approach*. New York:Brunner/Mazel.
365 McClelland, D. C. (1961). *The achieving society*. Princeton, NJ:Van Nostrand.
　　D. C. マクレランド（林保監訳）『達成動機』産業能率短期大学出版部　1971
366 McDougall, J. (1980). *Plea for a measure of abnormality*. New York:International Universities Press.
367 McDougall, J. (1989). *Theaters of the body:A psychoanalytic approach to psychosomatic illness*. New York:Norton.
　　J. マクドゥーガル（氏原寛・李敏子訳）『身体という劇場』創元社　1996
368 McGoldrick, M. (1982). Irish families. In M. McGoldrick, J. K. Pearce, & J. Giordano (Eds.), *Ethnicity and family therapy* (pp.310-339). New York:Guilford Press.
369 McWilliams, N. (1979). Treatment of the young borderline patient:Fostering individuation against the odds. *Psychoanalytic Review, 66*, 339-357.
370 McWilliams, N. (1984). The psychology of the altruist. *Psychoanalytic Psychology, 1*, 193-213.
371 McWilliams, N. (1986). Patients for life:The case for devotion. *The Psychotherapy Patient, 3*, 55-69.
372 McWilliams, N. (1991). Mothering and fathering processes in the psychoanalytic art. *Psychoanalytic Review, 78*, 526-545.
373 McWilliams, N., & Lependorf, S. (1990). Narcissistic pathology of everyday life:The denial of

remorse and gratitude. *Journal of Contemporaty Psychoanalysis, 26*, 430-451.
374 McWilliams, N., & Stein, J. (1987). Women's groups led by women:The management of devaluing transferences. *International Journal of Group Psychotherapy, 37*, 139-153.
375 Mednick, S. A., Gabrielli, W., & Hutchings, B. (1984). Genetic influences in criminal convictions:Evidence from an adoption cohort. *Science, 224*, 891-894.
376 Meissner, W. W. (1978). *The paranoid process*. New York:Jason Aronson.
377 Meissner, W. W. (1979). Narcissistic personalities and borderline conditions:A differential diagnosis. *Annual Review of Psychoanalysis, 7*, 171-202.
378 Meissner, W. W. (1984). *The borderline spectrum:Differential diagnosis and developmental issues*. New York:Jason Aronson.
379 Meissner, W. W. (1988). *Treatment of patients in the borderline spectrum*. Northvale, NJ:Jason Aronson.
380 Meissner, W. W. (1991). *What is effective in psychoanalytic therapy:A move from interpretation to relation*. Northvale, NJ:Jason Aronson.
381 Meloy, J. R. (1988). *The Psychopathic mind:Origins, dynamics, and treatment*. Northvale, NJ:Jason Aronson.
382 Menaker, E. (1942). The masochistic factor in the psychoanalytic situation. *Psychoanalytic Quarterly, 11*, 171-186.
383 Menaker, E. (1953). Masochism–A defense reaction of the ego. *Psychoanalytic Quarterly, 22*, 205-220.
384 Menaker, E. (1982). *Otto Rank:A rediscovered legacy*. New York:Columbia University Press.
385 Menninger, K. (1963). *The vital balance:The life process in mental health and illness* (with M. Mayman & P. Pruyser). New York:Viking.
386 Michaud, S., & Aynesworth, H. (1983). *The only living witness*. New York:New American Library.
387 Milgram, S. (1963). Behavioral study of obedience. *Journal of Abnormal and Social Psychology, 67*, 371-378.
388 Miller, A. (1975). *Prisoners of childhood:The drama of the gifted child and the search for the true self*. New york:Basic Books.
　　Ａ．ミラー（山下公子訳）『才能ある子のドラマ』新曜社　1996
389 Miller, J. B. (Ed.). (1973). *Psychoanalysis and women:Contributions to new theory and therapy*. New York:Brunner/Mazel.
390 Miller, J. B. (1984). The development of women's sense of self. In J. V. Jordan, A. G. Kaplan, J. B. Miller, I. P. Stiver, & J. L. Surrey (Eds.), *Women's growth in connection:Writings for the Stone Center* (pp.11-26). New York:Guilford Press.
391 Mischler, E., & Waxler, N. (Eds.). (1968). *Family processes and schizophrenia*. New York:Science House.
392 Modell, A. H. (1975). A narcissistic defense against affects and the illusion of self-sufficiency. *International Journal of Psycho-Analysis, 56*, 275-282.
393 Modell, A. H. (1976). The "holding environment" and the therapeutic action of psychoanalysis. *Journal of the American Psychoanalytic Association, 24*, 285-308.
394 Money, J. (1980). *Love and lovesickness:The science of sex, gender difference, and pair bonding*. Baltimore:Johns Hopkins University Press.
　　Ｊ．マネー（朝山春江・朝山耿吉訳）『ラブ・アンド・ラブシックネス』人文書院　1987
395 Money, J. (1988). *Gay, straight, and in-between:The sexology of erotic orientation*. New York:Oxford University Press.
396 Morrison, A. P. (1983). Shame, the ideal self, and narcissism. *Contemporary Psychoanalysis, 19*, 295-318.
397 Morrison, A. P. (Ed.). (1986). *Essential papers on narcissism*. New York:New York University Press.

398 Morrison, A. P. (1989). *Shame:The underside of narcissism*. Hillsdale, NJ:The Analytic Press.
399 Mowrer, O. H. (1950). *Learning theory and personality dynamics*. New York:Ronald.
400 Mueller, W. J., & Aniskiewicz, A. S. (1986). *Psychotherapeutic intervention in hysterical disorders*. Northvale, NJ:Jason Aronson.
401 Mullahy, P. (1970). *Psychoanalysis and interpersonal psychiatry:The contributions of Harry Stack Sullivan*. New York:Science House.
402 Murray, H. A., & members of the Harvard Psychological Clinic (1938). *Explorations in personality*. New York:Oxford university Press.
　　H. A. マァレー（外林大作ほか訳編）『パーソナリティ』誠信書房　1961
403 Myerson, P. G. (1991). *Childhood dialogues and the lifting of repression:Character structure and psychoanalytic technique*. New Haven:Yale University Press.
404 Nagera, H. (1976). *Obsessional neuroses:Developmental pathology*. New York: Jason Aronson.
405 Nannarello, J. J. (1953). "Schizoid." *Journal of Nervous and Mental Diseases, 118*, 242.
406 Nemiah, J. C. (1973). *Foundations of psychopathology*. New York:Jason Aronson.
407 Niederland, W. (1959). Schreber:Father and son. *Psychoanalytic Quarterly, 28*, 151-169.
408 Noblin, C. D., Timmons, E. O., & Kael, H. C. (1966). Differential effects of positive and negative verbal reinforcement on psychoanalytic character types. *Journal of Personality and Social Psychology, 4*, 224-228.
409 Noel, B. (1992). *You must be dreaming* (with K. Watterson). New York:Poseidon Press.
410 Nunberg, H. (1955). *Principles of psycho-analysis*. New York:International Universities Press.
411 Nydes, J. (1963). The paranoid-masochistic character. *Psychoanalytic Review, 50*, 215-251.
412 Ogden, T. H. (1982). *Projective identification:Psychotherapeutic technique*. New York:Jason Aronson.
413 Ovesey, L. (1955). Pseudohomosexuality, the paranoid mechanism and paranoia. *Psychiatry, 18*, 163-173.
414 Panken, S. (1973). *The joy of suffering:Psychoanalytic theory and therapy of masochism*. New York:Jason Aronson.
415 Paolino, T. J. Jr. (1981). *Psychoanalytic psychotherapy:Theory, technique, therapeutic relationship and treatability*. New York:Brunner/Mazel.
416 Peralta, V., Cuesta, M. J., & de Leon, J. (1991). Premorbid personality and positive and negative symptoms in schizophrenia. *Acta Psychiatrica Scandinavica, 84*, 336-339.
417 Piaget, J. (1937). *The construction of reality in the child*. New York:Basic Books.
418 Pine, F. (1985). *Developmental theory and clinical process*. New Haven:Yale University Press.
　　F. パイン（斉藤久美子ほか訳）『臨床過程と発達 1, 2』岩崎学術出版社　1993
419 Pine, F. (1990). *Drive, ego, object, and self:A synthesis for clinical work*. New York:Basic Books.
　　F. パイン（伊藤俊樹ほか訳）『欲動、自我、対象、自己』創元社　2003
420 Pope, K. S. (1987). Preventing therapist-patient sexual intimacy:Therapy for a therapist at risk. *Professional Psychology:Research and Practice, 18*, 624-628.
421 Pope, K. S., Tabachnick, B. G., & Keith-Spiegel, P. (1987). Ethics of practice:The beliefs and behaviors of psychologists as therapists. *American Psychologist, 42*, 993-1006.
422 Prichard, J. C. (1835). *Treatise on insanity*. London:Sherwood Gilbert & Piper.
423 Prince, M. (1906). *The dissociation of a personality:A biographical study in abnormal personality*. New York:Longman, Green.
　　M. プリンス（児玉憲典訳）『失われた「私」をもとめて』学樹書院　1994
424 Putnam, F. W. (1989). *Diagnosis and treatment of multiple personality disorder*. New York:The Guilford Press.
425 Racker, H. (1968). *Transference and countertransference*. New York:International Universities Press.
　　H. ラッカー（坂口信貴訳）『転移と逆転移』岩崎学術出版社　1982
426 Rado, S. (1928). The problem of melancholia. *International Journal of Psycho-Analysis, 9*, 420-438.

427 Rank, O. (1929). *The trauma of birth*. Harper & Row, 1973.
428 Rank, O. (1945). *Will therapy and truth and reality*. New York:Knopf.
429 Rasmussen, A. (1988). Chronically and severely batterd women:A psychodiagnostic investigation. Unpublished doctoral dissertation. Graduate School of Applied and Professional Psychology, Rutgers University. *Dissertation Abstracts International, 50*, 2634B.
430 Rawn, M. L. (1991). The working alliance:Current concepts and controversies. *Psychoanalytic Review, 78*, 379-389.
431 A Recovering Patient. (1986). "Can we talk?" The schizophrenic patient in psychotherapy. *American Journal of Psychiatry, 143*, 68-70.
432 Redl, R., & Wineman, D. (1951). *Children who hate*. New York:The Free Press.
　　R. レドル, D. ウィネマン (大野愛子・田中幸子訳)『憎しみの子ら』全国社会福祉協議会　1975
433 Reich, A. (1960). Pathological forms of self-esteem regulation. *Psychoanalytic Study of the Child, 15*, 215-231.
434 Reich, W. (1933). *Character analysis*. New York:Farrar, Straus, and Giroux, 1972.
　　W. ライヒ (小此木啓吾訳)『性格分析』岩崎学術出版社　1969
435 Reik, T. (1941). *Masochism in modern man*. New York:Farrar, Straus.
436 Reik, T. (1948). *Listening with the third ear*. New York:Grove.
437 Ressler, R. K., & Schactman, T. (1992). *Whoever fights monsters:My twenty years of hunting serial killers for the FBI*. New York:St. Martin's.
　　R. K. レスラー, T. シャットマン (相原真理子訳)『FBI心理分析官』早川書房　2000
438 Rhodes, J. (1980). *The Hitler movement:A modern millenarian revolution*. Stanford, CA:Hoover Institution Press.
439 Rice, J., Reich, T., Andreason, N. C., Endicott, J., Van Eerdewegh, M., Fishman, R., Hirschfeld, R. M., & Klerman, G. L. (1987). The familial transmission of bipolar illness. *Archives of General Psychiatry, 44*, 441-447.
440 Richfield, J. (1954). An analysis of the concept of insight. *Psychoanalytic Quarterly, 23*, 390-408.
441 Richman, J., & White, H. (1970). A family view of hysterical psychosis. *American Journal of Psychiatry, 127*, 280-285.
442 Rinsley, D. B. (1982). *Borderline and other self disorders:A developmental and object-relations perspective*. New york:Jason Aronson.
443 Robbins, A., with contributors. (1980). *Expressive therapy*. New York:Human Sciences Press.
444 Robbins, A. (1988). The interface of the real and transference relationships in the treatment of schizoid phenomena. *Psychoanalytic Review, 75*, 393-417.
445 Robbins, A. (1989). *The psychoaesthetic experience:An approach to depthoriented treatment*. New York:Human Sciences Press.
446 Robbins, A. (1991, April). Unpublished comments. Symposium at the Spring Meeting of the Division of Psychoanalysis (39) of the American Psychological Association, Chicago.
447 Rockland, L. H. (1992). *Supportive therapy:A Psychodynamic approach*. New York:Basic Books.
448 Rogers, C. R. (1951). *Client-centered therapy:Its current practice, implications, and theory*, Boston:Houghton Mifflin.
　　C. R. ロージァズ (保坂亨ほか訳)『クライアント中心療法』岩崎学術出版社　2005
449 Rogers, C. R. (1961). *On becoming a person*. Boston:Houghton Mifflin.
　　C. R. ロージァズ (諸富祥彦ほか訳)『ロジャーズが語る自己実現の道』岩崎学術出版社　2005
450 Roland, A. (1981). Induced emotional reactions and attitudes in the psychoanalyst as transference and in actuality. *Psychoanalytic Review, 68*, 45-74.
451 Roland, A. (1988). *In search of self in India and Japan:Toward a cross-cultural psychology*. Princeton, NJ:Princeton University Press.
452 Rosanoff, A. J. (1938). *Manual of psychiatry and mental hygiebe*. New York:Wiley.

453 Rosenfeld, H. (1947). Analysis of a schizophrenic state with depersonalization. *International Journal of Psycho-Analysis, 28,* 130-139.
454 Rosenhan, D. L. (1973). On being sane in insane places. *Science, 179,* 250-258.
455 Rosenwald, G. C. (1972). Effectiveness of defenses against anal impulse arousal. *Journal of Consulting and Clinical Psychology, 39,* 292-298.
456 Ross, C. A. (1989a). Effects of hypnosis on the features of multiple personality disorder. *American Journal of Clinical Hypnosis, 32,* 99-106.
457 Ross, C. A. (1989b). *Multiple personality disorder:Diagnosis, clinical features, and treatment.* New York:Wiley.
458 Ross, D. R. (1992). Discussion:An agnostic viewpoint on multiple personality disorder. *Psychoanalytic Inquiry, 12,* 124-138.
459 Rosse, I. C. (1890). Clinical evidences of borderland insanity. *Journal of Nervous and Mental Diseases, 17,* 669-683.
460 Rowe, C. E., & MacIsaac, D. S. (1989). *Empathic attunement:The "technique" of psychoanalytic self psychology.* Northvale, NJ:Jason Aronson.
461 Salzman, L. (1960a). Masochism and psychopathy as adaptive behavior. *Journal of Individual Psychology, 16,* 182-188.
462 Salzman, L. (1960b). Paranoid state:Theory and therapy. *Archives of General Psychiatry, 2,* 679-693.
463 Salzman, L. (1962). *Developments in psychoanalysis.* New York:Grune & Stratton.
464 Salzman, L. (1980). *Treatment of the obsessive personality.* New York:Jason Aronson.
　　　L. サルズマン（成田善弘・笠原嘉訳）『強迫パーソナリティ』みすず書房　1998
465 Sampson, H. (1983, May). *Pathogenic beliefs and unconscious guilt in the therapeutic process:Clinical observation and research evidence.* Paper presented at Symposium on Narcissim, Masochism, and the Sense of Guilt in Relation to the Therapeutic Process. Letterman General Hospital, San Francisco.
466 Sandler, J. (1976). Countertransference and role responsiveness. *International Review of Psycho-Analysis, 3,* 43-47.
467 Sandler, J. (1987). *Projection, identification, and projective identification.* Madison, CT:International Universities Press.
468 Sass, L. A. (1992). *Madness and modernism:Insanity in the light of modern art, literature, and thought.* New York:Basic Books.
469 Schafer, R. (1968). *Aspects of internalization.* New York:International Universities Press.
470 Schafer, R. (1983). *The analytic attitude.* New York:Basic Books.
471 Schafer, R. (1984). The pursuit of failure and the idealization of unhappiness. *American Psychologist, 39,* 398-405.
472 Scharff, J. S. (1992). *Projective and introjective identification and the use of the therapist's self.* New York:Jason Aronson.
473 Schneider, K. (1950). Psychoanalytic therapy with the borderline adult:Some principles concerning technique. In J. Masterson (Ed.), *New perspectives on psychotherapy of the borderline adult* (pp.41-65). New York:Brunner/Mazel.
474 Schneider, K. (1959). *Clinical psychopathology* (5th ed.; M. W. Hamilton, Trans.). New York:Grune & Stratton.
　　　K. シュナイダー（平井静也. 鹿子木敏範訳）『臨床精神病理学』文光堂　1965
475 Schrieber, F. R. (1973). *Sybil.* Chicago:Regency.
　　　F. R. シュライバー（巻正平訳）『失われた私』早川書房　1978
476 Schulsinger, F. (1977). Psychopathy:Heredity and environment. In S. A. Mednick & K. O. Christiansen (Eds.), *Biosocial bases of criminal behavior* (pp.109-126). New York:Gardner.
477 Searles, H. F. (1959). The effort to drive the other person crazy–An element in the aetiology and

文献

psychotherapy of schizophrenia. *British Journal of Medical Psychology, 32*, 1-18.
478 Searles, H. F. (1961). The sources of anxiety in paranoid schizophrenia. In *Collected papers on schizophrenia and related subjects* (pp.465-486). New York:International Universities Press, 1965.
479 Searles, H. F. (1965). *Collected papers on schizophrenia and related subjects.* New York:International Universities Press.
480 Searles, H. F. (1986). *My work with borderline patients.* New York:Jason Aronson.
481 Sechehaye, M. A. (1951a). *Autobiography of a schizophrenic girl.* New York:Grune & Stratton.
M. A. セシュエー (村上仁・平野恵訳)『分裂病の少女の手記』みすず書房 1971
482 Sechehaye, M. A. (1951b). *Symbolic realization:A new method of psychotherapy applied to a case of schizophrenia.* New York:International Universities Press.
M. A. セシュエー (三好暁光・橋本やよい訳)『象徴的実現』みすず書房 1986
483 Segal, H. (1950). Some aspects of the analysis of a schizophrenic. *International Journal of psycho-Analysis, 31*, 268-278.
484 Segal, H. (1964). *Introduction to the work of Melanie Klein.* New York:Basic Books.
H. スィーガル (岩崎徹也訳)『メラニー クライン入門』岩崎学術出版社 1977
485 Shapiro, D. (1965). *Neurotic styles.* New York:Basic Books.
486 Shapiro, D. (1989). *Psychotherapy of neurotic character.* New York:Basic Books.
487 Shengold, L. (1987). *Halo in the sky:Observations on anality and defense.* New York:Guilford Press.
488 Shinefield, W. (1989). Crisis management of patients with borderline personality disorder:A competency-based training module. Unpublished doctoral dissertation. Graduate School of Applied and Professional Psychology, Rutgers University. *Dissertation Abstracts International, 50*, 4787B.
489 Sifneos, P. (1992). *Short-term anxiety-provoking psychotherapy.* New York:Basic Books.
490 Silverman, D.K. (1986). Some proposed modifications of psychoanalytic theories of early childhood development. In J. Masling (Ed.), *Empirical studies of psychoanalytic theories* (Vol.2, pp.49-72). Hillsdale, NJ:The Analytic Press.
491 Silverman, K. (1986) *Benjamin Franklin:Autobiography and other writings.* New York:Penguin.
492 Silverman, L. H. (1984). Beyond insight:An additional necessary step in redressing intrapsychic conflict. *Psychoanalytic Psychology, 1*, 215-234.
493 Silverman, L. H., Lachmann, F. M., & Milich, R. (1982). *The search for oneness.* New York:International Universities Press.
494 Singer, M. T., & Wynne, L. C. (1965a). Thought disorder and family relations of schizophrenics:III. Methodology using projective techniques. *Archives of General Psychiatry, 12*, 187-200.
495 Singer, M. T., & Wynne, L. C. (1965b). Thought disorder and family relations of schizophrenics:IV. Resulrs and implications. *Archives of General Psychiatry, 12*, 201-212.
496 Sizemore, C. C. (1989). *A mind of my own.* New York:Morrow.
497 Sizemore, C. C., & Pittillo, E. S. (1977). *I'm Eve.* Garden City, NY:Doubleday.
C. C. サイズモア, E. S. ピティロ (川口正吉訳)『私は多重人格だった』講談社 1978
498 Slater, P. E. (1970). *The pursuit of loneliness:American culture at the breaking point.* Boston:Beacon.
P. E. スレイター (渡辺潤訳)『孤独の追求』新泉社 1980
499 Slavin, M. O., & Kriegman, D. (1990). Evolutionary biological perspectives on the classical-relational dialectic. *Psychoanalytic Psychology, 7*, 5-32.
500 Slavney, P. R. (1990). *Perspectives on "hysteria"* Baltimore:Johns Hopkins University Press.
501 Smith, S. (1984). The sexually abused patient and the abusing therapist:A study in sadomasochistic relationships. *Psychoanalytic Psychology, 1*, 89-98.
502 Sorel, E. (1991, September). First encounters:Joan Crawford and Bette Davis. *The Atlantic*, p.75.
503 Spence, D. P. (1982). *Narrative truth and historical truth:Meaning and interpretation in psychoanalysis.* New York:Norton.

504 Spence, D. P. (1987). *The Freudian metaphor:Toward paradigm change in psychoanalysis.* New York:Norton.
　　D. P. スペンス（妙木浩之訳）『フロイトのメタファー』産業図書　1992
505 Spezzano, C. (1993). *Affect in psychoanalysis:A clinical synthesis.* Hillsdale, NJ:The Analytic Press.
506 Spiegel, D. (1984). Multiple personality as a post-traumatic stress disorder. *Psychiatric Clinics of North America, 7,* 101-110.
507 Spiegel, H., & Spiegel, D. (1978). *Trance and treatment:Clinical uses of hypnosis.* Washington, DC:American Psychiatric Press.
508 Spitz, R. A. (1953). Aggression:Its role in the establishment of object relations. In R. M. Loewenstein (Ed.), *Drives, affects, behavior* (pp.126-138). New York:International Universities Press.
509 Spitz, R. A. (1965). *The first year of life.* New York:International Universities Press.
510 Spotnitz, H. (1969). *Modern psychoanalysis of the schizophrenic patient.* New York:Grune & Stratton.
　　H. スポトニッツ（神田橋條治・坂口信貴訳）『精神分裂病の精神分析』岩崎学術出版社　1974
511 Spotnitz, H. (1976). *Psychotherapy of preoedipal conditions.* New York:Jason Aronson.
512 Spoto, D. (1993). *Marilyn Monroe:The biography.* New York:Harper Collins.
　　D. スポト（小沢瑞穂・真崎義博訳）『マリリン・モンロー最後の真実1,2』光文社　1993
513 Stanton, A. H., & Schwartz, M. S. (1954). *The mental hospital:A study of institutional participation in psychiatric illness and treatment.* New York:Basic Books.
514 Steinberg, M. (1991). The spectrum of depersonalization:Assessment and treatment. In A. Tasman & S. M. Goldfinger (Eds.), *American Psychiatric Press review of psychiatry* (Vol.10, pp.223-247). Washington, DC:American Psychiatric Press.
515 Steinberg, M. (1993). *Structured clinical interview for DSM-IV dissociative disorders (SCID-D).* Washington, DC:American Psychiatric Press.
516 Sterba, R. F. (1934). The fate of the ego in analytic therapy. *International Journal of Psycho-Analysis, 15,* 117-126.
517 Sterba, R. F. (1982). *Reminiscences of a Viennese psychoanalyst.* Detroit:Wayne State University Press.
518 Stern, D. N. (1985). *The interpersonal world of the infant:A view from psychoanalysis and developmental psychology.* New York:Basic Books.
　　D. N. スターン（神庭靖子・神庭重信訳）『乳児の対人世界 理論編・臨床編』岩崎学術出版社　1989
519 Stern, F. (1961). *The politics of cultural despair.* Berkeley, CA:University of California Press.
　　F. スターン（中道寿一訳）『文化的絶望の政治』三嶺書房　1988
520 Stewart, J. B. (1991). *Den of thieves:The untold story of the men who plundered Wall Street and the chase that brought them down.* New York:Simon & Schuster.
　　J. B. スチュアート（小木曽昭元訳）『ウォール街悪の巣窟』ダイヤモンド社　1992
521 Stoller, R. J. (1968). *Sex and gender.* New York:Jason Aronson.
　　R. J. ストーラー（桑畑勇吉訳）『性と性別』岩崎学術出版社　1973
522 Stoller, R. J. (1975). *Perversion.* New York:Pantheon.
523 Stoller, R. J. (1980). *Sexual excitement.* New York:Simon & Schuster.
524 Stoller, R. J. (1985). *Observing the erotic imagination.* New Haven:Yale University Press.
525 Stolorow, R. D. (1975). The narcissistic function of masochism (and sadism). *International Journal of Psycho-Analysis, 56,* 441-448.
526 Stolorow, R. D. (1976). Psychoanalytic reflections on client-centered therapy in the light of modern conceptions of narcissism. *Psychotherapy:Theory, Research and Practice, 13,* 26-29.
527 Stolorow, R. D., & Atwood, G. E. (1979). *Faces in a cloud:Subjectivity in personality theory.* New York:Jason Aronson.
528 Stolorow, R. D., & Atwood, G. E. (1992). *Contexts of being:The intersubjective foundations of*

529 Stolorow, R. D., Brandchaft, B., & Atwood, G. E. (1987). *Psychoanalytic treatment:An intersubjective approach*. Hillsdale, NJ:The Analytic Press.
　R. D. ストロロウほか（丸田俊彦訳）『間主観的アプローチ』岩崎学術出版社　1995
530 Stolorow, R. D., & Lachmann, F. M. (1978). The developmental prestages of defenses:Diagnostic and therapeutic implications. *Psychoanalytic Quarterly, 45*, 73-102.
531 Stone, L. (1954). The widening scope of indications for psycho-analysis. *Journal of the American Psychoanalytic Association, 2*, 567-594.
532 Stone, L. (1979). Remarks on certain unique conditions of human aggression (the hand, speech, and the use of fire). *Journal of the American Psychoanalytic Association, 27*, 27-33.
533 Stone, M. H. (1977). The borderline syndrome:Evolution of the term, genetic aspects and prognosis. *American Journal of Psychotherapy, 31*, 345-365.
534 Stone, M. H. (1980). *The borderline syndromes:Constitution, personality, and adaptation*. New York:McGraw-Hill.
535 Stone, M. H. (Ed.). (1986). *Essential papers on borderline disorders:One hundred years at the border*. New York:New York University Press.
536 Strachey, J. (1934). The nature of the therapeutic action of psychoanalysis. *International Journal of Psycho-Analysis, 15*, 127-159.
537 Strupp, H. H. (1989). Psychotherapy:Can the practitioner learn from the researcher? *American Psychologist, 44*, 717-724.
538 Styron, W. (1990). *Darkness visible:A memoir of madness*. New York:Random House.
　W. スタイロン（大浦暁生訳）『見える暗闇』新潮社　1992
539 Suffridge, D. R. (1991). Survivors of child maltreatment:Diagnostic formulation and therapeutic process. *Psychotherapy, 28*, 67-75.
540 Sullivan, H. S. (1953). *The interpersonal theory of psychiatry*. New York:Norton.
　H. S. サリヴァン（中井久夫ほか訳）『精神医学は対人関係論である』みすず書房　1990
541 Sullivan, H. S. (1954). *The psychiatric interview*. New York:Norton.
　H. S. サリヴァン（中井久夫ほか訳）『精神医学的面接』みすず書房　1986
542 Sullivan, H. S. (1962). *Schizophrenia as a human process*. New York:Norton.
　H. S. サリヴァン（中井久夫ほか訳）『分裂病は人間的過程である』みすず書房　1995
543 Sullivan, H. S. (1973). *Clinical studies in psychiatry*. New York:Norton.
　H. S. サリヴァン（中井久夫ほか訳）『精神医学の臨床研究』みすず書房　1983
544 Sulloway, F. J. (1979). *Freud, biologist of the mind:Beyond the psychoanalytic legend*. New York:Basic Books.
545 Surrey, J. (1985). The "self-in-relation":A theory of women's development. In J. V. Jordan, J. B. Miller, A. G. Kaplan, I. P. Stiver, & J. L. Surrey (Eds.), *Women's growth in connection:Writings for the Stone Center* (pp.51-66). New York:Guilford Press.
546 Symington, N. (1986). *The analytic experience*. New York:St. Martin's.
　N. シミントン（成田善弘監訳）『分析の経験』創元社　2006
547 Tansey, M. J., & Burke, W. F. (1989). *Understanding countertransference:From projective identification to empathy*. Hillsdale, NJ:The Analytic Press.
548 Thigpen, C. H., & Cleckley, H. (1957). *The three faces of Eve*. New York:McGraw-Hill.
　C. H. セグペン，H. M. クレックレー（川口正吉訳）『私という他人』講談社　1996
549 Thomas, A., Chess, S., & Birch, H. G. (1968). *Temperament and behavior disorders in children*. New York:New York University Press.
550 Thomas, A., Chess, S., & Birch, H. (1970). The origins of personality. *Scientific American, 223*, 102-104.
551 Thompson, C. M. (1959). The interpersonal approach to the clinical problems of masochism.

In M. Green (Ed.), *Clara M. Thompson:Interpersonal psychoanalysis* (pp.183-187). New York:Basic Books.
552 Thompson, C. M. (1964). Psychology of women (Pert IV) and Problems of womanhood (Part V). In M. Green (Ed.), *Clara M. Thompson:Interpersonal psychoanalysis* (pp.201-343). New York:Basic Books.
C. M. トンプソン（大場秦・澤田丞司訳）『人間関係の精神分析』所収　誠信書房　1972
553 Tomkins, S. S. (1962). *Affect, imagery, consciousness:Vol.1. The positive affects*. New York:Springer.
554 Tomkins, S. S. (1963). *Affect, imagery, consciousness:Vol.2. The negative affects*. New York:Springer.
555 Tomkins, S. S. (1964). The psychology of commitment, part 1:The constructive role of violence and suffering for the individual and for his society. In S. S. Tomkins & C. Izard (Eds.), *Affect, cognition, and personality:Empirical studies* (pp.148-171). New York:Springer.
556 Tomkins, S. S. (1991). *Affect, imagery, consciousness:Vol.3. The negative affects:Anger and fear*. New York:Springer.
557 Tomkins, S. S. (1992). *Affect, imagery, consciousness:Vol.4. Cognition:Duplication and transformation of information*. New York:Springer.
558 Tribich, D., & Messer, S. (1974). Psychoanalytic type and status of authority as determiners of suggestibility. *Journal of Counseling and Clinical Psychology, 42*, 842-848.
559 Tudor, T. G. (1989). Field trips in the treatment of multiple personality disorder. *The Psychotherapy Patient, 6*, 197-213.
560 Tyson, P., & Tyson, R. L. (1990). *Psychoanalytic theories of development:An integration*. New Haven:Yale University Press.
P. タイソン，R. L. タイソン（馬場禮子監訳）『精神分析的発達論の統合①』岩崎学術出版社 2005
561 Vaillant, G. (1975). Sociopathy as a human process. *Archives of General Psychiatry, 32*, 178-183.
562 Vandenberg, S. G., Singer, S. M., & Pauls, D. L. (1986). Hereditary factors in antisocial personality disorder. *In The heredity of behavior disorders in adults and children* (pp.173-184). New York:Plenum.
563 Veith, I. (1965). *Hysteria:The history of a disease*. Chicago:University of Chicago Press.
564 Veith, I. (1977). Four thousand years of hysteria. In M. Horowitz (Ed.), *Hysterical personality* (pp.7-93). New York:Jason Aronson.
565 Viscott, D. S. (1972). *The making of a psychiatrist*. Greenwich, CT:Fawcett.
D. S. ビスコット（星野和雄訳）『精神科医ビスコット』星和書店　1978
566 Waelder, R. (1960). *Basic theory of psychoanalysis*. New York:International Universities Press.
567 Wallerstein, J. S., & Blakeslee, S. (1989). *Second chances:Men women, and children a decade after divorce*. New York:Ticknor & Fields.
J. S. ウォラースタイン，S. ブレイクスリー（高橋早苗訳）『セカンドチャンス　離婚後の人生』草思社　1997
568 Warner, R. (1978). The diagnosis of antisocial and hysterical personality disorders:An example of sex bias. *Journal of Nervous and Mental Disease, 166*, 839-845.
569 Weiss, J. (1992). Interpretation and its consequences. *Psychoanalytic Inquiry, 12*, 296-313.
570 Weiss, J. (1993). *How psychotherapy works:Process and technique*. New York:Guilford Press.
571 Weiss, J., & Sampson, H., & the Mount Zion Psychotherapy Research Group (1986). *The psychoanalytic process:Theory, clinical observations, and empirical research*. New York:Guilford Press.
572 Weissberg, M. (1992). *The first sin of Ross Michael Carlson:A psychiatrist's account of murder, multiple personality disorder, and modern justice*. New York:Dell.
573 Wender, P. H., Kety, S. S., Rosenthal, D., Schulsinger, F., Ortmann, J., & Lunde, I. (1986). Psychiatric disorders in the biological and adoptive families of adopted individuals with affective disorders. *Archives of General Psychiatry, 43*, 923-929.
574 Westen, D. (1990). Psychoanalytic approaches to personality. In L. Pervin (Ed.), *Handbook of*

personality:Theory and research (pp.21-65). New York:Guilford Press.
575 Westen, D. (1993). Commentary. The self in borderline personality disorder:A psychodynamic perspective. In Z. V. Segal & S. J. Blatt (Eds.), *The self in emotional distress:Cognitive and psychodynamic perspectives* (pp.326-360). New York:Guilford Press.
576 Wheelis, A. (1956). The vocational hazards of psychoanalysis. *International Journal of Psycho-Analysis, 37*, 171-184.
577 Wheelis, A. (1966). *The illusionless man:Some fantasies and meditations on disillusionment*. New York:Norton, 1966.
578 Will, O. A. (1961). Paranoid development and the concept of the self:Psychoterapeutic intervention. *Psychiatry, 24* (Suppl.), 74-86.
579 Wills, G. (1970). *Nixon agonistes:The crisis of the self-made man*. Boston:Houghton Mifflin.
580 Winnicott, D. W. (1945). Primitive emotional development. In *Through paediatrics to psychoanalysis* (pp.145-156). New York:Basic Books.
　　　D. W. ウィニコット（北山修監訳）『小児医学から児童分析へ』所収　岩崎学術出版社　1989
581 Winnicott, D. W. (1949). Hate in the countertransference. In *Collected papers* (pp.194-203). New York:Basic Books, 1958.
　　　D. W. ウィニコット（北山修監訳）『児童分析から精神分析へ』所収　岩崎学術出版社　1990
582 Winnicott, D. W. (1960a). Ego distortion in terms of the true and false self. In *The maturational processes and the facilitating environment* (pp.140-152). New York:International Universities Press, 1965.
　　　D. W. ウィニコット（牛島定信訳）『情緒発達の精神分析理論』所収　岩崎学術出版社　1977
583 Winnicott, D. W. (1960b). The theory of the parent-infant relationship.*International Journal of Psycho-Analysis, 41*, 585-595.
584 Winnicott, D. W. (1965). *The maturational processes and the facilitating environment*. New York:International Universities Press.
　　　D. W. ウィニコット（牛島定信訳）『情緒発達の精神分析理論』岩崎学術出版社　1977
585 Winnicott, D. W. (1967). Mirror-role of mother and family in child development. In *Playing and reality* (pp.111-118). New York:Basic Books.
　　　D. W. ウィニコット（橋本雅雄訳）『遊ぶことと現実』岩崎学術出版社　1979
586 Wolf, E. S. (1988). *Treating the self:Elements of clinical self psychology*. New York:Guilford Press.
　　　E. S. ウルフ（安村直己・角田豊訳）『自己心理学入門』金剛出版　2001
587 Wolf, E. K., & Alpert, J. L. (1991). Psychoanalysis and child sexual abuse:A review of the post-Freudian literature. *Psychoanalytic Psychology, 8*, 305-327.
588 Wolfenstein, M. (1951). The emergence of fun morality. *Journal of Social Issues, 7*, 15-24.
589 Wolman, B. B. (1986). *The sociopathic personality*. New York:Brunner/Mazel.
590 Yalom, I. D. (1975). *The theory and practice of group psychotherapy*. New York:International Universities Press.
591 Yarok, S. R. (1993). Understanding chronic bulimia:A four psychologies approach. *American Journal of Psychoanalysis, 53*, 3-17.
592 Young-Bruehl, E. (1990). *Freud on women:A reader*. New York:Norton.
593 Zetzel, E. (1968). The so-called good hysteric. *International Journal of Psycho-Analysis, 49*, 256-260.

事項索引

ア

愛する能力	253
愛他主義	157, 281
愛他的行動	347
アイデンティティ	64, 68, 72, 198
――の統合	72
愛着と分離	198
悪性の誇大性	180
アズイフ性格（かのような人格）	59
アナクリティック	273
アノレキシア	344
アンヘドニア	269
怒り	337
――の内向	293
一次過程思考	32
一次疾病利得	366
一次的自己愛	198, 210
一次的ナルシシズム	121
一次的防衛過程（原始的防衛過程）	113
「一級」症状	411
イド	32
イブ	389
イン・アンド・アウト・プログラム	227
陰性治療反応	323
隠遁者	336
失われた時間	410
打ち消し	149, 338, 339

うつの二型	45
ウルフマン	153
エディプス期	28
エディプス状況	159
MPD→多重人格性障害	
演技性パーソナリティ（ヒステリー性パーソナリティ）	360
置き換え	338
オクノフィル（親密さを愛する人）	231

カ

悔恨	209
解釈	92, 236, 257, 354
上への――	92, 236
解離	134, 395, 396
解離性同一性障害	388
解離性の防衛	395
解離性パーソナリティ	387
解離体験尺度	411
カウチ	286
カウンターサディズム	321
カウンターマゾヒズム	321
鏡	213
隔離	143, 338, 339
過酷な超自我	283, 345
家族神話	278
価値下げ	72, 123, 187, 203, 296

葛藤モデル	198	軽躁的パーソナリティ	294
「かのような」関係	238	欠損モデル	198
かのような人格→アズイフ性格		権威主義的パーソナリティ	133
観察自我	55	現実検討	73
感謝	209	現実的な助言	89
患者からのスーパービジョン	102	「現実の」関係	238
患者への教育	90	原始的羨望	185
間主観性	282	原始的な防衛	100,115
完全主義	204	原始的引きこもり	117
器質性脳症候群	357	原始的防衛過程→一次的防衛過程	
偽性愛的転移	263	原始的防衛機制	72
気分循環症	121	原始的理想化	123
気分障害	269	権力闘争	336
気分変調	269	「口愛」性	271
基本的安全感	198	合意による確認	255
基本的攻撃性	178	攻撃者への同一化	127
虐待	134,398	高次の防衛過程→二次的防衛過程	
──のサバイバー	134	口唇期	28
逆転	155	向精神薬	300
逆転移	40,41,186,233,260,285,351	構造化面接	62
補足型──	40,41,284,351	交代人格	330,387,396
融和型──	40,41,285,351	行動化	162,296
救済者願望	415	肛門期	28,335
救済者ファンタジー	322	合理化	145
境界の侵犯	404	効力感	250
共感的コミュニケーション	17	個体化	104
強迫行為	334	誇大自己	203
──的パーソナリティ	334	誇大妄想	254
強迫思考	334	固着	49
──的パーソナリティ	334	コントロール	343
強迫性パーソナリティ	333	コントロール―マスタリィ理論	
強迫的	150		233,312,328
去勢	363,374		
──コンプレックス	364	**サ**	
疑惑癖	346		
近親姦	369	罪悪感	202,344
金銭のやりとり	87	再演	375
空想虚言	368	再接近期	75
経験自我	65	催眠トランス状態	388

索引

作業同盟	56, 257
サディスティックな逆転移反応	323
ジェンダー	282, 310, 371
──・アイデンティティ	282
──・ステレオタイプ	371
自我	32, 33, 55, 65, 132
──違和的	55
──心理学	32
──親和的	55
──のスプリッティング	132
観察──	33, 65
時間の歪曲	410
時期尚早な──	354
自虐的行動	306
自虐的パーソナリティ→	
マゾヒスティック・パーソナリティ	
自虐的パターン	320
自己	44, 131, 198, 200, 206, 209, 253
	298, 308, 319
──成就的予言	131
──の障害	200
──の崩壊	298
──破壊的	308
──評価調節	198
──表象の両極性	253
偽りの──	206
すべてよい──	209
すべて悪い──	209
マゾヒスティックな──	319
自己愛	197, 201, 207, 290, 344
──性パーソナリティ	197
──的延長	201, 206
──的な完全主義者	344
──的な供給	197
自己開示的	88
事故傾性	307
自己自身への向け換え	151, 275
自己心理学	42
自己対象	205
自己対象転移→転移	
仕事中毒	334
自殺の脅かし	19
自殺のそぶり	22
支持的技法	84
シゾイド・パーソナリティ	223
シゾイド連続体	223
自尊心	43, 197
児童虐待	398
自閉的ファンタジー	118
終結期	291
主人格	330
受動から能動への変形	312
循環気質	268
ジョイニング	93
昇華	166
正直に振る舞うこと	86
症状神経症	54
情緒的な繭	237
情緒的な余白	235
情動遮断	183
衝動的人格	164
自立性	347
人格の「切り替わり」	396
心気症	142
神経症水準	61, 63
神経症的性格	54
神経症転移	217
神経症と精神病の区別	53
身体化	142
身体記憶	397
診断過程	12
心的麻痺	143
親友	255
スクリプト理論	25
スケープゴート	250
スタッフのスプリッティング	133
ストックホルム症候群	367
スプリッティング	116, 132-134, 136, 139

	147,226,392
制御－克服理論	233,312,328
成熟した防衛	34
正常な文脈	90
精神病質性パーソナリティ→反社会性パーソナリティ	
精神病質的な自己	184
精神病水準	61,67
精神病的	67
精神分析的「治癒」	81
性的行動化	378
性的マゾヒズム	165
性欲化	366,371
セクシュアリティ	371
摂食障害	344
セラピストの自尊心	21
セルフ・コントロール	348
浅薄な感情	374
羨望	202,246
躁状態	120
躁的パーソナリティ	295
躁における防衛	296
存在にまつわること	70
存在論的不安	70

タ	
体験されている対象	38
体験する自我	33
退行	104,141,377
対抗依存的	20
対抗恐怖的	367
対象関係	36,38,59,315
――論	36
――論的診断	59
マゾヒズムにおける――	315
対象転移	217
対人関係論	37
タイプAパーソナリティ	334

多元機能	115
多重人格	388
多重人格(性)障害(MPD)	330,406,407
短期的分析療法	83
男根期	28
知性化	144,338
チャム	255
超自我	34
重複決定	115
治療的分裂	65
治療的枠組み	96
DSM-III-R	24
DDNOS（Dissociative Disorder Not Otherwise Specified）	397
抵抗	258,290
適応の過程	311
適度なフラストレーション（欲求不満）	27
手袋型感覚脱失	366
手袋型麻痺	366
転移	186,211,213,217,233,375
価値下げ――	211
自己愛――	217
自己対象――	212,217
理想化――	211
転移神経症	64
転移性治癒	329
トイレット・トレーニング	336,343
同一化	158
「アナクリティック」な――	158
「依託的」――	158
非防衛的な――	158
投影	100,101,126,127,129,181,249
――同一化	101,129,181
12ステップ・プログラム	355
統合失調症	239
洞察	354
同性愛	254
道徳化	147,311,314

道徳的マゾヒズム	147,307,319	反動形成	154,249,338,341
逃避	299	万能コントロール	296
トランス状態	286	万能的コントロール	121,179,341
取り入れ	127,273	反復強迫	312
遁走	368	悲哀	269
		『引き裂かれた自己』	78
		ヒステリー	360-2,367,371

ナ

内在化	273
内的ファンタジー	240
ナチズム	254
ナルキッソス	197
二次過程思考	33
二次疾病利得	366
二次的防衛過程（高次の防衛過程）	137
ネグレクト	400
呑み込まれ恐怖	233

ハ

恥	198,202,246,337,344
BASK（Behavior, Affect, Sensation Knowledge）	397
発生論的解釈	110
発達した防衛	115
発達停止	198
発達的なカテゴリー	109
パティー・ハースト症候群	367
花をくれる患者	150
パラタクシックな歪曲	153
パラノイド・シゾイド・ポジション→妄想分裂態勢	
パラノイド性格	127
パラノイドの凝視	256
パラノイド・パーソナリティ	242
パラメーター	409
パラレルプロセス	42
反社会性パーソナリティ（精神病質性パーソナリティ）	177

――行動化	367
――性精神病	361
――操作	371
――の固着	363
ヒステリー性パーソナリティ→演技性パーソナリティ	
否認	116,119,296,315
病因的信念	328
病識	73
表出的技法	96
標準的な精神分析療法	379
ファンタジー	262
不安反応	35
フィロバット	231
フーグ（遁走）	368
フェミニスト	282
双子	213
ブリミア	344
分画化	148
分身	213
分離個体化過程	30
ペニス羨望	363
ペルソナ	199
防衛	67,72,158,311
――的行動化	311
――的な同一化	158
――への解釈	72
マゾヒズムにおける――	311
ボーダーライン	18,59,60,61,71
――水準	61
――・パーソナリティ	71
母性	307

ポリアンナ	119	欲動理論	27,28

マ

マゾヒスティックな逆転移反応	323
マゾヒスティックな行動化	313
マゾヒスティックな自己	319
マゾヒスティック・パーソナリティ（自虐的パーソナリティ）	306
マゾヒズム	292,311,315
──における対象関係	315
──における防衛	311
マリリン・モンロー	394
未熟な防衛機制	34
見知らぬ人－自己対象	183
見捨てられ抑うつ	19,105
ミス・ビーチャム	388
満ち足りた無関心	368,397
ミラーリング	198
無意識的罪悪感	293
メランコリア	45,269
喪	128
妄想分裂態勢	228

ヤ

薬物療法	284
有益な行動化	163
ユーモア	258,355
融和型逆転移	41,285,351
誘惑理論	391
ユング	199
幼児化	376
抑圧	116,138,364,366
──されたものの回帰	366
抑うつ	269,270,309
──性パーソナリティ	269
──性－マゾヒスティック・パーソナリティ	309

ラ・ワ

離人症	397
理想化	124,203,275
リフレーミング	236
料金	87
利用者保護	15
臨床構造化面接	411
類型的なカテゴリー	109
憐憫	326
ワーカホリック	334

人 名 索 引

ア

アイゲン（Eigen M） 78
アクター（Akhtar S） 77,196,294,303,305
アトウッド（Atwood GE） 27,44,48
アドラー（Adler G） 46,62,112,197
アドラー（Adler A） 197,210
アニスキウィッツ（Aniskiewitz AS）
　　　　　　　　　　　　　370,385
アブラハム（Abraham K） 29,51,271,273
アリエティ（Arieti S） 112
アルパート（Alpert JL） 62
アレン（Allen DW） 379,380
アロー（Arlow JA） 32
アンナ・O（ベルタ・パッペンハイム）
　　　　　　　　　　　　　　　389
ウィーリス（Wheelis A） 231
ウィニコット（Winnicott DW）
　　　　　　　　　　　40,48,206,215
ウィル（Will O） 38
ウィルバー（Wilbur C） 404
ウェイス（Weiss J） 46
ウエステン（Westen D） 48,61
ウォラースタイン（Wallerstein JS） 277
ウォルフェンスタイン（Wolfenstein M）
　　　　　　　　　　　　　　　208
ウルフ（Wolf ES） 44,112,218
ウルフ（Wolf EK） 62
エリクソン（Erikson E） v,29,31,44,50,60
オーンスタイン（Ornstein A） 44
オーンスタイン（Ornstein P） 44
オグデン（Ogden TH） 129

カ

カーン（Kahn H） 143
カーン（Khan MMR） 229
カーンバーグ（Kernberg OF） 13,24,26,31
　　　44,60,62,112,115,130,143,180,187
　　　201,209,210,213,214,218,219,221
　　　268,294,303,309,361,383
カウル（Caul D） 404
カラス（Karasu TB） 284
カラファト（Kalafat J） 19
カロン（Karon BP） 13,71,89,112
　　　　　　　　　　189,234,249,255
ガンダーソン（Gunderson JG） 60
ガントリップ（Guntrip H） 48,227,241
ギャバード（Gabbard GO） 24
ギル（Gill MM） 24
クーパー（Cooper AM） 332
クーンツ（Coontz S） 399
クパマン（Kupperman J） 6
クライン（Klein G） 36,48,129,136,192,228
クラフト（Kluft RP） 391,395,406,409
　　　　　　　　　　　　　　412,416

クラフト-エービング（Krafft-Ebing R）310
グリーンソン（Greenson RR）　　82,112
　　　　　　　　　　　　　　270,394
グリーンバーグ（Greenberg JR）　　48
グリーンフィールド（Greenfield S）　378
グリーンワルド（Greenwald H）　182,191
　　　　　　　　　　　　　　192,219
グリック（Glick RA）　　　　　　332
グリュンバウム（Grunbaum A）　　　6
グリンカー（Grinker RR）　　　　　60
クレイグマン（Kreigman D）　　　　46
クレペリン（Kraepelin E）　　　52,234
グロス（Groth AN）　　　　　　　219
ゲイリン（Gaylin W）　　　　　　305
ゴールドバーグ（Goldberg A）　　　44
コフート（Kohut H）　44,45,48,203,210
　　　　　　　　　　213-5,218,221
コルビィ（Colby K）　　　　　　　112

サ

サールズ（Searles HF）　　　　40,112
サス（Sass LA）　　　　　230,232,234
サド（Marquis de Sade）　　　　　307
サリバン（Sullivan HS）　24,31,38,153
　　　　　　　　　　　　　　229,255
サルズマン（Salzman L）　　　335,359
サンプソン（Sampson H）　25,46,288,312
シーガル（Siegel M）　　　　　　　　6
シェイファー（Schafer R）　　　　112
ジェームズ（James W）　　　　　388
シェンゴルド（Shengold L）　　　336
シビル　　　　　　　　　394,404,409
シフニオス（Sifneos P）　　　　　　83
シミントン（Symington N）　　　　48
ジャネ（Janet P）　　　　　　360,387
シャピロ（Shapiro D）　58,267,359,362,386
シャルコー（Charcot JM）　　　　360
シュナイダー（Schneider K）　　　411

シュレーバー（Schreber DP）　　　250
ジョーンズ（Jones E）　　　　　　199
ジョセフ（Josephs L）　　　　　　　77
ジョバッチニィ（Giovacchini PL）　77,112
　　　　　　　　　　　　　　228,365
シルバーマン（Silverman LH）　　 262
シンガー（Singer MT）　　　　　　60
スィーガル（Segal H）　　　　　　 85
ススリス（Susalis N）　　　　　　180
スターン（Stern DN）　　　　　29,50
スタイロン（Styron W）　　　　　270
スタインバーグ（Steinberg L）　　 398
スチュワート（Stewart JB）　　　　177
ステルバ（Sterba R）　　　　　　　37
ストーラー（Stoller RJ）　　　　　165
ストーン（Stone MH）　　　10,60,62
ストロロウ（Stolorow RD）　27,44,48
　　　　　　　　　　　　　　132,332
スポットニッツ（Spotnitz H）　　　46
スモール（Small L）　　　　　　　83
スレイター（Slater P）　　　　　　46
スレイビン（Slavin MO）　　　　　46
ゼッツェル（Zetzel E）　　　　　361

タ

ダーレイ（Darley J）　　　　　　347
タイソン（Tyson P）　　　　　 50,77
タイソン（Tyson RL）　　　　　　50
ダバンルー（Davanloo H）　　　　83
チェイス（Chase R）　　　　　　177
チェシック（Chessik RD）　　 48,112
チューダー（Tudor TG）　　401,408
チョドロウ（Chodorow NJ）　　　229
ディナースタイン（Dinnerstein D）　229
デリ（Deri S）　　　　　　　　　235
ドイチェ（Deutsch H）　　　 59,307
トムキンス（Tomkins SS）　25,46,150,245
トンプソン（Thompson CM）　　　38

ナ

ナイズ（Nydes J）	259,318,325
ナイト（Knight R）	60
ナハラ（Nagera H）	359
ニューマン（Neuman RW）	24
ネブル（Nebels G）	10
ネミア（Nemiah JC）	77
ノエル（Noel B）	380

ハ

バーステン（Bursten B）	122,178,196 200,219
ハートコリス（Hartcollis P）	78
バーン（Berne E）	46
パイン（Pine F）	26,105,112,171
パオリノ（Paolino T J Jr）	112
バトソン（Batson CD）	347
バック（Bach S）	44,222
パトナム（Putnam FW）	388,401,405 406,415
ハマー（Hammer E）	235,236,259,290 315,354
バリント（Balint M）	136,231
バンデンボス（VandenBos GR）	13,89,112 189,234
ビーブ（Beebe B）	231
ピアジェ（Piaget J）	121
ビオン（Bion WR）	136
ビスコット（Viscott DS）	220
ビネー（Binet A）	388
ヒュー（Hughes JM）	48
ファイン（Fine CG）	416
フェアバーン（Fairbairn WRD）	37,48,225
フェニヘル（Fenichel O）	v,58,77,169,305
フェレンツィ（Ferenczi S）	37,122,123,337
フライデンバーグ（Friedenberg EZ）	66
ブラウディ（Braude SE）	389
ブラウン（Braun BG）	397
フランク（Frank JD）	323
ブランク（Blanck G）	48,50,159
ブランク（Blanck R）	48,50,159
プリンス（Prince M）	388
ブレナー（Brenner C）	32,48
フルマン（Furman E）	276
ブルンシュビック（Brunswick RM）	153
フレイバーグ（Fraiberg S）	119
フロイト（Freud A）	35,36,151,137,169
フロイト（Freud S）	v,vii,15,25 27-30,32,34,36-8,40,47,50,113,121 138-40,158,159,164,165,167,172,197 210,249,250,269,269,271,273,306 307,312,335,341,349,360-4 375,389,391
ブロイエル（Breuer J）	172,389,390
ブローディ（Brody S）	6
フロッシュ（Frosch J）	60
フロム（Fromm E）	38
フロム-ライヒマン（Fromm-Reichmann F）	38,48,112
ベイス（Veith I）	386
ヘッジ（Hedges LE）	112
ベラック（Bellak L）	83
ベルタ・パッペンハイム（Bertha Pappenheim）→アンナ・O	389
ベルネーム（Bernheim H）	360
ボウエン（Bowen M）	152
ホーナー（Horner AJ）	14,53,112,228
ホーナイ（Horney K）	26,38
ホック（Hoch PH）	59
ポラチン（Polatin P）	59
ホロウィッツ（Horowitz MJ）	385

マ

マーラー（Marler MS）	30,31,141
マイスナー（Meissner WW）	78,245,267

マイヤーソン（Myerson PG） 64
マウラー（Mowrer OH） 140
マクレランド（McClelland DC） 342
マスターソン（Masterson JF） 19,44,60
　　　　　　　　　　　　62,75,104,105,112
マスリング（Masling J） 51
マゾッホ（Masoch LS） 306
マッキノン（MacKinnon RA） vi,24,176
マックウィリアムズ（McWilliams N）
　　　　　　　　　　　　62,252
マックゴルドリック（McGoldrick M） 272
マッサーマン（Masserman J） 380
マッソン（Masson JM） 365
マラン（Malan DH） 83
マレー（Murray HA） 25,46
マン（Mann J） 83
ミシェル（Michels R） vi,24,42,176
ミッチェル（Mitchell SA） 48
ミュラー（Mueller WJ） 370,385
ミラー（Miller A） 44,201,206,221,279
（ビリー・）ミリガン 404
メイ（May R） 44
メイヤーズ（Meyers DI） 332
メイン（Main TF） 60
メナカー（Menaker E） 316,323
メロイ（Meloy JR） 177,183,187,188
　　　　　　　　　　　　196,219,382
モリソン（Morrison AP） 221

ヤ・ラ・ワ

ヤング-ブルーエル（Young-Bruehl E） 364
ユング（Jung CG） 46,199
ライク（Reik T） 81,140,313,332
ライヒ（Reich W） 29,200,307,335
ラクス（Lax RF） 332
ラストスタイン（Ruststein J） 408
ラスムッセン（Rasmussen A） 317
ラッカー（Racker H） 40

ラックマン（Lachman FM） 132,231
ランク（Rank O） 37,46,132,197
ラングス（Langs R） 96
リッツ（Lidz T） 112
リトル（Little MI） 15
リビングストン（Livingston MS） 231
リフトン（Lifton RJ） 143
リンズレー（Rinsley DB） 62
リンドナー（Lindner R） 93
レイン（Laing RD） 70,78,234
レドリック（Redrich FC） 24
レベンソン（Levenson EA） 48
ローサン（Lothane Z） 250
ローゼンハン（Rosenhan DL） 383
ローゼンフェルド（Rosenfeld H） 85
ローランド（Roland A） 31
ローリン（Laughlin HP） 137,169,294,305
ロジャーズ（Rogers CR） 44,215
ロス（Ross CA） 388,402,406,415
ロックランド（Rockland LH） 112
ロビンス（Robbins A） 215,228,229,236-8
ワーナー（Warner R） 382
ワイス（Weiss J） 25,48,312

訳者あとがき

　本書は、Nancy McWilliams 著 "Psychoanalytic Diagnosis:Understanding Personality Structure in the Clinical Process"（Guilford Press, 1994）の全訳である。本書の内容を端的に反映するタイトルを考えるとすれば『精神分析的パーソナリティ構造論』となろう。

　著者マックウィリアムズはサイコロジストで、アメリカのニュージャージー州ラトガース大学大学院で教鞭をとり、精神分析理論と精神分析的心理療法を教えている。マックウィリアムズは、精神分析についての訓練をニューヨークNPAP精神分析研究所で積み、その後、ニュージャージー精神分析・心理療法研究所などで訓練生の教育にたずさわってきた。ニュージャージー州北部フレミントンで開業し、精神分析、精神分析的心理療法、スーパービジョンにあたっている。また、アメリカはもとより、カナダ、メキシコ、ロシア、スウェーデンなどで、臨床家から招聘され講演をおこなっている。著書には本書の他に、"Psychoanalytic Case Formulation"（1999）、"Psychoanalytic Psychotherapy"（2004）（ともに Guilford Press）がある。現代的精神病理やフェミニズム、愛他性などに関する論文も多数ある。

　本書の目的については、著者自身による「まえがき」と「日本の読者のみなさまへ」に詳しく記してあるのでそちらにあたってほしいが、ようするに精神分析的心理療法、とりわけ現代の精神分析的パーソナリティ論を学ぶための、初学者・初級者を対象にしたテキストである。訳者の印象としては、第Ⅰ部は初学者にとってこのうえない精神分析理論の概説になると思われるし、また第Ⅱ部はむしろ臨床実践にあたっている初級者から中級者にとって有用であるように思われる。

　本書の訳の分担であるが、第Ⅰ部は神谷が、第Ⅱ部は北村が担当した。それを成田が改稿し、また神谷と北村との間で互いの分担部分を検討し、訳語と文体の統一をはかった。最終的な調整は成田によった。邦訳文献リストは神谷があたった。

　訳語については頭を悩ますことが多かった。著者の叙述に関する方針は、ヒ

ステリーやマゾヒズムなど古典的な精神分析用語をあえて用いることを除くと、用語の厳密さよりも、わかりやすさや有用性を優先することである。たとえば、client と patient、personality と character といった用語がさほど神経質にならずに互換的に用いられている。邦訳に際しても、こうした著者の叙述の方針にならうことにした。重要な鍵となる語 organize, organization については、それぞれ「組織化する」、「組織化」または「構造」とした。語本来の含意としては、「まとめる」「編成」といった身近なやわらかいニュアンスを伴っていると思われるが、『精神分析事典』の記述などにしたがうことにした。また、affection と emotion の語については、心理学では感情、情動、情緒などと訳されることが多いと思うが、それぞれ「情動」そして「情緒」とし、一部文脈に応じて「感情」とした。訳すうえでわかりにくいところは著者に問い合わせをして確認したが、それでも誤訳があることと思う。指摘いただければ版をあらためる時にできるだけ訂正していきたいと思っている。また、書誌情報については、あきらかな誤りについては修正したが、基本的には原著にしたがった。

　本書の訳出のきっかけはつぎの通りである。訳者のひとり神谷が博士課程にいたとき、当時の指導教官に本書を紹介されゼミで輪読していったところ、本書の有用性を強く感じた。その後もケースに行きづまったときなどに、おりにふれ本書を読み返してますます本書のすばらしさを実感するようになった。はやく翻訳され気軽に手にとれる機会が訪れるのを待っていたのだが、なかなかその気配がないため訳出を思い立った。

　著者マックウィリアムズは、本書の出版をきっかけに、精神分析的心理療法の分野でアメリカ国内外で著名となり、心理療法の教育者として多忙となったようである。本書のもつ、特定の学派に偏しないで、しかも臨床経験に根ざした教条的でない率直な語り口からすれば、妥当なことだと思う。

　本訳書が、現代の精神分析的心理療法に興味関心のある方や、真摯に学ぼうとされている方々にとって役にたつことを願っている。

　創元社編集部渡辺明美さんには、索引などで緻密な仕事をしていただいた。心より感謝もうしあげたい。

　　　2005年8月

　　　　　　　　　　　　　　　　　　　訳者を代表して　神谷栄治

◆原著者

ナンシー・マックウィリアムズ（Nancy McWilliams）
アメリカ、ニュージャージー州ラトガース大学大学院で精神分析理論と精神分析的心理療法を教えているサイコロジスト。NPAP精神分析研究所およびニュージャージー精神分析・心理療法研究所の上級分析家である。アメリカ各地にとどまらず、カナダ、メキシコ、ロシア、スウェーデン、ギリシャなどでも講演を行なっている。ニュージャージー州フレミントンで個人開業し、精神分析や精神分析的心理療法、スーパービジョンを行なう。愛他性、フェミニズム、性差、セクシュアリティ、現代的精神病理などについて論文があり、著書は本書の他に、『精神分析的ケースフォーミュレーション』『精神分析的心理療法』（ギルフォード社）がある。

◆監訳者

成田善弘（なりた　よしひろ）
1966年、名古屋大学医学部卒業。精神科医、臨床心理士。日本精神分析学会認定スーパーバイザー。現在、成田心理療法研究室でスーパービジョンを行なっている。著書『心身症と心身医学』（岩波書店）、『青年期境界例』『精神療法家の仕事』『精神療法家のひとりごと』（金剛出版）、『強迫性障害』（医学書院）、『贈り物の心理学』（名古屋大学出版会）、『精神療法を学ぶ』（中山書店）ほか。訳書に、マスターソン『逆転移と精神療法の技法』（星和書店）ほか多数。

◆訳　者

神谷栄治（かみや　えいじ）
1997年、東京都立大学大学院博士課程単位取得退学。
現在、中京大学心理学部教授、学生サポートセンター長。公認心理師。臨床心理士。日本精神分析学会認定心理療法士。
著書『意識と無意識』（人文書院）、『境界性パーソナリティ障害の精神療法』（金剛出版）（いずれも共著）ほか。訳書『パーソナリティ障害治療ガイド』（金剛出版）、『トラウマを乗り越えるためのガイド』（創元社）ほか。

北村婦美（きたむら　ふみ）
1996年、京都大学医学部卒業。精神科医、臨床心理士。日本精神分析学会認定精神療法医スーパーバイザー。現在、東洞院心理療法オフィスおよび京都民医連太子道診療所勤務。
訳書『分析の経験──フロイトから対象関係へ』『臨床におけるナルシシズム　新たな理論』『精神分析とスピリチュアリティ』（以上共訳）『母親になるということ──新しい「私」の誕生』（いずれも創元社）ほか。

パーソナリティ障害の診断と治療

2005年9月20日第1版第1刷　発行
2024年5月20日第1版第12刷　発行

著　者……………ナンシー・マックウィリアムズ
監訳者……………成田善弘
訳　者……………神谷栄治
　　　　　　　　　北村婦美
発行者……………矢部敬一
発行所……………株式会社　創元社
　　　　　　　　　https://www.sogensha.co.jp/
　　　　　　　　　本社 〒541-0047 大阪市中央区淡路町4-3-6
　　　　　　　　　Tel.06-6231-9010 Fax.06-6233-3111
　　　　　　　　　東京支店 〒101-0051 東京都千代田区神田神保町1-2 田辺ビル
　　　　　　　　　Tel.03-6811-0662
装　丁……………濱崎実幸
印刷所……………株式会社　太洋社

ⓒ 2005, Printed in Japan　ISBN978-4-422-11330-2

〈検印廃止〉

本書の全部または一部を無断で複写・複製することを禁じます。
落丁・乱丁のときはお取り替えいたします。

JCOPY〈出版者著作権管理機構 委託出版物〉
本書の無断複製は著作権法上での例外を除き禁じられています。
複製される場合は、そのつど事前に、出版者著作権管理機構
（電話 03-5244-5088, FAX 03-5244-5089, e-mail:info@jcopy.or.jp）
の許諾を得てください。

本書の感想をお寄せください
投稿フォームはこちらから ▶▶▶

ケースの見方・考え方

ナンシー・マックウィリアムズ
［著］
成田善弘
［監訳］
湯野貴子　井上直子　山田恵美子
［訳］

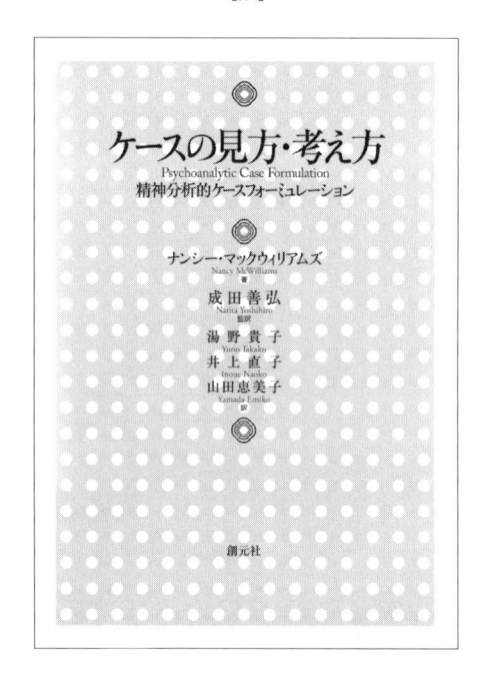

診断面接で得た膨大な情報をもとに、クライエント一人ひとりに合った
精神力動的フォーミュレーションを紡ぎ出す方法を、
8つの構成概念を示して詳細かつ具体的に解説する。

A5判・上製・312頁　4200円　ISBN978-4-422-11383-8 C3011
表示の価格には消費税は含まれておりません。